现代急危重症学

（上）

王新刚等◎主编

吉林科学技术出版社

图书在版编目（CIP）数据

现代急危重症学/ 王新刚，赵志丹，李云主编. --
长春 : 吉林科学技术出版社，2016.7
ISBN 978-7-5578-1036-8

Ⅰ. ①现… Ⅱ. ①王…②赵…③李… Ⅲ. ①急性病
—诊疗②险症—诊疗Ⅳ. ①R459.7

中国版本图书馆CIP数据核字(2016) 第167746号

现代急危重症学
Xiandai ji wei zhongzheng xue

主　　编　王新刚　赵志丹　李　云　李慧敏　王　磊　王　君
出 版 人　李　梁
责任编辑　孟　波
封面设计　长春创意广告图文制作有限责任公司
制　　版　长春创意广告图文制作有限责任公司
开　　本　787mm×1092mm　1/16
字　　数　840千字
印　　张　42
版　　次　2016年7月第1版
印　　次　2017年6月第1版第2次印刷

出　　版　吉林科学技术出版社
发　　行　吉林科学技术出版社
地　　址　长春市人民大街4646号
邮　　编　130021
发行部电话/传真　0431-85635177　85651759　85651628
　　　　　　　　　　85652585　85635176
储运部电话　0431-86059116
编辑部电话　0431-86037565
网　　址　www.jlstp.net
印　　刷　虎彩印艺股份有限公司

书　　号　ISBN 978-7-5578-1036-8
定　　价　165.00元
如有印装质量问题　可寄出版社调换
因本书作者较多，联系未果，如作者看到此声明，请尽快来电或来函与编辑
部联系，以便商洽相应稿酬支付事宜。

前　言

随着人类社会和科学技术的进步，医学亦得以飞速发展，在医学科学领域中，重症医学早已成为一门专业科学。重症医学以急危重症为主要研究对象，以基础医学与临床医学的相互结合为基础，应用现代化的监测及干预技术为方法，对急危重症进行更全面的研究，通过对急危重患者进行有效地治疗而最终提高这类患者生存率为目的的医学专业学科。其宗旨是为危及生命的急危重症患者提供高质量的医疗服务。

本书共二十一章，分别介绍了急诊内科常用操作技术、心血管内科常见疾病及介入治疗，神经系统、内分泌系统、儿科及骨科等常见疾病的诊断与治疗。集目前国内急危重病诊疗手段之精华，反映重症医学之新观点，基本满足各级从事危重症医学的医师日常诊疗工作之需要。

虽然我们在编写该书时尽了最大努力，但因时间与精力有限，加之各专家写作风格存在一定差异，本书在内容等方面难免存在一定的不足之处，敬请广大读者给予指正。

《现代急危重症学》编委会

2016 年 7 月

目　录

第一章 呼吸内科常见疾病

第一节 急性上呼吸道感染

急性上呼吸道感染（acute upper respiratory tract infection）简称上感，为外鼻孔至环状软骨下缘包括鼻腔、咽或喉部急性炎症的总称。主要病原体是病毒，少数是细菌。发病不分年龄、性别、职业和地区，免疫功能低下者易感。通常病情较轻、病程短、可自愈，预后良好。但由于发病率高，不仅可影响工作和生活，有时还可伴有严重并发症，并有一定的传染性，应积极防治。

一、流行病学

上感是人类最常见的传染病之一，多发于冬春季节，多为散发，且可在气候突变时小规模流行。主要通过患者喷嚏和含有病毒的飞沫空气传播，或经污染的手和用具接触传播。可引起上感的病原体大多为自然界中广泛存在的多种类型病毒，同时健康人群亦可携带，机体对其感染后产生的免疫力较弱、短暂，病毒间也无交叉免疫，故可反复发病。

二、病因和发病机制

急性上感约有 70% ～ 80% 由病毒引起，包括鼻病毒、冠状病毒、腺病毒、流感和副流感病毒以及呼吸道合胞病毒、埃可病毒和柯萨奇病毒等。另有 20% ～ 30% 的上感为细菌引起，可单纯发生或继发于病毒感染后发生，多见口腔定植菌溶血性链球菌，其次为流感嗜血杆菌、肺炎链球菌和葡萄球菌等，偶见革兰氏阴性杆菌。但接触病原体后是否发病，还取决于传播途径和人群易感性。淋雨、受凉、气候突变、过度劳累等可降低呼吸道局部防御功能，致使原存的病毒或细菌迅速繁殖，或者直接接触携带病原体的患者，由喷嚏、空气以及污染的手和用具诱发本病。老幼体弱，免疫功能低下或有慢性呼吸道疾病，如鼻窦炎、扁桃体炎者更易发病。

三、病理

组织学上可无明显病理改变，亦可出现上皮细胞损伤。可有炎症因子参与发病，使上呼吸道黏膜血管充血和分泌物增多、单核细胞浸润、浆液性及黏液性炎性渗出。继发细菌感染者可有中性粒细胞浸润及脓性分泌物。

四、临床表现

临床表现有以下类型。

（一）普通感冒

普通感冒（common cold）为病毒感染引起，俗称"伤风"，又称急性鼻炎或上呼吸道卡他。起病较急，主要表现为鼻部症状，如喷嚏、鼻塞、流清水样鼻涕，也可表现为咳嗽、咽干、咽痒或烧灼感甚至鼻后滴漏感。后三种表现与病毒诱发的炎症介质导致的上呼吸道传入神经高敏状态有关。2～3天后鼻涕变稠，可伴咽痛、头痛、流泪、味觉迟钝、呼吸不畅、声嘶等，有时可由于咽鼓管炎致听力减退。严重者有发热、轻度畏寒和头痛等。体检可见鼻腔黏膜充血、水肿、有分泌物，咽部可为轻度充血。一般5～7天痊愈，伴发并发症者可致病程迁延。

（二）急性病毒性咽炎和喉炎

由鼻病毒、腺病毒、流感病毒、副流感病毒以及肠病毒、呼吸道合胞病毒等引起。临床表现为咽痒和灼热感，咽痛不明显。咳嗽少见。急性喉炎多为流感病毒、副流感病毒及腺病毒等引起，临床表现明显声嘶、讲话困难、可有发热、咽痛或咳嗽，咳嗽又使咽痛加重。体检可见喉部充血、水肿，局部淋巴结轻度肿大和触痛，有时可闻及喉部的喘息声。

（三）急性疱疹性咽峡炎

多发于夏季，多见于儿童，偶见于成人。由柯萨奇病毒A引起，表现为明显咽痛、发热，病程约一周。查体可见咽部充血，软腭、悬雍垂、咽及扁桃体表面有灰白色疱疹及浅表溃疡，周围伴红晕。

（四）急性咽结膜炎

多发于夏季，由游泳传播，儿童多见。主要由腺病毒、柯萨奇病毒等引起。表现发热、咽痛、畏光、流泪、咽及结膜明显充血。病程4～6天。

（五）急性咽扁桃体炎

病原体多为溶血性链球菌，其次为流感嗜血杆菌、肺炎链球菌和葡萄球菌等。起病急，咽痛明显，伴发热、畏寒，体温可达39℃以上。查体可发现咽部明显充血，扁桃体肿大和充血，表面有黄色脓性分泌物，有时伴有颌下淋巴结肿大、压痛，而肺部查体无异常体征。

五、实验室检查

（一）血液检查

因多为病毒性感染，白细胞计数正常或偏低，伴淋巴细胞比例升高。细菌感染者可有白细胞计数与中性粒细胞增多和核左移现象。

（二）病原学检查

因病毒类型繁多，且明确类型对治疗无明显帮助，一般无需病原学检查。需要时可用免疫荧光法、酶联免疫吸附法、血清学诊断或病毒分离鉴定等方法确定病毒的类型。细菌培养可判断细菌类型并做药物敏感试验以指导临床用药。

六、并发症

少数患者可并发急性鼻窦炎、中耳炎、气管－支气管炎。以咽炎为表现的上呼吸道感染，部分患者可继发溶血性链球菌引起的风湿热、肾小球肾炎等，少数患者可并发病毒性心肌炎，应予警惕。

七、诊断与鉴别诊断

根据鼻咽部症状和体征，结合周围血象和阴性的胸部X线检查可作出临床诊断。

一般无需病因诊断，特殊情况下可进行细菌培养和病毒分离，或病毒血清学检查等确定病原体。但须与初期表现为感冒样症状的其他疾病鉴别。

（一）过敏性鼻炎

起病急，常表现为鼻黏膜充血和分泌物增多，伴有突发性连续喷嚏、鼻痒、鼻塞和大量清涕，无发热，咳嗽较少。多由过敏因素如螨虫、灰尘、动物毛皮、低温等刺激引起。如脱离过敏原，数分钟至 1～2 小时内症状即消失。检查可见鼻黏膜苍白、水肿，鼻分泌物涂片可见嗜酸粒细胞增多，皮肤过敏试验可明确过敏原。

（二）流行性感冒

为流感病毒引起，可为散发，时有小规模流行，病毒发生变异时可大规模暴发。起病急，鼻咽部症状较轻，但全身症状较重，伴高热、全身酸痛和眼结膜炎症状。取患者鼻洗液中黏膜上皮细胞涂片，免疫荧光标记的流感病毒免疫血清染色，置荧光显微镜下检查，有助于诊断。近来已有快速血清 PCR 方法检查病毒，可供鉴别。

（三）急性气管支气管炎

表现为咳嗽、咳痰，血白细胞可升高，鼻部症状较轻，X 线胸片常见肺纹理增强。

（4j 急性传染病前驱症状

很多病毒感染性疾病，如麻疹、脊髓灰质炎、脑炎、肝炎和心肌炎等疾病前期表现类似。初期可有鼻塞、头痛等类似症状，应予重视。但如果在一周内呼吸道症状减轻反而出现新的症状，需进行必要的实验室检查，以免误诊。

八、治疗

由于目前尚无特效抗病毒药物，以对症治疗为主，同时戒烟、注意休息、多饮水、保持室内空气流通和防治继发性细菌感染。

（一）对症治疗

对有急性咳嗽、鼻后滴漏和咽干的患者可予伪麻黄碱治疗以减轻鼻部充血，亦可局部滴鼻应用，必要时加用解热镇痛类药物。小儿感冒忌用阿司匹林，以防 Reye 综合征。

（二）抗生素治疗

普通感冒无需使用抗生素。有白细胞升高、咽部脓苔、咯黄痰和流鼻涕等细菌感染证据，可根据当地流行病学史和经验选用口服青霉素、第一代头孢菌素、大环内酯类药物或喹诺酮类药物。极少需要根据病原菌选用敏感的抗生素。

（三）抗病毒药物治疗

由于目前药物滥用而造成流感病毒耐药现象，所以对于无发热、免疫功能正常、发病不超过 2 天的患者一般无需应用抗病毒药物。对于免疫缺陷患者，可早期常规使用。利巴韦林和奥司他韦有较广的抗病毒谱，对流感病毒、副流感病毒和呼吸道合胞病毒等有较强的抑制作用，可缩短病程。

（四）中药治疗

可辨证给予清热解毒或辛温解表和有抗病毒作用的中药，有助于改善症状，缩短病程。

九、预防

重在预防，隔离传染源有助于避免传染。加强锻炼、增强体质、改善营养、饮食生活规律、避免受凉和过度劳累有助于降低易感性，是预防上呼吸道感染最好的方法。年老体弱易感者应注意防护，上呼吸道感染流行时应戴口罩，避免在人多的公共场合出入。

（焦建华）

第二节　急性气管 - 支气管炎

急性气管 - 支气管炎（acute tracheobronchitis）是由生物、理化刺激或过敏等因素引起的急性气管 - 支气管黏膜炎症。多散发，无流行倾向，年老体弱者易感。症状主要为咳嗽和咳痰，常发生于寒冷季节或气候突变时，也可由急性上呼吸道感染迁延不愈所致。

一、病因和发病机制

（一）微生物

病原体与上呼吸道感染类似。病毒常为腺病毒、流感病毒（甲、乙型）、冠状病毒、鼻病毒、单纯疱疹病毒、呼吸道合胞病毒和副流感病毒。细菌常为流感嗜血杆菌、肺炎链球菌、卡他莫拉菌等。近年来衣原体和支原体感染明显增加，在病毒感染的基础上继发细菌感染亦较多见。

（二）理化因素

冷空气、粉尘、刺激性气体或烟雾（如二氧化硫、二氧化氮、氨气、氯气等）吸入，可刺激气管 - 支气管黏膜引起急性损伤和炎症反应。

（三）过敏反应

机体对吸入性致敏原如花粉、有机粉尘、真菌孢子、动物毛皮及排泄物等过敏，或对细菌蛋白质过敏。钩虫、蛔虫的幼虫在肺内移行也可引起气管 - 支气管急性炎症反应。

二、病理

气管、支气管黏膜充血水肿，淋巴细胞和中性粒细胞浸润，同时可伴纤毛上皮细胞损伤、脱落和黏液腺体肥大增生。合并细菌感染时，分泌物呈脓性。

三、临床表现

（一）症状

通常起病较急，全身症状较轻，可有发热。初为干咳或少量黏液痰，随后痰量增多，咳嗽加剧，偶伴痰中带血。咳嗽、咳痰可延续2～3周，如迁延不愈，可演变成慢性支气管炎。伴支气管痉挛时，可出现程度不等的胸闷气促。

（二）体征

可无明显阳性表现，或在两肺闻及散在干、湿性啰音，部位不固定，咳嗽后可减少或消失。

四、实验室和其他辅助检查

周围血白细胞计数可正常，但由细菌感染引起者，可伴白细胞总数和中性粒细胞百分比升高，血沉加快，痰培养可见致病菌。X 线胸片大多为肺纹理增强，少数无异常发现。

五、诊断与鉴别诊断

根据病史、咳嗽和咳痰等症状，两肺散在干、湿性啰音等体征，结合血象和 X 线胸片，可作出临床诊断。病毒和细菌检查有助于病因诊断，需与下列疾病相鉴别。

（一）流行性感冒

起病急骤，发热较高，全身中毒症状（如全身酸痛、头痛、乏力等）明显，呼吸道局部症状较轻。流行病史、分泌物病毒分离和血清学检查有助于鉴别。

（二）急性上呼吸道感染

鼻咽部症状明显，咳嗽轻微，一般无痰。肺部无异常体征。胸部 X 线正常。

（三）其他

其他肺部疾病如支气管肺炎、肺结核、肺癌、肺脓肿、麻疹、百日咳等多种疾病可有类似的咳嗽、咳痰表现，应详细检查，以资鉴别。

六、治疗

（一）对症治疗

咳嗽、无痰或少痰，可用右美沙芬、喷托维林（喷托维林）镇咳。咳嗽、有痰而不易咳出，可选用盐酸氨溴索、溴己新（溴己新）、桃金娘油化痰，也可雾化祛痰。较常用的为兼顾止咳和化痰的复方甘草合剂，也可选用其他中成药止咳祛痰。发生支气管痉挛时可用平喘药如茶碱、β_2 受体激动剂、胆碱能阻滞剂等。发热可用解热镇痛药对症处理。

（二）抗生素治疗

仅在有细菌感染证据时使用。一般咳嗽 10 天以上，细菌、支原体、肺炎衣原体、鲍特菌等感染的概率较大。可首选新大环内酯类或青霉素类药物，亦可选用头孢菌素类或喹诺酮类等药物。美国疾病控制中心推荐服用阿奇霉素 5 天，克拉霉素 7 天或红霉素 14 天。多数患者口服抗生素即可，症状较重者可经肌肉注射或静脉滴注给药，少数患者需根据病原体培养结果指导用药。

（三）一般治疗

多休息，多饮水，避免劳累。

七、预后

多数患者预后良好，少数体质弱者可迁延不愈，应引起足够重视。

八、预防

增强体质，避免劳累，防止感冒。改善生活卫生环境，防止空气污染。清除鼻、咽、喉等部位的病灶。

（焦建华）

第三节 支气管哮喘

支气管哮喘（asthma）是全球范围内最常见的慢性呼吸道疾病，它是由多种细胞（如嗜酸性粒细胞、肥大细胞、T淋巴细胞、中性粒细胞、气道上皮细胞等）和细胞组分参与的气道慢性炎症性疾患。这种慢性炎症导致气道高反应性的产生，通常出现广泛多变的可逆性气流受限，并引起反复发作的喘息、气急、胸闷或咳嗽等症状，常在夜间和（或）清晨发作、加剧，多数患者可自行缓解或经治疗缓解。哮喘的发病率在世界范围内呈上升趋势。据统计，全世界约有3亿人患有哮喘，全球患病率为1%～18%。我国约有1000万～3000万哮喘患者。2000年我国0～14岁儿童哮喘患病率为0.12%～3.34%，较10年前平均上升了64.84%。

一、病因

目前认为支气管哮喘是一种有明显家族聚集倾向的多基因遗传性疾病，它的发生既受遗传因素又受环境因素的影响。

（一）遗传

近年来随着分子生物学技术的发展，哮喘相关基因的研究也取得了一定的进展，第5、6、11、12、13、14、17、19、21号染色体可能与哮喘有关，但具体关系尚未搞清楚，哮喘的多基因遗传特征为：①外显不全；②遗传异质化；③多基因遗传；④协同作用。这就导致在一个群体中发现的遗传连锁有相关性，而在另一个不同群体中则不能发现这种相关。

国际哮喘遗传学协作研究组曾研究了三个种族共140个家系，采用360个常染色体上短小串联重复多态性遗传标记进行全基因扫描。将哮喘候选基因粗略定位于5p15、5q23-31、6p21-23、11q13、12q14-24.2、13q21.3、14q11.2-13、17p11、1q11.2、19q13.4、21q21。这些哮喘遗传易感基因大致分三类：①决定变态反应性疾病易感的HLA-Ⅱ类分子基因遗传多态性（如6p21-23）；②T细胞受体（TCR）高度多样性与特异性IgE（如14q11.2）；③决定IgE调节及哮喘特征性气道炎症发生发展的细胞因子基因及药物相关基因（如11q13、5q31-33）。而5q31-33区域内含有包括细胞因子簇IL-3、IL-4、IL-9、IL-13、GM-CSF和β_2肾上腺素能受体、淋巴细胞糖皮质激素受体、白三烯C4合成酶等多个与哮喘发病相关的候选基因。这些基因对IgE调节以及对哮喘的炎症发生发展很重要，因此5q31-33又被称为细胞因子基因簇。上述染色体区域的鉴定无一显示有与一个以上种族人群存在连锁的证据，表明特异性哮喘易感基因只有相对重要性，同时表明环境因素或调节基因在疾病表达方面，对于不同种族可能存在差异，也提示哮喘和特应症具有不同的分子基础。这些遗传学染色体区域很大，平均含＞20Mb的DNA和数千个基因，而且目前由于标本量的限制，许多结果不能被重复。因此，寻找并鉴定哮喘相关基因还有大量的工作要做。

（二）变应原

1. 变应原　尘螨是最常见的变应原，是哮喘在世界范围内重要的发病因素。常见的有4种，即屋尘螨、粉尘螨、宇尘螨和多毛螨。屋尘螨是持续潮湿气候中最主要的螨虫。真菌亦是存在于室内空气中的变应原之一，常见为青霉、曲霉、交链孢霉等。花粉与草粉是最常见的引起哮喘发作的室外变应原，木本植物（树花粉）常引起春季哮喘，而禾本植物的草类花粉常引起秋季哮喘。

2. 职业性变应原　常见的变应原有谷物粉、面粉、动物皮毛、木材、丝、麻、木棉、饲料、蘑菇、松香、活性染料、乙二胺等。低分子量致敏物质的作用机制尚不明确，高分子量的致敏物质可能是通过与变应原相同的变态反应机制致敏患者并引起哮喘发作。

3. 药物及食物添加剂　药物引起哮喘发作有特异性过敏和非特异性过敏两种，前者以生物制品过敏最常见，而后者发生于交感神经阻滞剂和增强副交感神经作用剂，如普萘洛尔、新斯的明。食物过敏大多属于I型变态反应，如牛奶，鸡蛋，鱼、虾、蟹等海鲜及调味类食品等可作为变应原，常可诱发哮喘患者发作。

（三）促发因素

1. 感染　哮喘的形成和发作与反复呼吸道感染有关，尤其是呼吸道病毒感染，最常见的是鼻病毒，其次是流感病毒、副流感病毒、呼吸道合胞病毒及冠状病毒等。病毒感染引起气道上皮细胞产生多种炎症介质，使随后吸入的过敏原的炎症反应和气道收缩反应增强，亦可诱导速激肽和组胺失活减少，提高迷走神经介导的反射性支气管收缩。细菌感染在急性哮喘中的作用还未确定。近年，衣原体和支原体感染报道有所增多，部分哮喘病例治疗衣原体感染可改善症状。

2. 气候改变　当气温、湿度、气压和空气中离子等发生改变时可诱发哮喘，故在寒冷季节或秋冬气候转变时较多发病。

3. 环境污染　与哮喘发病关系密切。诱发哮喘的有害刺激物中，最常见的是煤气（尤其是 SO_2）、油烟、被动吸烟、杀虫喷雾剂等。烟雾可刺激处于高反应状态的哮喘患者的气道，使支气管收缩，甚至痉挛，致哮喘发作。

4. 精神因素　患者紧张不安、情绪激动等，也会促使哮喘发作，一般认为是通过大脑皮层和迷走神经反射或过度换气所致。

5. 运动　约有 70% ～ 80% 的哮喘患者在剧烈运动后诱发哮喘发作，称为运动性哮喘。典型病例是运动 6 ～ 10 分钟，在停止运动后 1 ～ 10 分钟内出现支气管痉挛，临床表现为咳嗽、胸闷、喘鸣，听诊可闻及哮鸣音，多数患者在 30 ～ 60 分钟内可自行缓解。运动后约有 1 小时的不应期，40% ～ 50% 的患者在此期间再进行运动则不发生支气管痉挛。有些患者虽无哮喘症状，但是运动前后的肺功能测定能发现存在支气管痉挛，可能机制为剧烈运动后过度呼吸，使气道黏膜的水分和热量丢失，呼吸道上皮暂时出现渗透压过高，诱发支气管平滑肌痉挛。

6. 药物　有些药物可引起哮喘发作，主要有包括阿司匹林在内的非甾体类抗炎药物（NSAID）和含碘造影剂，或交感神经阻断剂等，如误服普萘洛尔 β_2 受体阻断剂可引发哮喘。约 2.3% ～ 20% 的哮喘患者因服用阿司匹林等非甾体类抗炎药物而诱发哮喘，称为阿司匹林哮喘（aspirin induced asthma，ASA）。在 ASA 中部分患者合并有鼻息肉，被称为阿司匹林过敏－哮喘－鼻息肉三联症，其临床特点为：①服用阿司匹林类解热镇痛药诱发剧烈哮喘，多在摄入后 30 分钟到 3 小时内发生；②儿童多在 2 岁之前发病，但大多为 30 ～ 40 岁的中年患者；③女性多于男性，男女之比约为 2∶3；④发病无明显季节性；⑤病情较重，大多对糖皮质激素有依赖性；⑥半数以上有鼻息肉，常伴有过敏性鼻炎和（或）鼻窦炎，鼻息肉切除后有时哮喘症状加重或促发；⑦变应原皮试多呈阴性反应；⑧血清总 IgE 多正常；⑨其家族中较少有过敏性疾病的患者。发病机制尚未完全明确，有人认为患者的支气管环氧化酶可能因一种传染性介质（可能是病毒）的影响，致使环氧化酶易受阿司匹林类药物的抑制，影响了花生四烯酸的代谢，抑制前列腺素的合成及生成不均衡，有气道扩张作用的前列腺素 E_2 和 I_2 明显减少，而有收缩支气管平滑肌作用的前列腺素 $F_{2α}$ 的合成较多，前列腺素 E_2、I_2/ 前列腺素 $F_{2α}$ 失衡。环氧化酶被抑制后，花生四烯酸的代谢可能被转移到脂氧化酶途径，致使收缩支气管平滑肌的白三烯生成增多，导致支气管平滑肌强而持久的收缩。阿司匹林过敏的患者对其他抑制环氧化酶（COX）的 NSAID 存在交叉过敏（对乙酰氨基酚除外，主要原因考虑为 ASA 抑制 COX-1，而对乙酰氨基酚通过抑制 COX-3 发挥作用）。

7. 月经、妊娠等生理因素　不少女性哮喘患者在月经前 3～4 天有哮喘加重的现象，可能与经前期黄体酮的突然下降有关。如果患者每月必发，且经量不多，适时地注射黄体酮，有时可阻止严重的经前期哮喘。妊娠对哮喘的影响并无规律性，大多病情未见明显变化，妊娠对哮喘的作用主要表现为机械性的影响及哮喘有关的激素变化，如果处理得当，则不会对妊娠和分娩产生不良后果。

8. 围生期胎儿的环境　妊娠 9 周的胎儿胸腺已可产生 T 淋巴细胞，且在整个妊娠期胎盘主要产生辅助性 II 型 T 细胞因子，因而在肺的微环境中，Th_2 的反应是占优势的，若母亲已有特异性体质，又在妊娠期接触大量的变应原或受到呼吸道病毒特别是合胞病毒的反复感染，即可能加重其调控的变态反应，以致出生后存在变态反应和哮喘发病的可能性。

二、发病机制

哮喘是多种炎症细胞和炎症介质参与的气道慢性炎症，该炎症过程与气道高反应性和哮喘症状密切相关；气道结构细胞特别是气道上皮细胞和上皮下基质、免疫细胞的相互作用以及气道神经调节的异常均加重气道高反应性，且直接或间接加重了气道炎症。

（一）变态反应性炎症

目前研究认为哮喘是由 Th_2 细胞驱导的对变应原的一种高反应。由其产生的气道炎症可分为以下几类。

1. IgE 介导的、T 淋巴细胞依赖的炎症途径　可分为以下三个阶段：IgE 激活和 FcR 启动；炎症介质和细胞因子的释放；黏附分子表达促使白细胞跨膜移动。Th_2 细胞分泌 IL-4 调控 B 淋巴细胞生成 IgE，后者结合到肥大细胞、嗜碱性粒细胞和嗜酸性粒细胞上的特异性受体，使之呈现致敏状态；当再次接触同种抗原时，抗原与特异性 IgE 交联结合，从而导致炎症介质链式释放。根据效应发生时间和持续时间，可分为早期相反应（引起速发性哮喘反应）和晚期相反应（引起迟发性哮喘反应），前者在接触变应原后数秒内发生，可持续数小时，与哮喘的急性发作有关；后者在变应原刺激后 6～12 小时发生，可持续数天，引起气道的慢性炎症。有多种炎症细胞包括肥大细胞、嗜酸性粒细胞、嗜碱性粒细胞、T 淋巴细胞、肺泡巨噬细胞、中性粒细胞和气道上皮细胞参与气道炎症的形成（表 1-1），其中肥大细胞是气道炎症的主要原发效应细胞。炎症细胞、炎症介质和细胞因子的相互作用是维持气道炎症反应的基础（表 1-2）。

2. 非 IgE 介导、T 淋巴细胞依赖的炎症途径　Th_2 细胞还可通过释放的多种细胞因子（IL-4、IL-13、IL-3、IL-5 等）直接引起各种炎症细胞的聚集和激活，以这种方式直接促发炎症反应，主要是迟发型变态反应。如嗜酸性粒细胞聚集活化（IL-5 起主要作用）分泌的主要碱基蛋白、嗜酸性粒细胞阳离子蛋白、嗜酸性粒细胞衍生的神经毒素、过氧化物酶和胶原酶等均可引起气道损伤；中性粒细胞分泌的蛋白水解酶等可进一步加重炎症反应。此外，上述炎症及其炎症介质可促使气道固有细胞活化，如肺泡巨噬细胞可释放 TX、PG、PAF 等加重哮喘反应；气道上皮细胞和血管内皮细胞产生内皮素（cts），是所知的最强的支气管平滑肌收缩剂，且还具有促进黏膜腺体分泌和促平滑肌及成纤维细胞增殖的效应，参与气道重构。

表 1-1 参与气道慢性炎症的主要炎症细胞

炎症细胞	作 用
肥大细胞	致敏原刺激或渗透压变化均可活化肥大细胞，释放收缩支气管的炎症介质（组胺、硫乙胺酰白三烯、前列腺素 D2）；气道内肥大细胞增多与气道高反应性相关
嗜酸性粒细胞	破坏气道上皮细胞；参与生长因子的释放和气道重建
T 淋巴细胞	释放细胞因子 IL-4、4L-5、IL-9 和 IL-13，这些因子参与嗜酸性粒细胞炎症，刺激 B 淋巴细胞产生 IgE；参与整个气道炎症反应
树突状细胞	诱导初始型 T 淋巴细胞对吸入抗原的初级免疫反应和过敏反应；还可诱导免疫耐受的形成，并在调节免疫反应和免疫耐受中起决定作用
巨噬细胞	致敏原通过低亲和力 IgE 受体激活巨噬细胞，释放细胞因子和炎症介质发挥"放大效应"
中性粒细胞	在哮喘患者的气道内、痰液中数量增加，但其病理生理作用尚不明确，可能是类固醇激素应用所致

表 1-2 调控哮喘气道慢性炎症的主要介质

介 质	作 用
化学因子	主要表达于气道上皮细胞，趋化炎症细胞至气道；内皮素趋化嗜酸性粒细胞；胸腺活化调控因子（TARC）和巨噬细胞源性趋化因子（MDC）趋化 Th_2 细胞
白三烯	主要由肥大细胞、嗜酸性粒细胞分泌，是潜在的支气管收缩剂，其抑制剂可改善肺功能和哮喘症状
细胞因子	参与炎症反应，IL-1β、TNF-β 扩大炎症反应；GM-CSF 延长嗜酸性粒细胞存活时间；IL-5 有助于嗜酸性粒细胞分化；IL-4 有助于 Th_2 增殖发育；IL-13 有助于 IgE 合成
组胺	由肥大细胞分泌，收缩支气管，参与炎症反应
NO	由气道上皮细胞产生，是潜在的血管扩张剂，其与气道炎症密切相关，因此呼出气 NO 常被用来监测哮喘控制状况
PGD2	由肥大细胞分泌，是支气管扩张剂，趋化 Th_2 细胞至气道

在慢性哮喘缓解期内，气道炎症主要由 Th_2 分泌的细胞因子如 IL-5 等趋化嗜酸性粒细胞浸润所致；而在急性发作期，气道内中性粒细胞趋化因子 IL-8 浓度增加，中性粒细胞浸润。因此，对于逐渐减少吸入激素用量而引起症状加重的可通过增加吸入激素用量来抑制嗜酸性粒细胞活性；对于突然停用吸入激素而引起的哮喘加重则需加用长效的受体激动剂减弱中性粒细胞的炎症反应。

有关哮喘免疫调节紊乱的机制，得到最广泛关注的"卫生学假说"（hygiene hypothesis）认为童年时期胃肠道暴露于细菌或细菌产物能够促进免疫系统的成熟，预防哮喘的发生。其核心为 Th_1/Th_2 细胞因子平衡学说，认为诸如哮喘等变态反应性疾病是由 Th_2 细胞驱导的对无害抗原或变应原的一种高反应。Th_1 和 Th_2 细胞所产生的细胞因子有相互制约彼此表型分化及功能的特性。EFN 和 IL-4 分别为 Th_1 和 Th_2 特征性细胞因子。IFN-α、IL-12 可促使活化的 Th_0 细胞向 Th_1 方向发育，而 IL-4 则促使其向 Th_2 方向发育。当 Th_1 细胞占优势时，就会抑制 Th_2 细胞的功能。如果婴幼儿时呼吸系统或消化系统受到感染，比如结核病、麻疹、寄生虫病甚至甲型肝炎病毒感染等，有可能通过巨噬细胞产生 IFN-α 和 IL-12，继而刺激 NK 细胞产生 IFN-γ，后者可增强 Th_1 细胞的发育，同时抑制 Th_2 细胞的活化，从而抑制变态反应性疾病的发生发展。

早年发现肠道寄生虫的感染虽然可以强有力地增加 Th_2 反应，但是它却同样减少了变态反应性疾病的发生。哮喘患者血清、BALF 和体外 T 细胞培养的 IFN-γ 水平是升高的，并且与肺功能的下降呈明显正相关性。一些病毒、支原体和衣原体感染可致产生 IFN-γ 的 $CD4^+$ 和 $CD8^+$ T 细胞活化，通常使哮喘恶化。这些表明 IFN-γ 在哮喘免疫病理中促炎因子的作用可能比其下调 Th_2 细胞因子的作用更明显。由此可见，基于 Th_1/Th_2 相互制约的卫生学假说并不能完全解释哮喘发生的免疫失调机制，把哮喘的免疫病理核心看成是 Th_1 和 Th_2 的失衡，试图通过上调 Th_1 纠正 Th_2 的免疫偏倚以治疗变应性哮喘的思路可能是把问题过于简单化。

目前提出了一种基于调节性 T 细胞理论的新卫生学假说。该假说认为，大多数病原体表面存在病原相关性分子（lamps）。当以树突状细胞为主的抗原递呈细胞接触抗原时，除抗原吞噬递呈过程外，表面一些特殊的模式识别受体（pres）如 Toll-like recepter（TLRs）和凝集素受体与 lamps 结合，可能通过抑制性刺激分子或分泌 IL-10、TGF-β 等调节性因子促进 Th_0 细胞向具有调节功能的 greg 细胞分化，最具代表性地是表达 $CD4^+CD25^+$ 产生大量 IL-10 的 TR 亚群，还有 $CD4^+CD25^-$ 的抑制性 T 细胞如 Tr_1 和 Th_3。这些具有抑制调节功能的 T 细胞亚群会同时抑制 Th_1 和 Th_2 介导的病理过程。由于优越的卫生条件，缺乏微生物暴露，减少了细菌脂多糖（LPS）和 CpG 基团等 lamps 通过 pres 刺激免疫调节细胞的可能性，导致后天 Th_1 或 Th_2 反应发展过程中失去 greg 的平衡调节作用。相比之下，儿童期接触的各种感染因素可激活 greg，可能在日后抑制病原微生物诱导的过强 Th_1 或 Th_2 反应中发挥重要的功能。

（二）气道重塑

除了气道炎症反应外，哮喘患者气道发生重塑，可导致相对不可逆的气道狭窄。研究证实，非正常愈合的损伤上皮细胞可能主动参与了哮喘气道炎症的发生发展以及气道重塑形成过程。Holgate 在上皮 – 间质营养单位（EMTU）学说中，提出哮喘气道上皮细胞正常修复机制受损，促纤维细胞生长因子 – 转化生长因子（TGF-β_1）与促上皮生长因子 -EGF 分泌失衡，继而导致气道重塑，是难治性哮喘的重要发病机制。哮喘患者损伤的气道上皮呈现以持续高表达表皮生长因子受体（EG-FR）为特征的修复延迟，可能通过内皮素 -1（ET-1）和（或）转化生长因子 β_1（TGF-β_1）介导早期丝裂原活化蛋白激酶（MAPK）家族（ERK1/2 和 p38MAPK）信号网络通路而实现，诱导上皮下成纤维细胞表达 α- 平滑肌肌动蛋白（α-SMA），实现成纤维细胞向肌纤维母细胞转化。上皮下成纤维细胞被活化使过量基质沉积，活化的上皮细胞与上皮下成纤维细胞还可生成释放大量的炎症介质，包括成纤维细胞生长因子（FGF-2）、胰岛素样生长因子（IGF-1）、血小板衍化生长因子（PDGF）、内皮素 -1（ET-1）、转化生长因子 β_1（TGF-β_1）和 β_2（TGF-β_2），导致气道重建。由此推测，保护气道黏膜，恢复正常上皮细胞表型，可能在未来哮喘治疗中占有重要地位。

气道组织和结构细胞的重塑与 T 细胞依赖的炎症通过信号转导相互作用，屏蔽变应原诱导的机体正常的 T 细胞免疫耐受机制，可能是慢性哮喘持续发展，气道高反应性存在的根本原因。延迟愈合的重塑气道上皮高表达 ET-1 可能是诱导 Th_2 细胞在气道聚集，引起哮喘特征性嗜酸性粒细胞气道炎症的一个重要原因。因此，气道上皮细胞"重塑"有可能激活特异性的炎症信号转导通路，加速 $CD4^+T$ 细胞亚群的活化，从而使变应原诱导的局部黏膜免疫炎症持续发展。

（三）气道高反应性

气道反应性是指气道对各种化学、物理或药物刺激的收缩反应。气道高反应性（AHR）是指气道对正常不引起或仅引起轻度应答反应的刺激物出现过度的气道收缩反应。气道高反应性是哮喘的重要特征之一。气道炎症是导致气道高反应性最重要的机制，当气道受到变应原或其他刺激后，由于多种炎症细胞、炎症介质和细胞因子的参与、气道上皮和上皮内神经的损害等而导致 AHR。有人认为，气道基质细胞内皮素（ET）的自分泌及旁分泌，以及细胞因子（尤其是肿瘤坏死因子 TNF-α）与内皮素相互作用在 AHR 的形成上有重要作用。此外，AHR 与 β 肾上腺素能受体功能低下、胆碱能神经兴奋性增强和非肾上腺素能非胆碱能（NANC）神经的抑制功能缺陷有关。在病毒性呼吸道感染、冷空气、SO_2、干燥空气、低掺和高渗溶液等理化因素刺激下均可使气道反应性增高。气道高反应性程度与气道炎症密切相关，但二者并非等同。气道高反应性目前已公认是支气管哮喘患者的共同病理生理特征，然而出现气道高反应者并非都是支气管哮喘，如长期吸烟、接触臭氧、病毒性上呼吸道感染、慢性阻塞性肺疾病、过敏性鼻炎、支气管扩张、热带肺嗜酸性粒细胞增多症和过敏性肺泡炎等患者也可出现，所以应该全面地理解 AHR 的临床意义。

（四）神经因素

支气管的自主神经支配很复杂，除以前所了解的胆碱能神经、肾上腺素能神经外，还存在非肾上腺素能非胆碱能（NANC）神经系统。支气管哮喘与 β 肾上腺素能受体功能低下和迷走神经张力亢进有关，并可能存在有 α 肾上腺素能神经的反应性增加。NANC 神经系统又分为抑制性 NANC 神经系统（i-NANC）和兴奋性 NANC 神经系统（e-NANC）。i-NANC 是产生气道平滑肌松弛的主要神经系统，其神经递质尚未完全阐明，可能是血管活性肠肽（VIP）和（或）组胺酸甲维生素 B1。VIP 具有扩张支气管、扩张血管、调节支气管腺体分泌的作用，是最强烈的内源性支气管扩张物质，而气道平滑肌的收缩可能与该系统的功能受损有关。e-NANC 是一种无髓鞘感觉神经系统，其神经递质是 P 物质，而该物质存在于气道迷走神经化学敏感性的 C 纤维传入神经中。当气道上皮损伤后暴露出 C 纤维传入神经末梢，受炎症介质的刺激，引起局部轴突反射，沿传入神经侧索逆向传导，并释放感觉神经肽，如 P 物质、神经激肽、降钙素基因相关肽，结果引起支气管平滑肌收缩、血管通透性增强、黏液分泌增多等。近年研究证明，氧化亚氮（NO）是人类 NANC 的主要神经递质，在正常情况下主要产生构建型 NO（sno）。在哮喘发病过程中，细胞因子刺激气道上皮细胞产生的诱导型 NOGNO 则可使血管扩张，加重炎症过程。

三、病理

支气管哮喘气道的基本病理改变为气道炎症和重塑。炎症包括肥大细胞、肺巨噬细胞、嗜酸性粒细胞、淋巴细胞与中性粒细胞浸润；气道黏膜下水肿，微血管通透性增加，支气管内分泌物潴留，支气管平滑肌痉挛，纤毛上皮剥离，基底膜漏出，杯状细胞增殖及支气管分泌物增加等病理改变，称之为慢性剥脱性嗜酸性粒细胞性支气管炎。

早期表现为支气管黏膜肿胀、充血，分泌物增多，气道内炎症细胞浸润，气道平滑肌痉挛等可逆性的病理改变。上述的改变可随气道炎症的程度而变化。若哮喘长期反复发作，支气管呈现慢性炎症改变，表现为柱状上皮细胞纤毛倒伏、脱落，上皮细胞坏死，黏膜上皮层杯状细胞增多，黏液蛋白产生增多，支气管黏膜层大量炎症细胞浸润、黏液腺增生、基底膜增厚，支气管平滑肌增生，则进入气道重塑阶段，主要表现为上皮下肌纤维母细胞增多导致胶原的合成增加，形成增厚的上皮下基底膜层，可累及全部支气管树，主要发生在膜性和小的软管性气道，即中央气道，是哮喘气道重塑不同于 COPD 的特征性病理改变。具有收缩性的上皮下肌纤维母细胞增加，可能是哮喘气道高反应性形成的重要病理生理基础。

气道炎症和重塑并行，与 AHR 密切相关。后者如气道壁的厚度与气道开始收缩的阈值成反比关系，平滑肌增生使支气管对刺激的收缩反应更强烈，血管容量增加可使气道阻力增高，同时这些因素具有协同/累加效应。肉眼可见肺膨胀及肺气肿较为突出，肺柔软疏松有弹性，支气管及细支气管内含有黏稠痰液及黏液栓。支气管壁增厚，黏膜充血肿胀形成皱襞，黏液栓塞局部可发生肺不张。

广泛的气道狭窄是产生哮喘临床症状的基础。气道狭窄的机制包括支气管平滑肌收缩、黏膜水肿、慢性黏液栓 [含有大量的嗜酸性粒细胞和库施曼螺旋体（Curschmann spiral）] 形成、气道重塑及肺实质弹性支持的丢失。

四、临床表现

典型的支气管哮喘出现反复发作的胸闷、气喘、呼吸困难、咳嗽等症状，在发作前常有鼻塞、打喷嚏、眼痒等先兆症状，发作严重者可短时内出现严重呼吸困难，低氧血症。有时咳嗽为唯一症状（咳嗽变异型哮喘）。在夜间或凌晨发作和加重是哮喘的特征之一。哮喘症状可在数分钟内发作，有些症状轻者可自行缓解，但大部分需积极处理。

发作时可出现两肺散在、弥漫分布的呼气相哮鸣音，呼气相延长，有时吸气、呼气相均有干啰音。严重发作时可出现呼吸音低下，哮鸣音消失，临床上称为"静止肺"，预示着病情危重，随时会出现呼吸骤停。

哮喘患者在不发作时可无任何症状和体征。

五、诊断

（一）诊断标准

1. 反复发作喘息、气急、胸闷或咳嗽，多与接触变应原，冷空气，物理、化学性刺激以及病毒性上呼吸道感染、运动等有关。

2. 发作时在双肺可闻及散在或弥漫性，以呼气相为主的哮鸣音，呼气相延长。

3. 上述症状和体征可经治疗缓解或自行缓解。

4. 除外其他疾病所引起的喘息、气急、胸闷和咳嗽。

5. 临床表现不典型者，应至少具备以下一项试验阳性。

（1）支气管激发试验或运动激发试验阳性；

（2）支气管舒张试验阳性 [一秒钟用力呼气容积（FEV$_1$）增加≥ 12%，且 FEV$_1$ 增加绝对值≥ 200ml]；

（3）最大呼气流量（PEF）日内变异率≥ 20%。

符合 1 ～ 4 条或 4、5 条者，可以诊断为支气管哮喘。

（二）分期

根据临床表现可分为急性发作期、慢性持续期和临床缓解期。慢性持续期是指每周均不同频度和（或）不同程度地出现症状（喘息、气急、胸闷、咳嗽等）；临床缓解期系指经过治疗或未经治疗，症状、体征消失，肺功能恢复到急性发作前水平，并维持 3 个月以上。

（三）分级

1. 病情严重程度的分级　主要用于治疗前或初始治疗时严重程度的判断。

2. 控制水平的分级　这种分级方法适用于临床工作，有助于指导临床治疗。

3. 哮喘急性发作时的严重度分级　哮喘急性发作是指喘息、气促、咳嗽、胸闷等症状突然发生，或原有症状急剧加重，常有呼吸困难，以呼气流量降低为其特征，常因接触变应原、刺激物或呼吸道感染诱发。其程度轻重不一，病情加重，可在数小时或数天内出现，偶尔可在数分钟内即危及生命，应对病情作出正确评估，给予积极治疗。

（四）相关诊断试验

1. 变应原检测　有体内的变应原皮肤点刺试验和体外的特异性 IgE 检测，可明确患者的过敏症状，指导患者尽量避免接触变应原及进行特异性免疫治疗。

2. 肺功能测定　肺功能测定有助于确诊支气管哮喘，也是评估哮喘控制程度的重要依据之一。主要有通气功能检测、支气管舒张试验、支气管激发试验和峰流速（PEF）及其日变异率测定。哮喘发作时呈阻塞性通气改变，呼气流速指标显著下降。第 1 秒用力呼气量（FEV$_1$）、FEV$_1$ 占用力肺活量比值（EFV$_1$/FVC%）、最大呼气中期流速（MMEF）以及最大呼气流速（PEF）均下降。肺容量指标见用力肺活量（FVC）减少、残气量增高、功能残气量和肺容量增高，残气占肺总量百分比增高。缓解期上述指标可正常。对于有气道阻塞的患者，可行支气管舒张试验，常用药物为吸入型支气管扩张药（沙丁胺醇、特布他林），如 FEW 较用药前增加＞ 12%，且绝对值增加＞ 200ml，为支气管舒张试验阳性，对诊断支气管哮喘有帮助。对于有哮喘症状但肺功能正常的患者，可行支气管激发试验，常用吸入激发剂为醋甲胆碱、组胺。吸入激发剂后其通气功能下降、气道阻力增加。在设定的激发剂量范围内，如 FEV$_1$ 下降＞ 20%，为支气管激发试验阳性，使 FEV$_1$ 下降 20% 的累积剂量（Pd$_{20}$-FEV$_1$）或累积浓度（Pc$_{20}$-FEV$_1$）可对气道反应性增高的程度作出定量判断。PEF 及其日变异率可反映通气功能的变化，哮喘发作时 PEF 下降，并且，哮喘患者常有通气功能昼夜变化，夜间或凌晨通气功能下降，如果昼夜 PEF 变异率≥ 20% 有助于诊断为哮喘。

3. 胸部 X 线检查　胸部 X 线摄片多无明显异常。但哮喘严重发作者应常规行胸部 X 线检查，注意有无肺部感染、肺不张、气胸、纵隔气肿等并发症的存在。

4. 其他　痰液中嗜酸性粒细胞或中性粒细胞计数、呼出气 NO（Fsno）可评估与哮喘相关的气道炎症。

表 1-3　哮喘病情严重程度的分级

分　级	临床特点
间歇状态（第 1 级）	症状＜每周 1 次； 短暂出现； 夜间哮喘症状＜每月 2 次； FEV_1 ≥ 80% 预计值或 PEF ≥ 80% 个人最佳值，PEF 或 FEV_1 变异率＜ 20%
轻度持续（第 2 级）	症状≥每周 1 次，但＜每天 1 次； 可能影响活动和睡眠； 夜间哮喘症状＞每月 2 次，但＜每周 1 次； FEV_1 ≥ 80% 预计值或 PEF ≥ 80% 个人最佳值，PEF 或 FEV_1 变异率 20% ～ 30%
中度持续（第 3 级）	每天有症状； 影响活动和睡眠； 夜间哮喘症状≥每月 1 次； $FEV_1$60% ～ 79% 预计值或 PEF60% ～ 79% 个人最佳值，PEF 或 FEV_1 变异率＞ 30%
重度持续（第 4 级）	每天有症状； 频繁出现； 经常出现夜间哮喘症状； 体力活动受限； FEV_1 预计值或 PEF ＜ 60% 个人最佳值，PEF 或 FEV_1 变异率＞ 30%

表 1-4　哮喘控制水平分级

	完全控制 （满足以下所有条件）	部分控制 （在任何 1 周内出现 以下 1 ～ 2 项特征）	未控制 （在任何 1 周内出现 多 3 项部分控制特征）
白天症状	无（或≤ 2 次 / 周）	＞ 2 次 / 周	
活动受限	无	有	
夜间症状 / 憋醒	无	有	
需要使用缓解药的次数	无（或≤ 2 次 / 周）	＞ 2 次 / 周	
肺功能（PEF 或 FEVD	正常或≥正常预计值 / 本人最佳值的 80%	＜正常预计值（或本人 最佳值）的 80%	
急性发作	无	≥每年 1 次	在任何 1 周内出现 1 次

表 1-5　哮喘急性发作时病情严重程度的分级

临床特点	轻度	中度	重度	危重
气短	步行、上楼时	稍事活动	休息时	
体位	可平卧	喜座位	端坐呼吸	
讲话方式	连续成句	单词	单字	不能讲话
精神状态	可有焦虑，尚安静	时有焦虑或烦躁	常有焦虑、烦躁	嗜睡或意识模糊
出汗	无	有	大汗淋漓	
呼吸频率	轻度增加	增加	常＞ 30 次 / 分	
辅助呼吸肌活动及 三凹征	常无	可有	常有	胸腹矛盾运动
哮鸣音	散在，呼吸末期	响亮、弥漫	响亮、弥漫	减弱乃至无
脉率（次 / 分）	＜ 100	100 ～ 120	＞ 120	脉率变慢或不规则
奇脉	无，＜ 10mmHg	可有， 10 ～ 25mmHg	常有，＞ 25mmHg	无，提示呼吸肌 疲劳

续表

临床特点	轻度	中度	重度	危重
最初支气管扩张剂治疗后 PEF 占预计值或个人最佳值 %	> 80%	60% ～ 80%	< 60% 或〈100L/min 或 作用持续时间 < 2 小时	
PaO_2（吸空气，mmHg）	正常	≥ 60	< 60	< 60
$PaCO_2$（mmHg）	< 45	≤ 45	> 45	> 45
SaO_2（吸空气，%）	> 95	91 ～ 95	≤ 90	≤ 90
pH				降低

注：只要符合某一严重程度的某些指标，而不需满足全部指标，即可提示为该级别的急性发作

六、鉴别诊断

1. 上气道肿瘤、喉水肿和声带功能障碍 这些疾病可出现气喘，但主要表现为吸气性呼吸困难，肺功能测定流速－容量曲线可见吸气相流速减低。纤维喉镜或支气管镜检查可明确诊断。

2. 各种原因所致的支气管内占位 支气管内良恶性肿瘤、支气管内膜结核等导致的固定的、局限性哮鸣音，需与哮喘鉴别。胸部 CT 检查、纤维支气管检查可明确诊断。

3. 急性左心衰竭 急性左心衰发作时症状与哮喘相似，阵发性咳嗽、气喘，两肺可闻及广泛的湿啰音和哮鸣音，需与哮喘鉴别。但急性左心衰患者常有高心病、风心病、冠心病等心脏疾病史，胸片可见心影增大、肺淤血征，有助于鉴别。

4. 嗜酸性粒细胞性肺炎、变态反应肉芽肿性血管炎、结节性多动脉炎、过敏性肉芽肿（Churg-strauss 综合征） 这类患者除有喘息外，胸部 X 线或 CT 检查提示肺内有浸润阴影，并可自行消失或复发。常有肺外的其他表现，血清免疫学检查可发现相应的异常。

5. 慢性阻塞性肺疾病（COPD） COPD 患者亦出现呼吸困难，常与哮喘症状相似，大部分 COPD 患者对支气管扩张剂和抗炎药疗效不如哮喘，对气道阻塞的可逆性不如哮喘。但临床上有大约 10% 的 COPD 患者对激素和支气管扩张剂反应很好，这部分患者往往同时合并有哮喘。而支气管哮喘患者晚期出现气道重塑亦可以合并 COPD。

七、治疗和管理

（一）控制目标

近年来，随着对支气管哮喘病因和发病机制认识的不断深入，明确了气道的慢性炎症是哮喘的本质，针对气道炎症的抗感染治疗是哮喘的根本治疗。并且意识到哮喘的气道炎症持续存在于疾病的整个过程，故治疗哮喘应该与治疗糖尿病、高血压等其他慢性疾病一样，长期规范地应用药物治疗，从而预防哮喘急性发作，减少并发症的发生，改善肺功能，提高生活质量，以达到并维持哮喘的临床控制。2006 年全球哮喘防治创议（GINA）明确指出，哮喘的治疗目标是达到并维持哮喘的临床控制，哮喘临床控制的定义包括以下 6 项：①无（或 ≤ 2 次 / 周）白天症状；②无日常活动（包括运动）受限；③无夜间症状或因哮喘憋醒；④无（或 ≤ 2 次 / 周）需接受缓解药物治疗；⑤肺

功能正常或接近正常；⑥无哮喘急性加重。哮喘虽然不能被根治，但经过规范治疗，大多数哮喘患者都可以得到很好的控制。全球多中心 GOAL 研究结果表明，对于大多数哮喘患者（包括轻度、中度、重度），经过吸入糖皮质激素（ICS）加吸入长效 β_2 受体激动剂（LABA）（沙美特罗 / 氟替卡松）联合用药 1 年，有接近 80% 的患者可以达到指南所定义的临床控制。

（二）治疗药物

哮喘的治疗药物根据其作用机制可分为具有扩张支气管作用和抗炎作用两大类，某些药物兼有扩张支气管和抗炎作用。

1. 扩张支气管药物

（1）β_2 受体激动剂：通过对气道平滑肌和肥大细胞膜表面的 β_2 受体的兴奋，舒张气道平滑肌、减少肥大细胞和嗜碱性粒细胞脱颗粒和介质的释放、降低微血管的通透性、增加气道上皮纤毛的摆动等，从而缓解哮喘症状。此类药物较多，可分为短效（作用维持 4 ～ 6 小时）和长效（作用维持 12 小时）β_2 受体激动剂。后者又可分为速效（数分钟起效）和缓慢起效（30 分钟起效）两种，见表 1-6。

表 1-6 β_2 受体激动剂

起效时间	作用维持时间	
	短　效	长　效
速效	沙丁胺醇吸入剂 特布他林吸入剂 非诺特罗吸入剂	福莫特罗吸入剂
慢效	沙丁胺醇口服剂 特布他林口服剂	沙美特罗吸入剂

1）短效 β_2 受体激动剂（简称 SABA）：常用的药物如沙丁胺醇（salbutamol）和特布他林（terbutaline）等。有吸入、口服、注射给药途径。①吸入：可供吸入的短效 β_2 受体激动剂有气雾剂、干粉剂和溶液。这类药物舒张气道平滑肌作用强，通常在数分钟内起效，疗效可维持数小时，是缓解轻中度急性哮喘症状的首选药物，也可用于运动性哮喘的预防。如沙丁胺醇每次吸入 100 ～ 200μg 或特布他林 250 ～ 500μg，必要时每 20 分钟重复 1 次。这类药物应按需间歇使用，不宜长期、单一使用，也不宜过量应用，否则可引起骨骼肌震颤、低血钾、心律失常等不良反应。压力型定量手控气雾剂（mdi）和干粉吸入装置吸入短效 β_2 受体激动剂不适用于重度哮喘发作，其溶液（如沙丁胺醇、特布他林）经雾化吸入适用于轻至重度哮喘发作。②口服：如沙丁胺醇、特布他林等，通常在服药后 15 ～ 30 分钟起效，疗效维持 4 ～ 6 小时。如沙丁胺醇 2 ～ 4mg，特布他林 1.25 ～ 2.5mg，每天 3 次。使用虽较方便，但心悸、骨骼肌震颤等不良反应比吸入给药时明显。缓释剂型和控释剂型的平喘作用维持时间可达 8 ～ 12 小时，适用于夜间哮喘患者的预防和治疗。长期、单一应用 β_2 受体激动剂可造成细胞膜 β_2 受体的下调，表现为临床耐药现象，应予以避免。③注射：虽然平喘作用较为迅速，但因全身不良反应的发生率较高，较少使用。

2）长效 β_2 受体激动剂（简称 LABA）：这类 β_2 受体激动剂的分子结构中具有较长的侧链，舒张支气管平滑肌的作用可维持 12 小时以上。有吸入、口服和透皮给药等途径，目前在我国临床使用的吸入型 LABA 有两种：①沙美特罗：经气雾剂或碟剂装置给药，给药后 30 分钟起效，平喘作用维持 12 小时以上，推荐剂量 50μg，每天 2 次吸入。②福莫特罗（formosterol）：经都保装置给药，给药后 3 ～ 5 分钟起效，平喘作用维持 8 ～ 12 小时以上。平喘作用具有一定的剂量依赖性，推荐剂量 4.5 ～ 9μg，每天 2 次吸入。福莫特罗因起效迅速，可按需用于哮喘急性发作时的治疗。近年来推荐联合 ICS 和 LABA 治疗哮喘，这两者具有协同的抗炎和平喘作用，并可增加患者的依从性、减少大剂量 ICS 引起的不良反应，尤其适合于中重度持续哮喘患者的长期治疗。口服 LABA 有丙卡特罗、班布特罗，作用时间可维持 12 ～ 24 小时，适用于中重度哮喘的控制治疗，尤其适用于缓解夜间症状。透皮吸收剂型现有妥洛特罗（jibb Ⅱ sterol）贴剂，妥洛特罗本身为中效 β₂ 受体激动剂，由于采用结晶储存系统来控制药物的释放，药物经过皮肤吸收，疗效可维持 24 小时，并减轻了全身不良反应，每天只需贴附 1 次，使用方法简单，对预防夜间症状有较好疗效。LABA 不推荐长期单独使用，应该在医生指导下与 ICS 联合使用。

（2）茶碱类：具有舒张支气管平滑肌作用，并具有强心、利尿、扩张冠状动脉、兴奋呼吸中枢和呼吸肌等作用，低浓度茶碱还具有抗炎和免疫调节作用。

1）口服给药：包括氨茶碱和控（缓）释型茶碱。短效氨茶碱用于轻中度哮喘急性发作的治疗，控（缓）释型茶碱用于慢性哮喘的长期控制治疗。一般剂量为每天 6 ～ 10mg/kg。控（缓）释型茶碱口服后昼夜血药浓度平稳，平喘作用可维持 12 ～ 24 小时，尤适用于夜间哮喘症状的控制。茶碱与糖皮质激素和抗胆碱能药物联合应用具有协同作用。但本品与 β₂ 受体激动剂联合应用时，易出现心率增快和心律失常，应慎用并适当减少剂量。

2）静脉给药：氨茶碱加入葡萄糖溶液中，缓慢静脉注射 [注射速度不宜超过 0.25mg/（kg·min）] 或静脉滴注，适用于中重度哮喘的急性发作。负荷剂量为 4 ～ 6mg/kg，维持剂量为 0.6 ～ 0.8mg/（kg·min）。由于茶碱的"治疗窗"窄，茶碱代谢存在较大的个体差异，药物不良反应较多，可引起心律失常、血压下降，甚至死亡，在有条件的情况下应监测其血药浓度，及时调整浓度和滴速。对于以往长期口服茶碱的患者，更应注意其血药浓度，尽量避免静脉注射，防止茶碱中毒。茶碱的有效、安全的血药浓度范围为 6 ～ 15mg/L。影响茶碱代谢的因素较多，如发热性疾病、妊娠、抗结核治疗可以降低茶碱的血药浓度；而肝脏疾患、充血性心力衰竭以及合用西咪替丁或喹诺酮类、大环内酯类等药物均可影响茶碱代谢而使其排泄减慢，导致茶碱的毒性增加，应引起临床医师们的重视，并酌情调整剂量。多索茶碱的作用与氨茶碱相同，但不良反应较轻。二羟丙茶碱（喘定）的作用较茶碱弱，不良反应也较少。

3）抗胆碱能药物：吸入型抗胆碱能药物如溴化异丙托品和噻托溴铵可阻断节后迷走神经传出支，通过降低迷走神经张力而舒张支气管。本品吸入给药，有气雾剂、干粉剂和雾化溶液三种剂型。经 mdi 吸入溴化异丙托品气雾剂，常用剂量为 40 ～ 80μg，每天 3 ～ 4 次；经雾化泵吸入溴化异丙托品溶液的常用剂量为 50 ～ 125μg，每天 3 ～ 4 次。噻托溴铵为新近上市的长效抗胆碱能药物，对 M₁ 和 M₃ 受体具有选择性抑制作用，每天 1 次吸入给药。本品与 β₂ 受体激动剂联合应用具有协同、互补作用。

2. 抗炎药物

（1）糖皮质激素：糖皮质激素是最有效的抗变态反应性炎症的药物，其药理作用机制有：①抑制各种炎症细胞包括巨噬细胞、嗜酸性粒细胞、T 淋巴细胞、肥大细胞、树突状细胞和气道上皮细胞等的生成、活化及其功能；②抑制 IL-2、IL-4、IL-5、IL-13、GM-CSF 等各种细胞因子的产生；③抑制磷脂酶 A_2、氧化亚氮合成酶、白三烯、血小板活化因子等炎症介质的产生和释放；④增加抗炎产物的合成；⑤抑制黏液分泌；⑥活化和提高气道平滑肌 β_2 受体的反应性，增加细胞膜上 β_2 受体的合成；⑦降低气道高反应性。糖皮质激素通过与细胞内糖皮质激素受体（GR）结合，形成 GR- 激素复合体转运至核内，从而调节基因的转录，抑制各种细胞因子和炎症介质的基因转录和合成，增加各种抗炎蛋白的合成，从而发挥其强大的抗炎作用。激素的给药途径有吸入、口服和静脉给药。

1）吸入给药：吸入给药是哮喘治疗的主要给药途径，药物直接作用于呼吸道，起效快，所需剂量小，不良反应少。吸入糖皮质激素（ICS）的局部抗炎作用强，通过吸气过程给药，药物直接作用于呼吸道，通过消化道和呼吸道进入血液的药物大部分被肝脏灭活，因此全身不良反应少。研究证明 ICS 可以有效改善哮喘症状，提高生活质量，改善肺功能，降低气道高反应性，控制气道炎症，减少哮喘发作的频率，减轻发作的严重程度，降低病死率。ICS 的局部不良反应包括声音嘶哑、咽部不适和念珠菌感染。吸药后及时漱口、选用干粉吸入剂或加用储雾器可减少上述不良反应。ICS 全身不良反应的大小与药物剂量、药物的生物利用度、肝脏首过代谢率及全身吸收药物的半衰期等因素有关。目前有证据表明，成人哮喘患者每天吸入低中剂量激素，不会出现明显的全身不良反应。长期高剂量吸入糖皮质激素可能出现的全身不良反应包括皮肤淤斑、肾上腺功能的抑制和骨质疏松等。目前，ICS 主要有三类：①定量气雾剂（MDI）：临床上常用的 ICS 有 4 种（表 1-11）。②干粉吸入剂：主要有布地奈德都保、丙酸氟替卡松碟剂及含布地奈德、丙酸氟替卡松的联合制剂。干粉吸入装置比普通定量气雾剂使用方便，配合容易，吸入下呼吸道的药物量较多，局部不良反应较轻，是目前较好的剂型。③雾化溶液：目前仅有布地奈德溶液，经射流装置雾化吸入，对患者吸气的配合要求不高，起效较快，适用于哮喘急性发作时的治疗。

ICS 是长期治疗哮喘的首选药物。国际上推荐的每天 ICS 剂量见表 1-7。

表 1-7　常用 ICS 的每天剂量高低与互换关系

药　　物	低剂量（μg）	中剂量（μg）	高剂量（μg）
二丙酸倍氯米松	200 ～ 500	500 ～ 1000	> 1000 ～ 2000
布地奈德	200 ～ 400	400 ～ 800	> 800 ～ 1600
丙酸氟替卡松	100 ～ 250	250 ～ 500	> 500 ～ 1000
环索奈德	80 ～ 160	160 ～ 320	> 320 ～ 1280

2）口服给药：适用于中度哮喘发作、慢性持续哮喘吸入大剂量 ICS 治疗无效的患者和作为静脉应用激素治疗后的序贯治疗。一般使用半衰期较短的糖皮质激素，如泼尼松、泼尼松龙或甲基泼尼松龙等。对于糖皮质激素依赖型哮喘，可采用每天或隔天清晨顿服给药的方式，以减少外源性激素对脑 - 垂体 - 肾上腺轴的抑制作用。泼尼松的维持剂量最好每天 ≤ 10mg。长期口服糖皮质激素可能会引起骨质疏松症、高血压、糖尿病、下丘脑 - 垂体 - 肾上腺轴的抑制、肥胖症、白内障、青光眼、皮肤菲薄导致皮纹和淤斑、肌无力等不良反应。对于伴有结核病、寄生虫感染、骨质疏松、青光眼、糖尿病、严重忧郁或消化性溃疡的哮喘患者，全身给予糖皮质激素治疗时应慎重，并

应密切随访。全身使用激素对于中度以上的哮喘急性发作是必需的，可以预防哮喘的恶化、减少因哮喘而急诊或住院的机会、降低病死率。建议早期、足量、短程使用。推荐剂量：泼尼松龙 40 ～ 50mg/d，3 ～ 10 天。具体使用要根据病情的严重程度，当症状缓解时应及时停药或减量。

3）静脉给药：哮喘重度急性发作时，应及时静脉给予琥珀酸氢化可的松（400 ～ 1000mg/d）或甲基泼尼松龙（80 ～ 160mg/d）。无糖皮质激素依赖倾向者，可在短期（3 ～ 5 天）内停药；有激素依赖倾向者应延长给药时间，控制哮喘症状后改为口服给药，并逐步减少激素用量。

（2）白三烯调节剂：包括半胱氨酰白三烯受体拮抗剂和 5- 脂氧化酶抑制剂，半胱氨酰白三烯受体拮抗剂通过对气道平滑肌和其他细胞表面白三烯受体的拮抗，抑制肥大细胞和嗜酸性粒细胞释放的半胱氨酰白三烯的致喘和致炎作并具有较强的抗炎作用。本品可减轻哮喘症状、改善肺功能、减少哮喘的恶化。但其抗炎作用不如 ICS，不能取代 ICS。作为联合治疗中的一种药物，可减少中重度哮喘患者每天吸入 ICS 的剂量，并可提高吸入 ICS 的临床疗效，本品与 ICS 联用的疗效比吸入 LABA 与 ICS 联用的疗效稍差。但本品服用方便，尤适用于阿司匹林哮喘、运动性哮喘和伴有过敏性鼻炎哮喘患者的治疗。口服给药，扎鲁司特 20mg，每天 2 次；孟鲁司特 10mg，每天 1 次。

（3）色甘酸钠和尼多酸钠：是一种非皮质激素类抗炎药，可抑制 IgE 介导的肥大细胞释放介质，并可选择性抑制巨噬细胞、嗜酸性粒细胞和单核细胞等炎症细胞介质的释放。能预防变应原引起的速发和迟发反应，以及运动和过度通气引起的气道收缩。吸入给药，不良反应较少。

（4）抗 IgE 单克隆抗体：抗 IgE 单克隆抗体可以阻断肥大细胞的脱颗粒，减少炎症介质的释放，可应用于血清 IgE 水平增高的哮喘的治疗。主要用于经过 ICS 和 LABA 联合治疗后症状仍未控制的严重过敏性哮喘患者。该药临床使用的时间尚短，其远期疗效与安全性有待进一步观察。

（5）抗组胺药物：酮替芬和新一代组胺 H_1 受体拮抗剂氯雷他定、阿司咪唑、曲尼司特等具有抗变态反应作用，其在哮喘治疗中作用较弱，可用于伴有变应性鼻炎的哮喘患者的治疗。

（三）哮喘的长期治疗

哮喘的治疗药物根据其在哮喘长期治疗中的地位，又分为控制药物和缓解药物。

1. 控制药物　或称为维持治疗药物，是指需要长期每天使用的药物。这些药物主要通过抗炎作用使哮喘达到并维持临床控制，包括吸入糖皮质激素（ICS）、全身用糖皮质激素、白三烯调节剂、长效 $β_2$ 受体激动剂（须与 ICS 联合应用）、缓释茶碱、吸入型长效抗胆碱能药物（噻托溴铵）、色甘酸钠、抗 IgE 抗体药、抗组胺药及其他抗炎药物。

2. 缓解药物　或称为急救药物，是指按需使用的药物。这些药物通过迅速解除气道痉挛从而缓解哮喘症状，包括速效吸入 $β_2$ 受体激动剂、全身用糖皮质激素、吸入性抗胆碱能药物、短效茶碱及短效口服 $β_2$ 受体激动剂等。

3. 控制分级　治疗应以患者的病情严重程度为基础，根据其控制水平选择适当的治疗方案。要为每个初诊患者制订哮喘防治计划，定期随访、监测，改善患者的依从性，并根据患者病情变化及时修订治疗方案。哮喘患者长期治疗方案分为 5 级，见图 1-1。

降　级		治疗级别	升　级	
第1级	第2级	第3级	第4级	第5级
哮喘教育、环境控制				
按需使用短效 β_2 受体激动剂	按需使用短效 β_2 受体激动剂			
控制性药物	选用一种	选用一种	加用一种或以上	加用一种或两种
	低剂量的ICS	低剂量的ICS加LABA	中高剂量的ICS加LABA	口服最小剂量的糖皮质激素
	白三烯调节剂	中高剂量的ICS	白三烯调节剂	抗IgE治疗
		低剂量的ICS加白三烯调节剂	缓释茶碱	
		低剂量的ICS加缓释茶碱		

图1-1　哮喘治疗级别及长期治疗方案的制订

　　对于以往未经规范治疗的初诊哮喘患者可选择第2级治疗方案，症状明显者，应直接选择第3级治疗方案。2～5级均需使用控制药物，控制药物的选择以吸入型糖皮质激素（ICS）为基础，在此基础上，根据治疗级别可增加吸入ICS的剂量或加用其他控制药物。在每一级中都应按需使用缓解药物，以迅速缓解哮喘症状。对于所有级别的哮喘治疗都应尽量避免接触变应原及其触发因素。

　　哮喘治疗和管理应以临床控制为核心，评估哮喘控制水平，给予适级治疗，以达到哮喘控制，并监测以维持哮喘的临床控制，并确立治疗的最低级别和最小剂量，以降低费用，并确保用药的安全性，见图1-2。

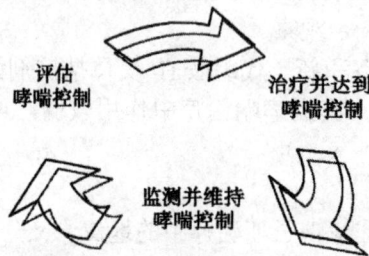

图1-2　哮喘长期治疗和管理模式图

　　当哮喘症状加重或使用的治疗方案不能使哮喘得到控制，应升级治疗以达到哮喘控制。当哮喘控制并维持至少3个月后，治疗方案应考虑降级。推荐的降级方案为：①单用吸入中高剂量激素的患者，将吸入激素剂量减少50%。②吸入激素和长效 β_2 受体激动剂联合用药的患者，将吸入激素剂量减少50%，仍继续使用长效 β_2 受体激动剂联合治疗。当达到低剂量激素联合治疗时，可选择改为每日1次联合用药或停用长效 β_2 受体激动剂，单用吸入激素治疗。若患者使用最低剂量控制药物达到哮喘控制1年以上时，可考虑停用控制药物。

（四）哮喘的免疫治疗

　　哮喘是变态反应性疾病，故免疫治疗在哮喘的治疗中占有一定地位，免疫治疗分特异性和非特异性两种。

1. 特异性免疫治疗（specific immunotherapy，SIT）是在临床上确定过敏性疾病患者的变应原后，将变应原制成变应原提取液并配制成各种不同浓度的制剂，经反复注射或通过其他给药途径与患者反复接触，剂量由小到大，浓度由低到高，从而提高患者对该变应原的耐受性，当再次接触该变应原时不再产生过敏现象或过敏现象得以减轻。1997 年 WHO 公布了变应原免疫治疗的指南文件，确定了特异性免疫治疗在变应性疾病中的作用，并指出 SIT 是唯一可以影响变应性疾病自然病程的病因治疗方法，并可防止变应性鼻炎发展为哮喘，同时还制订了变应原的纯化标准及治疗方案。SIT 的机制尚不十分明了，适用于由明确的变应原所致的哮喘患者，通常伴有变应性鼻炎，特异性 IgE 抗体增高而常规治疗不满意者，或有季节性哮喘发作患者，或常规治疗虽有效，但由于无法避免接触变应原而反复发作者。目前国内最常用的 SIT 为针对尘螨过敏的免疫治疗。常规 SIT 整个疗程分为脱敏治疗和维持治疗两个阶段，总疗程为 3 ~ 5 年。

2. 非特异性免疫治疗 如注射卡介苗、转移因子、细菌菌苗等生物制剂以调节机体的免疫功能，仅作为辅助治疗。此外，抗 IL-4 抗体、抗 IL-5 抗体、IFN-γ 等尚在临床试验中。抗 IgE 单克隆抗体作为 IgE 增高的严重哮喘的治疗已应用于临床中，用于 ICS+LABA 不能控制的严重哮喘的控制治疗。

（五）哮喘急性发作的处理

哮喘急性发作的治疗取决于发作的严重程度以及对治疗的反应性。治疗的目的在于尽快缓解症状、解除气流受限和低氧血症。具有以下情况的患者为相关死亡高危因素的患者，应引起高度重视，当有急性发作时应尽早到医院就诊。

高危患者包括：①曾经有过气管插管和机械通气的濒于致死性哮喘发作的病史；②在过去 1 年中因为哮喘而住院或看急诊；③正在使用或最近刚停用口服糖皮质激素；④目前没有使用吸入性糖皮质激素；⑤过分依赖速效 β_2 受体激动剂，特别是每月使用沙丁胺醇（或等效药物）超过 1 瓶的患者；⑥有心理疾病或社会心理问题，包括使用镇静剂；⑦有对哮喘治疗计划不依从的历史。

哮喘急性发作程度不同，处理的方法亦不相同。

1. 轻度和部分中度急性发作 可以在家庭中或社区中治疗，主要治疗措施为反复吸入速效 β_2 受体激动剂，在第 1 小时每 20 分钟吸入 2 ~ 4 喷。随后根据治疗反应，轻度急性发作可调整为每 3 ~ 4 小时 2 ~ 4 喷，中度急性发作每 1 ~ 2 小时 6 ~ 10 喷。亦可口服短效氨茶碱或特布他林。如果治疗反应不好，应尽早口服糖皮质激素（泼尼松龙 0.5 ~ 1mg/kg 或等效剂量的其他激素），必要时及时到医院就诊。

2. 部分中度和重度急性发作 均应到急诊室或医院治疗。氧疗以缓解低氧血症，应重复使用速效 β_2 受体激动剂，通过射流雾化装置给药。可以在初始治疗时连续雾化给药，随后根据需要间断给药（每 4 小时 1 次）。可以联合使用 β_2 受体激动剂和抗胆碱能药物以取得更好的支气管舒张作用。可以静脉应用茶碱，但茶碱的安全窗窄，应尽可能监测茶碱血药浓度，特别对于长期口服茶碱的患者更应监测血药浓度，防止发生不良反应。尽早使用全身糖皮质激素，可以口服或静脉给药。推荐用法：口服泼尼松龙 30 ~ 50mg 或等效的其他激素，每日单次给药。如严重的急性发作，可静脉使用甲基泼尼松龙 80 ~ 160mg，或氢化可的松 400 ~ 1000mg，分次给药。全身糖皮质激素的疗程一般为 5～7 天，通常不需要递减撤药。

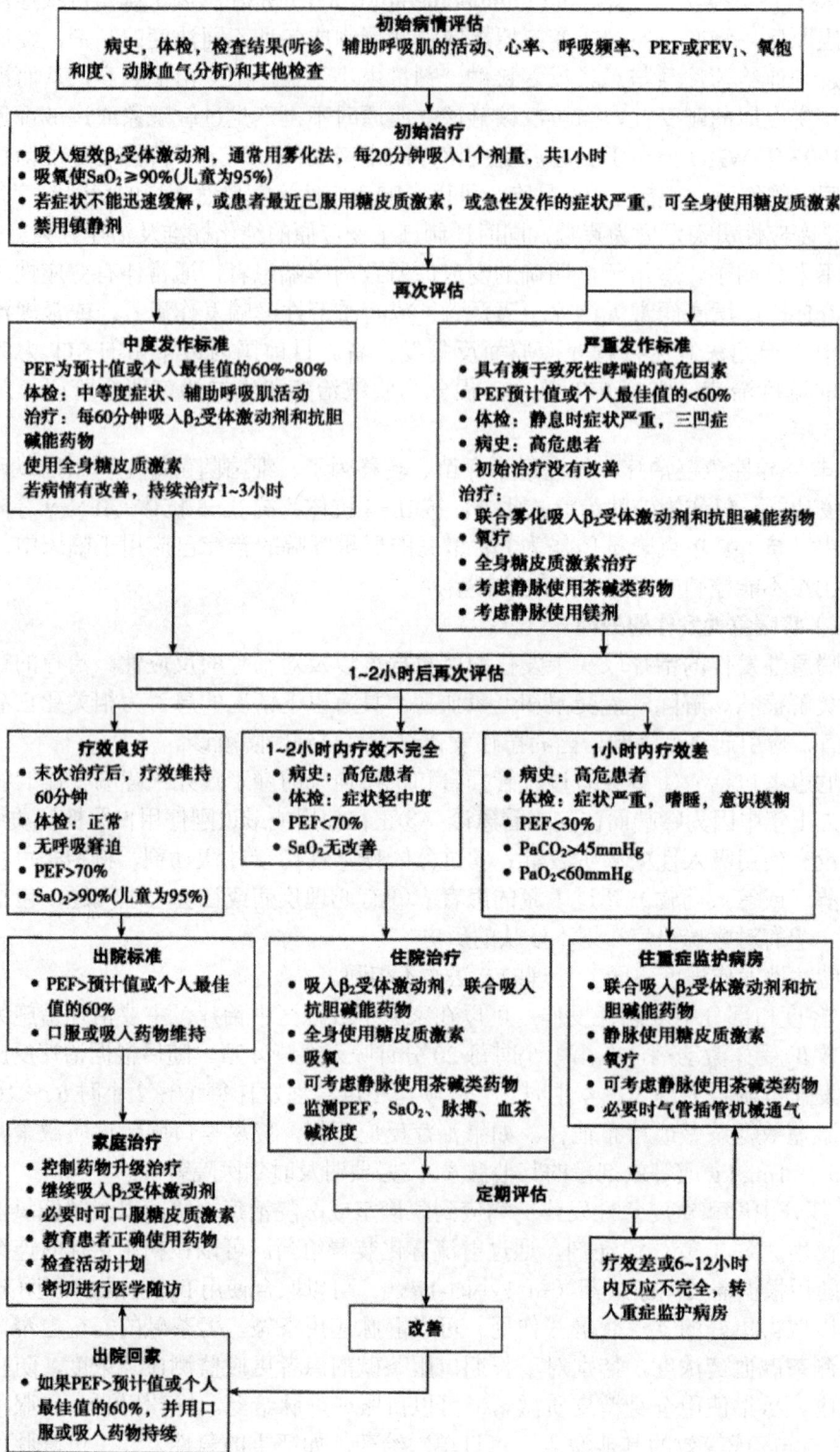

初始病情评估
病史，体检，检查结果(听诊、辅助呼吸肌的活动、心率、呼吸频率、PEF或FEV$_1$、氧饱和度、动脉血气分析)和其他检查

初始治疗
- 吸入短效β$_2$受体激动剂，通常用雾化法，每20分钟吸入1个剂量，共1小时
- 吸氧使SaO$_2$≥90%(儿童为95%)
- 若症状不能迅速缓解，或患者最近已服用糖皮质激素，或急性发作的症状严重，可全身使用糖皮质激素
- 禁用镇静剂

再次评估

中度发作标准
PEF为预计值或个人最佳值的60%~80%
体检：中等度症状、辅助呼吸肌活动
治疗：每60分钟吸入β$_2$受体激动剂和抗胆碱能药物
使用全身糖皮质激素
若病情有改善，持续治疗1~3小时

严重发作标准
- 具有濒于致死性哮喘的高危因素
- PEF预计值或个人最佳值的<60%
- 体检：静息时症状严重，三凹症
- 病史：高危患者
- 初始治疗没有改善
治疗：
- 联合雾化吸入β$_2$受体激动剂和抗胆碱能药物
- 氧疗
- 全身糖皮质激素治疗
- 考虑静脉使用茶碱类药物
- 考虑静脉使用镁剂

1~2小时后再次评估

疗效良好
- 末次治疗后，疗效维持60分钟
- 体检：正常
- 无呼吸窘迫
- PEF>70%
- SaO$_2$>90%(儿童为95%)

1~2小时内疗效不完全
- 病史：高危患者
- 体检：症状轻中度
- PEF<70%
- SaO$_2$无改善

1小时内疗效差
- 病史：高危患者
- 体检：症状严重，嗜睡，意识模糊
- PEF<30%
- PaCO$_2$>45mmHg
- PaO$_2$<60mmHg

出院标准
- PEF>预计值或个人最佳值的60%
- 口服或吸入药物维持

住院治疗
- 吸入β$_2$受体激动剂，联合吸入抗胆碱能药物
- 全身使用糖皮质激素
- 吸氧
- 可考虑静脉使用茶碱类药物
- 监测PEF，SaO$_2$、脉搏、血茶碱浓度

住重症监护病房
- 联合吸入β$_2$受体激动剂和抗胆碱能药物
- 静脉使用糖皮质激素
- 氧疗
- 可考虑静脉使用茶碱类药物
- 必要时气管插管机械通气

家庭治疗
- 控制药物升级治疗
- 继续吸入β$_2$受体激动剂
- 必要时可口服糖皮质激素
- 教育患者正确使用药物
- 检查活动计划
- 密切进行医学随访

定期评估

疗效差或6~12小时内反应不完全，转入重症监护病房

改善

出院回家
- 如果PEF>预计值或个人最佳值的60%，并用口服或吸入药物持续

图 1-3　哮喘急性发作患者医院内处理流程图

3. 危重哮喘的处理 危重或重度哮喘经过上述药物治疗，临床症状和肺功能无改善甚至继续恶化，应及时给予机械通气治疗。机械通气的指征主要包括神志改变，呼吸肌疲劳，动脉血气分析提示呼吸性酸中毒、二氧化碳潴留。可先采用经面罩无创机械通气，对于无创机械通气无效或不能配合或出现呼吸骤停的患者应及时行气管插管机械通气。机械通气的目的是治疗呼吸衰竭，缓解呼吸肌疲劳，为药物治疗提供时机。危重哮喘存在气道阻力明显增高，一般通气参数要选择低通气量通气，允许性高碳酸血症，气管插管早期应短期内应用镇静剂、肌松剂以减少气道阻力，减少气压伤。当症状改善应尽早拔管，必要时可用面罩通气过渡。

激素的使用强调早期、足量、短程，可用甲基泼尼松龙 80～560mg/d，分次静脉给药。可静脉应用氨茶碱，雾化吸入 β_2 受体激动剂和抗胆碱能药物。对于顽固性哮喘，应用硫酸镁和钙离子拮抗剂可能有一定的疗效，危重哮喘容易出现严重酸中毒，应注意纠正酸中毒并维持水电解质平衡，补充足量的液体。加强对症、支持治疗，如合并有感染，应给予积极抗感染治疗。

对于危重哮喘，要尽早入住 ICU，加强心肺功能监护，防止各种并发症的发生。

（六）特殊类型哮喘的处理

1. 糖皮质激素依赖性和激素抵抗性哮喘 激素依赖性哮喘是指对激素治疗虽有效，但需要用一定量的口服激素才能控制症状。激素抵抗性哮喘指对激素治疗无明显反应，口服泼尼松 40mg/d，1～2 周，肺功能无明显改善，清晨基础 FEW 的改善＜15%。对这类患者的治疗，首先要除外导致激素治疗不敏感的因素，如患者依从性差，吸入方法不对，反复接触过敏源，存在胃食管反流、鼻窦炎等因素。对激素依赖性哮喘，应用大剂量吸入激素的同时，长期口服最低维持剂量的激素，以改善哮喘症状，减少激素全身不良反应，一般泼尼松＜10mg/d，每日顿服或隔日给药 1 次。对这些患者，同时使用白三烯调节剂、缓释茶碱、抗 IgE 抗体等治疗，有时可以获得较好的疗效。还可以选用免疫抑制剂如甲氨蝶呤、环孢素等。对于激素依赖性和激素抵抗性哮喘茶碱具有较强的应用指征，可以改善哮喘症状，有报道茶碱还能改善激素不敏感哮喘患者的激素敏感性。

2. 妊娠期哮喘 哮喘的发作和平喘药物的应用均会对胎儿及分娩过程产生不良影响，但没有控制的哮喘远比药物的副作用要危险得多。因此，妊娠期妇女首先应积极控制哮喘，最好在怀孕前即做好准备，使哮喘得到控制，并用最少的控制药物使哮喘维持控制。当怀孕后应密切随访，在医师指导下用药。用药原则是尽可能通过吸入方式给药，尽量避免使用对孕妇、胎儿安全性尚不确定的药物；如果病情需要用药，应将用药剂量尽量控制在最低水平。妊娠期推荐的药物：①沙丁胺醇：用于快速缓解哮喘症状的药物，哮喘的妊娠妇女在任何阶段都可以使用。②吸入激素：是妊娠期哮喘妇女最主要的抗炎药物，是一线治疗药物，推荐使用吸入型布地奈德，但是，没有数据证实妊娠期间使用其他吸入激素不安全。建议中低剂量使用，尽量避免大剂量长期使用。③吸入长效 β_2 受体激动剂：对于单用吸入低剂量的激素不能很好地控制症状的持续哮喘患者，可以选用联合吸入长效 β_2 受体激动剂。④抗胆碱能药物：与 β_2 受体激动剂、糖皮质激素和茶碱具有协同作用，对妊娠期哮喘的治疗是安全的。⑤白三烯受体拮抗剂、色甘酸钠或茶碱也是可以选择的治疗方案。⑥全身应用激素：妊娠期重症、不能控制的哮喘存在着对母体和胎儿的极大危险，应该给予积极治疗，在权衡利弊下可以应用全身激素治疗。口服激素短期使用较少出现全身副作用。泼尼松是最常用的口服糖皮质激素，目前认为孕期每日服用泼尼松＜ 10mg，对孕妇及胎儿很少发生不良反应。病情严重时可每日服用泼尼松 30 ～ 40mg，连续 3 ～ 7 天，逐渐减量短期内停药，以吸入糖皮质激素治疗为主。长期服用激素对孕妇及胎儿均有较大的不良反应，孕妇应尽量避免。

对于哮喘妇女，切忌在怀孕后擅自停药或减药，导致哮喘急性加重。妊娠期哮喘患者更应该密切随访，规范治疗和管理。

3. 运动性哮喘　运动性哮喘患者大多有气道高反应性，有的本身就是哮喘患者，运动为其诱发因素。其治疗原则与一般哮喘相同。如反复发生，可以用小剂量 ICS 或白三烯调节剂控制治疗，以降低气道高反应性，预防运动时发生哮喘症状。在运动前吸入速效 β_2 受体激动剂可以预防症状的发生。白三烯调节剂和色甘酸钠对运动性哮喘都有较好的疗效。

（七）哮喘的教育和管理

哮喘的教育和管理是哮喘防治工作中十分重要的组成部分，哮喘的现代治疗理念强调哮喘的管理是哮喘维持控制的保障。成功的哮喘管理目标是：①达到并维持症状的控制；②维持正常活动，包括运动能力；③维持肺功能水平尽量接近正常；④预防哮喘急性加重；⑤避免因哮喘药物治疗导致的不良反应；⑥预防哮喘导致的死亡。

在哮喘的管理中建立医患之间的合作关系是实现有效的哮喘管理的首要措施。其目的是指导患者自我管理，对治疗目标达成共识，制订个体化的书面管理计划，包括自我监测，对治疗方案和哮喘控制水平周期性评估，在症状和（或）PEF 提示哮喘控制水平变化的情况下，针对控制水平及时调整治疗以达到并维持哮喘控制。

哮喘患者教育是哮喘管理的重要组成部分，通过教育使患者掌握以下知识：①通过长期规范治疗能够有效控制哮喘；②避免触发、诱发因素方法；③哮喘的本质、发病机制；④哮喘长期治疗方法；⑤哮喘先兆、哮喘发作征象和相应自我处理方法，如何、何时就医；⑥哮喘防治药物知识；⑦如何根据自我监测结果判定控制水平，选择治疗；⑧心理因素在哮喘发病中的作用。

教育方式有以下几种：①初诊教育；②随访教育和评价；③定期开办哮喘学校、健康讲座，患者经验交流会；④自学教育和网络教育。哮喘教育是一个长期、持续过程，需要反复强化、不断更新，通过哮喘教育与患者建立医患伙伴关系，提高患者的依从性，使患者增加理解、增强自信心、增强自我管理能力，从而节约卫生保健资源。

$$\cdots\cdots\cdots\cdots\cdots\cdots\cdots\cdots\cdots\cdots\cdots\cdots\text{（焦建华）}$$

第四节　急性呼吸窘迫综合征

急性呼吸窘迫综合征（acute respiratory distress syndrome，ARDS）是指心源性以外的各种肺内外致病因素导致的急性、进行性、缺氧性呼吸衰竭。目前其死亡率仍然很高，上海 ARDS 协作组调查的结果表明可接近 70%。有必要深入研究其发病机制、重视早期临床诊断，推广保护性机械通气以及其他行之有效的治疗方法。

一、病因

临床上可将 ARDS 相关危险因素分为 9 类（表 1-8），其中部分诱因易持续存在或者很难控制，是引起治疗效果不好，甚至患者死亡的重要原因。其中，严重感染、DIC、胰腺炎等是难治性 ARDS 的常见原因。美国麻省总院总结该院在 1978 ~ 1988 年 10 年间收治的 533 例 ARDS 患者中，胸部创伤占 27%，吸入性肺炎占 16.1%，腹腔败血症占 12.3%，细菌性肺炎占 11.8%。根据入院时诊断的呼吸衰竭病因，细菌性肺炎导致的死亡率最高，达 65.1%，其次是腹腔外败血症，为 51.9%，而最低的是非胸部创伤，为 19.2%。一项在澳大利亚的研究显示直接肺损伤为急性肺损伤（ALI）的常见原因，其中又以肺炎为最常见，其次为吸入性和创伤性肺挫伤。Estenssoro 等分析了 271 例 ARDS 患者，发现败血症为主要原因（44%），其中肺炎为最常见的单一因素。

表 1-8 ARDS 相关危险因素

1. 感染	秋水仙碱
细菌（多为革兰阴性需氧杆菌和金黄色葡萄球菌）	三环类抗抑郁药
	5. 弥散性血管内凝血（DIC）
真菌和肺孢子菌	血栓性血小板减少性紫癜（TTP）
病毒	溶血性尿毒症综合征
分枝杆菌	其他血管炎性综合征
立克次体	热射病
2. 误吸	6. 胰腺炎
胃酸	7. 吸入
溺水	来自易燃物的烟雾
碳氢化合物和腐蚀性液体	气体（NO_2、NH_3、Cl_2、镉、光气、氧气）
3. 创伤（通常伴有休克或多次输血）	8. 代谢性疾病
软组织撕裂	酮症酸中毒
烧伤	尿毒症
头部创伤	9. 其他
肺挫伤	羊水栓塞
脂肪栓塞	妊娠物滞留体内
4. 药物和化学品	子痫
鸦片制剂	蛛网膜或颅内出血
水杨酸盐	白细胞凝集反应
百草枯（除草剂）	反复输血
副醛（副醛，催眠药）	心肺分流
氯乙基戊烯炔醇（镇静药）	

中国的两个回顾性调查表明，感染是 ARDS 最常见的原因。单纯菌血症引起 ARDS 的发病率并不高，仅为 4% 左右，但严重脓毒血症合并 ARDS 者可高达 35% ~ 45%。上海 ARDS 协作组的研究表明，最常见的 ARDS 病因为肺炎（34.3%）和脓毒血症（30.6%）。多脏器功能不全占死因的 59.5%。

二、病理

从病理形态学角度，可以将 ARDS 分为三个连续而又重叠的时期，即水肿和出血期、机化和修复期以及纤维化期，第一期又称为渗出期，后两期可合称为纤维增生期。

1. 水肿和出血期　为病程的 1 ~ 7 天，此时两肺体积增大、重量增加，胸膜面暗红色伴有灶性出血。由于肺泡上皮屏障的丧失，肺泡间隔液体可以自由进入肺泡腔，形成肺实质水肿、出血和透明膜。肺泡壁毛细血管内皮细胞的损伤相对较轻，电镜下表现为细胞肿胀、细胞间连接增宽、胞饮泡增多。严重时也可出现内皮细胞坏死、基膜裸露和断裂，管腔内可伴有纤维蛋白性微血栓形成。有的病例毛细血管腔内可以有中性粒细胞聚集现象，这在败血症和创伤所致的急性肺损伤时较为明显。肺透明膜形成是此期最具特征性的病理改变，存在于肺小气道腔内表面，尤以扩张的肺泡道最为显著，在镜下呈伊红色致密片状结构。透明膜表面常覆盖一薄层纤维连接蛋白，免疫组化检测证实透明膜中有免疫球蛋白、纤维蛋白，以及少量补体等。

2. 机化和修复期　在病程的第 3 ～ 10 天。此期开始的标志是 II 型上皮细胞增生，增生的上皮细胞沿肺泡间隔分布，细胞核大，呈空泡状，核仁明显，电镜可见增生细胞胞质中的板层小体和细胞表面的微绒毛。增生的上皮细胞可以鳞化，这时角蛋白表达增强而活性物质表达下降，胞质中出现玻璃样物质。病毒感染引起的 ARDS 中可以看到细支气管附近的肺泡腔被覆柱状上皮细胞。

3. 纤维化期　ARDS 机化和修复期肺内间质成分比例逐渐增多，发病 10 天后肺泡内胶原纤维迅速增加，细胞数量减少，而进入纤维化期。此期发生在病程的第 3 ～ 4 周。由于纤维组织的增生，两肺脏层胸膜呈粗结节状，切面肺实质呈弥漫性纤维化或不规则瘢痕，其中相间有 1mm 大小的微囊。ARDS 病程中活检显示有广泛肺纤维化患者长期存活后肺功能可以良好，提示 ARDS 早期的肺纤维化是可恢复的。然而，也有人认为这可能是因为肺部损伤分布不均、取材不全面所造成的假象。

此外，ARDS 病理中还包括肺血管改建，形成肺动脉高压。在 ARDS 早期即可有肺血管收缩、血栓栓塞，间质水肿也可导致肺动脉压升高。数周后，纤维化使微循环阻力进一步增加，动脉管壁肌层增厚使得肺动脉压持续增高。

三、发病机制

（一）炎症细胞、炎症介质及其作用

1. 中性粒细胞　中性粒细胞是 ARDS 发病过程中重要的效应细胞，其在肺泡内大量募集是发病早期的组织学特征。中性粒细胞可通过许多机制介导肺损伤，包括释放活性氮、活性氧、细胞因子、生长因子等放大炎症反应。此外中性粒细胞还能大量释放蛋白水解酶，尤其是弹性蛋白酶，损伤肺组织。其他升高的蛋白酶包括胶原酶和明胶酶 A、B，同时也可检测到高水平的内源性金属酶抑制剂，如 TIMP，说明蛋白酶 / 抗蛋白酶平衡在中性粒细胞诱发的蛋白溶解性损伤中具有重要作用。

2. 细胞因子　ARDS 患者体液中有多种细胞因子的水平升高，并有研究发现细胞因子之间的平衡是炎症反应程度和持续时间的决定因素。患者体内的细胞因子反应相当复杂，包括促炎因子、抗炎因子以及促炎因子内源性抑制剂等相互作用。在 ARDS 患者 BALF 中，炎症因子如 IL-Iβ、TNF-α 在肺损伤发生前后均有升高，但相关的内源性抑制剂如 IL-Iβ 受体拮抗剂及可溶性 TNF-α 受体升高更为明显，提示在 ARDS 发病早期即有明显的抗炎反应。

虽然一些临床研究提示 ARDS 患者 BALF 中细胞群 NF-$_κ$B 的活性升高，但是后者的活化水平似乎与 BALF 中性粒细胞数量、IL-8 水平及病死率等临床指标并无相关性。而另一项对 15 例败血症患者外周血单核细胞核提取物中 NF-$_κ$B 活性的研究表明，NF-$_κ$B 的结合活性与 APACHE- II 评分类似，可以作为评价 ARDS 预后的精确指标。虽然该实验结果提示总 NF-$_κ$B 活性水平可能是决定 ARDS 预后的指标，但仍需要大量

研究证实。

3. 氧化 / 抗氧化平衡 ARDS 患者肺部的氧化和抗氧化反应严重失衡。正常情况下，活性氧、活性氮被复杂的抗氧化系统拮抗，如抗氧化酶（超氧化物歧化酶、过氧化氢酶）、低分子清除剂（维生素 E、维生素 C 和谷酰胺），清除或修复氧化损伤的分子（多种 DNA 和蛋白质分子）。研究发现 ARDS 患者体内氧化剂增加和抗氧化剂降低几乎同时发生。

内源性抗氧化剂水平改变会影响 ARDS 的患病风险。如慢性饮酒者在遭受刺激事件如严重创伤、胃内容物误吸后易诱发 ARDS。但易患 ARDS 风险增加的内在机制尚不明确。近来有研究报道慢性饮酒者 BALF 中谷胱甘肽水平约比健康正常人低 7 倍而氧化谷酰胺比例增高，提示体内抗氧化剂如谷胱甘肽水平发生改变的个体可能在特定临床条件下更易发生 ARDS。

4. 凝血机制 ARDS 患者凝血因子异常导致凝血与抗凝失衡，最终造成肺泡内纤维蛋白沉积。ARDS 的高危人群及 ARDS 患者 BALF 中凝血活性增强，组织因子（外源性凝血途径中血栓形成的启动因子）水平明显升高。ARDS 发生 3 天后凝血活性达高峰，之后开始下降，同时伴随抗凝活性下降。ARDS 患者 BALF 中促进纤维蛋白溶解的纤溶酶原抑制剂 -1 水平降低。败血症患者中内源性抗凝剂如抗凝血酶Ⅲ和蛋白 C 含量降低，其低水平与较差的预后相关。

恢复凝血 / 抗凝平衡可能对 ARDS 有一定的治疗作用。给予严重败血症患者活化蛋白 C，其病死率从 30.8% 下降至 24.7%，其主要副作用是出血。活化蛋白 C 还能使 ARDS 患者血浆 IL-6 水平降低，说明它除了抗凝效果外还具有抗炎效应。但活性蛋白 C 是否对各种原因引起的 ARDS 均有效尚待进一步研究。

（二）肺泡毛细血管膜损害

1. 肺毛细血管内皮细胞 肺毛细血管内皮细胞的损伤是 ARDS 发病过程中的一个重要环节，对其超微结构的变化特征也早有研究。同时测量肺泡渗出液及血浆中的蛋白含量能够反映毛细血管的通透性增高的程度，早期 ARDS 中水肿液 / 血浆蛋白比大于 0.75，相反压力性肺水肿患者的水肿液 / 血浆蛋白比小于 0.65。ARDS 患者肺毛细血管的通透性较压力性肺水肿患者高，并且上皮细胞间形成了可逆的细胞间隙。

2. 肺泡上皮细胞 肺泡上皮细胞损伤在 ARDS 的形成过程中发挥了重要作用。正常肺组织中，肺泡上皮细胞是防止肺水肿的屏障。ARDS 发病早期，由于上皮细胞自身的受损或坏死及由其损伤造成的肺间质压力增高可破坏该屏障。肺泡Ⅱ型上皮细胞可产生合成表面活性物质的蛋白和脂质成分。ARDS 患者表面活性物质减少、成分改变及其功能抑制将导致肺泡萎陷及低氧血症。肺泡Ⅱ型上皮细胞的损伤造成表面活性物质生成减少及细胞代谢障碍。此外，肺泡渗出液中存在的蛋白酶和血浆蛋白通过破坏肺泡腔中的表面活性物质使其失活。

肺泡上皮细胞在肺水肿时有主动转运肺泡腔中水、盐的作用。肺泡Ⅱ型上皮细胞通过 Na^+ 的主动运输来驱动液体的转运。大多数早期 ARDS 患者肺泡液体主动清除能力下降，且与预后呈负相关。在肺移植后肺再灌注损伤患者中也存在类似的现象。虽然 ARDS 患者肺泡液主动清除能力下降的确切机制尚不明了，但推测其可能与肺泡上皮细胞间紧密连接或肺泡 n 型上皮细胞受损的程度有关。

三、临床表现

ARDS 临床表现可以有很大差别，取决于潜在疾病和受累器官的数目与类型。常具有以下特征：①发病迅速；②呼吸窘迫；③难以纠正的低氧血症；④无效腔 / 潮气比值增加；⑤重力依赖性影像学改变。

ARDS 多发病迅速，通常在受到发病因素攻击（如严重创伤、休克、败血症、误吸有毒气体或胃内容物）后 12 ～ 48 小时发病，偶有长达 5 天者。在此期间的症状、体征多为原发病的表现，不一定提示 ARDS，特别是基础病为呼吸系统疾患时，如肺炎或吸入有毒气体。但是与肺炎或其他非肺损伤性疾患不同，ARDS 一旦发病后，即很难在短时间内缓解，因为修复肺损伤的病理改变通常需要 1 周以上的时间。

呼吸窘迫是 ARDS 最常见的症状，主要表现为气急和呼吸次数增快。呼吸次数大多在 25 ～ 50 次 / 分之间，其严重程度与基础呼吸频率和肺损伤的严重程度有关。基础呼吸频率越快，肺损伤越严重，气急和呼吸次数增加越明显。ARDS 患者也常见到呼吸类型改变，主要表现为呼吸加快或潮气量变化。病变越严重这一改变越明显，甚至伴有吸气时鼻翼扇动，锁骨上窝及胸骨上窝和肋间隙凹陷等呼吸困难体征。在早期自主呼吸能力强时，常表现为深快呼吸，但是出现呼吸肌疲劳后，则表现为浅快呼吸。

ARDS 可引起呼吸力学、呼吸驱动和气体交换等多种呼吸功能变化，其中的特征性改变为严重氧合功能障碍。在潜伏期即可由于肺毛细血管内皮和（或）肺泡上皮损害，形成间质肺水肿引起肺毛细血管膜弥散距离加大，影响弥散功能。但由于二氧化碳弥散力较大（为氧的 21 倍），另外，两者的肺泡和血液分压差不同（二氧化碳为 6mmHg，氧为 60mmHg），所以主要影响氧合功能，表现为动脉血氧分压降低。到肺损伤期后，随着肺泡上皮和毛细血管内皮损伤的加重，肺间质特别是肺泡渗出引起的动 - 静脉分流效应，将出现难以纠正的低氧血症。其变化幅度与肺泡渗出和不张形成的低通气或无通气肺区与全部肺区的比值有关，比值越大，低氧血症越明显。

在 ARDS 时肺无效腔 / 潮气（V_D/V_T）比值不断增加，而且 V_D/V_T 比值的增加是 ARDS 早期的一种特征。这一比值大于或等于 0.60 时可能与更严重的肺损伤相关。在 ARDS 早期，平均 V_D/V_T 比值均显著增加，死亡患者的 V_D/V_T 比值比存活患者的还要高。多因素分析结果显示，ARDS 患者无效通气量增加，是预测死亡率的独立危险因素。尽管该法不能确定无效通气的病因（毛细血管毁损、毛细血管可逆性或非可逆性阻塞），但它为毛细血管损伤在 ARDS 发病机制及预后中的重要作用提供了参考。

在 ARDS 早期，由于肺毛细血管膜通透性一致增高，可引起血管内液体甚至有形成分渗出到血管外，呈非重力依赖性影像学变化。对于检测这一变化，HRCT 具有很高的灵敏性，甚至在渗出局限于肺间质时即可发现。随着病程进展，当渗出突破肺泡上皮防线进入肺泡内后，会引起双肺斑片状阴影。由于重力依赖性作用，渗出液易沉积在下垂的肺区域（仰卧时，主要在背部），HRCT 可发现肺部斑片状阴影主要位于下垂肺区（图 1-17）。为提高鉴别诊断的精确性，还可分别进行仰卧和俯卧位比较性 CT 扫描。无肺毛细血管膜损伤时，两肺斑片状阴影均匀分布，既不出现重力依赖性现象，也无变换体位后的重力依赖性变化。这一特点有助于与肺部感染性疾患相鉴别，但很难与心源性肺水肿区分，因为充血性心衰引起的高静水压性肺水肿可完全模仿 ARDS 的体位性影像学变化。

四、实验室检查

（一）氧合指数

氧合指数（PaO_2/FiO_2），是 ARDS 的主要诊断根据之一。对于已经建立人工气道的患者，容易测定。但对于未建立人工气道者，有一定难度。即使应用面罩给纯氧，测定结果也常有一定误差，分析时均应注意。

（二）吸纯氧时动脉血氧分压

可令患者通过连有三通单向活瓣的咬口或面罩呼吸纯氧，或经人工气道机械通气吸纯氧 15 分钟以后测定动脉血气，$PaO_2 < 300mmHg$ 时，可诊断为急性肺损伤，$PaO_2 < 200mmHg$ 时，考虑诊断 ARDS。其原理是吸纯氧后可去除弥散、通气/血流比值失调等因素对 PaO_2 的影响，主要反映静动脉分流现象，与 ARDS 的病理改变密切相关，甚至可据其计算分流量（Qs/Qt）：

$$\frac{Qs}{Qt} = \frac{0.0031 \times PaO_2}{0.0031 \times PaO_2 + 5}$$

在 Qs/Qt $> 30\%$ 时，即使吸入纯氧也难以纠正低氧血症，对诊断 ARDS 具有重要意义，然而，这一结果高于经典方法测定的 Qs/Qt，因为吸纯氧 15 分钟过程中部分低通气肺泡可因氮气被冲洗后氧气完全吸收，形成新的肺不张，放大了 Qs/Qt。

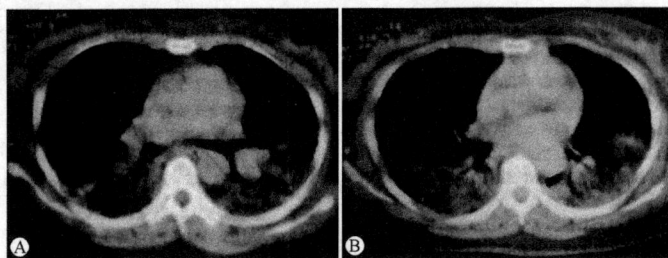

图 1-4　ARDS 发病后 HRCT 改变
A. ARDS 发病后第 1 天 HRCT 改变，渗出液坠积在下垂肺区域
B. ARDS 发病后第 3 天 HRCT 改变，渗出液坠积在下垂肺区域明显加重

（三）测定肺毛细血管屏障功能

ARDS 最重要的特征是肺毛细血管内皮、肺泡上皮通透性增高导致血浆蛋白漏至肺泡腔。肺毛细血管膜损伤后，在肺水含量增加之前即可出现血管内液外流，随着病变的加重血浆和血浆蛋白甚至细胞会不同程度地渗入肺泡内。检测肺血管通透性（PVP）是发现肺损伤的可靠方法。检测血管内液外流量即可定性甚至半定量地推测肺毛细血管屏障的完整性，为诊断和鉴别诊断提供重要帮助。

1. 非侵入性的核医学技术　PET 可检测蛋白在肺血管内、外的流动，有助于发现 ARDS 患者 PVP 改变，可试用于 ARDS 的诊断，并用于与充血性心衰和肺炎的鉴别。尽管与充血性心衰比较，ARDS 的 PVP 显著升高，但与肺炎相比无明显差异，提示将其引入 ARDS 的诊断尚不成熟。

2. 肺水肿液和血浆蛋白浓度比值　方法为将 14～18F 导管楔入到肺的段或亚段支气管内，不能前进时再用尽可能低的负压 [通常为 $50cmH_2O$（$1cmH_2O = 10.2mPa$）左右]吸引肺水肿液体至集液器内。如果吸不出液体，可慢慢转动患者卧位姿势，使导管对应的支气管高于导管端口，靠重力帮助液体流出。标本含有气道分泌物时，如黏液和脓液，应用纱布滤过丢弃。同时需采取血液标本，分别测定肺水肿液体和血浆中蛋白浓度及计算两者比值。

肺损伤后，由于微血管屏障功能受损不能有效地限制血浆蛋白流到血管外，可使水肿液蛋白与血浆蛋白比值 > 0.7。此外，动态随访中肺水肿液蛋白浓度进行性升高提示肺泡液体主动清除功能改善。分析测定结果应密切结合临床表现，因为系列测定时水肿液蛋白浓度进行降低时，也可能是肺损伤性肺水肿合并心源性肺水肿，或肺毛细血管膜损伤得相当严重和广泛。

（四）损伤标志物

1. 内皮细胞损伤的标志物 一些反映 ARDS 患者内皮细胞损伤的标志物相继被研究，其中内皮素（ET）是一种由损伤内皮细胞释放的缩血管多肽，患者血浆 ET-1 升高与肺血管床增生及代谢减少有关。但目前对于 ET-1 是否能够作为反映内皮细胞损伤的标志物、是否有致炎作用以及是否能够增加 ARDS 患者肺血管阻力尚不完全清楚。

vW 因子抗原（vWf-Ag）是内皮细胞产生的高分子量抗原，极少由血小板产生。当内皮细胞激活或损伤时，vWf-Ag 释放入血循环。对 51 例早期 ARDS 患者的研究发现，血浆 vWf-Ag 水平在死亡者中明显升高。多因素分析结果显示该标志物水平是预测住院死亡率的独立指标，且与患者不需使用机械通气的时间明显相关。尽管 vWf-Ag 因子在败血症患者中较高，但在无败血症的 ARDS 患者中对死亡仍有预测价值，甚至还可预测高危患者发展成为 ARDS 的风险。

2. 上皮细胞损伤的标志物 涎液化糖链抗原（KL-6）是 Kohno 等在 1986 年发现的一种肺腺癌相关抗原，它是一种大分子量的黏蛋白样糖蛋白。在正常肺组织中，KL-6 在 H 型肺泡上皮细胞、呼吸性细支气管上皮细胞表达，但主要表达于 II 型肺泡上皮细胞。II 型肺泡上皮细胞在损伤、增生以及再生时，KL-6 表达增加。Ishizaka 等发现 ARDS 患者血清和肺泡液中 KL-6 水平较对照组明显升高，死亡者其浓度更高，但尚不明确其临床意义。

六、诊断和鉴别诊断

1994 年欧美的 ARDS 会议上认为其诊断应符合以下要求。

1. $PaO_2/FiO_2 \leqslant 200$，不管有无 PEEP 以及 PEEP 水平多高。

2. 胸片表现为双侧肺浸润，可与肺水肿共同存在。

3. 临床上无充血性心衰，证据为应用肺动脉导管测定肺动脉楔压 ≤ 18mmHg。

如果患者居住在海拔较高的地区，根据 PaO_2/FiO_2 可能无法评价患者的病情，特别是无法比较不同海拔高度时 PaO_2/FiO_2 的意义。此时，可采用肺泡氧分压（P_aO_2）/FiO_2 比值。因其较少受海拔高度的影响，$P_aO_2/FiO_2 < 0.2$ 可代替 $PaO_2/FiO_2 \leqslant 200$ 作为第一项标准。

根据这一定义，很多达到 ADRS 诊断标准的急性肺损伤仅代表了最严重的临床表现，无法包括程度较轻的肺损伤，不利于对这一综合征的早期诊断和治疗。为此，欧美 ARDS 共识会议上也就这一问题进行了讨论，并力图将其包括在内，称之为急性肺损伤（ALI）。在 ALI 定义中，除了氧合损害较轻外，PaO_2/FiO_2 比值 < 300，但 >

200，其余要求与 ARDS 相同（表 1-9）。

表 1-9 ARDS 与 ALI 的定义比较

发作形式	氧合状态	胸 片	PCWP
ARDS 急性	$PaO_2/FiO_2 \leqslant 200mmHg$	双侧间质或肺泡浸润	$\leqslant 18chg$，或无充血性心衰的临床表现
ALI 急性	$PaO_2/FiO_2 \leqslant 300mmHg$	双侧间质或肺泡浸润	$\leqslant 18chg$；或无充血性心衰的临床表现

这一区分的目的不是用这项评分标准发现 ARDS 和 ALI 标准中的差别，而是为提高急性肺损伤的早期诊断率。中华医学会呼吸病分会也提出了类似的急性肺损伤 / ARDS 的诊断标准（草案）。

1. 有发病的高危因素。

2. 急性起病，呼吸频数和（或）呼吸窘迫。

3. 低氧血症：ALI 时动脉血氧分压（PaO_2）/ 吸氧浓度（FiO_2）$\leqslant 300mmHg$（$1mmHg=0.133kPa$）；ARDS 时 $PaO_2/FiO_2 \leqslant 200mmHg$。

4. 胸部 X 线检查两肺浸润阴影。

5. 肺毛细血管楔压（PCWP）$\leqslant 18mmHg$ 或临床上能除外心源性肺水肿。

凡符合以上 5 项可以诊断为 ALI 或 ARDS。与欧美诊断标准比较，进一步强调了发病的高危因素和临床症状，但是对于欧美诊断标准中的争论，尤其是第 4 和第 5 项的局限性，并没有解决。如果既往存在呼吸系统疾病或 ARDS 的病因为肺炎、吸入毒性气体或胃内容物，即可明显窜改上述的影像学变化，或与上述表现重叠而影响诊断。此外，PCWP $< 18mmHg$ 确实可排除心源性肺水肿，但 PCWP $> 18mmHg$，却不能只诊断为心源性肺水肿，而除外 ARDS。因为两者可同时存在，特别在 ARDS 输液过多或原有心功能失代偿时，可出现两者并存。如果只诊断为心源性肺水肿，势必漏诊 ARDS，进而影响其治疗和预后。

为解决这些问题，有必要测定肺水肿液和血浆蛋白浓度比值。高压性肺水肿时，由于微血管屏障功能完整，水肿液蛋白 / 血浆蛋白比值通常 < 0.6。而在高通透性肺水肿时，由于微血管屏障功能受损不能有效地限制血浆蛋白流到血管外，所以水肿液蛋白 / 血浆蛋白比值通常 > 0.7。水肿液蛋白 / 血浆蛋白比值在 $0.6 \sim 0.7$ 之间时，通常提示高通透性与高压性肺水肿并存。水肿液与血浆渗透压比值也有类似临床意义。

但需要指出的是只有在早期进行这一检查，才有重要临床意义。因为肺泡具有主动清除液体作用，当患者处于恢复期时，水肿液蛋白 / 血浆蛋白比值也会逐渐增高。

六、治疗

目前尚无有效的方法能终止 ARDS 的炎症性肺损伤，也无修复肺损伤的药物应用于临床，所以可应用的治疗原则主要为去除病因、抗感染、改善氧合和组织氧供，纠正水、电解质紊乱和酸碱失衡以及支持治疗，为肺损伤的自然修复争取时间。

（一）去除病因

病因治疗在 ARDS 的防治中占有重要地位，主要为治疗 ARDS 涉及的基础疾病。如果其基础疾病为脓毒血症，除了清除感染灶外，应及早经验性应用抗生素治疗，然后根据治疗反应和药敏试验调整。

同时还需加强呼吸道卫生，减少院内感染率，如有效地进行呼吸道湿化、物理排痰、鼓励患者咳嗽等。此外，还有部分直接和间接的肺损伤原因是可以治疗和避免的，如避免大量输血、输液，积极早期诊断和治疗原发病，避免高浓度吸氧，保护性机械通气也有助于预防机械通气相关性肺损伤。

（二）防治肺水肿

在 ARDS 治疗中应采取有效措施防治血管内静水压力升高，以减少肺水肿，改善肺功能，并采取积极措施加速肺水肿消散。一个合理的策略是在保持适当系统灌注的前提下保持低水平的血管内容量。如果在恢复血管内容量后不能保持系统灌注，如脓毒血症休克时应该用血管加压药物治疗恢复最终的器官灌注并保持氧运输正常化。

（三）改善气体交换

1. 提高吸氧浓度　　提高 FiO_2 可以纠正低通气／血流比值所致的中度缺氧，也可改善低氧血症。但当分流量较大时，单纯增加 FiO_2 是不够的。因为 ARDS 患者的低氧血症是肺泡内渗出和肺不张所引起的分流样效应，仅仅提高吸氧浓度起到的作用有限，需应用机械通气加 PEEP 治疗。已往的研究充分证明 PEEP 改善肺功能的机制是增加功能残气量，使萎陷的肺泡重新启用。

2. 机械通气　　虽然正常人的潮气量多为 6 ～ 7ml/kg，但历史上多推荐用 12 ～ 15ml/kg 的潮气量进行机械通气。这一相对大的潮气量可引起进一步肺损伤。美国国立卫生研究院 ARDS 网比较了 861 例 ARDS 患者传统潮气量（12ml/kg）与小潮气量（6ml/kg）的临床效果。在接受小潮气量组中，要求平台压（在吸气末 0.5 秒时测定气道压）不能超过 $30cmH_2O$ 并制订了详细的方案来调整只 O_2 和 PEEP。结果表明死亡率在传统潮气量组为 39.8%，小潮气量组为 31%（P=0.007）。与传统潮气量相比较，小潮气量治疗组的死亡率减少了 22%，证明小潮气量机械通气可减少 ARDS 死亡率。但是，小潮气量机械通气也存在着人机不配合、氧合改善不满意和 CO_2 排出困难等问题。

近来 Amato 等人应用开放肺方法给 ALI 和 ARDS 患者机械通气。除了低潮气量和压力控制反比通气之外，该方案还包括对每个患者增加的 PEEP 水平均在压力 - 容量曲线下部的较低拐点之上，以保证使不张肺泡达到适当的复张。应用这一方案后减少了死亡率，但在推广之前，还需要多中心的循证医学结果。

（四）防治肺损伤

1. 抗炎和抗氧化治疗　　ARE8 肺损伤的本质是炎症的认识引起了抗感染治疗的兴趣，特别是应用糖皮质激素治疗。然而在发病前期或早期使用糖皮质激素，并没有表现出明显效果。最近糖皮质激素被试用于治疗这一疾患后期的纤维化性肺泡炎。低剂量激素可减少脓毒性休克，可能降低 ARDS 的发生率，而大剂量激素治疗可增加感染危险性，除了糖皮质激素外，其他的抗炎药物也被设计用来干扰急性肺损伤的过程，但结果也没发现有明显疗效。

在应用抗感染治疗时应注意恰当对象、恰当时间和恰当剂量，但是由于目前还没有简便易行的方法适时监测肺损伤的炎症因子变化，也就很难科学地判断恰当的时间和剂量，只能够依靠临床经验和密切地监测治疗结果来调整治疗方案。

2. 防治继发性肺损伤　　大量临床研究已经证实呼吸机相关性肺损伤促进了患者的死亡。损伤性机械通气可能通过加重已存在的肺损伤，随之延长需要机械通气的时间，增加并发症的危险，从而增加患者死亡率。损伤性通气也可以增加炎症介质释放进入全身血流，造成其他脏器的功能障碍，直接介导 MODS。现在临床上采用的小潮气量通气策略可能无法完全预防机械通气相关肺损伤的发生，需要发展新的治疗方法改善这一现状。

（五）防治并发症

1. 预防呼吸机相关肺炎 为预防呼吸机相关肺炎，除了积极治疗原发病、选择合适抗生素外，也应采取积极措施缩短病程和机械通气时间、加强物理治疗和营养支持。应尽可能采用无创通气、缩短有创机械通气治疗时间。肺部物理治疗，包括体位、翻身、拍背、主动或被动性咳嗽、排痰和气道湿化，有利于充分发挥人体呼吸道非特异性防御功能的作用。

2. 防治气压伤 气压伤是影响 ARDS 机械通气患者预后的重要因素之一，一旦发现应及时处理。预防包括积极治疗基础病、调整呼吸机，尽量减少气道压力，同时建立引流通道，排除积气。气胸是气压伤中最常见的形式，一旦发现应立即切开插管闭式引流。肺复张不满意时，可用 -20 ～ -10cmH$_2$O 负压引流。如果连续吸引 24 小时后还有大量气泡溢出，提示存在支气管胸膜瘘。常规方法无效时需请外科医生帮助，进行明视或经胸腔镜手术修补。有条件者也可考虑分侧通气，但技术复杂，护理困难。

3. 防治应激性溃疡 应针对病因，积极纠正低氧、CO$_2$ 潴留、低血压，改善微循环和纠正酸中毒。应激性溃疡和上消化道出血的预防性治疗对高危人群也具有重要意义。可应用抗酸药物或减少胃酸分泌的药，如西咪替丁、雷尼替丁或奥美拉唑。但胃液 pH 升高后胃部细菌定殖也随之增多，随之增加呼吸机相关肺炎的发病率。为此，有作者建议选用硫糖铝，既不减少胃酸或胃蛋白酶水平，又有助于预防应激性溃疡。胃肠营养也有助于预防应激性溃疡，其机制尚不清楚。发现应激性溃疡出血后应积极给予奥美拉唑等有效的抗酸药物，同时还可经鼻胃管给予去甲肾上腺素加冰盐水或凝血酶治疗。

4. 防治多脏器功能不全 / 衰竭综合征（MODS/MSOF） 能引起 MODS/MSOF 的病因很多，但缺氧和休克导致的组织器官灌注不良和感染是主要因素。因此应格外重视缺氧、休克和感染的治疗。

（六）特殊治疗

1. 加速肺水肿吸收 对 ARDS 肺泡液体转运的认识，引起了通过改善肺损伤患者肺泡液体吸收进行治疗的兴趣。现有的研究表明，从肺泡腔移除肺水肿液体可被儿茶酚胺依赖性和儿茶酚胺非依赖性机制促进，包括那些吸入和全身应用的 β 肾上腺素能受体激动剂均是有希望的候选药物。β 肾上腺素能受体激动剂也可增加表面活性物质分泌，也许还有抗炎作用，因此可帮助恢复肺血管的通透性。但是，目前还没有随机对照的临床研究探讨这一问题。

2. 降低肺动脉高压 氧化亚氮（NO）是强力的血管扩张剂，可通过吸入释放到肺血管结构中而不引起系统血管扩张。虽然观察性研究提示吸入 NO 对 ARDS 可能有效，但 II 期临床试验却表明吸入 NO 没有减少死亡率或缩短机械通气时间。这一治疗改善氧合的作用也不大，不持久，降低肺动脉压力幅度也有限。近来的临床试验也没发现其对降低死亡率和缩短机械通气时间的积极作用。目前尚不能推荐将 NO 作为常规治疗手段，但用于难治性低氧血症的抢救性治疗可能是有效的。也有报道前列腺素可在降低肺动脉压力的同时，不明显影响气体交换，也同样缺乏大规模临床验证。

3. 膜氧合和血液净化　早在 1970 年即认识到了呼吸机相关肺损伤的可能性，并导致了启动体外膜肺（BCMO）合并应用较小潮气量机械通气的试验。然而，如同体外移除 CO_2 的研究一样，并没有减少死亡率，而且可产生炎症因子而导致肺及其他器官的损害。近年，随着血液净化技术的进步，又重新引起了用血液净化和体外膜肺联合治疗 ARDS 的兴趣。

使用高生物相容性、高通透性滤器，能通透分子量达 300000 的分子。在高容量血液滤过的情况下可通过对流机制清除分子量为 10000 ~ 300000 的大部分中分子细胞因子，还可通过吸附机制清除炎症细胞因子。笔者的研究也表明，使用高通透性滤器不但可清除大量细胞因子，如 TNF-α、IL-1、IL-6、IL-8，甚至改善组织病理学和肺水肿，连续血液滤过治疗时的低体温还可减少二氧化碳产生。

虽然血液滤过对于改善气体交换障碍有一定的局限性，可被 ECMO 改善，ECMO产生炎症因子的缺点可被血液滤过克服，两者合用有可能起到扬长避短的作用。从理论上推测这可能是一种重症 ARDS 治疗方法，但其是否可应用于临床，还有待于进一步深入研究。

七、预防和预后

如果能及时治疗 ARDS 所涉及的危险因素，将会起到事半功倍的预防效果。特别是直接和间接肺损伤的早期发现和及时治疗，一旦发现有肺损伤的可能性，即应该立即采取有效的治疗策略。其中要点是去除病因，防治肺水肿、肺损伤、呼吸机相关肺炎、气压伤和应激性溃疡以及减少并发症。

预后与病因、有无多脏器功能不全 / 衰竭综合征以及有无并发症有关，目前其预后尚不理想，欧美死亡率为 40% ~ 50%，国内的死亡率为 50% ~ 70%。此外，还有少部分存活患者遗留肺纤维化和呼吸功能不全等并发症。

···（王 君）

第五节　肺动脉高压与肺源性心脏病

肺动脉高压（pulmonary hypertension）是由多种已知或未知原因引起的肺动脉压异常升高的一种病理生理状态，血流动力学诊断标准为：在海平面、静息状态下，右心导管测量平均肺动脉压（mean pulmonary artery pressure，pap）≥ 25mmHg（1mmHg = 0.133kPa）。

一、肺动脉高压的分类

以往将肺动脉高压分为"原发性"和"继发性"两类，随着认识的逐步深入，肺动脉高压的分类也在不断完善。2008 年世界卫生组织（WHO）第 4 届肺动脉高压会议重新修订了肺动脉高压分类，共分为 5 大类：①动脉性肺动脉高压；②左心疾病所致肺动脉高压；③肺部疾病和（或）低氧所致肺动脉高压；④慢性血栓栓塞性肺动脉高压；⑤未明多因素机制所致肺动脉高压（表 1-10）。该分类考虑了病因或发病机制、病理与病理生理学特点，对于制订患者的治疗方案具有重要的指导意义。

表 1-10 2008 年 WHO 第四届肺动脉高压会议修订的肺动脉高压分类

1. 动脉性肺动脉高压（pulmonary arterial hypertension，PAH）
1.1 特发性（idiopathic）
1.2 遗传性（heritable）
1.2.1 骨形成蛋白受体 2（bone morphogenetic protein receptor type2，BMPR2）
1.2.2 激活素受体样激酶 1（activin receptor-like kinase type1，ALK1），内皮因子（伴或不伴遗传性出血性毛细血管扩张症）[endoglin（with o rwithout hereditary hemorrhagic telangiectasia）]
1.2.3 未知遗传因素（unknown）
1.3 药物所致和毒物所致肺动脉高压（drug-and toxin-induced）
1.4 疾病相关性肺动脉高压（associated with）
1.4.1 结缔组织疾病（connective tissue diseases）
1.4.2 HIV 感染（human immunodeficiency virus infection）
1.4.3 门静脉高压（portal hypertension）
1.4.4 先天性心脏病（congenital heart diseases）
1.4.5 血吸虫病（schistosomiasis）
1.4.6 慢性溶血性贫血（chronic hemolytic anemia）
1.5 新生儿持续性肺动脉高压（persistent pulmonary hypertension of the newborn）
1' 肺静脉闭塞病和（或）肺毛细血管瘤样增生症 [pulmonary vsno-occlusive disease（PVOD）and/or pulmonary capillary hemangiomatosis（PCH）]
2. 左心疾病所致肺动脉高压（pulmonary hypertension owing to left heart disease）
2.1 收缩性心功能不全（systolic dysfunction）
2.2 舒张性心功能不全（diastolic dysfunction）
2.3 心脏瓣膜病（valvular disease）
3. 肺部疾病和（或）低氧所致肺动脉高压（pulmonary hypertension owing to lung diseases and/or hypoxia）
3.1 慢性阻塞性肺疾病（chronic obstructive pulmonary disease）
3.2 间质性肺疾病（interstitial lung disease）
3.3 其他限制性与阻塞性通气障碍并存的肺部疾病（other pulmonary diseases with mixed restrictive and obstructive pattern）
3.4 睡眠呼吸障碍（sleep-disordered breathing）
3.5 肺泡低通气（alveolar hypoventilation disorders）
3.6 长期居住高原环境（chronic exposure to high altitude）
3.7 肺发育异常（developmental abnormalities）
4. 慢性血栓栓塞性肺动脉高压（chronic thromboembolic pulmonary hypertension，CTEPH）
5. 未明多因素机制所致肺动脉高压（pulmonary hypertension with unclear multifactorial mechanisms）
5.1 血液系统疾病（hematologic disorders）：骨髓增生异常（myeloproliferative disorders），脾切除（splenectomy）
5.2 系统性疾病（systemic disorders）：结节病（sarcoidosis），肺朗汉斯细胞组织细胞增多症（pulmonary Langerhans cell histiocytosis），淋巴管平滑肌瘤病（lymphangioleiomyomatosis），神经纤维瘤（neurofibromatosis），血管炎（vasculitis）
5.3 代谢性疾病（metabolic disorders）：糖原贮积症（glycogen storage disease），戈谢病（Gaucher disease），甲状腺疾病（thyroid disorders）
5.4 其他（others）：肿瘤阻塞（tumoral obstruction），纤维素性纵隔炎（fibrosing mediastinitis），接受透析治疗的慢性肾功能不全（chronic renal failure on dialysis）

　　动脉性肺动脉高压、肺部疾病或低氧所致肺动脉高压、CTEPH 及未明多因素机制所致肺动脉高压都属于毛细血管前性肺动脉高压，血流动力学特征为 pap ≥ 25mmHg，肺毛细血管楔压（pulmonary capillary wedge pressure，PCWP）或左心室舒张末压＜15mmHg。左心疾病所致肺动脉高压属于毛细血管后性肺动脉高压，血流动力学特征为 pap ≥ 25mmHg，PCWP 或左心室舒张末压＞ 15mmHg。肺动脉高压的严重程度可根据静息状态下 pap 水平分为"轻"（26 ～ 35mmHg）、"中"（36 ～ 45mmHg）、"重"（＞ 45mmHg）三度。

二、特发性肺动脉高压

特发性肺动脉高压（idiopathic pulmonary arterial hypertension，IPAH）是一种不明原因的肺动脉高压，过去被称为原发性肺动脉高压（primary pulmonary hypertension）。病理上主要表现为"致丛性肺动脉病（plexogenicpulmonaryarteriopathy）"，即由动脉中层肥厚、向心或偏心性内膜增生及丛状损害和坏死性动脉炎等构成的疾病。

（一）病因与发病机制

特发性肺动脉高压迄今病因不明，目前认为其发病与遗传因素、自身免疫及肺血管内皮、平滑肌功能障碍等因素有关。

1. 遗传因素

11%～40% 的散发 IPAH 存在骨形成蛋白受体 2（BMPR2）基因变异。有些病例存在激活素受体样激酶 1（ALK1）基因变异。

2. 免疫与炎症反应

免疫调节作用可能参与 IPAH 的病理过程。有 29% 的 IPAH 患者抗核抗体水平明显升高，但却缺乏结缔组织疾病的特异性抗体。IPAH 患者丛状病变内可见巨噬细胞、T 淋巴细胞和 B 淋巴细胞浸润，提示炎症细胞参与了 IPAH 的发生与发展。

3. 肺血管内皮功能障碍

肺血管收缩和舒张由肺血管内皮分泌的收缩和舒张因子共同调控，前者主要为血栓素 A_2（TXA_2）和内皮素 -1（ET-1），后者主要是前列环素和氧化亚氮（NO）。由于上述因子表达的不平衡，导致肺血管平滑肌收缩，从而引起肺动脉高压。

4. 血管壁平滑肌细胞钾通道缺陷

可见血管平滑肌增生肥大，电压依赖性钾（K^+）通道（Kv）功能缺陷，K^+ 外流减少，细胞膜处于除极状态，使 Ca^{2+} 进入细胞内，从而导致血管收缩。

（二）临床表现

1. 症状

IPAH 的症状缺乏特异性，早期通常无症状，仅在剧烈活动时感到不适；随着肺动脉压力的升高，可逐渐出现全身症状。

（1）呼吸困难　是最常见的症状，多为首发症状，主要表现为活动后呼吸困难，进行性加重，以至在静息状态下即感呼吸困难，与心排出量减少、肺通气 / 血流比例失衡等因素有关。

（2）胸痛　由于右心后负荷增加、耗氧量增多及冠状动脉供血减少等引起心肌缺血所致，常于活动或情绪激动时发生。

（3）头晕或晕厥　由于心排出量减少，脑组织供血突然减少所致。常在活动时出现，有时休息时也可以发生。

（4）咯血　通常为小量咯血，有时也可出现大咯血而致死亡。

其他症状包括疲乏、无力，往往容易被忽视。10% 的患者出现雷诺现象，增粗的肺动脉压迫喉返神经可引起声音嘶哑（Ortner 综合征）。

2. 体征

IPAH 的体征均与肺动脉高压和右心室负荷增加有关。

（三）辅助检查

1. 血液检查

血红蛋白可增高，与长期缺氧代偿有关；脑钠肽可有不同程度升高，与疾病严重程度及患者预后具有一定相关性。

2. 心电图

心电图不能直接反映肺动脉压升高，但能提示右心增大或肥厚。

3. 胸部 X 线检查

提示肺动脉高压的 X 线征象。

4. 超声心动图和多普勒超声检查

是筛查肺动脉高压最重要的无创性检查方法，多普勒超声心动图估测三尖瓣峰值流速＞ 3.4m/s 或肺动脉收缩压＞ 50mmHg 将被诊断为肺动脉高压。

5. 肺功能测定

可有轻到中度限制性通气障碍与弥散功能减低。肺功能检测可以发现潜在的气道或肺实质疾病。

6. 血气分析

多数患者有轻、中度低氧血症，系由通气／血流比例失衡所致。肺泡高通气导致二氧化碳分压降低。重度低氧血症可能与心排出量下降、合并肺动脉血栓或卵圆孔开放有关。

7. 放射性核素肺通气／灌注显像

IPAH 患者可呈弥漫性稀疏或基本正常，也是排除慢性栓塞性肺动脉高压的重要手段。

8. 右心导管检查及急性肺血管反应试验

右心漂浮导管检查可直接测量肺动脉压力，测定心排出量，计算肺血管阻力，确定有无左向右分流等，有助于制定治疗策略。

急性血管反应试验（acute vasoreactivity test）是评价肺血管对短效血管扩张剂的反应性，目的是筛选出对口服钙通道阻滞剂可能有效的患者。对肺血管扩张剂有良好反应的 IPAH 患者预后明显好于无反应患者。用于该试验的药物有静脉用前列环素（依前列醇）、静脉用腺苷和吸入 NO。急性肺血管反应试验阳性标准为 pap 下降多 ≥ 10mmHg，且 pap 下降到 ≤ 40mmHg，同时心排出量增加或保持不变。一般而言，仅有 10%～15% 的 IPAH 患者可达到此标准。

（四）诊断与鉴别诊断

临床表现、心电图、胸部 X 线或 CT 征象对于提示或诊断肺动脉高压具有重要价值。多普勒超声心动图估测肺动脉收缩压＞ 50mmHg，结合临床可以诊断肺动脉高压。肺动脉高压的确诊标准是右心导管检查测定平均肺动脉压多 25mmHg。

IPAH 属于排除性诊断，必须在除外各种引起肺动脉高压的病因后方可作出诊断，凡能引起肺动脉高压的疾病均应与 IPAH 进行鉴别。

（五）治疗

1. 氧疗

低氧刺激可引起肺血管收缩、红细胞增多而血液黏稠、肺小动脉重构加速 IPAH 的进展。伴有低氧血症的 IPAH 患者应给予氧疗以保持其动脉血氧饱和度持续大于 90%。

2. 药物治疗

（1）血管舒张药

1）钙通道阻滞剂：钙通道阻滞剂仅对大约 10%～15% 的 IPAH 患者有效，使用剂量通常较大，如硝苯地平每日剂量应达 150mg，应用时要特别注意药物的不良反应。急性血管反应试验结果阳性是应用钙通道阻滞剂治疗的指征。

2）前列环素：不仅能扩张血管降低肺动脉压，长期应用尚可逆转肺血管重构。常用的前列环素如依前列醇半衰期很短，须持续静脉滴注。现在已有半衰期长且能皮下注射的曲前列尼尔，口服的贝前列素和吸入的伊洛前列素。

3）一氧化氮（NO）：NO 吸入是一种仅选择性地扩张肺动脉而不作用于体循环的治疗方法。但是由于 NO 的作用时间短，加上外源性 NO 的毒性问题，从而限制了其在临床上的使用。

4）内皮素受体拮抗剂：多项临床试验结果都证实了该药可改善肺动脉高压患者的临床症状和血流动力学指标，提高运动耐量，改善生活质量和存活率，常用非选择性内皮素受体拮抗剂波生坦 62.5 ～ 125mg，每天两次。选择性内皮素受体措抗剂安立生坦 5 ～ 10mg，每天一次。

5）磷酸二酯酶 -5 抑制剂：磷酸二酯酶 -5 抑制剂可以特异性地抑制磷酸二酯酶，使 cGMP 降解减少，从而增加细胞内 cGMP。cGMP 激活 cGMP 激酶，钾通道开放，引起血管舒张。西地那非是一种强效、高选择性的磷酸二酯酶 -5 抑制剂，推荐剂量为 20mg，每天三次。

（2）抗凝治疗　抗凝治疗并不能改善患者的症状，但可延缓疾病的进程，从而改善患者的预后。华法林为首选的抗凝药。

（3）其他治疗　当出现右心衰竭、肝淤血及腹水时，可用利尿药治疗。

3. 肺或心肺移植

疾病晚期可以行肺或心肺移植治疗。

4. 健康指导

对 IPAH 患者进行生活指导，加强相关卫生知识的宣传教育，增强患者战胜疾病的信心。预防肺部感染，育龄期妇女注意避孕。

三、慢性肺源性心脏病

肺源性心脏病（cor pulmonale）简称肺心病，是指由支气管 - 肺组织、胸廓或肺血管病变致肺血管阻力增加，产生肺动脉高压，继而右心室结构或（和）功能改变的疾病。根据起病缓急和病程长短，可分为急性和慢性肺心病两类。急性肺心病常见于急性大面积肺栓塞。本节重点论述慢性肺心病。

（一）流行病学

慢性肺心病是我国呼吸系统的一种常见病，多数继发于慢性支气管、肺疾病，尤其是慢阻肺，因此本节重点讨论的是慢阻肺所致肺动脉高压和慢性肺心病。

我国在 20 世纪 70 年代的普查结果表明，＞ 14 岁人群慢性肺心病的患病率为 4.8%。1992 年在北京、湖北、辽宁农村调查 102230 例居民的慢性肺心病患病率为 4.4%，其中＞ 15 岁人群的患病率为 6.7%。慢性肺心病的患病率存在地区差异，北方地区患病率高于南方地区，农村患病率高于城市，并随年龄增高而增加。吸烟者比不吸烟者患病率明显增多，男女无明显差异。冬、春季节和气候骤然变化时，易出现急性发作。

（二）病因

按原发病的不同部位，可分为以下几类。

1. 支气管、肺疾病

以慢阻肺最为多见，约占 80% ~ 90%，其次为支气管哮喘、支气管扩张、肺结核、间质性肺疾病等。

2. 胸廓运动障碍性疾病

较少见，严重胸廓或脊椎畸形以及神经肌肉疾患均可引起胸廓活动受限、肺受压、支气管扭曲或变形，导致肺功能受损。气道引流不畅，肺部反复感染，并发肺气肿或纤维化。

3. 肺血管疾病

特发性肺动脉高压、慢性栓塞性肺动脉高压和肺小动脉炎均可引起肺血管阻力增加、肺动脉压升高和右心室负荷加重，发展成慢性肺心病。

4. 其他

原发性肺泡通气不足及先天性口咽畸形、睡眠呼吸暂停低通气综合征等均可产生低氧血症，引起肺血管收缩，导致肺动脉高压，发展成慢性肺心病。

（三）发病机制和病理生理改变

不同疾病所致肺动脉高压的机制不完全一样，这里主要讨论低氧性肺动脉高压，尤其是慢阻肺所致肺动脉高压的机制和病理生理改变。

1. 肺动脉高压的形成

（1）肺血管阻力增加的功能性因素　肺血管收缩在低氧性肺动脉高压的发生中起着关键作用。缺氧、高碳酸血症和呼吸性酸中毒使肺血管收缩、痉挛，其中缺氧是肺动脉高压形成最重要的因素。缺氧时收缩血管的活性物质增多，如白三烯、5-羟色胺（5-HT）、血管紧张素Ⅱ、血小板活化因子（PAF）等使肺血管收缩，血管阻力增加。内皮源性舒张因子（EDRF）和内皮源性收缩因子（EDCF）的平衡失调，在缺氧性肺血管收缩中也起一定作用。

缺氧使平滑肌细胞膜对 Ca^{2+} 的通透性增加，细胞内 Ca^{2+} 含量增高，肌肉兴奋 - 收缩偶联效应增强，直接使肺血管平滑肌收缩。

高碳酸血症时，由于 H^+ 产生过多，使血管对缺氧的收缩敏感性增强，致肺动脉压增高。

（2）肺血管阻力增加的解剖学因素　解剖学因素系指肺血管解剖结构的变化，形成肺循环血流动力学障碍。主要原因是：

1）长期反复发作的慢阻肺及支气管周围炎，可累及邻近肺小动脉，引起血管炎，管壁增厚、管腔狭窄或纤维化，甚至完全闭塞，使肺血管阻力增加，产生肺动脉高压。

2）肺气肿导致肺泡内压增高，压迫肺泡毛细血管，造成毛细血管管腔狭窄或闭塞。肺泡壁破裂造成毛细血管网的毁损，肺泡毛细血管床减损超过 70% 时肺循环阻力增大。

3）肺血管重构：慢性缺氧使肺血管收缩，管壁张力增高，同时缺氧时肺内产生多种生长因子（如多肽生长因子），可直接刺激管壁平滑肌细胞、内膜弹力纤维及胶原纤维增生。

4）血栓形成：尸检发现，部分慢性肺心病急性发作期患者存在多发性肺微小动脉原位血栓形成，引起肺血管阻力增加，加重肺动脉高压。

（3）血液黏稠度增加和血容量增多　慢性缺氧产生继发性红细胞增多，血液黏稠度增加。缺氧可使醛固酮增加，导致水、钠潴留；缺氧又使肾小动脉收缩，肾血流减少也加重水、钠潴留，血容量增多。血液黏稠度增加和血容量增多，可导致肺动脉压升高。

2. 心脏病变和心力衰竭

肺循环阻力增加导致肺动脉高压，右心发挥其代偿功能，以克服升高的肺动脉阻力而发生右心室肥厚。肺动脉高压早期，右心室尚能代偿，舒张末期压仍正常。随着病情的进展，特别是急性加重期，肺动脉压持续升高，超过右心室的代偿能力，右心失代偿，右心排出量下降，右心室收缩末期残留血量增加，舒张末期压增高，促使右心室扩大和右心衰竭。

慢性肺心病除发现右心室改变外，也有少数可见左心室肥厚。由于缺氧、高碳酸血症、酸中毒、相对血流量增多等因素，使左心负荷加重。如病情进展，则可发生左心室肥厚，甚至导致左心衰竭。

3. 其他重要脏器的损害

缺氧和高碳酸血症除影响心脏外，尚导致其他重要脏器如脑、肝、肾、胃肠及内分泌系统、血液系统等发生病理改变，引起多脏器的功能损害。

（四）临床表现

本病发展缓慢，临床上除原有支气管、肺和胸廓疾病的各种症状和体征外，主要是逐步出现肺、心功能障碍以及其他脏器功能损害的征象。按其功能的代偿期与失代偿期进行分述。

1. 肺、心功能代偿期

（1）症状：咳嗽、咳痰、气促，活动后可有心悸、呼吸困难、乏力和劳动耐力下降。感染可使上述症状加重。少有胸痛或咯血。

（2）体征：可有不同程度的发绀，原发肺脏疾病体征，如肺气肿体征，干、湿性啰音，$P_2 > A_2$，三尖瓣区可出现收缩期杂音或剑突下心脏搏动增强，提示有右心室肥厚。部分患者因肺气肿使胸膜腔内压升高，阻碍腔静脉回流，可有颈静脉充盈甚至怒张，或使横膈下降致肝界下移。

2. 肺、心功能失代偿期

（1）呼吸衰竭

1）症状：呼吸困难加重，夜间为甚，常有头痛、失眠、食欲下降，白天嗜睡，甚至出现表情淡漠、神志恍惚、谵妄等肺性脑病的表现。

2）体征：发绀明显，球结膜充血、水肿，严重时可有视网膜血管扩张、视盘水肿等颅内压升高的表现。腱反射减弱或消失，出现病理反射。因高碳酸血症可出现周围血管扩张的表现，如皮肤潮红、多汗。

（2）右心衰竭

1）症状：明显气促，心悸、食欲不振、腹胀、恶心等。

2）体征：发绀明显，颈静脉怒张，心率增快，可出现心律失常，剑突下可闻及收缩期杂音，甚至出现舒张期杂音。肝大且有压痛，肝颈静脉回流征阳性，下肢水肿，重者可有腹水。少数患者可出现肺水肿及全心衰竭的体征。

（五）辅助检查

1. X线检查

除肺、胸基础疾病及急性肺部感染的特征外，尚有肺动脉高压症。X线诊断标准如下：①右下肺动脉干扩张，其横径≥15mm 或右下肺动脉横径与气管横径比值≥1.07，或动态观察右下肺动脉干增宽＞2mm；②肺动脉段明显突出或其高度≥3mm；③中心肺动脉扩张和外周分支纤细，形成"残根"征；④圆锥部显著凸出（右前斜位45°）或其高度＞7mm；⑤右心室增大。具有上述任一条均可诊断。

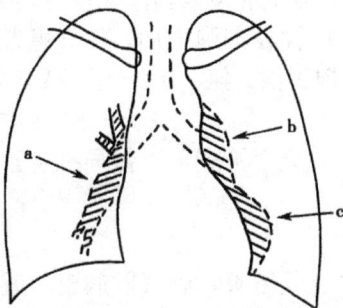

图 1-5　慢性肺心病 X 线胸片正位
右下肺动脉干增宽（a），肺动脉段凸出（b），心尖上凸（c）

2. 心电图检查

心电图对慢性肺心病的诊断阳性率为60.1%～88.2%。慢性肺心病的心电图诊断标准如下：①额面平均电轴＞+90°；②$V_1R/S≥1$；③重度顺钟向转位（$V_5R/S≤1$）；④ $R_{V1}+S_{V5}≥1.05mV$；⑤ aVRR/S 或 R/Q＞1；⑥ V_1～V_3 呈 QS、Qr 或 qr（酷似心肌梗死，应注意鉴别）；⑦肺型 P 波。具有一条即可诊断。典型慢性肺心病的心电图表现见图1-6。

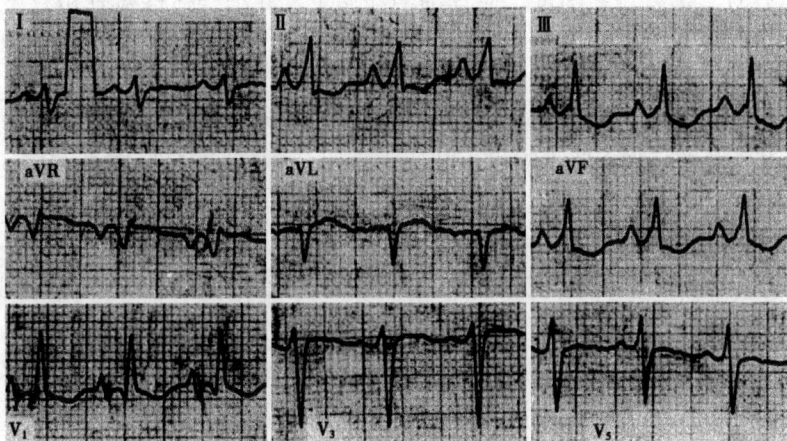

图 1-6　慢性肺心病的心电图改变
电轴右偏，顺钟向转位，肺性 P 波，V_1 导联 QRS 波群呈 qR，$V_5R/S＜1$，$R_{V1}+S_{V5}=1.5mV$

3. 超声心动图检查

超声心动图诊断肺心病的阳性率为60.6%～87.0%。慢性肺心病的超声心动图诊断标准如下：①右心室流出道内径≥30mm；②右心室内径≥20mm；③右心室前壁厚度≥5mm 或前壁搏动幅度增强；④左、右心室内径比值＜2；⑤右肺动脉内径≥18mm 或肺动脉干≥20mm；⑥右心室流出道/左心房内径＞1.4；⑦肺动脉瓣曲线出现肺动脉高压症象者（a 波低平或＜ 2mm，或有收缩中期关闭征等）。

4. 血气分析

慢性肺心病肺功能失代偿期可出现低氧血症甚至呼吸衰竭或合并高碳酸血症。

5. 血液化验

红细胞及血红蛋白可升高。全血黏度及血浆黏度可增加，红细胞电泳时间常延长；合并感染时白细胞总数增高，中性粒细胞增加。部分患者血清学检查可有肾功能或肝功能异常，以及电解质如血清钾、钠、氯、钙、镁、磷异常。

6. 其他

慢性肺心病合并感染时痰病原学检查可以指导抗生素的选用。早期或缓解期慢性肺心病可行肺功能检查评价。

（六）诊断

根据患者有慢阻肺或慢性支气管炎、肺气肿病史，或其他胸肺疾病病史，并出现肺动脉压增高、右心室增大或右心功能不全的征象，如颈静脉怒张、$P_2 ＞ A_2$、剑突下心脏搏动增强、肝大压痛、肝颈静脉反流征阳性、下肢水肿等，心电图、X 线胸片、超声心动图有肺动脉增宽和右心增大、肥厚的征象，可以作出诊断。

（七）本病须与下列疾病相鉴别。

1. 冠状动脉粥样硬化性心脏病（冠心病）

慢性肺心病与冠心病均多见于老年人，有许多相似之处，而且常有两病共存。冠心病多有典型的心绞痛、心肌梗死病史或心电图表现，若有左心衰竭的发作史、原发性高血压、高脂血症、糖尿病史，则更有助鉴别。体检、X 线、心电图、超声心动图检查呈左心室肥厚为主的征象，冠状动脉造影提示冠状动脉狭窄可资鉴别。慢性肺心病合并冠心病时鉴别有较多困难，应详细询问病史，并结合体格检查和有关心、肺功能检查加以鉴别。

2. 风湿性心脏病

风湿性心脏病的三尖瓣疾患，应与慢性肺心病的相对三尖瓣关闭不全相鉴别。前者往往有风湿性关节炎和心肌炎病史，其他瓣膜如二尖瓣、主动脉瓣常有病变，X 线、心电图、超声心动图有特殊表现。

3. 原发性心肌病

本病多为全心增大，无慢性支气管、肺疾病史，无肺动脉高压的 X 线表现等。

（八）治疗

1. 肺、心功能代偿期

可采用中西医结合的综合治疗措施，延缓基础支气管、肺疾病的进展，增强患者的免疫功能，预防感染，减少或避免急性加重，加强康复锻炼和营养，需要时长期家庭氧疗或家庭无创呼吸机治疗等，以改善患者的生活质量。继发于慢阻肺者。

2. 肺、心功能失代偿期

治疗原则为积极控制感染，通畅呼吸道，改善呼吸功能，纠正缺氧和二氧化碳潴留，控制呼吸衰竭和心力衰竭，防治并发症。

（1）控制感染　呼吸系统感染是引起慢性肺心病急性加重致肺、心功能失代偿的常见原因，需积极控制感染。

（2）控制呼吸衰竭　给予扩张支气管、祛痰等治疗，通畅呼吸道，改善通气功能。

合理氧疗纠正缺氧。需要时给予无创正压通气或气管插管有创正压通气治疗。

（3）控制心力衰竭 慢性肺心病患者一般在积极控制感染、改善呼吸功能、纠正缺氧和二氧化碳潴留后，心力衰竭便能得到改善，患者尿量增多，水肿消退，不需常规使用利尿药和正性肌力药。但对经上述治疗无效或严重心力衰竭患者，可适当选用利尿药、正性肌力药或扩血管药物。

1）利尿药：通过抑制肾脏钠、水重吸收而增加尿量，消除水肿，减少血容量，减轻右心前负荷的作用。但是利尿药应用后易出现低钾、低氯性碱中毒，痰液黏稠不易排痰和血液浓缩，应注意预防。因此，原则上宜选用作用温和的利尿药，联合保钾利尿药，小剂量、短疗程使用。如氢氯噻嗪25mg，1～3次/日，联用螺内酯20～40mg，1～2次/日。

2）正性肌力药：慢性肺心病患者由于慢性缺氧及感染，对洋地黄类药物的耐受性低，易致中毒，出现心律失常。因此，是否应用应持慎重态度，应用指征有：①感染已控制，呼吸功能已改善，利尿治疗后右心功能无改善者；②以右心衰竭为主要表现而无明显感染的患者；③合并室上性快速心律失常，如室上性心动过速、心房颤动（心室率＞100次/分）者；④合并急性左心衰竭的患者。原则上选用作用快、排泄快的洋地黄类药物，小剂量（常规剂量的1/2或2/3）静脉给药，常用毒毛花苷K0.125～0.25mg，或毛花苷C0.2～0.4mg加入10%葡萄糖液内静脉缓慢注射。用药前应注意纠正缺氧，防治低钾血症，以免发生药物毒性反应。低氧血症、感染等均可使心率增快，故不宜以心率作为衡量洋地黄类药物的应用和疗效考核指征。

3）血管扩张药：钙通道阻滞剂、氧化亚氮气（NO）、川芎嗪等有一定的降低肺动脉压效果，对部分顽固性心力衰竭可能有一定效果，但并不像治疗其他心脏病那样效果明显。血管扩张药在扩张肺动脉的同时也扩张体动脉，往往造成体循环血压下降，反射性产生心率增快、氧分压下降、二氧化碳分压上升等不良反应，因而限制了血管扩张药在慢性肺心病的临床应用。

（4）防治并发症

1）肺性脑病：是由于呼吸衰竭所致缺氧、二氧化碳潴留而引起的神经精神障碍综合征，常继发于慢阻肺。诊断肺性脑病必须除外脑血管疾病、感染中毒性脑病、严重电解质紊乱等。

2）酸碱失衡及电解质紊乱：慢性肺心病失代偿期常合并各种类型的酸碱失衡及电解质紊乱。呼吸性酸中毒以通畅气道，纠正缺氧和解除二氧化碳潴留为主。呼吸性酸中毒并代谢性酸中毒通常需要补碱治疗，尤其当pH＜7.2时，先补充5%碳酸氢钠100ml，然后根据血气分析结果酌情处理。呼吸性酸中毒并代谢性碱中毒常合并低钠、低钾、低氯等电解质紊乱，应根据具体情况进行补充。低钾、低氯引起的代谢性碱中毒多是医源性的，应注意预防。

3）心律失常：多表现为房性期前收缩及阵发性室上性心动过速，其中以紊乱性房性心动过速最具特征性。也可有心房扑动及心房颤动。少数病例由于急性严重心肌缺氧，可出现心室颤动以至心脏骤停。应注意与洋地黄中毒等引起的心律失常相鉴别。一般的心律失常经过控制感染，纠正缺氧、酸碱失衡和电解质紊乱后，心律失常可自行消失。如果持续存在，可根据心律失常的类型选用药物。

4）休克：慢性肺心病休克并不多见，一旦发生，预后不良。发生原因有严重感染、失血（多由上消化道出血所致）和严重心力衰竭或心律失常。

5）消化道出血：慢性肺心病由于感染，呼吸衰竭致缺氧和二氧化碳潴留，心力衰竭致胃肠道淤血，以及应用糖皮质激素等，常常并发消化道出血。因此，除了针对消化道出血的治疗外，还需病因治疗和预防治疗。

6）弥散性血管内凝血（DIC）。

7）深静脉血栓形成：应用普通肝素或低分子肝素可预防肺微小动脉原位血栓形成及深静脉血栓形成。

（5）护理　肺心病心、肺功能失代偿期，存在多脏器功能衰竭，全面正确评估病情，制订详尽的护理计划，并正确有效实施是配合抢救成功的关键。

（九）预后

慢性肺心病常反复急性加重，随肺功能的损害病情逐渐加重，多数预后不良，病死率约在 10% ～ 15% 左右，但经积极治疗可以延长寿命，提高患者生活质量。

（十）预防

主要是防治支气管、肺和肺血管等基础疾病，预防肺动脉高压、慢性肺心病的发生发展。

···（王　君）

第六节　肺血栓栓塞症

肺栓塞（pulmonary embolism）是以各种栓子阻塞肺动脉或其分支为其发病原因的一组疾病或临床综合征的总称，包括肺血栓栓塞症（pulmonary thromboembolism，PTE）、脂肪栓塞综合征、羊水栓塞、空气栓塞等。

肺血栓栓塞症为肺栓塞最常见的类型，是来自静脉系统或右心的血栓阻塞肺动脉或其分支所导致的以肺循环和呼吸功能障碍为主要临床和病理生理特征的疾病。引起PTE 的血栓主要来源于深静脉血栓形成（deep vsnous thrombosis，DVT）。DVT 与 PTE 实质上为一种疾病过程在不同部位、不同阶段的表现，两者合称为静脉血栓栓塞症（vsnous thrombo embolism，VTE）。

一、流行病学

PTE 和 DVT 的发病率较高，病死率亦高，已经构成了世界性的重要医疗保健问题。欧美国家 DVT 和 PTE 的年发病率分别约为 1.0% 和 0.5%。美国 VTE 的年新发病例数超过 60 万，其中 PTE 患者 23.7 万，DVT 患者 37.6 万，因 VTE 死亡的病例数超过 29 万。欧盟国家 VTE 的年新发病例数超过 150 万，其中 PTE 患者 43.5 万，DVT 患者 68.4 万，因 VTE 死亡的病例数超过 54 万。未经治疗的 PTE 的病死率为 25% ～ 30%。

过去我国医学界曾将 PTE 视为"少见病"，随着对该疾病认识的深入以及诊断技术的提高，现在这种观念已被彻底改变。近年来国内 VTE 的诊断例数迅速增加，来自国内 60 家大型医院的统计资料显示，住院患者中 PTE 的比例从 1997 年的 0.26% 上升到2008 年的 1.45%。尽管如此，由于 PTE 的症状缺乏特异性，确诊需特殊的检查技术，故PTE 的检出率偏低，临床上仍存在较严重的漏诊和误诊现象，对此应当给予充分关注。

二、危险因素

DVT 和 PTE 具有共同的危险因素，即 VTE 的危险因素，包括任何可以导致静脉血液淤滞、静脉系统内皮损伤和血液高凝状态的因素，即 Virchow 三要素。具体可以分为原发性和继发性两类（表 1-11）。原发性危险因素多与遗传变异相关，常引起患者反复静脉血栓形成和栓塞。

表 1-11　静脉血栓栓塞症的危险因素（括号内数字为该人群中发生 VTE 的百分率）

原发性（遗传性）	继发性（获得性）	
抗凝血酶缺乏	创伤 / 骨折	血小板异常
先天性异常纤维蛋白原血症	髋部骨折（50%～75%）	克罗恩病（Crohn disease）
血栓调节蛋白（thrombomodulin）异常	脊髓损伤（50%～100%）	充血性心力衰竭（>12%）
高同型半胱氨酸血症	外科手术后	急性心肌梗死（5%～35%）
抗心磷脂抗体综合征	疝修补术（5%）	恶性肿瘤
	腹部大手术（15%～30%）	肿瘤静脉内化疗
纤溶酶原激活物抑制因子过量	冠脉搭桥术（3%～9%）	肥胖
凝血酶原 20210A 基因变异（罕见）	脑卒中（30%～60%）	因各种原因的制动 / 长期卧床
ⅩⅡ因子缺乏	肾病综合征	长途航空或乘车旅行
Ⅴ因子 Leiden 突变（活性蛋白 C 抵抗）	中心静脉插管	口服避孕药
纤溶酶原缺乏	慢性静脉功能不全	真性红细胞增多症
纤溶酶原不良血症	吸烟	巨球蛋白血症
蛋白 S 缺乏	妊娠 / 产褥期	植入人工假体
蛋白 C 缺乏	血液黏滞度增高	高龄

如患者特别是 40 岁以下的患者无明显诱因反复发生 DVT 和 PTE，或发病呈家族聚集倾向，应注意做相关原发性危险因素的检查。继发性危险因素是指后天获得的易发生 DVT 和 PTE 的多种病理和病理生理改变。上述危险因素既可以单独存在，也可以同时存在、协同作用。年龄是独立的危险因素，随着年龄的增长，DVT 和 PTE 的发病率逐渐增高。

三、病理和病理生理

引起 PTE 的血栓可以来源于下腔静脉径路、上腔静脉径路或右心腔，其中大部分来源于下肢深静脉，特别是从腘静脉上端到髂静段的下肢近端深静脉（约占 50%～90%）。PTE 的形成机制见图 1-7。

（一）血流动力学改变

栓子阻塞肺动脉及其分支达一定程度后，通过机械阻塞作用，加之神经体液因素和低氧所引起的肺动脉收缩，导致肺血管阻力（PVR）增加，肺动脉压升高；右心室后负荷增加，右心室壁张力增高，右心室扩大，可引起右心功能不全；右心扩大致室间隔左移，使左心室功能受损，导致心输出量下降，进而可引起体循环低血压甚至休克；主动脉内低血压和右心室压升高，使冠状动脉灌注压下降，心肌血流减少，特别是右心室内膜下心肌处于低灌注状态，加之 PTE 时心肌耗氧增加，可致心肌缺血，诱发心绞痛。右心室心肌耗氧量增加和右心室冠状动脉灌注压下降相互作用，导致右心室缺血和功能障碍，并且可能产生恶性循环最终导致死亡。

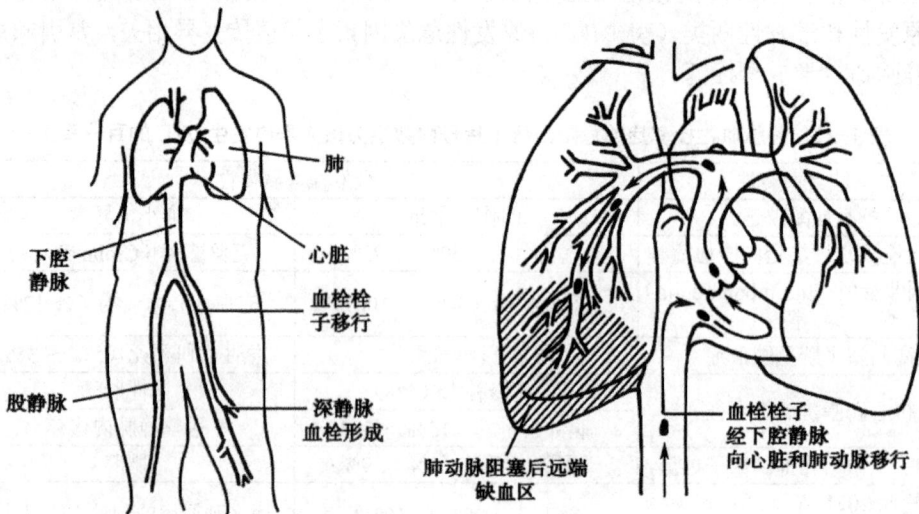

图 1-7　PTE 的形成机制

外周深静脉血栓形成后脱落，随静脉血流移行至肺动脉内，形成肺动脉内血栓栓塞，肺动脉血栓栓塞既可以是单一部位的，也可以是多部位的。病理检查发现多部位或双侧性的血栓栓塞更为常见。影像学发现栓塞更易发生于右侧和下肺叶。PTE 发生后，栓塞局部可能继发血栓形成，参与发病过程

（二）气体交换障碍

栓塞部位肺血流减少，肺泡无效腔量增大；肺内血流重新分布，通气／血流比例失调；右心房压升高可引起未闭合的卵圆孔开放，产生心内右向左分流；神经体液因素引起支气管痉挛；栓塞部位肺泡表面活性物质分泌减少；毛细血管通透性增高，间质和肺泡内液体增多或出血；肺泡萎陷，呼吸面积减小；肺顺应性下降，肺体积缩小并可出现肺不张；累及胸膜，可出现胸腔积液。以上因素导致呼吸功能不全，出现低氧血症和代偿性过度通气（低碳酸血症）或相对性肺泡低通气。

（三）肺梗死

肺动脉发生栓塞后，若其支配区的肺组织因血流受阻或中断而发生坏死，称为肺梗死（pulmonary infarction）。由于肺组织同时接受肺动脉、支气管动脉和肺泡内气体三重氧供，故肺栓塞时只有约 15% 的患者出现肺梗死。一般只有在患有基础心肺疾病或病情严重影响到肺组织的多重氧供时才发生肺梗死。

（四）慢性血栓栓塞性肺动脉高压

慢性血栓栓塞性肺动脉高压（CTEPH）指急性 PTE 后肺动脉内血栓未完全溶解，或 PTE 反复发生，出现血栓机化、肺血管管腔狭窄甚至闭塞，导致肺血管阻力增加、肺动脉压力进行性增高、右心室肥厚甚至右心衰竭。

栓塞所致病情的严重程度取决于以上机制的综合和相互作用。栓子的大小和数量、多个栓子的递次栓塞间隔时间、是否同时存在其他心肺疾病、个体反应的差异及血栓溶解的快慢对发病过程有重要影响。

四、临床表现

（一）症状

PTE 的症状多样，缺乏特异性。可以从无症状、隐匿，到血流动力学不稳定，甚或发生猝死。

常见症状有：①不明原因的呼吸困难及气促，尤以活动后明显，为 PTE 最多见的症状；②胸痛，包括胸膜炎性胸痛或心绞痛样疼痛；③晕厥，可为 PTE 的唯一或首发症状；④烦躁不安、惊恐甚至濒死感；⑤咯血，常为小量咯血，大咯血少见；⑥咳嗽、心悸等。各病例可出现以上症状的不同组合。临床上有时出现所谓"三联征"，即同时出现呼吸困难、胸痛及咯血，但仅见于约 20% 的患者。

（二）体征

1. 呼吸系统体征　以呼吸急促最常见。另有发绀，肺部哮鸣音和（或）细湿啰音，或胸腔积液的相应体征。

2. 循环系统体征　包括心动过速，血压变化，严重时可出现血压下降甚至休克，颈静脉充盈或搏动，肺动脉瓣区第二音亢进（$P_2 > A_2$）或分裂，三尖瓣区收缩期杂音。

3. 其他　可伴发热，多为低热，少数患者可有中度（38℃）以上的发热。

（三）DVT 的症状与体征

主要表现为患肢肿胀、周径增粗、疼痛或压痛、皮肤色素沉着，行走后患肢易疲劳或肿胀加重。但需注意，半数以上的下肢 DVT 患者无自觉症状和明显体征。

应测量双侧下肢的周径来评价其差别。大、小腿周径的测量点分别为髌骨上缘以上 15cmI 处，髌骨下缘以下 10cm 处。双侧相差 > 1cm 即考虑有临床意义。

五、诊断

诊断 PTE 的关键是提高意识，诊断一般按疑诊、确诊、求因三个步骤进行。

（一）根据临床情况疑诊 PTE（疑诊）

如患者出现上述临床症状、体征，特别是存在前述危险因素的病例出现不明原因的呼吸困难、胸痛、晕厥、休克，或伴有单侧或双侧不对称性下肢肿胀、疼痛等，应进行如下检查。

1. 血浆 D- 二聚体（D-dimer）　是交联纤维蛋白在纤溶系统作用下产生的可溶性降解产物，为一个特异性的纤溶过程标记物。通常采用酶联免疫吸附法（ELISA）测定，D- 二聚体界值为 500μg/L。急性 PTE 时升高，但因特异性差，对 PTE 无诊断价值。若其含量低于 500μg/L，则对 PTE 有重要的排除诊断价值。

2. 动脉血气分析　常表现为低氧血症、低碳酸血症，肺泡 - 动脉血氧分压差 [$P_{(A-a)}O_2$] 增大，部分患者的血气结果可以正常。

3. 心电图　大多数病例呈非特异性的心电图异常。最常见的改变为窦性心动过速。当有肺动脉及右心压力升高时，可出现 $V_1 \sim V_2$ 甚或 V_4 的 T 波倒置和 ST 段异常、$S_I Q_{III} T_{III}$ 征（即 I 导 S 波加深，III 导出现 Q/q 波及 T 波倒置）、完全或不完全性右束支传导阻滞、肺型 P 波、电轴右偏及顺钟向转位等。对心电图改变需作动态观察，注意与急性冠状动脉综合征相鉴别。

4. X 线胸片　可显示：①肺动脉阻塞征：区域性肺纹理变细、稀疏或消失，肺野透亮度增加；②肺动脉高压症及右心扩大征：右下肺动脉干增宽或伴截断征，肺动脉段膨隆以及右心室扩大；③肺组织继发改变：肺野局部片状阴影，尖端指向肺门的楔形阴影，肺不张或膨胀不全，肺不张侧可见横膈抬高，有时合并少至中量胸腔积液。

5. 超声心动图　对提示 PTE 和除外其他心血管疾患以及进行急性 PTE 危险度分层有重要价值。对于严重的 PTE 病例，超声心动图检查发现右心室功能障碍（right ventricular dysfunction）的一些表现，可提示或高度怀疑 PTE。若在右心房或右心室发现血栓，同时患者临床表现符合 PTE，即可作出诊断。超声检查偶可因发现肺动脉近端的血栓而确诊。超声检查符合下述两项指标时即可诊断右心室功能障碍：①右心室扩张；②右心室壁运动幅度减低；③吸气时下腔静脉不萎陷；④三尖瓣反流压差＞30mmHg。而右心室壁增厚（＞5mm）对于提示是否存在 CTEPH 有重要意义。

6. 下肢深静脉检查　下肢为 DVT 最多发部位，超声检查为诊断 DVT 最简便的方法。另外，放射性核素或 X 线静脉造影、CT 静脉造影（CTV）、MRI 静脉造影（MRV）等对于明确是否存在 DVT 亦具有重要价值。

（二）对疑诊病例进一步明确诊断（确诊）

在临床表现和初步检查提示 PTE 的情况下，应安排 PTE 的确诊检查，包括以下 4 项，其中 1 项阳性即可明确诊断。

1. 螺旋 CT　是 PTE 的一线确诊手段。采用特殊操作技术进行 CT 肺动脉造影（CTPA），能够准确发现段以上肺动脉内的血栓。①直接征象：肺动脉内的低密度充盈缺损，部分或完全包围在不透光的血流之间（轨道征），或者呈完全充盈缺损，远端血管不显影；②间接征象：肺野楔形密度增高影，条带状高密度区或盘状肺不张，中心肺动脉扩张及远端血管分支减少或消失（图 1-8）。

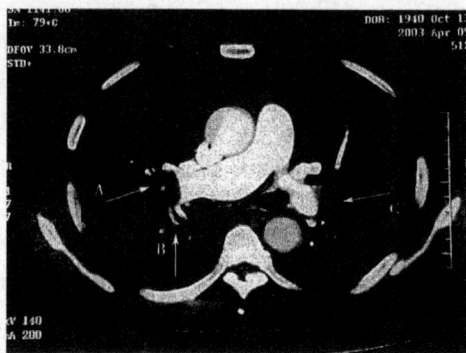

图 1-8　CTPA（右肺动脉层面）
右肺动脉远端血栓（A）延续到右肺下叶背段动脉内（B）；左肺动脉远端外侧壁附壁血栓（C）

2. 放射性核素肺通气 / 血流灌注（V/Q）显像　是 PTE 的重要诊断方法。典型征象是呈肺段分布的肺血流灌注缺损，并与通气显像不匹配。一般可将 V/Q 显像结果分为三类：①高度可能：其征象为至少 2 个或更多肺段的局部灌注缺损，而该部位通气良好或 X 线胸片无异常；②正常或接近正常；③非诊断性异常：其征象介于高度可能与正常之间。若结果呈高度可能，具有诊断意义。V/Q 显像对于远端肺栓塞诊断价值更高，且可用于肾功能不全和碘造影剂过敏患者。新近发展的 V/Q 断层显像（V/Q SPECT）诊断 PTE 的准确性更高，定位、定量更精确，敏感性 96% ～ 99%，特异性 91% ～ 98%。

3. 磁共振成像和磁共振肺动脉造影（magneti resonance imaging/pulmonary angio-

graphy，MRI/MRPA） MRPA 可以直接显示肺动脉内的栓子及 PTE 所致的低灌注区，可确诊 PTE，但对肺段以下水平的 PTE 诊断价值有限。可用于肾功能严重受损、对碘造影剂过敏或妊娠患者。

4. 肺动脉造影（pulmonary angiography） 为 PTE 诊断的经典与参比方法。其敏感性约为 98%，特异性为 95%～98%。直接征象有肺动脉内造影剂充盈缺损，伴或不伴轨道征的血流阻断；间接征象有肺动脉造影剂流动缓慢，局部低灌注，静脉回流延迟或消失等。肺动脉造影是一种有创性检查，发生致命性或严重并发症的可能性分别为 0.1% 和 1.5%，应严格掌握适应证。

（三）寻找 PTE 的成因和危险因素（求因）

1. 明确有无 DVT 对某一病例只要疑诊 PTE，无论其是否有 DVT 症状，均应进行下肢深静脉加压超声等检查，以明确是否存在 DVT 及栓子的来源。

2. 寻找发生 DVT 和 PTE 的诱发因素 如制动、创伤、肿瘤、长期口服避孕药等。同时要注意患者有无易栓倾向，尤其是对于年龄小于 40 岁，复发性 PTE 或有突出 VTE 家族史的患者，应考虑易栓症的可能性，应进行相关原发性危险因素的检查。对不明原因的 PTE 患者，应对隐源性肿瘤进行筛查。

六、PTE 的临床分型

（一）急性肺血栓栓塞症

1. 高危（大面积）PTE 临床上以休克和低血压为主要表现，即体循环动脉收缩压 < 90mmHg，或较基础值下降幅度 > 40mmHg，持续 15 分钟以上。须除外新发生的心律失常、低血容量或感染中毒症所致的血压下降。此型患者病情变化快，预后差，临床病死率 > 15%，需要积极予以治疗。

2. 中危（次大面积）PTE 血流动力学稳定，但存在右心功能不全和（或）心肌损伤。右心功能不全的诊断标准：临床上出现右心功能不全的表现，超声心动图提示存在右心室功能障碍，或脑钠肽（BNP）升高（> 90pg/ml）或 N 末端脑钠肽前体（NT-proBNP）升高（> 500pg/ml）。心肌损伤：心电图 ST 段升高或压低，或 T 波倒置；cTNI 升高（> 0.4ng/ml）或 cTNT 升高（> 0.1ng/ml）。此型患者可能出现病情恶化，临床病死率为 3%～15%，故需密切监测病情变化。

3. 低危（非大面积）PTE 血流动力学稳定，无右心功能不全和心肌损伤。临床病死率 < 1%。

（二）慢性血栓栓塞性肺动脉高压

CTEPH 常表现为呼吸困难、乏力、运动耐量下降。多可追溯到呈慢性、进行性发展的肺动脉高压的相关临床表现，后期出现右心衰竭；影像学检查证实肺动脉阻塞，经常呈多部位、较广泛的阻塞，可见肺动脉内贴血管壁、环绕或偏心分布、有钙化倾向的团块状物等慢性血栓栓塞征象；常可发现 DVT 的存在；右心导管检查示静息肺动脉平均压 > 25mmHg；超声心动图检查示右心室壁增厚，符合慢性肺源性心脏病的诊断标准。

七、鉴别诊断

（一）冠状动脉粥样硬化性心脏病（冠心病）

一部分 PTE 患者因血流动力学变化，可出现冠状动脉供血不足，心肌缺氧，表现为胸闷、心绞痛样胸痛，心电图有心肌缺血样改变，易误诊为冠心病所致心绞痛或心肌梗死。冠心病有其自身发病特点，冠脉造影可见冠状动脉粥样硬化、管腔阻塞证据，心肌梗死时心电图和心肌酶水平有相应的特征性动态变化。需注意，PTE 与冠心病有时可合并存在。

（二）肺炎

当 PTE 有咳嗽、咯血、呼吸困难、胸膜炎样胸痛，出现肺不张、肺部阴影，尤其同时合并发热时，易被误诊为肺炎。肺炎有相应肺部和全身感染的表现，如咳脓性痰伴寒战、高热，外周血白细胞和中性粒细胞比例增加等，抗生素治疗有效。

（三）主动脉夹层

PTE 可表现胸痛，需与主动脉夹层相鉴别。后者多有高血压，疼痛较剧烈，胸片常显示纵隔增宽，心血管超声和胸部 CT 造影检查可见主动脉夹层征象。

（四）表现为胸腔积液的鉴别

PTE 患者可出现胸膜炎样胸痛，合并胸腔积液，需与结核、肺炎、肿瘤、心力衰竭等其他原因所致的胸腔积液相鉴别。

（五）表现为晕厥的鉴别

PTE 有晕厥时，需与迷走反射性、脑血管性晕厥及心律失常等其他原因所致的晕厥相鉴别。

（六）表现为休克的鉴别

PTE 所致的休克属心外梗阻性休克，表现为动脉血压低而静脉压升高，需与心源性、低血容量性、血容量重新分布性休克等相鉴别。

（七）慢性血栓栓塞性肺动脉高压的鉴别

CTEPH 有肺动脉压力高，伴右心肥厚和右心衰竭，需与特发性肺动脉高压等相鉴别。

八、治疗方案及原则

急性肺栓塞的处理原则是早期诊断，早期干预，根据患者的危险度分层选择合适的治疗方案和治疗疗程。

（一）一般处理与呼吸循环支持治疗

对高度疑诊或确诊 PTE 的患者，应进行严密监护，监测呼吸、心率、血压、心电图及血气的变化。卧床休息，保持大便通畅，避免用力，以免促进深静脉血栓脱落；可适当使用镇静、止痛、镇咳等相应的对症治疗。

采用经鼻导管或面罩吸氧，以纠正低氧血症。对于出现右心功能不全并血压下降者，可应用多巴酚丁胺和多巴胺及去甲肾上腺素等。

（二）抗凝治疗

为 PTE 和 DVT 的基本治疗方法，可以有效地防止血栓再形成和复发，为机体发挥自身的纤溶机制溶解血栓创造条件。抗凝药物主要有普通肝素（unfractionated heparin，UFH）、低分子肝素（low-molecular-weight heparins，LMWH）、和华法林等。抗血小板药物的抗凝作用不能满足 PTE 或 DVT 的抗凝要求。

临床疑诊 PTE 时，如无禁忌证，即应开始抗凝治疗。

抗凝治疗前应测定基础活化部分凝血酶时间（APTT）、凝血酶原时间（PT）及血常规（含血小板计数、血红蛋白）；应注意是否存在抗凝的禁忌证，如活动性出血、凝血功能障碍、未予控制的严重高血压等。对于确诊的 PTE 病例，大部分禁忌证属相对禁忌证。

1. 普通肝素 予 3000 ～ 5000IU 或 80IU/kg 静脉注射，继之以 18IU/（kg·h）持续静脉滴注。测定 APTT，根据 APTT 调整剂量，尽快使 APTT 达到并维持于正常值的 1.5 ～ 2.5 倍。肝素亦可皮下注射给药，一般先予负荷量 3000 ～ 5000IU 静脉注射，然后按 250IU/kg 剂量每 12 小时皮下注射一次。调节注射剂量，使注射后 6 ～ 8 小时的 APTT 达到治疗水平。

肝素应用期间，应注意监测血小板，以防出现肝素诱导的血小板减少症（heparin-induced thrombocytopenia，HIT）。若出现血小板迅速或持续降低达 30% 以上，或血小板计数 $< 100 \times 10^9$/L，应停用肝素。

2. 低分子肝素 必须根据体重给药（anti-Xa IU/kg 或 mg/kg。不同 LMWH 的剂量不同，详见下文），每日 1 ～ 2 次，皮下注射。对于大多数病例，按体重给药是有效的，不需监测 APTT 和调整剂量，但对过度肥胖或孕妇宜监测血浆抗 Xa 因子活性（plasma anti-Xa activity），并据此调整剂量。

各种 LMWH 的具体用法：①那曲肝素钙：86anti-Xa IU/kg 皮下注射，每 12 小时 1 次，单次总量不超过 17100IU；②伊诺肝素（snoxaparin）钠：1mg/kg 皮下注射，每 12 小时 1 次，单次总量不超过 180mg；③达肝素（Dalteparin）钠：100anti-Xa IU/kg 皮下注射，每 12 小时 1 次，单次总量不超过 18000IU。不同厂家制剂需参照其产品使用说明。

3. 磺达肝癸钠 是一种小分子的合成戊糖，通过与抗凝血酶特异结合，介导对 Xa 因子的抑制作用，无 HIT 作用。可用于 VTE 的初始治疗，也可替代肝素用于出现 HIT 患者的抗凝治疗。应用方法：5mg（体重 < 50kg）、7.5mg（体重 50 ～ 100kg）、10mg（体重 > 100kg），皮下注射，每日一次。

4. 华法林 在肝素 / 磺达肝癸钠开始应用后的第 1 天即可加用口服抗凝剂华法林，初始剂量为 3.0 ～ 5.0mg。由于华法林需要数天才能发挥全部作用，因此与肝素需至少重叠应用 5 天，当国际标准化比率（INR）达到 2.5（2.0 ～ 3.0）时，或 PT 延长至正常值的 1.5 ～ 2.5 倍时，持续至少 24 小时，方可停用肝素，单用华法林抗凝治疗，根据 INR 或 PT 调节其剂量。

抗凝治疗的持续时间因人而异。一般口服华法林的疗程至少为 3 个月。部分病例的危险因素短期可以消除，例如服雌激素或临时制动，疗程可能为 3 个月即可；对于栓子来源不明的首发病例，需至少给予 6 个月的抗凝；对复发性 VTE、或危险因素长期存在者，抗凝治疗的时间应更为延长，达 12 个月或以上，甚至终生抗凝。

妊娠期间可用肝素或低分子肝素治疗。产后和哺乳期妇女可以服用华法林。

华法林的主要并发症是出血。华法林所致出血可以用维生素 K 拮抗。华法林有还可能引起血管性紫癜，导致皮肤坏死，多发生于治疗的前几周。

5. 新型抗凝药物 包括直接凝血酶抑制剂阿加曲班、达吡加群酯以及直接 Xa 因子抑制剂利伐沙班、阿哌沙班等。

（三）溶栓治疗

主要适用于高危（大面积）PTE 病例（有明显呼吸困难、胸痛、低氧血症等）。对于部分中危（次大面积）PTE，若无禁忌证可考虑溶栓，次大面积 PTE 的溶栓适应证仍有待确定。对于血压和右心室运动功能均正常的低危病例，不宜溶栓。溶栓的时间窗一般定为 14 天以内，但若近期有新发 PTE 征象可适当延长。溶栓应尽可能在 PTE 确诊的前提下慎重进行。对有明确溶栓指征的病例宜尽早开始溶栓。

溶栓治疗的绝对禁忌证包括：活动性内出血和近期自发性颅内出血。相对禁忌证包括：2 周内的大手术、分娩、有创检查如器官活检或不能压迫止血部位的血管穿刺；10 天内的胃肠道出血；15 天内的严重创伤；1 个月内的神经外科或眼科手术；难于控制的重度高血压（收缩压 > 180mmHg，舒张压 > 110mmHg）；3 个月内的缺血性脑卒中；创伤性心肺复苏；血小板计数 < 100×10^9/L；抗凝过程中（如正在应用华法林）；心包炎或心包积液；妊娠；细菌性心内膜炎；严重肝、肾功能不全；糖尿病出血性视网膜病变；高龄（年龄 > 75 岁）等。对于致命性大面积 PTE，上述绝对禁忌证亦应被视为相对禁忌证。

溶栓治疗的主要并发症是出血。最严重的是颅内出血，发生率约 1% ～ 2%，发生者近半数死亡。用药前应充分评估出血的危险性，必要时应配血，做好输血准备。溶栓前宜留置外周静脉套管针，以方便溶栓中取血监测，避免反复穿刺血管。

常用的溶栓药物有尿激酶（UK）、链激酶（SK）和重组组织型纤溶酶原激活剂（rt-PA）。溶栓方案与剂量：①尿激酶：2 小时溶栓方案：按 20000IU/kg 剂量，持续静脉滴注 2 小时；另可考虑负荷量 4400IU/kg，静脉注射 10 分钟，随后以 2200IU/（kg·h）持续静脉滴注 12 小时。②链激酶：负荷量 250000IU，静脉注射 30 分钟，随后以 100000IU/h 持续静脉滴注 24 小时。链激酶具有抗原性，故每药前需肌肉注射苯海拉明或地塞米松，以防止过敏反应。链激酶 6 个月内不宜再次使用。③ rt-PA：50mg 持续静注 2 小时。

使用尿激酶、链激酶溶栓期间不同时使用肝素治疗；但以 rt-PA 溶栓，在 rt-PA 注射结束后即可使用肝素。

溶栓治疗后，应每 2 ～ 4 小时测定一次 APTT，当其水平降至正常值的 2 倍（< 60 秒）时，即应启动规范的肝素治疗。

（四）肺动脉导管碎解和抽吸血栓

对于肺动脉主干或主要分支的高危（大面积）PTE，并存在以下情况者：溶栓治疗禁忌；经溶栓或积极的内科治疗无效；或在溶栓起效前（在数小时内）很可能会发生致死性休克。如果具备相当的专业人员和技术，可采用导管辅助去除血栓（导管碎解和抽吸肺动脉内巨大血栓），一般局部小剂量溶栓和机械碎栓联合应用。

（五）肺动脉血栓摘除术

风险大，病死率高，需要较高的技术条件，仅适用于经积极的内科治疗或导管介入治疗无效的紧急情况，如致命性肺动脉主干或主要分支堵塞的高危（大面积）PTE，有溶栓禁忌证，或在溶栓起效前（在数小时内）很可能会发生致死性休克。

（六）放置腔静脉滤器

对于急性 PTE 合并抗凝禁忌的患者，为防止下肢深静脉大块血栓再次脱落阻塞肺动脉，可考虑放置下腔静脉滤器。对于上肢 DVT 病例，还可应用上腔静脉滤器。置入滤器后如无禁忌证（出血风险去除），建议常规抗凝治疗，定期复查有无滤器上血栓形成。

（七）CTEPH 的治疗

口服华法林抗凝治疗，根据 INR 调整剂量，维持 INR 2 ～ 3。若阻塞部位处于手术可及的肺动脉近端，可考虑行肺动脉血栓内膜剥脱术；反复下肢深静脉血栓脱落者，可放置下腔静脉滤器。

九、预防

早期识别危险因素并早期进行预防是防止 VTE 发生的关键。对存在发生 DVT-PTE 危险因素的病例，宜根据临床情况采用相应的预防措施。主要方法有：①机械预防措施，包括梯度加压弹力袜、间歇充气压缩泵和静脉足泵等；②药物预防措施，包括低分子肝素，磺达肝癸钠、低剂量普通肝素、华法林等。对重点高危人群，应根据病情轻重、年龄、是否合并其他危险因素等来评估发生 DVT-PTE 的危险性以及出血的风险，给予相应的预防措施。

$$（李　云）$$

第七节　呼吸支持技术

一、氧疗

通过增加吸入氧浓度来纠正患者缺氧状态的治疗方法即为氧气疗法（简称氧疗）。合理的氧疗使体内可利用氧明显增加，并可减少呼吸做功，降低缺氧性肺动脉高压。

（一）适应证

一般而言，只要 PaO_2 低于正常即可氧疗，但在实践中往往采取更严格的标准。对于成年患者，特别是慢性呼吸衰竭患者，$PaO_2 < 60mmHg$ 是比较公认的氧疗指征。而对于急性呼吸衰竭患者，氧疗指征应适当放宽。

1. 不伴 CO_2 潴留的低氧血症　此时患者的主要问题为氧合功能障碍，而通气功能基本正常。可予较高浓度吸氧（≥ 35%），使 PaO_2 提高到 $60mmHg$ 或 SaO_2 达 90% 以上。

2. 伴明显 CO_2 潴留的低氧血症　对低氧血症伴有明显 CO_2 潴留者，应予低浓度（< 35%）持续吸氧，控制 PaO_2 于 $60mmHg$ 或 SaO_2 于 90% 或略高。

（二）吸氧装置

其他氧疗方式还有机械通气氧疗、高压氧疗、气管内给氧或氦 - 氧混合气吸入等，除机械通气氧疗和高压氧疗外，其他方式在临床上使用相对较少。

（三）注意事项

①避免长时间高浓度吸氧（$FiO_2 > 0.5$），防止氧中毒；②注意吸入气体的湿化；③吸氧装置需定期消毒；④注意防火。

二、人工气道的建立与管理

在危重症急救治疗工作中维持呼吸道通畅，保持足够的通气和充分的气体交换，以防止呼吸道并发症及呼吸功能不全，是关系到重要器官功能保障和救治能否取得成功的重要环节。

（一）建立人工气道的目的

①解除气道梗阻；②及时清除呼吸道内分泌物；③防止误吸；④严重低氧血症和高碳酸血症时施行正压通气治疗。

（二）建立人工气道的方法

1. 气道紧急处理：紧急情况下，应首先保证患者有足够的通气及氧供，而不是一味地强求气管插管。在某些情况下，一些简单的方法能起到重要作用，甚至可以免除紧急情况下的气管插管，如迅速清除呼吸道、口咽部分泌物和异物，头后仰，托起下颌，放置口咽通气道，用简易呼吸器经面罩加压给氧等。

2. 人工气道建立方式的选择：气道的建立分为喉上途径和喉下途径。喉上途径主要是指经口或经鼻气管插管，喉下途径是指环甲膜穿刺或气管切开。

3. 插管前的准备：喉镜、简易呼吸器、气管导管、负压吸引等设备。应先与家属交代清楚可能发生的意外，对插管的必要性和危险性取得理解和一致认识。

4. 插管操作方法　有经口腔和鼻腔的插管术，具体操作方法见麻醉学。

5. 插管过程的监测　监测基础生命征：如呼吸状况、血压、心电图、SpO_2 及呼气末二氧化碳（$ETCO_2$），对于确定气管导管是否插入气管有重要价值。

（三）气管插管的并发症

1. 动作粗暴可致牙齿脱落，或损伤口鼻腔和咽喉部黏膜，引起出血，或造成下颌关节脱位。

2. 浅麻醉下进行气管插管，可引起剧烈咳嗽或喉、支气管痉挛。有时由于迷走神经过度兴奋而产生心动过缓、心律失常，甚至心脏骤停。有时也会引起血压剧升。

3. 导管过细使呼吸阻力增加，甚至因压迫、扭曲而使导管堵塞。导管过粗则容易引起喉头水肿。

4. 导管插入过深误入一侧支气管内，可引起另一侧肺不张。

（四）人工气道的管理

固定好插管，防止脱落移位。详细记录插管的日期和时间、插管型号、插管外露的长度、气囊的最佳充气量等。在拔管及气囊放气前必须清除气囊上滞留物，以防止误吸、呛咳及窒息。对长期机械通气患者，注意观察气囊有无漏气现象。每日定时口腔护理，以预防由于口腔病原菌而引起的呼吸道感染。做好胸部物理治疗。注意环境消毒隔离。

三、机械通气

机械通气是在患者自然通气和（或）氧合功能出现障碍时，运用器械（主要是呼吸机）使患者恢复有效通气并改善氧合的技术方法。

（一）适应证

①通气功能障碍为主的疾病，包括阻塞性通气功能障碍（如 COPD 急性加重、哮喘急性发作等）和限制性通气功能障碍（如神经肌肉疾病、间质性肺疾病、胸廓畸形等）；②换气功能障碍为主的疾病，如 ARDS、重症肺炎等。

（二）禁忌证

随着机械通气技术的进步，现代机械通气已无绝对禁忌证，相对禁忌证仅为气胸及纵隔气肿未行引流者。

（三）常用通气模式及参数

控制通气用于无自主呼吸或自主，吸极微弱的患者，辅助通气模式用于有一定自主呼吸但尚不能满足需要的患者。常用通气模式包括控制通气（control mechanical ventilation，CMV）、辅助通气（assist mechanical ventilationi，AMV）、辅助-控制通气（A-CV）、同步间歇强制通气（synchronized intermittent mandatory ventilation，SIMV）、压力支持通气（pressure support ventilation，PSV）、双相气道正压（biphasic positive airway pressure，BIPAP）等。

（四）并发症

机械通气的并发症主要与正压通气和人工气道有关。

1. 呼吸机相关肺损伤（ventilator associated lung injury，VALI）包括气压-容积伤、剪切伤和生物伤。

2. 血流动力学影响 胸腔内压力升高，心输出量减少，血压下降。

3. 呼吸机相关肺炎（ventilator associated pneumonia，VAP）。

4. 气囊压迫致气管-食管瘘。

（五）撤机

由机械通气状态恢复到完全自主呼吸需要一个过渡过程，这个过程即为撤机。撤机前应基本去除呼吸衰竭的病因，改善重要器官的功能，纠正水电解质酸碱失衡。可以 T 型管、SIMV、PSV 和有创-无创序贯通气等方式逐渐撤机。

（六）无创机械通气

近年来，无创正压通气已从传统的主要治疗阻塞型睡眠呼吸暂停低通气综合征（OSAHS），扩展为治疗多种急、慢性呼吸衰竭，在 COPD 急性加重早期、COPD 的有创-无创序贯通气、急性心源性肺水肿、免疫力低下患者和术后预防呼吸衰竭以及家庭康复（home care）等的治疗方面有良好效果。具有双水平气道正压（bi-level positive airway pressure，BiPAP）功能的无创呼吸机性能可靠，操作简单，在临床较为常用。

（七）其他通气技术

高频通气（HFV）、液体通气（LV）、气管内吹气（TGI）、体外膜氧合（ECMO）等技术，亦可应用于急性呼吸衰竭的治疗。

·············（焦建华）

第二章　心力衰竭

心力衰竭是各种心脏疾病导致心功能不全的一种综合征，绝大多数情况下是指心肌收缩力下降使心排血量不能满足机体代谢的需要，器官、组织、血液灌注不足，同时伴有肺循环和（或）体循环淤血的表现。故又称为充血性心力衰竭。心力衰竭是临床上极为常见的危重症，是各种心脏疾患的终末阶段。

近年来，由于一些重要的心血管疾病（如冠心病、高血压等）的治疗水平提高，人群年龄老化，患者的存活时间延长，导致心力衰竭发病率升高。65 岁以上老年人住院最常见的原因就是心力衰竭（简称心衰）。其 5 年存活率与恶性肿瘤相仿，据我国 50 家医院住院病例调查，心力衰竭住院率只占同期心血管病的 20%，但死亡率却占 40%，提示预后不良。

（一）心力衰竭的分类

目前，心力衰竭尚无统一的分类，通常有以下几种方法。

1. 按发病的缓急分类　可分为慢性心力衰竭和急性心力衰竭。慢性心力衰竭常称为充血性心力衰竭，有代偿性心脏扩大或肥厚及其他代偿机制参与；急性心力衰竭是由于急性的严重心肌损害或突然加重的负荷使心功能正常或处于代偿期的心脏短时间内发生衰竭。在疾病的发展过程中，慢性心力衰竭可急性加剧，同样，急性心力衰竭经治疗后亦可演变为慢性心力衰竭。

2. 按主要受累心腔的部位不同分类　可分为左心衰竭、右心衰竭和全心衰竭。左心衰竭指左心代偿功能不全而发生的心力衰竭，临床上较为常见，以肺循环淤血为特点；单纯的右心衰竭主要见于肺源性心脏病及某些先天性心脏病，以体循环淤血为特征；左心衰竭后导致肺动脉高压，右心负荷增加，长时间后导致右心衰竭者，称为全心衰竭。

3. 根据心排血量属于绝对降低抑或相对不足分类　可分为低排血量型心力衰竭和高排血量型心力衰竭，后者虽心排血量比一般人高，但仍不能满足机体的代谢需要，属相对不足。

4. 按心力衰竭时收缩与舒张功能的改变分类　可分为收缩功能障碍性心力衰竭与舒张功能障碍性心力衰竭，若两种功能障碍同时存在，称为混合型。收缩功能障碍，心排血量降低并有阻性充血的表现即为收缩性心力衰竭，也是临床上最常见的心力衰竭。舒张性心力衰竭常见于高血压、冠心病的某一阶段，当收缩期射血功能尚未降低时，左心室舒张末压增高，肺循环出现高压和淤血，即为舒张性心功能不全。

（二）心功能的分级

将心力衰竭患者按心功能情况予以分级可大体上反应病情的严重程度，指导治疗措施的选择及对预后的判断有很大意义。目前通用的是美国纽约心脏病协会（NYHA）1928 年提出的一项分级方案，主要根据患者自觉活动能力划分为四级。Ⅰ级：患者有心脏病但体力活动不受限制，平时一般体力活动不引起疲乏、心悸、呼吸困难或心绞痛。Ⅱ级：心脏病患者的体力活动受到轻度限制，休息时无自觉症状，但平时一般活动下可出现疲乏、心悸、呼吸困难和心绞痛。Ⅲ级：心脏病患者的体力活动明显受限，小于平时一般体力活动即引起上述症状。Ⅳ级：心脏病患者不能从事任何体力活动。休息状态下也出现心力衰竭的症状，体力活动后加重。

第一节 慢性充血性心力衰竭

慢性充血性心力衰竭是大多数心血管疾病的最终归宿，临床上以左心衰竭较常见，单纯右心衰竭较少见。左心衰竭后继发右心衰竭以及由于严重广泛心肌疾病导致左右心同时衰竭者临床上也较常见。

一、救治流程

1. 症状　呼吸困难、乏力等。包括劳累性呼吸困难、夜间阵发性呼吸困难及端坐呼吸。

2. 病史　高血压、冠心病、心脏瓣膜病等基础心脏疾病。

3. 体征　颈静脉怒张、肺部湿啰音、肝脾增大及双下肢指凹性水肿等。

4. 急救措施　①吸氧；②建立静脉通路：快速利尿，纠正血压及心律失常，减轻心脏负荷，必要时洋地黄及正性肌力药物治疗。

5. 辅助检查　①X线检查；②超声心动图检查；③心电图；④放射性核素心血池显影；⑤有创血流动力学检查；⑥冠状动脉造影；⑦血浆脑利钠肽和心房利钠肽。

6. 诊断　心力衰竭的临床症状是诊断心力衰竭的重要依据。左心衰竭引起的肺瘀血所致呼吸困难，右心衰竭所致体循环淤血引起的颈静脉怒张、肝大、水肿等是诊断心力衰竭的重要依据。

7. 制订详细的治疗方案　①一般治疗（对症治疗）；②针对病因及诱因的治疗；③改善预后药物的治疗；④其他治疗：如CRT、CRT-D等。

二、救治关键

（一）病情判断

1. 左心衰竭

（1）左心衰竭临床症状：以肺循环淤血和心排血量降低为主要表现。

1）肺循环充血：当患者出现左心衰竭时，可引起不同程度的肺循环充血，主要表现为程度不同的呼吸困难和肺水肿。①呼吸困难：心力衰竭时出现呼吸困难，表明患者已有明显的肺循环淤血。依其发生机制和程度不同，呼吸困难可表现为：劳力性呼吸困难、夜间阵发性呼吸困难、端坐呼吸。②咳嗽、咳痰、咯血：是由于支气管黏膜和肺泡淤血所致。开始常于夜间发生，采取坐位或立位时咳嗽减轻，以白色浆液性泡沫样痰为其特点，偶可见痰中带血丝。长期慢性淤血导致肺静脉压力增高，肺循环和支气管血液循环之间形成侧支，导致支气管黏膜下血管扩张，一旦破裂则引起大咯血。③肺水肿：当慢性心力衰竭急性加重或发生急性左心衰竭时，患者表现为强迫坐位、面色灰白、大汗、烦躁、咳嗽、咳粉红色泡沫样痰等症状。常由于心肌收缩力突然严重减弱，心排血量急剧减少，肺静脉压快速升高，肺毛细血管压也随之升高，血管内液体渗入到肺间质和肺泡，形成肺水肿。

2）心排血量不足的表现：心力衰竭最具特征的血流动力学变化是心排血量绝对或相对减少，心力衰竭的初期由于代偿机制的启动，心排血量尚可维持在正常或相对正常的水平，随着病情的发展，心脏的储备功能逐渐被消耗，心排血量逐渐下降，机体出现一系列外周血液灌注不足的症状，甚至发生心源性休克。①皮肤黏膜苍白或发绀：心力衰竭时，由于心排血量不足，加上交感神经兴奋，周围血管收缩，皮肤的血液灌流减少，皮肤黏膜苍白，皮温降低，出冷汗等。②疲乏无力、头痛、眩晕、心悸：是由于心排血量降低，器官、组织灌注不足，能量供应障碍所致代偿性心率增快所致。由于中枢神经系统对缺氧十分敏感，心力衰竭时，心排血量减少，脑血流量下降，供氧不足，导致中枢神经功能紊乱，患者出现头痛、头晕、失眠、烦躁不安等症状。③少尿及肾功能损害症状：心力衰竭时，由于心排血量下降，交感神经兴奋，血流进行再分配时，肾血流量明显下降，患者出现夜尿、少尿甚至无尿，重者出现肾衰竭的症状；同时由于肾素 - 血管紧张素系统（RAS）被激活，醛固酮分泌增加，水钠重吸收增加，尿量减少。④心源性休克：当出现急性、严重的心力衰竭时，机体来不及充分动员代偿机制（血容量增加、心率增快、外周血管收缩等），心排血量骤减，动脉血压也随之下降，重者出现心源性休克的症状。

（2）体征

1）肺部湿性啰音：由于肺毛细血管压力增高，液体可渗出到肺泡而出现湿性啰音。随病情的逐渐加重，肺部湿性啰音可从局限于肺底部到全肺，重者伴有哮鸣音，患者如取侧卧位则下垂的部位啰音较多。

2）心脏体征：除基础心脏病的体征外，慢性左心衰竭患者一般均有心脏扩大，肺动脉瓣第二心音亢进及舒张期奔马律。

2. 右心衰竭　右心衰竭以体循环瘀血为主要表现，表现为体循环过度充盈，压力增高，内脏器官充血、水肿等。

（1）临床症状

1）消化道症状：胃肠道及肝淤血引起腹胀、食欲缺乏、恶心、呕吐等是右心衰竭最常见的临床症状。

2）呼吸困难：在左心衰竭的基础上发生右心衰竭，由于肺淤血症状减轻，从而使原有的呼吸困难症状减轻。由先天性分流性疾病或肺部疾病所致的单纯右心衰竭，也均有明显的呼吸困难。

（2）体征：由于右心衰竭，静脉回流障碍，造成体循环静脉系统大量血液淤积，压力升高。患者出现颈静脉怒张、肺循环时间延长、肝颈静脉回流征阳性等表现。

1）水肿：右心衰竭时体循环静脉淤血，体循环静脉压增高，水钠缩留，导致液体外渗入体腔、组织间隙，造成胸腔积液、腹水、皮下水肿等。皮下水肿首先出现于身体最低垂的部位，起床活动者水肿在足、踝及胫前较明显，常为对称性指凹性水肿，尤以下午为著，随病情加重而呈上行性发展；卧床（仰卧）患者，则以骶部和大腿内侧水肿较显著。

2）颈静脉征：颈静脉搏动增强、充盈、怒张，是右心衰竭的主要特征，肝颈静脉回流征阳性则更具有特征性。

3）肝大及肝功能异常：主要见于慢性右心衰竭，体循环淤血静脉压升高，肝静脉压也随之升高，肝小叶中央区淤血，肝窦扩张、出血及周围组织水肿，导致肝大。增大的肝牵张肝包膜，引起疼痛，触摸时引起明显压痛。持续慢性的肝淤血可导致肝细胞变性坏死、纤维化（心源性硬化），造成肝功能进一步恶化。

4）心脏体征：除基础心脏病的相应体征外，右心衰竭时可由于右心室显著扩大，剑突下可见到明显搏动，并可出现相对性三尖瓣关闭不全的舒张期反流性杂音。

5）发绀：单纯右心衰竭所致者发绀多为周围性，出现在肢体的下垂部分及身体的周围部位，全心衰竭者，发绀呈混合性，即中心性发绀和周围性发绀同时存在。

3. 全心衰竭 全心衰竭可同时表现为左右心衰竭的临床特点，常因右心衰竭存在往往使肺淤血征不严重，左心衰竭主要表现为心排血量减少的症状和体征。

（二）急诊检查

1. X线检查 心影大小及外形可为心脏病的病因诊断提供重要的参考资料，并且根据心脏扩大的程度和动态改变也能间接了解心脏功能状态。左心衰竭时，X线检查可发现左心室或左心房扩大，可出现肺淤血、间质性肺水肿、肺泡性肺水肿等肺静脉压增高的表现。Kerley B线是肺野外侧清晰可见的水平线状影，是肺小叶间隔内积液的表现，是慢性肺淤血的特征性表现。右心衰竭继发于左心衰竭者，X线检查心脏向两侧扩大。单纯右心衰竭者右心房、右心室扩大，肺野清晰。慢性肺心病引起的右心衰竭有肺气肿、肺纹理粗乱及支气管感染征象。

2. 超声心动图检查（UCG）

（1）能更准确的提供各心腔大小、心脏瓣膜结构及功能情况；诊断心包、心肌和瓣膜疾病。

评价心功能：①收缩功能：以左心室射血分数（LVEF）表示，正常LVEF值大于50%，LVEF小于40%一般可认为具有左心室收缩功能不良。②舒张功能：超声多普勒是临床上最实用的判断舒张功能的方法，心动周期中舒张早期心室充盈的最大速度值为E峰，舒张晚期心室充盈最大值为A峰，E/A正常人不应小于1/2，中青年人更大。舒张功能不全时E峰下降，A峰增高，E/A降低。③为评价治疗效果提供客观指标。

3. 心电图（ECG） 心电图异常在心力衰竭患者中很常见，可以协助发现以往发生的心肌梗死、左心室肥厚、广泛心肌损害或心律失常。临床上用于协助诊断。

4. 放射性核素检查 放射性核素心血池显影，有助于判断心室腔大小，及通过收缩末期和舒张末期容积计算EF值，同时还可通过记录放射活性－时间曲线计算左心室舒张期最大充盈速率，反映心脏舒张功能。核素心肌灌注显像可诊断心肌缺血和心肌梗死，对鉴别扩张性心肌病和缺血性心肌病有一定帮助。

5. 有创血流动力学检查 目前对心力衰竭患者的血流动力监测多采用漂浮导管在床边进行，经静脉插管直至肺小动脉，测定各部位的压力及血液氧含量，计算心指数（CI）和肺小动脉楔压（PGWP），直接反应左心功能。正常时 $CI > 2.5L$（min·m^2）；$PCWP < 12mmHg$。

6. 冠状动脉造影 对有心绞痛或既往有心肌梗死患者需血管重建者或怀疑有冠心病者应行冠状动脉造影，也可协助鉴别缺血性和非缺血性心肌病。

（三）治疗关键

心力衰竭的治疗应不仅缓解临床心力衰竭患者的症状，还要防止和延缓心力衰竭的发生，改善其长期预后和降低死亡率。为此，必须从长计议，采取综合治疗措施，包括对各种可能导致心功能受损的危险因素如冠心病、高血压、糖尿病的早期治疗，调节心律失常的代偿机制，减少其负面效应，如拮抗神经体液因子的过分激活，阻止心肌重塑的进展。对临床心力衰竭患者除缓解临床症状外，还应达到以下目的：①提高运动耐量，改善生活质量；②阻止或延缓心肌进一步损害；③降低死亡率。

三、救治方案

（一）一般治疗

1. 去除病因　包括基本病因和诱发因素两方面。

（1）治疗基础疾病：所有心力衰竭患者均应该对导致心力衰竭的基础疾病进行治疗。原发性心瓣膜病并心力衰竭的患者 NYHA 心功能 II 级及以上者，主动脉瓣疾病有晕厥或心绞痛患者均应行瓣膜修补术或换瓣术。缺血性心肌病心力衰竭患者伴心绞痛、左心室功能低下，但证实有存活心肌者，行冠状动脉血管重建术可望改善心功能。其他，如甲状腺功能亢进症导致的心力衰竭要对甲亢进行治疗，维生素缺乏者补充维生素。

（2）控制诱因：控制感染，治疗心律失常特别是心房颤动并快速心室率，纠正贫血、电解质紊乱，注意是否并发肺栓塞等诱发心力衰竭的因素。

2. 改善生活方式

（1）戒烟、戒酒、肥胖患者减轻体重。控制高血压、糖尿病、高血脂，低盐低脂饮食。重度心力衰竭患者应限制入量，每日称体重以早期发现液体潴留。

（2）鼓励患者作动态运动。重度心力衰竭患者可床边小坐，其他不同程度的心力衰竭患者，可每日多次步行，每次 3～5 分钟。心力衰竭稳定、心功能较好者，可在专业人员监护下进行症状限制性有氧运动，如步行每周 3～5 次，每次 20-30 分钟。

（3）在呼吸道疾病流行或冬春季节，可给予抗流感、肺炎球菌疫苗以预防感染。

（4）注意避免应用以下药物：非甾体抗炎药物，如吲哚美辛、I 类抗心律失常药物及钙离子通道阻滞剂。

（二）药物治疗

1. 利尿剂　利尿剂是心力衰竭治疗中最常用的药物。通过排钠、排水减少静脉回流，减轻肺淤血，降低心脏前负荷，对减轻水肿有十分显著的效果。与其他治疗心力衰竭的药物相比，利尿剂能更快地缓解心力衰竭症状，使肺水肿和外周水肿在数小时或数日内消退。因此，对所有心力衰竭患者，有液体潴留的证据或原先有过液体潴留者，均应给予利尿剂。

（1）常用的利尿剂有噻嗪类利尿剂、袢利尿剂、保钾利尿剂。

1）噻嗪类利尿剂：以氢氯噻嗪为代表，作用于远曲肾小管，抑制钠的重吸收，由于钠 - 钾交换，钾的重吸收也减少。噻嗪类为中效利尿剂，轻度心力衰竭者可首选此药。每次 25mg，每周 2 次或隔日 1 次。重症者每日可增至 50～100mg，分 2～3 次服用，同时注意补钾。噻嗪类利尿剂可抑制尿酸排泄，引起高尿酸血症，干扰糖及胆固醇代谢，长期应用要注意监测。

2）袢利尿剂：以呋塞米为代表，作用于亨氏袢的升支，在排钠的同时也排钾，属强效利尿剂。口服 20mg，2～4 小时达高峰，对重度心力衰竭患者用量可增至每次 100mg，每日 2 次，效果仍然不佳者可静脉应用。低血钾是这类药物的主要副作用，应注意补钾。

3）保钾利尿剂：可能产生高血钾。常用的有：①螺内酯（安体舒通）：作用于远曲小管，干扰醛固酮的作用，使钾离子吸收增加，同时排钠利尿，但是利尿效果不强。常与噻嗪类或袢利尿剂合用，能加强利尿并减少钾的丢失。②氨苯蝶啶：直接作用于肾远曲小管，排钠保钾，利尿作用不强。常与排钾利尿剂合用起到保钾作用，每次 50 ～ 100mg，每日 2 次。③阿米诺利：作用机制与氨苯蝶啶相似，利尿作用较强，保钾作用较弱。可单独用于轻型心力衰竭患者。每次 5 ～ 10mg，每日 2 次。

（2）心力衰竭时利尿剂的应用要点

1）所有心力衰竭者，有液体潴留的证据或原来就有液体潴留者，均应给予利尿剂，NYHA 心功能 I 级者一般不需应用利尿剂。

2）应用利尿剂后症状得到控制，临床状态稳定，亦不能将利尿剂作为单一治疗。一般应与 ACE 抑制剂和 β_2 受体阻滞剂联合应用。氢氯噻嗪适用于轻度液体潴留、肾功能正常的心力衰竭患者，如有显著液体潴留，特别当有肾功能损害时，宜选用袢利尿剂，如呋塞米。

3）利尿剂通常从小剂量开始（氢氯噻嗪 25mg/d，呋塞米 20mg/d），逐渐加量。氢氯噻嗪 100mg/d 已达最大效应，呋塞米剂量不受限制。

4）一旦病情控制（肺部啰音消失、水肿消退、体重稳定），即可应用最小剂量长期维持，一般需无限期使用。在长期维持期间，仍应根据液体潴留情况随时调整剂量。

5）每日体重的变化是监测利尿剂应用效果和调整利尿剂剂量的指标。

6）利尿剂用量不当有可能改变其他治疗心力衰竭药物的疗效和不良反应。如利尿剂用量不足致液体潴留可减弱 ACEI 的疗效和增加 β 受体阻滞剂治疗的危险。反之，剂量过大引起血容量减少，可增加 ACEI 和血管扩张剂的低血压反应及 ACEI 和 Ang II 受体阻滞剂出现肾功能不全的危险。

7）在应用利尿剂过程中，如出现低血压和氮质血症而患者已无液体潴留，则可能是利尿过量、血容量减少所致，应减少利尿剂剂量。如患者有持续液体潴留，则低血压和氮质血症很可能是心力衰竭恶化、终末器官灌注不足的表现，应继续利尿，并短期使用能增加肾灌注的药物，如多巴胺和多巴酚丁胺。

8）出现利尿剂抵抗时（常伴有心力衰竭恶化），可用以下方法：①静脉给予利尿剂，如呋塞米持续静脉滴注（1 ～ 5mg/h）；②两种或两种以上利尿剂联合应用；③应用增加肾血流的药物，如短期应用多巴胺或多巴酚丁胺 2 ～ 5g/（kg·min）。

2. 血管扩张剂的应用　心力衰竭时由于各种代偿机制的作用，周围循环阻力增加，心脏的前负荷也增加。因此，扩张血管疗法能改善心力衰竭患者的血流动力学，减轻心脏的前后负荷。

（1）小静脉扩张剂：小静脉是容量血管，即使轻微扩张也能使有效循环血量减少，降低回心血量。随回心血量的减少，左心室舒张末压及肺循环压下降，肺淤血减轻。单纯扩张小静脉的药物不多，临床上以硝酸盐制剂为主。其剂型包括速效的硝酸甘油、硝酸甘油口腔喷雾剂及硝酸异山梨酯口腔喷雾剂等；中效类的硝酸异山梨酯和中长效的单硝酸山梨醇酯，以及长效的硝酸甘油软膏、硝酸甘油皮肤喷剂、硝酸甘油贴片及单硝酸山梨醇酯缓释制剂等。

（2）小动脉扩张剂：使周围循环阻力下降，左心室射血功能改善，LVEF 及心排血量均能提高，有利于降低心室的前后负荷。同时，左心室舒张末压及相应的肺血管压力也下降，肺淤血改善。扩张小动脉的药物很多，如受体阻滞剂（哌唑嗪、乌拉地尔）等，直接舒张血管平滑肌的制剂，如肼苯哒嗪、硝酸盐制剂、钙离子通道阻滞剂及 ACEI 等。

3. ACE 抑制剂（ACEI） ACE 抑制剂不仅具有抑制血管紧张素 I 转变为血管紧张素 II，抑制 Ang II 产生，从而扩张血管作用，还抑制醛固酮产生。在治疗慢性心力衰竭患者主要通过两个机制：①抑制肾素 – 血管紧张素系统（RAS）；②作用于激肽酶 II，抑制缓激肽降解，提高缓激肽水平。ACEI 不仅抑制循环的 RAS，还抑制组织的 RAS，研究表明，组织 RAS 在心肌重塑中起重要作用。而且缓激肽降解减少可引起扩血管的前列腺素生成增多和抗增生效果。许多大型的临床试验证实 ACEI 能延缓心室重塑，防止心室扩大的发展包括无症状心力衰竭患者。这些临床试验奠定了 ace 抑制剂作为心力衰竭治疗的基石和首选药物的地位。

（1）适应证：①所有左心室收缩功能不全（LVEF ＜ 40% 患者），均可应用 ACEI，除非有禁忌证或不能耐受者，无症状的左心室收缩功能不全（NYHA 心功能 I 级）患者亦应使用，可预防和延缓心力衰竭，伴有液体潴留者应与利尿剂合用；②适用于慢性心力衰竭（轻、中、重）患者的长期治疗，不能用于"抢救"急性心力衰竭或难治性心力衰竭正在静脉用药者。

（2）ACE 抑制剂的禁忌证

1）绝对禁用 ACE 抑制剂的情况：以往使用血管紧张素转换酶抑制剂曾经出现过威胁生命的不良反应（如血管神经性水肿或无尿性肾衰竭）；妊娠患者。

2）慎用 ACE 抑制剂情况：①双侧肾动脉狭窄；②血肌酐水平显著升高（＞265μmol/L）；③高钾血症（＞ 5.5mmol/L）；④血压较低，收缩压＜ 90mmHg。低血压患者需经其他处理，待血流动力学稳定后再决定是否应用。

（3）ACE 抑制剂的应用方法

1）起始剂量和递增方法：治疗前应注意利尿剂已维持在最合适的剂量，因液体灌留可减弱 ACE 抑制剂的疗效，而容量不足又可加剧 ACE 抑制剂的不良反应。从小剂量起始，逐渐递增，直至达到目标剂量（表 2-1），一般每隔 3 ～ 7 日剂量倍增一次，剂量调整的快慢取决于每个患者的临床情况。

表 2-1　2002 年中国慢性心力衰埸治疗建议使用的 ACE 抑制剂及剂量

药　　物	起始剂量	目标剂量
卡托普利	6.25mg, tid	25 ～ 50mg, tid
伊那普利	2.5mg, qd	10mg, bid
培哚普利	2mg, qd	4mg, qd
雷米普利	1.25 ～ 2.5mg, qd	2.5 ～ 5mg, qd
苯那普利	2.5mg, qd	5 ～ 10mg, bid
福辛普利	2.5mg, qd	5 ～ 10mg, bid
西拉普利	0.5mg, qd	1 ～ 2.5mg, qd
赖诺普利	2.5mg, qd	5 ～ 20mg, qd

2）ACE 抑制剂种类很多，目前已有的证据表明，ACE 抑制剂治疗慢性收缩性心力衰竭是一类药物的效应，各种 ACE 抑制剂对心力衰竭患者的症状、临床状况、死亡

率或疾病进展均无差别。各种 ACE 抑制剂药理学的差别，如组织选择性、ACE 结合部位、短或长效等，对临床影响不大。因此在临床实践中，各种 ACE 抑制剂均可应用。

4. β 受体阻滞剂肾上腺素能受体通路的过度激活对心脏有害。随机对照临床研究证实，对收缩功能障碍（LVEF ＜ 45%），NYHA 分级主要是 Ⅱ、Ⅲ 级，长期治疗慢性心力衰竭能改善临床情况、左心室功能，降低死亡率和住院率。

目前有证据用于心力衰竭的 β 受体阻滞剂有选择性 β 受体阻滞剂，如美托洛尔、比索洛尔，兼具有 β_1、β_2 和 α_1 受体阻滞作用的制剂，如卡维地洛、奈必洛尔。

（1）适应证：所有 NYHA 心功能 Ⅱ、Ⅲ 级患者病情稳定，LVEF ＜ 40%，均是应用 β 受体阻滞剂的指征，除非有禁忌证或不能耐受。β 受体阻滞剂如能早期应用，有可能防止死亡，因此应尽早开始应用。并且，应在 ACEI 和利尿剂基础上加用 β 受体阻滞剂，洋地黄亦可应用。病情不稳定或 NYHA 心功能 Ⅳ 级患者，一般不用 β 受体阻滞剂。但 NYHA 心功能 Ⅳ 级患者，如病情已稳定，无液体潴留，体重恒定，且不需要静脉用药者，可考虑在严密监护下，由专科医师指导应用。

（2）禁忌证：支气管痉挛性疾病、心动过缓（心率 ＜ 60 次 / 分）、二度以上房室传导阻滞（除非已安装起搏器）、重度间歇性跛行者均不能应用。有明显液体潴留，需大量利尿者，暂时不能应用。

（3）具体应用的药物剂量及疗程：β 受体阻滞剂应用亦应从小剂量开始，每隔 2 ～ 4 周加量一次，达最大耐受量或目标剂量后长期维持。尽可能选择有大规模临床药物试验证据（A 级）的药物，参考用法如下表 2-2。

表 2-2　β 受体阻滞剂用法参考

β 受体阻滞剂	初始剂量（mg）	加量（mg）	靶剂量（mg）	滴定时间
比索洛尔	1.25	2.5，3.75，5，7.5，10	10	几周一月
缓释琥珀酸美	12.5/25	25，50，100，200	200	几周一月
卡维地洛	3.125	6.25，12.5，25，50	50	几周一月
奈必洛尔	1.25	2.5，5，10	10	几周一月

以上为靶剂量西方人群目标剂量，可作为参考，临床应根据患者血压、心率、水钠潴留情况等灵活掌握。

（4）β 受体阻滞剂的临床应用要点：①所有慢性收缩性心力衰竭，NYHA 心功能 Ⅱ、Ⅲ 级患者，LVEF ＜ 40%，病情稳定，均须应用 β 受体阻滞剂，除非有禁忌证或患者不能耐受。②应告知患者：症状改善常在治疗 2 ～ 3 个月后才出现，即使症状不改善，亦能防止疾病的进展；不良反应常发生在治疗早期，一般不妨碍长期用药。③β 受体阻滞剂不能用于"抢救"急性心力衰竭患者，包括难治性心力衰竭患者需要静脉给药者。NYHA 心功能 Ⅳ 级心力衰竭患者，需待病情稳定（4 日内未静脉用药，已无液体潴留且体重恒定）后，在严密监护下由专科医师指导应用。④β 受体阻滞剂的起始和维持治疗：已无明显液体潴留，体重恒定，利尿剂已维持在最合适剂量；必须从极小剂量开始（美托洛尔 12.5mg/d、比索洛尔 1.25mg/d、卡维地洛 3.125mg/d），每 2 ～ 4 周剂量加倍；达最大耐受量或目标剂量后长期维持，不按照患者的治疗反应来确定剂量。⑤择受体阻滞剂应用时的监测：低血压反应，特别是有 β 受体阻滞作用的制剂容易产生，一般在首剂或加量的 24-48 小时内发生，可将 ACE 抑制剂或扩血管剂减量或与 β

受体阻滞剂在每日不同时间使用，一般不将利尿剂减量；液体潴留和心力衰竭恶化，常在起始治疗 3～5 日体重增加，如不予以处理，常在 1～2 周后致心力衰竭恶化。应告知患者每日称体重，如有增加，立即加大利尿剂用量。心动过缓和房室传导阻滞，与 β 受体阻滞剂的剂量大小成正比，如心率＜55 次/分，或出现二、三度房室传导阻滞，应将 β 受体阻滞剂减量或停用。

5. 洋地黄制剂　洋地黄类药物的作用机制不仅限于增强心肌收缩力，降低窦房结的自律性，减慢房室传导从而减慢心室率（包括心房扑动和心房颤动时的心室率），还有利尿、降低心肌耗氧量等作用；对迷走神经的直接兴奋作用是洋地黄的独特的优点，可以对抗心力衰竭时交感神经兴奋作用。

（1）适应证：①以收缩功能不全为主，伴心脏明显扩大、室性奔马律，呈棄性心动过速或室上性快速心律失常的各种心力衰竭患者；②心律失常：可用于阵发性室上性心动过速、心房扑动、心房颤动伴快速心室率患者。如由心力衰竭引起的室性期前收缩、室性心动过速，可用强心苷控制心力衰竭后，室性心律失常亦可得到控制。

（2）禁忌证：①洋地黄中毒；②预激综合征合并快速型室上性心动过速、心房扑动、心房颤动；③室性心动过速（心力衰竭引起者除外）态窦房结综合征、Ⅱ度或高度房室传导阻滞；⑤低钾血症所致心律失常：因低钾易诱发洋地黄中毒，造成更严重的心律失常；⑥电转复术前 24 小时所见的各种心律失常需用电复律方法转复时，在复律 24 小时前应停用地高辛；⑦肥厚型梗阻性心肌病；心包缩窄；⑧具有窦性心律的单纯二尖瓣狭窄的风湿性心脏病；⑨急性心肌梗死：发生急性心肌梗死的 24 小时内一般不主张使用；⑩高动力循环性心力衰竭：甲亢、严重贫血、维生素缺乏等疾病所致心力衰竭，以治疗原发病、根除病因为主；⑪左心室舒张功能障碍并发心房颤动；⑫重症心肌炎既会引起心律失常又无明显疗效。

（3）临床常用的洋地黄类药物及其使用方法

1）地高辛：是目前临床上最常用的一种口服强心苷制剂。口服后约半小时由小肠上端吸收，1～2 小时浓度达高峰，半衰期为 1.5 日，主要以原形从肾排泄。目前多采用维持量疗法，即开始使用时即给予固定的维持量，每日 0.125～0.25mg，对于年龄超过 70 岁或肾功能受损者，地高辛宜用小剂量（每日 0.125mg），每日 1 次或隔日 1 次。必要时为了控制心房颤动时的心室率可采用较大剂量，但不宜作为窦性心律心力衰竭患者的治疗剂量。

2）毛花苷 C（去乙酰毛花苷）：最常用的快速强心苷药物。由于其在肠道的吸收率仅为 20%，所以只能静脉给药。每次 0.2～4mg，稀释后静脉注射，24 小时总量 0.8～1.2mg，注射后 10 分钟生效，1～2 小时达高峰，最大效力时间为 1～2 日，维持 3～6 日。主要由肾排泄。

3）毒毛花苷 K：亦为快速作用类，静脉注射后 5～10 分钟起效，5～1 小时达高峰，静脉用量每次 0.25mg，24 小时总量 0.5～75mg，用于急性心力衰竭时。

（4）洋地黄在治疗心力衰竭中的应用要点

1）地高辛应用的目的　在于改善收缩性心力衰竭患者的临床症状，应与利尿剂和 ACE 抑制剂及 β 受体阻滞剂联合应用。地高辛也可用于伴有快速心室率的心房颤动患者，尽管 β 受体阻滞剂可能对运动时心室率增加的控制更为有效。

2）地高辛没有明显的降低心力衰竭患者死亡率的作用，因而不主张早期应用。不推荐应用于 NYHA 心功能 I 级患者。

3）地高辛常用剂量 为每日 0.25mg。70 岁以上、肾功能减退者宜每日用 0.125mg，每日 1 次或隔日 1 次。

4）虽然有学者主张应用地高辛血清浓度测定指导选择地高辛的合适剂量，但尚无证据支持这一观点。

5）与传统观念相反，地高辛安全、耐受性良好。不良反应主要见于大剂量时，但大剂量对于心力衰竭治疗并不需要。

6）长期应用地高辛，剂量在一般认可的范围内，是否会产生不良的心血管作用，目前还不清楚。

6. 醛固酮拮抗剂 进一步抑制心力衰竭患者的肾素 - 血管紧张素系统作用的另一项措施就是阻断醛固酮的效应。心力衰竭患者短期应用 ACE 抑制剂时，可降低血醛固酮水平，但长期应用，血醛固酮水平却不能保持稳定、持续的降低，即所谓的醛固酮逃逸现象。因此，如果能在 ACE 抑制剂基础上加用醛固酮受体拮抗剂，能进一步抑制醛固酮的有害作用，可望有更大的益处。

螺内酯（安体舒通）为临床上常用的醛固酮受体拮抗剂。近年来的大样本临床研究也证明，小剂量（亚利尿剂量 20mg，每日 1～2 次）的螺内酯对抑制心血管的重构、改善慢性心力衰竭患者的远期预后有很好的作用。

7. 钙离子通道阻滞剂 由于缺乏支持钙离子通道阻滞剂的有效性的证据，该类药物不宜用于治疗心力衰竭。考虑用药的安全性，即使用于治疗心绞痛或高血压，在大多数的心力衰竭患者应避免使用大多数的钙离子通道阻滞剂。在现有的供临床应用的钙离子通道阻滞剂中，氨氯地平有临床试验显示长期用药的安全性，对生存率没有不利影响。

8. 环腺苷酸依赖正性肌力药物的应用 此类药物包括：①肾上腺素能激动剂：多巴酚丁胺；②磷酸二酯酶抑制剂：如米力农。这两种药物均通过提高细胞内 cAMP 水平而增加心肌收缩力，而且兼有外周血管扩张作用，短期应用均有良好的血流动力学效应。

目前临床试验结果显示长期应用，可使患者死亡率增加。故目前不主张对慢性心力衰竭患者长期、间歇静脉滴注此类正性肌力药物。对心脏移植前的终末期心力衰竭、心脏手术后心肌抑制所致的急性心力衰竭、以及难治性心力衰竭可考虑短期支持应用 3～5 日。

（王新刚）

第二节 急性左心衰竭

急性心力衰竭是指由于急性心脏病变引起心排血量显著、急骤降低导致组织器官灌注不足和急性肺淤血综合征。急性右心衰竭比较少见，常为大块肺梗死引起。临床上急性左心衰竭较为常见，是严重的急危重症，抢救是否及时、合理与预后密切相关。

一、救治流程

1. 主诉 呼吸困难和（或）乏力。

2. 病史　高血压、急性或陈旧性心肌梗死、扩张型心肌病、心律失常等。

3. 体征　交感神经兴奋性增高表现：多汗、心动过速、皮肤黏膜苍白。肺部湿啰音，静脉系统淤血表现。

4. 急救措施　①取坐位；②高流量吸氧；③建立静脉通路：镇痛或镇静（吗啡3～5mg 静脉注射），快速利尿（呋塞米20mg 静脉注射，无效加量），纠正血压及心律失常。

5. 辅助检查　①胸部 X 线：心脏扩大，肺淤血等；②心脏超声：心室增大，LVEF 备40%，E/A 降低；③有创性血流动力学检查：心脏指数及肺小动脉楔压。

6. 诊断　根据病史、临床症状及辅助检查即可诊断。

7. 制定详细的治疗方案　①一般治疗；②缓解心力衰竭症状的药物治疗；③改善预后有关的药物治疗。

二、救治关键

（一）病情判断

1. 症状　临床表现为突发严重的呼吸困难，强迫坐位，面色灰白、发绀，大汗、烦躁，频繁咳嗽以及咳粉红色泡沫样痰。极重者可因脑缺氧而致神志模糊。

2. 体征　肺部听诊两肺满布湿性啰音和哮鸣音，心尖部第一心音减弱，频率快，同时有舒张早期第三心音构成奔马律，肺动脉瓣第二心音亢进。

（二）急诊检查

除对患者常规进行血压、心电图及血氧饱和度的监测外，还要进行胸部 x 线平片、心脏超声、有创性血流动力学检查。

1. 血压　患者血压常显著升高。

2. 心电图　可有心肌劳损、左心室高电压、大面积陈旧性心肌梗死或各种心律失常。

3. 血氧饱和度监测　可有血氧饱和度减低。

4. 胸部 X 线检查　心影增大（左心室或左房扩大），可出现肺淤血、间质性肺水肿、肺泡性肺水肿等肺静脉压增高的表现。

5. 超声心动图检查（UCG）　左心室收缩功觞臧低，LVEF < 40%0

6. 有创血流动力学检查　漂浮导管检查示 CI 减低，PCWP 增高。

（三）治疗关键

急性左心衰竭时的缺氧和高度呼吸困难是致命的威胁，发病急，病情重，应立即进行急救。其治疗原则是迅速纠正缺氧及代谢紊乱；降低升高的肺毛细血管静水压；增加左心室心搏量和消除患者的焦虑；去除诱发因素，治疗原发病，且这些措施必须同时施行。

三、救治方案

1. 体位　患者取坐位，双腿下垂，以减少静脉回流。

2. 纠正缺氧　氧气吸入：一般采用鼻导管给氧，开始每分钟2～3L，以后可增至每分钟5～6L。一般吸氧浓度在40%～60%，严重患者可采用面罩加压给氧。在吸氧的同时使用抗泡沫剂，使肺内泡沫消失，增加气体交换的面积。一般以乙醇去泡沫，将其放入湿化瓶内，鼻导管吸氧者乙醇浓度为70%～80%。

3. 应用吗啡　吗啡不仅具有镇静、解除患者焦虑的作用，而且能扩张静脉和动脉，减轻心脏前后负荷。一般用 5mg 静脉注射，必要时可隔 15 分钟静脉注射，重复 2～3 次。老年患者可酌情减量或改为肌内注射。

4. 快速利尿　可静脉注射呋塞米 20～40mg 或布美他尼 1～2mg 等。

5. 应用血管扩张剂

（1）硝普钠：为动静脉血管扩张剂，静脉注射后 2～5 分钟起效，一般剂量为 12.5-25μg/min 滴入，根据血压调整用量，维持收缩压在 100mmHg 左右。硝普钠含有氰化物，用药时间不宜超过 24 小时。

（2）硝酸甘油：扩张小静脉，降低回心血量，使左心室舒张末压降低。患者对本药的耐受性不同，可从 10g/min 开始，每 10 分钟调整一次，每次增加 5～10g，以血压达到水平为度。

（3）α 受体阻滞剂：如酚妥拉明、乌拉地尔等，以扩张小动脉为主。

（4）洋地黄类药物：可应用速效强心苷毛花苷 C 静脉给药，最适合用于如心房颤动伴有快速心室率并且已知有心室扩大伴左心室收缩功能不全的患者。首剂可给予 0.4～0.8mg，2 小时后可酌情再给予 0.2～0.4mg。

6. 氨茶碱的应用　可解除支气管痉挛，并且有强心、利尿、降低肺动脉压的作用，是早期肺水肿患者有效的辅助性治疗药物。

7. 病因治疗　急性症状缓解后应着手对心力衰竭的病因和诱因治疗，心肌梗死所致者尽早开通梗死相关血管，高血压所致者控制血压等。

（王新刚）

第三节　难治性心力衰竭

难治性心力衰竭也称顽固性心力衰竭，指心功能Ⅲ～Ⅳ级的充血性心力衰竭（CHF）患者，在严格卧床休息的基础上，经适当而完善的强心治疗、利尿治疗、血管扩张剂治疗和血管紧张素转换酶抑制剂（ACEI）治疗及消除合并症和诱因后，临床症状仍未得到改善，甚至恶化，被称为难治性心力衰竭。

一、救治流程

1. 主诉　反复气短、乏力、严重呼吸困难。

2. 病史　高血压、心肌病、冠心病等心脏疾患，反复因心力衰竭住院。

3. 体征　颈静脉怒张、肺水肿、肝脾大、双下肢水肿等。

4. 急救措施　①吸氧；②利尿，纠正血压及心律失常，减轻心脏负荷，应用洋地黄及正性肌力药物治疗；③重症者 IABP 支持治疗。

5. 辅助检查　①心脏超声：左心室或全心扩大，LVEF < 40%；②胸部 X 线平片：肺淤血；③心电图：心律失常及基础心脏病表现；④床旁血流动力学监测：CVP、PCWP 升高等。

6. 诊断　根据病史、体格检查及辅助检查诊断。

7. 制订详细治疗方案　①一般治疗；②对症治疗；③改善远期预后的药物治疗；

④心脏移植、CRT 或其他治疗。

二、救治关键

（一）病情判断

难治性心力衰竭往往兼有左心和右心衰竭，有心率增快、顽固性水肿、倦怠、四肢厥冷、发绀、脉压小、少尿、低血钾或稀释性低钠血症等。血流动力学检查示左心室充盈压明显升高，心脏指数常低于 2.0L（min·m²），周围血管阻力升高。

难治性心力衰竭是一种临床诊断。可根据症状、体征进行判断。

1. 临床症状　患者休息或轻微活动即感气急、端坐呼吸、极度疲乏、发甜、倦怠、四肢发冷，运动耐量降低伴呼吸困难，骨骼肌萎缩，心源性恶病质，顽固性水肿，肝进行性增大伴右上腹疼痛。

2. 体征　心尖搏动向左下扩大，可闻及第三心音奔马律，肺动脉瓣第二心音亢进，继发于二尖瓣关闭不全的收缩早期或全收缩期杂音；右心室第三心音奔马律；三尖瓣反流时，沿着胸骨左下缘可闻及收缩早期及全收缩期杂音。

（二）急诊检查

对患者常规进行血压、心电图及血氧饱和度的监测的同时，还要进行胸部 X 线平片、心脏超声、有创性血流动力学检查。

1. 血压　患者血压常显著升高。

2. 心电图　可有心肌劳损、左心室肥厚、陈旧性心肌梗死及各种心律失常。

3. 血氧饱和度监测　可有血氧饱和度减低。

4. 胸部 X 线检查　心影增大（左心室或左房扩大），可出现肺淤血、间质性肺水肿、肺泡性肺水肿等肺静脉压增高的表现。

5. 超声心动图检查（UCG）　左心室收缩功能减低，LVEF ＜ 40%。

6. 有创血流动力学检查漂浮导管检查示 CI 减低，PCWP 增高。

（三）治疗关键

治疗原则首先是明确造成难治性心力衰竭的原因，并对病情进行全面评估；治疗加重心力衰竭的因素和并发症；明确有无可以手术纠正的心脏疾患；重新复核以往的治疗方案；采取增强心肌收缩力和减轻心脏前、后负荷的措施。

三、救治方案

（一）针对病因的治疗

控制肺内感染、风湿活动，纠正电解质紊乱、酸碱平衡失调和低氧血症，低钾者静脉补充氯化钾。同时应给予硫酸镁（2.5 ～ 5.0g 加入 250ml 5% 葡萄糖溶液中，每日 1 次），严格限制钠盐摄入，积极治疗各种心外疾病。

（二）手术治疗

明确是否存在可以手术纠正的心脏疾患：如严重的心脏瓣膜病、左房黏液瘤、乳头肌断裂、室间隔穿孔、室壁瘤等。

（三）强心治疗

洋地黄仍为主要的正性肌力药物，不能因为效果差而轻易停用，应分析是否存在洋地黄过量或不足，然后制定恰当的用药方案。其正性肌力作用有三种模式。

1. 抑制心肌细胞膜上 Na^+-K^+-ATP 酶，使胞内 Na^+ 一过性增加，继而通过 Na^+/Ca^{2+} 交换而使胞内钙增加，再通过肌质网的 $Ca-ATP$ 酶（SERCA）使较多的 Ca^{2+} 贮存在肌质网内，当除极时，Ca^{2+} 释放而使心收缩力增加。

2. 通过增加与利诺丁受体（RyR）的相互作用（增加 RyR 单通道活性），增加肌质网释钙。

3. 通过诱导钠通道的一种滑动模式传导（SOC），允许 Ca^{2+} 通过钠通道进入胞内，非正肌作用：心力衰竭时，心外 Na^+，K^+-ATP 酶活性高。强心苷也抑制心外 Na^+-K^+-ATP 酶，如恢复心力衰竭患者窦弓压力感受器的敏感性；直接抑制交感神经、增强迷走神经的活性，自律性下降而减慢心率，改善心力衰竭症状。地高辛抑制 RAAS 的作用有助于纠正利尿药增强该系统的不良作用。强心苷治疗心力衰竭：较小剂量，即使未能取得血流动力学的改善，也可改善或纠正心力衰竭时异常的神经体液作用。大规模多中心的 DIG 组（洋地黄研究组）证实，地高辛能改善临床症状，降低再入院率，减少心力衰竭恶化所致的病死率，但对总病死率却无影响。伴心房颤动的心力衰竭为其最佳适应证。

如无洋地黄过量的临床表现，可在严密的临床及心电图观察下，结合血清地高辛浓度测定结果，在短期内加大洋地黄剂量，若产生较好的治疗效果，说明原来用药剂量不足，待病情好转后，再减至维持剂量。因个体差异，洋地黄过量不能仅凭血清地高辛浓度 > 2.0ng/ml，应结合临床表现，如心律失常、胃肠道症状、神经精神症状再作出判定。同时应注意是否服用了增加血清地高辛浓度的药物，如奎尼丁、维拉帕米、胺碘酮、普罗帕酮等，此时需减量或停用。顽固性心力衰竭还可短期（3～5日）静脉应用环腺苷酸（cAMP）依赖性正性肌力药物，如 β 肾上腺素能激动剂多巴酚丁胺和磷酸二酯酶抑制米力农。推荐剂量：多巴酚丁胺 2～5μg/（kg·min）；米力农 50μg/（kg·min）负荷量，继以 0.375～0.75μg/（kg·min）静脉滴注。

（四）利尿治疗

难治性心力衰竭常伴有顽固性全身水肿、严重的水钠潴留，这不仅与肾小球滤过率减少、肾近曲小管对钠的重吸收增加有关，而且与继发性醛固酮增多、抗利尿激素分泌增加致肾远小管和集合管对钠水的重吸收增加有关，此时需将作用部位不同的噻嗪类利尿剂或强有力的襻利尿剂与醛固酮受体措抗剂联合应用，但剂量必须加大，待病情控制后以最小有效量维持。

应根据心力衰竭的程度以及患者的年龄、血压及水电解质等，遵循个体化原则，采取停药、调换药物、调整剂量、联合使用两种利尿剂等方式，仍有望争取心力衰竭症状的改善。若能排除低血容量所致尿量明显减少者，成人可用呋塞米 160～1000mg/d，分次口服或分次静脉注射，或静脉滴注。连续应用不宜超过 2～5 日。此种用法尤适用于伴有肾功能不全的难治性心力衰竭。中等剂量呋塞米（60～100mg/d）加大剂量螺内酯（安体舒通）160～320mg/d，分 3～4 次口服，用于容量负荷过重且尿量明显减少的顽固性心力衰竭，通过呋塞米和螺内酯的协同利尿作用以及后者的抗醛固酮作用，常能获得心力衰竭症状的改善。应注意只能短期应用，必须及时补钾、镁并监测血压以及心力衰竭的变化，老年患者尤其还应注意利尿过度而诱发栓塞性血管并发症，如脑梗死等。

（五）扩血管治疗

主要作用于小动脉的血管扩张剂可降低体循环阻力、降低心脏的后负荷、增加心排血量；主要作用于静脉的血管扩张剂，可增大静脉血池，减少静脉回流，降低心脏的前负荷，使心室舒张末期容量及压力减小，改善心室功能曲线，使心室能够从较小的舒张末期容量及心室壁张力进行收缩。血管扩张剂可分为三类：第一类是主要作用于动脉的血管扩张剂乌拉地尔、卡胺唑啉、苯卡胺；第二类是主要作用于静脉的血管扩张剂硝酸甘油和硝酸异山梨酯；第三类是同时作用于小动脉和静脉的血管扩张剂硝普钠。这些药物均具有降压作用，但若收缩压降至 90mmHg 以下，则会产生不利影响。硝苯地平类药物虽可作为血管扩张剂使用，但其具有负性肌力作用，可加重心力衰竭，故应尽可能避免使用。

（六）作用于肾素－血管紧张素系统（RAS）的药物

作用于 RAS 的药物，按作用药物靶点的不同，结合其在临床治疗中的进展分述如下。

1. ACE 抑制剂　ACE 抑制剂有益于慢性心力衰竭的治疗主要通过两个机制：抑制 RAS；作用于激肽酶 II，抑制缓激肽的降解，提高缓激肽水平。心力衰竭患者治疗 ACE 抑制剂适应证：①所有左心室收缩功能不全的患者，除非有禁忌证或不能耐受；②适用于慢性心力衰竭患者的长期治疗，只有长期治疗才有可能降低病死率。症状改善往往出现于治疗后数周至数月，即使症状改善不显著，ACE 抑制剂仍可减少疾病进展的危险性。经皮冠状动脉介入治疗指南（2009），冠状动脉介入术后 ACEI 除非有禁忌证，所有 LVEF < 40% 及高血压、糖尿病或慢性肾脏疾病的患者均应开始并长期服用 ACEI（I 类推荐，证据水平 A）。禁忌证或须慎用 ACE 抑制剂的情况：绝对禁忌：对 ACE 抑制剂曾有致命性不良反应的患者，如曾有血管神经性水肿、无尿性肾衰竭或妊娠妇女；慎用：双侧肾动脉狭窄；血肌酐水平显著升高 > 225.2μmol/L，高钾血症（ > 55mmol/L）；低血压（收缩压 < 90mmHg）。

2. 血管紧张素 II 受体拮抗剂（ARB）　ARB 在理论上可阻断所有经 ACE 途径或非 ACE（如糜酶）途径生成的 Ang II 与 AT1（血管紧张素 II 的 I 型受体）结合，从而阻断或改善因 AT1 过度兴奋导致的诸多不良作用，如血管收缩、水钠潴留、组织增生、胶原沉积、促进细胞坏死和凋亡等，而这些都是在心力衰竭发生、发展中起作用的因素。ARB 还可能通过加强 Ang II 与 AT2（血管紧张素 II 的 II 型受体）结合来发挥有益的效应。ARB 对缓激肽的代谢无影响，故一般不引起咳嗽，但也不能通过提高血清缓激肽浓度发挥可能的有利作用。治疗慢性心力衰竭的 ARB 及其剂量如表 2-3。

表 2-3　治疗慢性心力衰竭的 ARB 及其剂量

药　　物	起始剂量	推荐剂量
坎地沙坦	4 ～ 8mg/d	32mg/d
缬沙坦	20 ～ 40mg/d	160mg，bid
氯沙坦	25 ～ 50mg/d	50-100mg/d
厄贝沙坦	150mg/d	300mg/d
替米沙坦	40mg/d	80mg/d
奥美沙坦	10 ～ 20mg/d	20 ～ 40mg/d

ARB 应用的注意事项与 ACEI 相似，如可能引起低血压、肾功能不全和高血钾等；在开始应用 ARB 及改变剂量的 1 ～ 2 周内，应监测血压（包括体位性血压）、肾功能和血钾。

ARB 治疗慢性心衰的适应证如下。

（1）对心力衰竭高发危险的人群（阶段 A），ARB 有助于预防心力衰竭的发生（Ⅱa 类，C 级）。

（2）已有心脏结构异常但从无心力衰竭临床表现者（阶段 B）如不能耐受 ACEI 可用 ARB（Ⅱa 类，C 级）。ARB 可用于不能耐受 ACEI 的 LVEF 低下的患者，以减低死亡率和并发症（Ⅰ类）。

（3）已有心力衰竭症状的患者（阶段 C），常规治疗后心力衰竭症状持续存在，且 LVEF 低下者，可考虑加用 ARB（Ⅱa 或Ⅱb 类推荐，B 级）。对轻中度心力衰竭且 LVEF 低下者，特别因其他指征已用 ARB 者，ARB 可代替 ACEI 作为一线治疗（Ⅱa 类，A 级）。

3. 醛固酮受体拮抗药　心力衰竭时，血中醛固酮浓度升高可为正常时 20 倍，过多醛固酮加速心室重构、心肌纤维化，致室性心律失常及猝死。心力衰竭时加用螺内酯等拮抗药以拮抗其有害作用。心力衰竭者长期使用 ACE 抑制剂，出现醛固酮逃逸现象（血中醛固酮水平的升高），也有必要使用抗醛固酮的药物。RALES 试验（随机的螺内酯评价研究）：对严重心力衰竭患者，在标准治疗的基础上加用小剂量的螺内酯（每日不超过 25mg），可显著改善症状，减少心力衰竭患者的住院时间，延长其生存期，其中心力衰竭恶化所致死亡与各种原因所致猝死都有所下降，但其引起性激素相关的副作用较多。选择性醛固酮受体拮抗剂一依普利酮，对其他类固醇受体（如雄激素、孕激素受体）的作用极小。早期报道，NYHA Ⅱ～Ⅳ级心力衰竭患者，用依普利酮可明显减轻心力衰竭的一重程度；改善内皮功能，减少胶原的堆积和抑制重构。

（七）β 受体阻滞剂

β 受体阻滞剂治疗心力衰竭的机制如下。

1. 抑制交感神经过度兴奋　防止血管收缩，改善心肌缺血；防止高浓儿茶酚胺对心肌的损害和致心律失常作用；减慢心率，改善心脏充盈与顺应性；使 β_1 受体密度上调，恢复对儿茶酚胺的敏感性，改善心肌能量代谢；防止细胞凋亡、心肌肥厚及逆转心室重构等。

2. 直接或间接抑制心力衰竭时 RAAS 的激活，减少交感神经介导的肾素、血管紧张素、醛固酮的释放及对心肌的损害，降低内皮素、TNFα、IL-6 等细胞因子水平抗氧化损伤，改善心功能，延缓心力衰竭进程。

3. 抗心律失常作用及减少猝死的发生，并能改善心力衰竭的预后。在标准治疗（利尿药 +ACEI）基础上，不论缺血性或非缺血性轻、中、重度心力衰竭患者，均可接受 β 受体阻断，特别应合用 ACE 抑制药，可使两种神经激素系统同时受阻，产生相加作用。

（八）高渗腹膜透析

高渗腹膜透析可使顽固性心力衰竭患者的水肿迅速消退，缓解难以耐受的呼吸困难，改善电解质紊乱及氮质血症，透析后患者对利尿剂的反应会较治疗前明显好转，

（九）安装起搏器

国内外的临床试验结果表明，心脏再同步化（CRT）三腔起搏器植入术，通过双心室起搏治疗可明显改善顽固性心力衰竭患者的血流动力学、心功能、运动耐量及生活质量。该手术将左心室电极经冠状静脉窦逆行送入心侧静脉远端，右室电极送入右室心尖部，右房电极送入右心耳，检测各参数合适后将各起搏电极与三腔起搏器连结。

2006年，中华医学会心电生理与起搏分会制定了我国的CRT适应证：①缺血性或非缺血性心肌病；②充分抗心力衰竭药物治疗后，NYHA分级仍为Ⅲ或Ⅳ级；③窦性心律；④LVEF ≤ 35%；⑤LVEF ≥ 55mm；⑥QRS波群时限≥ 120ms伴有心脏运动不同步。

（十）心脏移植

心脏移植是终末期心力衰竭的最后治疗选择，我国已有多家医院能开展这项治疗，同种异体心脏移植目前已有相当高的成功率，1～2年存活率高于80%，最长存活者已超过15年，不少存活者能显著改善生活质量以致恢复工作能力，但供体心脏缺乏，治疗费用昂贵，大大限制了该项治疗的发展。心脏移植受心患者的适应证，在1993年第二届Bethesda心脏移植会议推荐心脏移植适应证大致为：在排除禁忌证后：①具备下列条件者应视为适应证：$VO_2max < 10ml/（kg·min）$伴有无氧代谢者；严重心肌缺血持续妨碍日常活动并已不能进行搭桥手术或血管成形术者；反复发作有症状室性心动过速并且对所有其他治疗效果不良者。②具备下列条件者可视为适应证：$VO_2max < 14ml/（kg·min）$，患者的日常活动严重受限；反复发作不稳定性心肌缺血而不适宜冠状动脉搭桥或血管成形术者；体液平衡和（或）肾功能持续不稳定与应用利尿药、限盐及体重调控反应不良无关者。③仅具备下列条件不宜视为适应证：EF < 0.20；有NYHA心功能Ⅲ、Ⅳ级心力衰竭病史；有室性心律失常病史；$VO_2max > 15ml/（kg·min）$而无其他指征者。

（十一）动力心肌成形术

动力心肌成形术对象为扩张型心肌病伴难治性心力衰竭患者。机制是将属于骨骼肌Ⅱ型（收缩快但易疲劳）的背阔肌，给予长期低频脉冲刺激训练，使其转变为骨骼肌Ⅰ型（收缩慢但持久，不易疲劳，与心肌相似）。方法是游离背阔肌并将其逆时钟包绕在心肌上，安放感知和刺激电极，刺激背阔肌收缩，术后使左心室短轴缩短率和每搏量增加，可改善患者的心脏功能，提高运动耐力。

（十二）人工心脏

人工心脏是在心室辅助循环基础上发展起来的，将人工心脏植入患者体内，目的是代替无法恢复的病损心脏。人工心脏的构造原理与气动式或电动式心室辅助装置相似，其大小和形状与心包腔相匹配，并能产生足够的血流量维持循环。由于在试用于终末期心脏病患者后结局远非理想，目前只能作为心脏移植的过渡"桥"。

（十三）主动脉内气囊反搏

主动脉内气囊反搏可减轻心室射血拮抗，增加舒张期冠状动脉血流，实验证明，可使缺血区心肌血流增加49%，心内膜下血流增加32%，对冠心病并发的心源性休克及顽固性心力衰竭有效。

（王新刚）

第三章　冠心病

第一节　不稳定性心绞痛

不稳定性心绞痛（UA）是介于稳定型心绞痛与急性心肌梗死之间的临床状态。其发病机制十分复杂，其病理学机制尚未完全清楚。目前认为，不稳定性心绞痛最主要的原因是易损斑块（指那些不稳定性和有血栓形成倾向的斑块）破裂和糜烂并发血栓形成、血管痉挛及微血管栓塞等多因素作用下所导致的急性或亚急性心肌供氧减少。

一、救治流程

1. 主诉　新发或静息时发作胸痛，原有胸痛发作次数频繁、时间延长或痛阈降低。

2. 病史　心绞痛最常见的诱发因素是体力负荷或情绪激动。如患者上楼梯或上坡时最易诱发。这种胸痛发生于劳累当时而不是在活动之后，并且常在停止活动后症状很快消失。心绞痛的另外诱发因素是寒冷，逆风行走、寒冷或饱餐后行走时心绞痛常加重，在有情绪因素的体力负荷下心绞痛易于恶化。

3. 体征　大部分 UA 可无明显体征。高危患者可有心肌缺血引起的心功能不全体征。

4. 急救措施　①吸氧；②舌下含服硝酸甘油，每次 0.5mg，必要时每间隔 5 分钟可以连用 3 次，或使用硝酸甘油喷雾剂，也可静脉滴注硝酸甘油；③止痛：静脉注射硫酸吗啡 3mg，必要时 5～15 分钟重复使用 1 次；④抗血小板：嚼服首剂阿司匹林和（或）氯吡格雷 0.3g；⑤抗凝：早期使用肝素或低分子量肝素。

5. 辅助检查　①心电图：ST-T 动态变化是 UA 最可靠的心电图表现，UA 时静息心电图可出现 2 个或更多的相邻导联 ST 段下移达到或超过 0.1mV。②心肌损伤标记物：CK-MB，cTnT，cTnI。

6. 诊断　典型症状、心电图特点、实验室检查结果。

7. 制定治疗方案　①一般治疗；②药物治疗；③冠状动脉血管重建治疗。

二、救治关键

（一）病情判断

1. 症状

（1）静息性心绞痛：心绞痛发作在休息时，并且持续时间通常在 20 分钟以上。

（2）初发心绞痛：1 个月内新发心绞痛，可表现为自发性发作与劳力性发作并存，疼痛分级在Ⅲ级以上。

（3）恶化劳力型心绞痛：既往有心绞痛病史，近 1 个月内心绞痛恶化加重，发作次数频繁、时间延长或痛阈降低（心绞痛分级至少增加 1 级，或至少达到Ⅲ级）。加拿大心血管学会（CCS）将心绞痛严重度分为 4 级。

Ⅰ级：一般体力活动不引起心绞痛，例如行走和上楼，但紧张、快速或持续用力可引起心绞痛的发作。Ⅱ级：日常体力活动稍受限制，快步行走或上楼、登高、饭后行走或上楼、寒冷或风中行走、情绪激动可发作心绞痛或仅在睡醒后数小时内发作。在正常情况下，以一般速度平地步行 200 米以上或登一层以上的楼梯受限。Ⅲ级：日常体力活动明显受限，在正常情况下，以一般速度平地步行 100-200 米或登一层楼梯时可发作心绞痛。Ⅳ级：轻微活动或休息时即可以出现心绞痛症状。

变异性心绞痛也是 UA 的一种，通常是自发性。其特点是一过性 ST 段抬高，多数自行缓解，不演变为心肌梗死，但少数可演变成心肌梗死。动脉硬化斑块导致局部内皮功能紊乱和冠状动脉痉挛是其发病原因，硝酸甘油和钙离子通道阻滞剂可以使其缓解。

2. 体征　大部分 UA 可无明显体征。高危患者心肌缺血引起的心功能不全，可有新出现的肺部啰音或原有啰音增加，出现第三心音（S3）、心动过缓或心动过速，以及新出现二尖瓣关闭不全等体征。

（二）急诊检查

1. 心电图　静息心电图是诊断 UA 的最重要的方法，并且可提供预后方面的信息。ST-T 动态变化是 UA 最可靠的心电图表现，UA 时静息心电图可出现 2 个或更多的相邻导联 ST 段下移达到或超过 0.1mV。静息状态下，症状发作时记录到一过性 ST 段改变，症状缓解后 ST 段缺血改变改善，或者发作时倒置 T 波呈伪性改善（假性正常化），发作后恢复原倒置状态更具有诊断价值，提示急性心肌缺血，并高度提示可能是严重冠状动脉疾病。发作时心电图显示胸前导联对称的 T 波深倒置并呈动态改变，多提示左前降支严重狭窄。心肌缺血发作时偶有一过性束支阻滞。持续性 ST 段抬高是心肌梗死心电图特征性改变。变异性心绞痛 ST 段常呈一过性抬高。心电图正常并不能排除 UA 的可能性。胸痛明显发作时心电图完全正常，应该考虑到非心源性胸痛。

ST-T 异常还可以由其他原因引起。ST 段持久抬高的患者，应当考虑到左心室室壁瘤、心包炎、肥厚型心肌病、早期复极和预激综合征、中枢神经系统事件等。三环类抗抑郁药和酚噻嗪类药物也可以引起 T 波明显倒置。

2. 实验室检查　心肌损伤标记物：心肌损伤标记物可以帮助与非 ST 段抬高心肌梗死（NSTEMI）鉴别，并且提供有价值的预后信息。心肌损伤标记物水平与预后密切相关。常规采用的心肌损伤标记物及其检测时间见表 3-1。

肌酸激酶同工酶（CK-MB）迄今一直是评估 UA 的主要血清心肌损伤标记物。

表 3-1　心肌损伤标记物及其检测时间

检测时间	肌红蛋白	肌钙蛋白		CK-MB
		cTnT	cTnI	
开始升高时间（h）	1 ～ 2	2 ～ 4	2 ～ 4 -4	6
峰值时间（h）	4 ～ 8	10 ～ 24	10 ～ 24 -24	18 ～ 24
持续时间（d）	0.5 ～ 1.0	5 ～ 10	5 ～ 14 14	3 ～ 4

注：cTnT：心脏肌钙蛋白 T；cTnI：心脏肌钙蛋白 I；CK-MB：肌酸激酶同工酶

心脏肌钙蛋白复合物包括 3 个亚单位：肌钙蛋白 T（cTnT）、肌钙蛋白 I（cTnI）、肌钙蛋白 C（cTnC）。目前已开发出单克隆抗体免疫测定方法检测心脏特异的 cTnT 和 cTnI。由于心肌和平滑肌都有 cTnC 亚型，所以目前尚无用于临床的 cTnC。尽管 cTnT 和 cTnI 诊断心肌损伤有很高的特异性，但是在作出 NSTEMI 诊断时，还是应当结合临床症状、体征以及心电图变化一并考虑。如果症状发作后 6 小时内肌钙蛋白测定结果为阴性，应当在症状发作后 8 ～ 12 小时再测定肌钙蛋白。

cTnT 和 cTnI 升高评估预后的价值优于患者的临床特征、入院心电图表现以及出院前运动试验。而在非 ST 段抬高和 CK-MB 正常的患者中，cTnT 和 cTnI 增高可以发现那些死亡危险增高的患者。而且 cTnT 和 cTnI 与 UA 患者死亡的危险性呈现定量相关关系。但是不能将肌钙蛋白作为评估危险性的唯一指标，因为肌钙蛋白没有增高的患者仍然可能有不良事件的危险。从这一点来说，没有一种心肌损伤标记物是完全敏感和特异的。采用现有的方法测定 cTnT 和 cTnI 对于发现心肌损伤的敏感性和特异性相等。

（三）治疗关键

即刻缓解缺血和预防严重不良反应后果（即死亡或心肌梗死或再梗死）。其治疗包括抗缺血治疗、抗血小板治疗与抗血栓治疗和根据危险度分层进行有创治疗。

二、救治方案

（一）进行危险性分层

根据病史、疼痛特点、临床表现、心电图及心肌标记物测定结果，可以对 UA 进行危险性分层（见表 3-2）。

（二）一般治疗

UA 急性期卧床休息 1 ～ 3 日，吸氧，持续心电监护。对于低危患者留院观察期间未再发生心绞痛、心电图也无缺血改变，无左心衰竭的临床证据，留院观察 12 ～ 24 小时期间未发现 CK-MB 升高，肌耗蛋白正常，可留院观察 24 ～ 48 小时后出院。对于中危或高危患者，特别是 cTnT 或 cTnI 升高者，住院时间相对延长，内科治疗也应强化。

UA 标准的强化治疗包括抗缺血治疗、抗血小板和抗凝治疗。有些患者经过强化的内科治疗，病情即趋于稳定。另一些患者经保守治疗无效，可能需要早期介入治疗。关于在 UA 时使用他汀类药物的疗效，目前已有循证医学证据，如 PROVEIT、At0Z 和 MIRACL 等试验，证明其对 UA 患者有益，因此应尽早使用。

（三）抗缺血治疗

1. 硝酸酯类　硝酸酯类药为血管扩张剂，能减少心肌需氧和改善心肌灌注，从而改善心绞痛症状。心绞痛发作时，可舌下含服硝酸甘油，每次 0.5mg，必要时每间隔 5 分钟可以连用 3 次，或使用硝酸甘油喷雾剂。使用硝酸甘油后症状无缓解且无低血压的患者，可从静脉滴注硝酸甘油中获益。硝酸酯类用法具体见表 3-3。

2. 吗啡　应用硝酸酯类药物后症状不缓解或是充分抗缺血治疗后症状复发，且无低血压及其他不能耐受的情况时，一般可静脉注射硫酸吗啡 3mg，必要时 5 ～ 15 分钟重复使用 1 次，以减轻症状，保证患者舒适。

3. β 受体阻滞剂　β 受体阻滞剂通过负性肌力和负性频率作用，降低心肌需氧量和增加冠状动脉灌注时间，因而有抗缺血作用。因此没有禁忌证时应当早期开始使用 β 受体阻滞剂，高危及进行性静息性疼痛的患者，先静脉使用，然后改为口服。中低危

患者可以口服 β 受体阻滞剂。应当优先选用无内源性拟交感活性的 β 受体阻滞剂。慢性阻塞性肺病（COPD）患者应当非常小心地使用 β 受体阻滞剂。β 受体阻滞剂使用剂量及方法具体如表 3-3。以下给药方案可供选择：缓慢静脉注射 5mg 美托洛尔（1～2 分钟内），每 5 分钟给药 1 次，共 3 次。最后一次静脉注射后开始口服治疗，美托洛尔 25-50mg，每 6～8 小时 1 次，共 48 小时，之后维持量用 25～100mg，每日 2 次，有条件应使用缓释片。使用 β 受体阻滞剂治疗期间，应经常监测心律、心率、血压及心电图，并且听诊肺部有无啰音和支气管痉挛。使用 β 受体阻滞剂的目标心率为 50～60 次/分。

表 3-2　不确定性心绞痛患者死亡或非致死性心肌梗死的短期危险

项目	高度危险性（至少具备下列一条）	中度危险性（无高度危险特征但具备下列任何一条）	低度危险性（无高度、中度危险特征但具备下列任何一条）
病史	缺血性症状在 48 小时内恶化	既往心肌梗死，或脑血管疾病，或冠状动脉旁路移植术，或使用阿司匹林	
疼痛特点	长时间（＞20 分钟）静息性胸痛	长时间（＞20 分钟）静息胸痛目前缓解，并有高度或中度冠心病可能。静息胸痛（＜20 分钟）或因休息或舌下含服硝酸甘油缓解	过去 2 周内新发 CCS 分级Ⅲ级或Ⅳ级心绞痛，但无长时间（＞20 分钟）静息性胸痛，有中度或高度冠心病可能
临床表现	缺血引起的肺水肿，新出现二尖瓣关闭不全杂音或原杂音加重，S3 或新出现啰音或原啰音加重，低血压、心动过缓、心动过速，年龄＞75 岁	年龄：＞70 岁	—
心电图	静息性心绞痛伴一过性 ST 段改变（＞0.05mV），新出现束支传导阻滞或新出现的持续性心动过速	T 波倒置＞0.2mV，病理性 Q 波	胸痛期间心电图正常或无变化
心脏标记物	明显增高（即 cTnT ＞0.1μg/L）	轻度增高（cTnT ＞0.01，但＜0.1μg/L）	正常

注：评估 UA 短期死亡和非致死性心脏缺血事件的危险是一个复杂的多变量问题，在此表中不能完全阐明。因此，该表只是提供了一个总的原则和解释，并不是僵硬的教条，标准不一致时以最高为准。

表 3-3　抗缺血治疗常用药物及使用方法

药　物	给药途径	剂　量	注意事项
硝酸酯类			
硝酸甘油	舌下含服	0.5mg，5～10 分钟后可重复	作用持续 1～7 分钟
	喷雾剂	0.5～1.0mg	作用持续 1～7 分钟
	皮肤贴片	2.5～10mg，每 24 小时 1 次	持续贴用易致耐药性
	静脉制剂	5～200μg/min，根据情况递增	持续静脉滴注易致耐药性
二硝基异山梨酯	口服片 口服缓释片	10～30mg，每日 3～4 次 40mg，每日 1～2 次	

续表

药　　物	给药途径	剂　　量	注意事项
	静脉制剂	1～2mg/h 开始，根据个体需要调整剂量，最大剂量不超过8～10mg/h	持续静脉滴注易致耐药性
单硝基异山梨酯	口服片 口服控释/缓释片/胶囊	20mg，每日2次 40～60mg，每日1次	
β受体阻滞剂			
普奈洛尔	口服片	10～80mg，每日2次	非选择性β受体阻滞
美托洛尔	口服片	25～100mg，每日2次	β_1选择性
阿替洛尔	口服片	25～50mg，每日2次	β_1选择性
比索洛尔	口服片	5～10mg，每日1次	β_1选择性
钙离子通道阻滞剂			
硝苯地平缓释/控释片	口服片	30～60mg，每日1次	长效
氨氯地平	口服片	5～10mg，每日1次	长效
非洛地平（缓释）	口服片	5～10mg，每日1次	长效
尼卡地平（缓释）	口服片	40mg，每日2次	中效
地尔硫卓（缓释）	口服片	90～180mg，每日1次	长效
地尔硫卓（普通片）	口服片	30～60mg，每日3次	短效
维拉帕米（缓释）	口服片	120～240mg，每日1次	长效
维拉帕米（普通片）	口服片	40～80mg，每日3次	短效
吗啡	静脉	1mg，静脉注射，必要时5～30分钟重复1次	引起呼吸和（或）循环障碍时，可以静脉注射纳洛酮0.4～2.0mg纠正

4. 钙离子通道阻滞剂　已经使用足量硝酸酯和β受体阻滞剂的患者，或不能耐受硝酸酯和β受体阻滞剂的患者或变异性心绞痛的患者，可以使用钙离子通道阻滞剂控制进行性缺血或复发性缺血。UA 在没有联合使用β受体阻滞剂时，应避免使用快速释放的短效二氢吡啶类，因其可增加不良事件的发生。肺水肿或严重左心室功能不全者，应避免使用维拉帕米和地尔硫卓。慢性左心功能不全患者可以耐受氨氯地平和非洛地平。所有钙离子通道阻滞剂在 UA 的获益主要限于控制缺血症状，因此建议将二氢吡啶类钙离子通道阻滞剂作为硝酸酯和β受体阻滞剂后的第二或第三选择。不能使用β受体阻滞剂的患者，可选择减慢心率的钙离子通道阻滞剂维拉帕米和地尔硫卓。

5. ACEI　可以降低 AMI、糖尿病伴左心室功能不全及高危冠心病患者的死亡率，因此在这类患者及虽然使用了β受体阻滞剂和硝酸酯仍不能控制缺血症状的高血压患者，应当使用 ACEI。对于不伴上述情况的低危患者，可以不必使用 ACEI。

6. 主动脉内球囊反搏泵（IABP）　可以降低左心室的后负荷和增加左心室心肌舒张期灌注，因而可能对顽固性严重缺血有效。

（四）抗血小板与抗凝治疗（表 3-4）

1. 阿司匹林　阿司匹林通过不可逆地抑制血小板内环氧化酶 -1 防止血栓烷 A_2 形成，因而阻断血小板聚集。既往没有用过阿司匹林，可以嚼服首剂阿司匹林 0.3g，或口服水溶性制剂，以后每日 75 ～ 150mg。如果没有禁忌证，每位 UA 患者均应使用阿司匹林。

表 3-4　各种抗血小板和抗凝药物用法

药　　物	用　　法
阿司匹林	开始剂量 150 ～ 300mg，然后 75 ～ 150mg/d
氯吡格雷	负荷剂量 300mg，然后 75mg/d
噻氯匹定	负荷剂量 500mg，然后 250mg，2 次 /d，2 周后改为 250mg/d，治疗期间监测血小板和血细胞计数
普通肝素	60 ～ 70U/kg，静脉注射，最大剂量 5000U。然后静脉滴注 12 ～ 15U/（kg·h），最大剂量 1000U/h。将激活的部分凝血活酶时间（APTT）控制在对照值的 1.5 ～ 2.5 倍
达肝素	120U/kg，皮下注射，每 12 小时 1 次；最大剂量 10000U，每 12 小时 1 次
依诺肝素	1mg/kg，皮下注射，每 12 小时 1 次，首剂可以 1 次静脉滴注 30mg
那曲肝素	0.1ml/10kg，皮下注射，每 12 小时 1 次，首剂可以 1 次静脉滴注 0.4 ～ 0.6ml
替罗非班	0.4μg/（kg·min）静脉滴注 30 分钟，继以 0.1μg/（kg·min）静脉滴注 48 ～ 96 小时

2. 二磷酸腺苷（ADP）受体拮抗剂　主要包括噻氯匹定和氯吡格雷，它们对血小板的抑制是不可逆的，噻氯匹定作用不如阿司匹林快，需要数日才能达到最大作用。噻氯匹定的副作用限制了其应用，其副作用有：胃肠道反应（腹泻、腹痛、恶心、呕吐）、中性粒细胞减少和罕见的血栓性血小板减少（TIP）。因此在使用噻氯匹定时，需要每 2 周监测全血细胞计数。对于不能耐受阿司匹林者，氯吡格雷可作为替代治疗。此外，阿司匹林联合使用氯吡格雷，心血管死亡、心肌梗死或卒中的发生率明显低于单用阿司匹林。PCI 患者中阿司匹林联合使用氯吡格雷与单用阿司匹林比较，PCI 后 30 日的心血管死亡、心肌梗死或急诊靶血管重建治疗发生率明显降低，1 年的上述终点事件也明显降低。因此在 PCI 患者中应常规使用氯吡格雷。阿司匹林 + 氯吡格雷可以增加择期 CABG 患者术中、术后大出血危险，因而准备行 CABG 者，应停用氯吡格雷 5 ～ 7 日。

3. 血小板 GP Ⅱ b、GP Ⅲ a 受体拮抗剂　包括阿昔单抗、依替巴肽和替罗非班。阿司匹林、氯吡格雷和 GP Ⅱ b、GP Ⅲ a 受体拮抗剂联合应用是目前最强的抗血小板措施。GP Ⅱ b、GP Ⅲ a 受体拮抗剂在行 PCI 的 UA 患者中可能明显受益。而对不准备行 PCI 的低危患者，获益不明显。因此 GP Ⅱ b/Ⅲ a 受体拮抗剂只建议用于准备行 PCI 的 UA 患者，或不准备行 PCI，但有高危特征的 UA 患者。而对不准备行 PCI 的低危患者不建议使用 GP Ⅱ b、GP Ⅲ a 受体拮抗剂。

4. 肝素　在 UA 中早期使用肝素，可以降低患者 AMI 和心肌缺血的发生率，联合使用阿司匹林获益更大。低分子量肝素（LM-WH）与普通肝素疗效相似，依诺肝素疗效还优于普通肝素。LM-WH 可以皮下注射，无需监测 APTT，较少发生肝素诱导的血小板减少，因此在某些情况下可以替代普通肝素。

5. 溶栓　众多临床试验已证实，UA 时使用溶栓疗法不能明显获益，相反会增加心肌梗死的危险，因此不主张在 UA 时使用溶栓疗法。

（五）他汀类药物在 UA 中的应用

在 UA 早期给予他汀类药物，可以改善预后，降低终点事件，这可能和他汀类药物抗炎症及稳定斑块作用有关。因此 UA 患者应在 24 小时内检查血脂，在出院前尽早给予较大剂量他汀类药物。

（韩昭伟）

第二节 变异型心绞痛

变异型心绞痛为不稳定型心绞痛的特殊类型，是继发于大血管痉挛的心绞痛，特征是心绞痛在安静时发作，与劳累和精神紧张等无关，并伴有 ST 段抬高的一种特殊类型，它能导致急性心肌梗死、严重心律失常（包括室性心动过速、心室颤动）和猝死。

一、救治流程

1. 主诉 剧烈胸骨后疼痛，多发生于休息时和日常活动时，持续时间从几十秒到 30 分钟不等；有的表现一系列短阵发作，每次持续 1 ～ 2 分钟，间隔数分钟后又出现。

2. 病史 无明显诱因，常在静息情况下或夜间发作。

3. 体征 心脏听诊出现各种心律失常，心音可低顿，可有病理性心音。

4. 急救措施 ①吸氧：间断或持续吸氧，氧流量为 2 ～ 4L/min ②止痛：舌下含化硝酸甘油 0.3 ～ 0.6mg 或应用钙离子通道阻滞剂可缓解；③建立静脉通路：5% ～ 10% 葡萄糖液 500ml 静脉滴注以备抢救给药。

5. 辅助检查 ①心电图；② 24 小时动态心电监测（Holter）；③放射性核素检查；④超声心动图。

6. 诊断 根据典型的临床表现、特征性心电图改变和辅助检查即可诊断。

7. 制定详细的治疗方案 ①一般治疗；②缓解症状治疗；③介入治疗；④改善预后的药物治疗。

二、救治关键

（一）病情判断

1. 症状 根据病史和临床特点，胸痛均易发生于休息状态，通常体力活动或情绪激动不引起发作，ECG 出现 ST 段抬高，即可确诊。其临床症状有如下特点。

（1）从发病年龄来看，偏于年轻化。

（2）心绞痛发作与活动量无明显关系，多发生于休息时，偶发生于一般日常活动时。

（3）清晨起床后，穿衣、叠被、洗漱和大小便时也易发作，但同等活动量于下午则不易诱发。冠状动脉造影显示清晨冠状动脉的主支的直径较小，其张力明显高于下午，表明变异型心绞痛患者运动能力有昼夜变化。

（4）发作有定时，且常呈周期性，几乎都在每日的同一时辰发生，尤以后半夜、清晨多见。可从睡眠中痛醒，也可于睡醒时出现。午休时或午休醒后也易发作。

（5）变异型心绞痛发作的持续时间差异较大，短则几十秒，长则可达 20 ～ 30 分钟，但总的来说，短暂发作较长时间发作更为常见。

（6）发作前无心率增快、血压增高等心肌需氧量增加的表现。

（7）疼痛剧烈。

（8）双嘧达莫及运动负荷试验多为阴性。

（9）发作时心电图表现为弓背向下型 ST 段抬高，并涉及邻近两个以上的导联。

（10）含化硝酸甘油或硝苯地平可迅速缓解，且钙离子通道阻滞剂效果相对较好。

2. 体征胸痛发作时可有血压升高，心脏听诊出现各种心律失常，心音可低顿，可有病理性心音。高危患者心肌缺血引起的心功能不全，可有新出现的肺部啰音或原有啰音增加。

（二）急诊检查

1. 心电图特点

（1）发作时心电图呈 ST 段暂时性提高，伴对应导联 ST 段压低，发作缓解后迅速恢复正常。

（2）多数病例可见 ST 段抬高的同时，T 波增高变尖。发作缓解后原 ST 段抬高导联可出现 T 波倒置。

（3）发作前 ST 段呈压低或 T 波倒置，发作时可使 ST 段回升至等电位线，或 T 波直立，即所谓"伪改善"。

（4）发作时 R 波幅度增高或增宽，S 波幅度减小，有时可出现 u 波倒置。

（5）发作时伴各种心律失常，如频发室性期前收缩、Ront、窦性心动过缓、房室传导阻滞等。

如果以后发生心肌梗死，其部位往往是心绞痛发作时出现 ST 段抬高的导联。

2. 24 小时动态心电监测（Hotler） 变异性心绞痛患者于心绞痛发作前可见到周期性（5～20 分钟间隔）无痛性 ST 段抬高，并有明显时间分布规律，从午夜零时至次日上午 10 时，尤其清晨（5～6 时）发作最频，而上午 10 时至下午 18 时发作最少。

3. ^{201}Ti 心肌显像 在休息时发作中可显示心肌缺血区充盈缺损，并在含化硝酸甘油后可恢复正常。

4. 冠状动脉造影 发作时痉挛处的冠状动脉管腔完全闭塞或次全闭塞，远端不显影或显影迟缓，经硝酸甘油或硝苯地平冠状动脉内推注后可使痉挛解除。怀疑变异性心绞痛，但 CAG 正常或冠状动脉样硬化狭窄不显著者宜进一步作冠状动脉激发试验。

（1）碱激发试验：麦角新碱系冠状动脉血管平滑肌 α- 肾上腺素能受体和 5- 羟色胺受体的兴奋剂，可诱发冠状动脉痉挛。即将 0.4mg 麦角新碱用生理盐水稀释至 8ml。每隔 3～5 分钟静脉注射，逐次增量 0.05mg（1ml）、0.1mg（2ml），0.25mg（5ml），达总量 0.4mg，每次给药后 1 分钟、3 分钟、5 分钟记录心电图，自觉症状并进行冠状动脉造影，试验结束后并给予硝酸甘油以解除麦角新碱所致全身血管收缩作用。冠状动脉局灶性痉挛致血管狭窄为 70%，同时伴有心绞痛症状和（或）心电图改变者为阳性。临床确诊为变异型心绞痛患者中，试验几乎均为阳性。此试验有一定危险性，需有熟练的冠状动脉造影经验和插管技术，并需一定的急救设备和丰富的急救经验。

（2）普萘洛尔试验：抑制冠状动脉受体，使 β 受体相对增强，后者可使冠状动脉张力增高，易使变异性心绞痛患者诱发冠状动脉痉挛；但对劳力型心绞痛患者可增加其运动耐受时间，故可用以鉴别劳力型与变异性心绞痛。

（3）阿司匹林激发试验：服阿司匹林 2g，每日 2 次，共 2 日，在运动试验时如有 ST 段抬高并激发心绞痛为阳性。大剂量阿司匹林不仅抑制 TXA_2 生成，而且亦抑制 PGI_2 生成，使运动所致 α 肾上腺素能神经兴奋而引起冠状动脉张力增加，从而使变异性心绞痛发作加剧。

5. 心电图运动试验 少数患者作运动试验可诱发心绞痛及 ST 段抬高。

（三）治疗关键

1. 病因治疗 去除病因及诱因，如降压、降糖、降脂治疗，改变生活方式，戒烟、限酒等。

2. 药物治疗 通常首选联合应用硝酸酯类和钙离子通道阻滞剂。这两类药物对变异型心绞痛者，能解除冠状动脉痉挛，缓解心绞痛及缺血发作的预防远比 β 受体阻滞剂有效。此两类药物联用时，大约 70% 变异型心绞痛患者的发作可完全取消，另有 20% 发作次数明显减少。再加用改善心肌代谢药物，效果更佳。

三、救治方案

（一）一般治疗

镇静、吸氧、心电监护，去除病因，消除患者紧张情绪，治疗危险因素如高血压、高血脂、糖尿病等。

（二）药物治疗

1. 硝酸酯类药：通过其扩张冠状动脉作用，可有效地终止心绞痛发作，也可预防发作。由于多数患者在夜间凌晨时发作，宜每小时服用硝酸异山梨酯加以预防，也可应用长效硝酯类如长效单硝酸异山梨酯。

2. 钙离子通道阻滞剂：用于治疗变异型心绞痛是重大进展。可明显改善预后。钙离子通道阻滞剂阻断 Ca^{2+} 内流，降低平滑肌细胞内 Ca^{2+} 浓度，从而使冠状动脉扩张。其作用机制不同于硝酸酯类，两药合用有相加作用。如二氢吡啶类钙离子通道阻滞剂，硝苯地平（心痛定），有强力冠状动脉扩张作用。定时服用可大幅度减少变异性心绞痛发作。嚼服可迅速终止发作。其作用和含服硝酸甘油相似，通常剂量为每次 10 ～ 40mg，每 6 小时 1 次。使用时需监测心率及血压。目前，常用长效二氢吡啶类钙离子通道阻滞剂，如硝苯地平控释片、硝苯地平缓释片、氨氯地平、左旋氨氯地平、非洛地平等。另外，苯噻类钙离子通道阻滞剂，地尔硫卓及其缓释片对变异性心绞痛也有较好的疗效。虽同为钙离子通道阻滞剂，但其作用位点不同于硝苯地平，故两药合用可加强疗效。对心率作用不明显或略减慢，对起搏组织和房室结的传导抑制作用较维拉帕米（异搏定）低，负性作用介于硝苯地平与维拉帕米之间，对心绞痛的治疗有效口服日剂量 120 ～ 360mg，老年人应减半量，但对有传导阻滞者应慎用。维拉帕米（异搏定）对变异型心绞痛的疗效较硝苯地平和地尔硫卓弱，但由于其具有抑制心肌收缩力，减慢心率，抑制传导的作用，故对变异型心绞痛合并劳力性心痛者疗效更好。常用剂量为每日 160-360mg，老年人减半。心功能差者、心动过缓及传导阻滞者慎用，此类患者宜选硝苯地平。钙离子通道阻滞剂治疗变异型心绞痛连续应用半年，以后可据情况逐渐减量直至停药。

3. 改善心肌代谢药物：①磷酸肌酸钠：1.0 ～ 2.0g，每日 1 ～ 2 次，7 ～ 10 日为一疗程。②二磷酸果糖（1, 6- 二磷酸果糖）：5.0 ～ 10.01 每日 1 ～ 2 次，7 ～ 10 日为一疗程。③强极化液：10% 葡萄糖 500ml，氯化钾 1.0g，硫酸镁 5.0g，胰岛素 6 ～ 8U，20 ～ 30 滴 / 分静脉滴注，若血压偏低者，则不加硫酸镁。④天门冬氨酸钾镁：稳定心肌细胞膜，改善心肌代谢，每日 20-30ml，加入溶液中静脉滴注。

4. 抗心律失常：变异型心绞痛发作时可发生心律失常，须服用适当的抗心律失常药物，如严重室性心律失常，则应予以特殊治疗。如胺碘酮 150mg 缓慢静脉注射，必要时静脉维持治疗。传导阻滞也可发生，尤其在下壁 ST 段抬高患者中，对用药物治疗的非手术患者，如伴有较严重的心动过缓或房室传导阻滞，可予阿托品 0.5-1mg 肌内注射或静脉注射，心宝丸每次 120 ～ 240mg，每日 3 次，口服。若无效，应考虑设置按需起搏器。

5. 抗血小板、抗凝治疗：阿司匹林联合使用氯吡格雷，可使心血管死亡、心肌梗死或卒中的发生率明显低于单用阿司匹林。早期使用肝素，可以降低患者 AMI 和心肌缺血的发生率，联合使用阿司匹林获益更大。

6. 他汀类药物：他汀类药物不仅能降低血浆 LDC-C、升高 HDL-C，还具有稳定斑块、抗炎等作用，因此为冠心病治疗及二级预防的重要环节。各种他汀类药物降脂疗效和防治冠心病有所不同，剂量范围也不同（见下表 3-5）

表 3-5　他汀类药物降低 LDL-C 水平的标准剂量

药物	剂量（mg/d）	LDL-C 降低（%）	剂量范围（mg/d）
阿托伐他汀	10	39	10 ～ 80
洛伐他汀	40	31	20 ～ 40
普伐他汀	40	34	20 ～ 40
辛伐他汀	20 ～ 40	35 ～ 41	20 ～ 40
氟伐他汀	40 ～ 80	25 ～ 35	40 ～ 80
瑞舒伐他汀	5 ～ 10	39 ～ 45	5 ～ 40

（三）冠状动脉介入治疗

对变异型心绞痛有一定疗效，但不如稳定心绞痛效果好，可能因为成形术后早期容易出现血管痉挛和斑块的不稳定而导致再狭窄较高，文献报道达 50%。

（四）冠状动脉搭桥手术治疗（CABG）

变异型心绞痛伴有血管明显狭窄的手术疗效好，病死率低，远期疗效好，伴冠状动脉中度（50% ～ 70%）狭窄者，手术后心绞痛症状改善不明显，故对此类患者不建议手术治疗。

···（王新刚）

第三节　缺血性心肌病

缺血性心肌病是指由于长期心肌缺血导致心肌局限性或弥漫性纤维化，从而产生心脏收缩和（或）舒张功能受损，引起心脏扩大或僵硬、充血性心力衰竭、心律失常等一系列临床表现的临床综合征。

缺血性心肌病的发病基础主要是由于冠状动脉粥样硬化性狭窄闭塞、接挛甚至心肌内毛细血管网的病变，引起心肌供氧和需氧之间的不平衡而导致心肌细胞变性、坏死心肌纤维化心肌瘢痕形成，出现心力衰竭、心律失常和心腔的扩大，表现为充血性心肌病样的临床综合征，另外有少部分缺血性心肌病患者主要表现为心室肌舒张功能改变，心室壁僵硬度异常。缺血性心肌病患者，尤其是充血型缺血性心肌病，往往有多支冠状动脉发生显著性粥样硬化性狭窄。有报道在该病患者中三支血管病变以上者占 72%，两支血管病变者占 27%，单支血管病变者极少见。

一、救治流程

1. **主诉** 胸闷、胸痛、喘憋、气短、乏力、心悸、呼吸困难、水肿等。

2. **病史** 高血压、高血脂、冠心病、糖尿病病史；有吸烟、饮酒、家族史等危险因素。

3. **体征** 可有颈静脉充盈、怒张，双肺底可闻及散在的湿啰音，心脏检查心界扩大，听诊第一心音正常或减弱，心尖部可闻及第三心音和第四心音。

4. **急救措施** ①吸氧：间断或持续吸氧，氧流量 2 ～ 4L；②止痛：心绞痛患者舌下含化硝酸甘油 0.3 ～ 0.6mg 或吲哚美辛 5 ～ 10mg 嚼碎含化，疼痛剧烈或急性左心衰竭者可静脉或皮下注射吗啡 5 ～ 10mg；③建立静脉通路：5% ～ 10% 葡萄糖液 500ml 静脉滴注，以备抢救给药。

5. **辅助检查** ①心电图检查；②胸部 X 线片；③心脏超声；④冠状动脉造影，⑤心肌核素显像。

6. **诊断** 根据病史、临床症状及辅助检查即可诊断。对有下列表现者：①心脏有明显扩大以左心室扩大为主；②超声心动图有心功能不全征象；③冠状动脉造影发现多支冠状动脉狭窄病变。

7. **制定详细的治疗方案** ①一般治疗；②缓解心力衰竭症状的药物治疗；③改善预后有关的药物治疗；④冠状动脉介入治疗。

二、救治关键

（一）病情判断

1. **心绞痛** 心绞痛是缺血性心肌病患者常见的临床症状之一。但是，心绞痛并不是缺血性心肌病患者必备的症状，随着心力衰竭症状的日渐突出，心绞痛发作逐渐减少，甚至完全消失，仅表现为胸闷、乏力、眩晕或呼吸困难等症状。有些患者无心绞痛症状，客观检查（心电图、24 小时动态心电图、心肌核素显像等）有心肌缺血表现。

2. **心力衰竭** 患者常表现为劳累性呼吸困难，严重者可发展为端坐呼吸和夜间阵发性呼吸困难等左心衰竭的表现。疲乏、虚弱比较常见。晚期合并右心衰竭时，患者可出现食欲减退、周围性水肿和腹胀、肝区痛等表现。周围性水肿发展缓慢而隐匿，老年人应注意监测体重、尿量。

3. **心律失常** 在充血型缺血性心肌病的病程中可出现各种类型的心律失常。尤以室性期前收缩、心房颤动、束支传导阻滞多见。同一个缺血性心肌病的患者，可表现出多种类型的心律失常。病变晚期心律失常类型瞬时多变，大约有半数的缺血性心肌病患者死于各种严重的心律失常。

（二）急诊检查

1. **心电图检查** 主要表现为左心室肥大、ST 段压低、T 波改变、异常 Q 波及各种心律失常，如窦性心动过速、房性期前收缩、室性期前收缩、室性心动过速、心房颤动及心脏传导阻滞等，且出现 ST-T 改变的导联，常按病变冠状动脉支配区域分布，具有定位诊断价值。

2. 胸部 X 线检查　主要表现为心影增大，且多数呈主动脉型心脏（以左心室增大为主，右心室多数正常），少数心影呈普大型，并可见升主动脉增宽及主动脉结钙化等。多数患者有不同程度的肺淤血表现，但肺动脉段改变不明显。

3. 心脏超声检查可见心腔内径扩大，并以左心房及左心室扩大为主；室壁呈节段性运动减弱或消失，左心室射血分数明显降低；多数患者伴有二尖瓣口反流，并可见主动脉瓣增厚及钙化。

4. 冠状动脉造影　可见多支冠状动脉弥漫性严重狭窄或闭塞。

5. 心室核素　造影显示心腔扩大、室壁运动障碍及射血分数下降。心肌显像可见多节段心肌放射性核素灌注异常区域。

6. 心导管检查　左心室舒张末压、左房压和肺动脉楔压增高，心室造影可见局部或弥漫性多节段、多区域性室壁运动异常，左心室射血分数显著降低，二尖瓣反流等。

（三）治疗关键

有心力衰竭和严重心律失常的患者预后差，故应在心脏增大而未发生心力衰竭的阶段中宜避免劳累，尽量保护心脏功能。

1. 消除一切可以导致冠心病危险因素，包括吸烟、高血压、糖尿病、高胆固醇血症、肥胖、控制体重等，尤其对有冠心病阳性家族史，合并有糖尿病的老年人易发生无痛性心肌缺血，更应引起重视。要防止心力衰竭的诱发因素，如呼吸道感染、输液过多过快等因素。

2. 根据心功能情况安排适当的体育锻炼及活动，足够的休息。

3. 及时、尽早给予改善心肌缺血、纠正心力衰竭及抗心律失常药物治疗。

4. 冠状动脉介入治疗。

三、救治方案

1. 针对冠心病的治疗药物　硝酸甘油、硝酸异山梨酯片口服及含服，单硝酸异山梨酯片口服及静脉滴注硝酸甘油或二硝基异山梨酯注射液，可扩张冠状动脉血管，改善心肌供血。给予阿司匹林肠溶片、他汀类药物、ACEI 及 β 受体阻滞剂治疗，药物用法不稳定型心绞痛。

2. 治疗心力衰竭　患者表现为慢性充血性心力衰竭或急性左心衰竭，具体治疗及用药参见心力衰竭。

3. 心律失常的治疗　缺血性心肌病患者可并发各种心律失常，并且发生率较高，室性和室上性心律失常十分常见，快速性室性心律失常还可导致猝死。抗心律失常治疗应在纠正心力衰竭，祛除诱发因素，纠正电解质紊乱的基础上进行。对室性心律失常的治疗的原则：无血流动力学的室性期前收缩、非持续性室速患者无症状时不需治疗，有因心理紧张所致的症状应做解释工作，症状明显者可行药物治疗。伴有血流动力学改变的室性期前收缩、非持续性室速，有预后意义，易诱发猝死，应积极治疗。

长期心房颤动者易发生非瓣膜病性血栓栓塞。年龄大于 65 岁、高血压、糖尿病、脑卒中史是心房颤动血栓栓塞的高危因素，应使用抗凝药，阿司匹林或华法林。

（赵志丹）

第四节　急性心肌梗死

急性心肌梗死（AMI）是冠状动脉闭塞、血流中断，使部分心肌严重持久性缺血而发生坏死。主要是在冠状动脉粥样硬化基础上并发血管腔内血栓形成、出血或动脉持续性痉挛，使管腔完全闭塞，血流中断，是冠心病的重要病理改变。

一、救治流程

1. 主诉　剧烈而持久的胸骨后疼痛，患者常恐惧、烦躁不安、出汗或有濒死感，疼痛时间可达 30 分钟以上。

2. 病史　饱餐、便秘、寒冷刺激或体力劳动过度。

3. 体征　心脏听诊出现各种心律失常。

4. 急救措施　①吸氧；②止痛；③建立静脉通路。

5. 辅助检查　①心电图；②血清酶学改变：CK-MB 和 LDL 特异性升高；③实验室检查；④放射性核素，查及超声心动图。

6. 诊断　根据典型的临床表现、特征性心电图改变和实验室检查诊断心肌梗死的类型与定位。

7. 制定详细的治疗方案　①一般治疗；②溶栓治疗；③抗凝治疗；④其他药物治疗。

二、救治关键

（一）病情判断

1. 缺血性胸痛表现　AMI 疼痛通常在胸骨后或左胸部，可向左上臂、颌部、背部或肩部放散。有时疼痛部位不典型，可在上腹部、颈部、下颌等部位。疼痛常持续 20 分钟以上，通常呈剧烈的压榨性疼痛或紧迫、烧灼感，常伴有呼吸困难、出汗、恶心、呕吐或眩晕等。应注意非典型疼痛部位、无痛性心肌梗死和其他不典型表现。女性常表现为不典型胸痛，而老年人更多地表现为呼吸困难，要与急性肺动脉栓塞、急性主动脉夹层、急性心包炎及急性胸膜炎等引起的胸痛相鉴别。

2. 心肌梗死临床分型

（1）1 型：由原发冠状动脉事件（如斑块侵蚀、破裂、裂隙或夹层）引起的与缺血相关的自发性心肌梗死。

（2）2 型：继发于氧耗增加或氧供减少（如冠状动脉痉挛、冠状动脉栓塞、贫血、心律失常、高血压或低血压）导致缺血的心肌梗死。

（3）3 型：突发心源性死亡（包括心脏停搏），通常伴有心肌缺血的症状，伴随新发 ST 段抬高或新发 LBBB，和（或）经冠状动脉造影或尸检证实的新发血栓证据，但死亡常发生在获取血标本或心脏标志物升高之前。

（4）4a 型：与 PCI 相关的心肌梗死。

（5）4b 型：尸检或冠状动脉造影证实与支架血栓相关的心肌梗死。

（6）5 型：与 CABG 相关的心肌梗死。

注：有时患者可能同时或先后出现一种以上类型的心肌梗死。

3. 诊断

（1）急性心肌梗死全球新定义：当临床上具有与心肌缺血相一致的心肌坏死证据时，应被称为"心肌梗死"。满足以下任何一项标准均可诊断为心肌梗死。心脏生化标志物（cTn 最佳）水平升高和（或）降低超过参考值上限（URL）99 百分位值，同时至少伴有下述心肌缺血证据之一。

1）缺血症状：ECG 提示新发缺血性改变；ECG 提示病理性 Q 波形成；影像学证据提示新发局部室壁运动异常或存活心肌丢失。突发心源性死亡（包括心脏停搏），通常伴有心肌缺血的症状，伴随新发 ST 段抬高或新发 LBBB，和（或）经冠状动脉造影或尸检证实的新发血栓证据，但死亡常发生在获取血标本或心脏标志物升高之前。

2）基线 cTn 水平正常者接受经皮冠状动脉介入治疗（PCI）后，如心脏标志物水平升高超过 URL99 百分位值，则提示围手术期心肌坏死；心脏标志物水平超过 URL99 百分位值的 3 倍被定义为与 PCI 相关的心肌梗死。基线 cTn 水平正常者接受冠状动脉搭桥术（CABG）后，如心脏标志物水平升高超过 URL99 百分位值，则提示围手术期心肌坏死。

与 CABG 相关的心肌梗死的定义：心脏标志物水平超过 URL99 百分位值的 5 倍，同时合并下述一项：新发病理性 Q 波；新发 LBBB；冠状动脉造影证实新发桥血管或冠状动脉闭塞；新出现的存活心肌丢失的影像学证据。病理发现急性心肌梗死。

（2）陈旧性心肌梗死定义：满足以下任何一项标准均可诊断为陈旧性心肌梗死：新出现的病理性 Q 波（伴或不伴症状）；影像学证据显示局部存活心肌丢失（变薄、无收缩），缺乏非缺血性原因；病理发现已经愈合或正在愈合的心肌梗死。

（二）急诊检查

心电图检查对于心肌梗死的诊断具有特异性，并可进一步明确心肌梗死的类型和部位。迅速评价初始 18 导联心电图应在 10 分钟内完成。缺血性胸痛患者心电图 ST 段抬高对诊断 AMI 的特异性为 91%，敏感性为 46%。患者初始的 18 导联心电图可用以确定即刻处理方针。

1. 对 ST 段抬高或新发左束支传导阻滞的患者，应迅速评价溶栓禁忌证，开始抗缺血治疗，并尽快开始再灌注治疗（30 分钟内开始溶栓或 90 分钟内开始球囊扩张）。入院时作常规血液检查，包括血脂、血糖、凝血时间和电解质等。

2. 对非 ST 段抬高，但心电图高度怀疑缺血（ST 段下移、T 波倒置）或有左束支传导阻滞，临床病史高度提示心肌缺血的患者，应入院抗缺血治疗，并作心肌标志物及常规血液检查（同上）。

对心电图正常或呈非特征性心电图改变的患者，应在急诊科继续对病情进行评价和治疗，并进行床旁监测，包括心电监护、迅速测定血清心肌标记物浓度及二维超声心动图检查等。二维超声心动图可在缺血损伤数分钟内发现节段性室壁运动障碍，有助于 AMI 的早期诊断，对疑诊主动脉夹层、心包炎和肺动脉栓塞的鉴别诊断具有特殊价值。床旁监测应一直持续到获得一系列血清标记物浓度结果，最后评估有无缺血或梗死证据，再决定继续观察或入院治疗。

（三）治疗关键

急性心肌梗死患者病情危重，预后与临床急救关系密切。首先应建立静脉液路，吸氧，尽早采用急诊介入或溶栓的方法开通闭塞的冠状动脉。

三、救治方案

（一）院前急救

流行病学调查发现，AMI 死亡的患者中约 50% 在发病后 1 小时内于院外猝死，死因主要是可救治的致命性心律失常。显然，AMI 患者从发病至治疗存在时间延误。其原因有：①患者就诊延迟；②院前转运、入院后诊断和治疗准备所需的时间过长，其中以患者就诊延迟所耽误时间最长。

因此，AMI 院前急救的基本任务是帮助 AMI 患者安全、迅速地转运到医院，以便尽早开始再灌注治疗；重点是缩短患者就诊延误的时间和院前检查、处理、转运所需的时间。应帮助已患有心脏病或有 AMI 高危因素的患者提高识别 AMI 的能力，以便自己一旦发病立即采取以下急救措施。

1. 停止任何主动活动和运动。

2. 立即舌下含服硝酸甘油片 0.6mg，每 5 分钟可重复使用。若含服硝酸甘油 1.8mg 仍无效则应拨打急救电话，由急救中心派出配备有专业医护人员、急救药品和除颤器等设备的救护车，将其运送到附近能提供 24 小时心脏急救的医院。

随同救护的医护人员必须掌握除颤和心肺复苏技术，应根据患者的病史、查体和心电图结果做出初步诊断和急救处理，包括持续心电图和血压监测、舌下含服硝酸甘油、吸氧、建立静脉通道和使用急救药物，必要时给予除颤治疗和心肺复苏。尽量识别 AMI 的高危患者，如有低血压（< 100inmHg）心动过速（> 100 次 / 分）或有休克、肺水肿体征，直接送至有条件进行冠状动脉血运重建术的医院。

（二）ST 段抬高或伴左束支传导阻滞的 AMI 住院治疗

1. 一般治疗　AMI 患者来院后应立即开始一般治疗，并与其诊断同时进行，重点是监测和防治 AMI 的不良事件或并发症。

（1）监测：持续心电、血压和血氧饱和度监测，及时发现和处理心律失常、血流动力学异常和低氧血症。

（2）卧床休息：可降低心肌耗氧量，减少心肌损害。对血流动力学稳定且无并发症的 AMI 患者一般卧床休息 1 ～ 3 日，对病情不稳定及高危患者卧床时间应适当延长。

（3）建立静脉通道：保持给药途径畅通。

（4）镇痛：AMI 时，剧烈胸痛使患者交感神经过度兴奋，产生心动过速、血压升高和心肌收缩功能增强，从而增加心肌耗氧量，并易诱发快速性室性心律失常，应迅速给予有效镇痛剂，可给予吗啡 3mg 静脉注射，必要时每 5 分钟重复 1 次，总量不宜超过 15mg。副作用有恶心、呕吐、低血压和呼吸抑制。一旦出现呼吸抑制，可每隔 3 分钟静脉注射纳洛酮 0.4mg（最多 3 次）给予拮抗。

（5）吸氧：AMI 患者初起即使无并发症，也应给予鼻导管吸氧，以纠正因肺瘀血和肺通气 / 血流比例失调所致的中度缺氧。在严重左心衰竭、肺水肿合并有机械并发症的患者，多伴有严重低氧血症，需面罩加压给氧或气管插管并机械通气。

（6）硝酸甘油：AMI 患者只要无禁忌证通常使用硝酸甘油静脉滴注 24-48 小时，然后改用口服硝酸酯制剂（具体用法和剂量参见药物治疗部分）。硝酸甘油的副作用有头痛和反射性心动过速，严重时可产生低血压和心动过缓，加重心肌缺血，此时应立即停止给药、抬高下肢、快速输液和给予阿托品，严重低血压时可给予多巴胺。硝酸甘油的禁忌证有低血压（收缩压低于 90mmHg）、严重心动过缓（少于 50 次 / 分）或心动过速（多于 100 次 / 分）。下壁伴右室梗死时，因更易出现低血压，也应慎用硝酸甘油。

（7）阿司匹林：所有 AMI 患者只要无禁忌证均应立即口服水溶性阿司匹林或嚼服肠溶阿司匹林 150-300mg。

（8）纠正水电解质紊乱及酸碱平衡失调。

（9）阿托品：主要用于 AMI 特别是下壁 AMI 伴有窦性心动过缓、心室停搏和房室传导阻滞患者，可给予阿托品 0.5 ～ L0mg 静脉注射，必要时每 3 ～ 5 分钟可重复使用，总量应 0.6 ～ 2_5mg。

（10）饮食和通便：AMI 患者需禁食至胸痛消失，然后给予流质、半流质饮食，逐步过渡到普通饮食。所有 AMI 患者均应使用缓泻剂，以防止便秘时排便用力导致心脏破裂或引起心律失常、心力衰竭。

2. 溶栓治疗

（1）适应证

1）2 个或 2 个以上相邻导联 ST 段抬高（胸导联多 0.2mV、肢体导联≥ 0.1mV），或提示 AMI 病史伴左束支传导阻滞（影响 ST 段分析），起病时间＜ 12 小时，年龄＜ 75 岁（ACC/AHA 指南列为Ⅰ类适应证）。对前壁心肌梗死、低血压（收缩压＜ 100mmHg）或心率增快（＞ 100 次 / 分钟）患者治疗意义更大。

2）ST 段抬高，年龄＞ 75 岁。对这类患者，无论是否溶栓治疗，AMI 死亡的危险性均很大。（ACC/AHA 指南列为Ⅱ a 类适应证）。

3）ST 段抬高，发病时间为 12 ～ 24 小时，溶栓治疗收益不大，但在有进行性缺血性胸痛和广泛 ST 段抬高并经过选择的患者，仍可考虑溶栓治疗（ACC/AHA 指南列为Ⅱ b 类适应证）。

4）高危心肌梗死，就诊时收缩压＞ 180mmHg 和（或）舒张压＞ 110mmHg，这类患者颅内出血的危险性较大，应认真权衡溶栓治疗的益处与出血性卒中的危险性。对这些患者首先应镇痛、降低血压（如应用硝酸甘油静脉滴注、β 受体阻滞剂等），将血压降至 150/90mmHg 时再行溶栓治疗，但是否能降低颅内出血的危险尚未得到证实。对这类患者若有条件应考虑直接 PTCA 或支架置入术（ACC/AHA 指南列为Ⅱ b 类适应证）。

虽有 ST 段抬高，但起病时间＞ 24 小时，缺血性胸痛已消失者或仅有 ST 段压低者不主张行溶栓治疗（ACC/AHA 指南列为Ⅱ B 类适应证）。

（2）溶栓治疗的禁忌证及注意事项

1）既往任何时间发生过出血性脑卒中，1 年内发生过缺血性脑卒中或脑血管事件。

2）颅内肿瘤。

3）近期（2 ～ 4 周）活动性内脏出血（月经除外）。

4）可疑主动脉夹层。

5）入院时严重且未控制的高血压（＞ 180/110mmHg）或慢性严重高血压病史。

6）目前正在使用治疗剂量的抗凝药（国际标准化比率 2 ～ 3），已知有出血倾向。

7）近期（2 ～ 4 周）创伤史，包括头部外伤、创伤性心肺复苏或较长时间（＞ 10 分钟）的心肺复苏。

8）近期（＜ 3 周）外科大手术。

9）近期（＜ 2 周）在不能压迫部位的大血管穿刺。

10）曾使用链激酶（尤其 5 日至 2 年内使用者）或对其过敏的患者，不能重复使用链激酶。

11）妊娠。

12）活动性消化性溃疡。

（3）溶栓剂的使用方法

1）尿激酶：根据我国的几项大规模临床试验结果，目前建议剂量为 150 万 U 左右，于 30 分钟内静脉滴注，配合肝素皮下注射 500 ～ 10000U，每 12 小时 1 次，或低分子量肝素皮下注射，每日

2 次。

2）链激酶或重组链激酶：根据国际上进行的几组大规模临床试验及国内的研究，建议 150 万 U 于 1 小时内静脉滴注，配合肝素皮下注射 7500 ～ 10000U，每 12 小时 1 次，或低分子量肝素皮下注射，每日 2 次。

3）重组组织型纤溶酶原激活剂（rt-PA）：国外较为普遍的用法为加速给药方案（即 GUSTO 方案），首先静脉注射 15mg，继之在 30 分钟内静脉滴注 0.75mg/kg（不超过 50mg），然后在 60 分钟内静脉滴注 0.5mg/kg（不超过 35mg）。给药前静脉注射肝素 5000U，继之以 1000U/h 的速率静脉滴注，以 APTT 结果调整肝素给药剂量，使 APTT 维持在 60 ～ 80 秒。鉴于东西方人群凝血活性可能存在差异，以及我国脑出血发生率高于西方人群，我国进行的 TUCC 临床试验证实，应用 50mgrt-PA（8mg 静脉注射，42mg 在 90 分钟内静脉滴注，配合肝素静脉应用，方法同上），也取得较好疗效，出血需要输血及脑出血发生率与尿激酶无显著差异。

3. 介入治疗

（1）直接 PTCA

1）直接 PTCA 的适应证：①在 ST 段抬高和新出现或怀疑新出现左束支传导阻滞的 AMI 患者，直接 PTCA 可作为溶栓治疗的替代治疗，但直接 PTCA 必须由有经验的术者和相关医务人员，在有适宜条件的导管室于发病 12 小时内或虽超过 12 小时但缺血症状仍持续时，对梗死相关动脉进行 PTCA（ACC/AHA 指南列为Ⅰ类适应证）；②急性 ST 段抬高 /Q 波心肌梗死或新出现左束支传导阻滞的 AMI 并发心源性休克患者，年龄 < 75 岁，AMI 发病在 36 小时内，并且血运重建术可在休克发生 18 小时内完成者，应首选直接 PTCA 治疗（ACC/AHA 指南列为Ⅰ类适应证）；③适宜再灌注治疗而有溶栓治疗禁忌证者，直接 PTCA 可作为一种再灌注治疗手段（ACC/AHA 指南列为Ⅱa 类适应证）；④AMI 患者非 ST 段抬高，但梗死相关动脉严重狭窄、血流减慢（TIMI 血流备 2 级），如可在发病 12 小时内完成，可考虑进行 PTCA（ACC/AHA 指南列为Ⅱb 类适应证）。

2）注意事项：在 AMI 急性期不应对非梗死相关动脉行选择性 PTCA。发病 12 小时以上或已接受溶栓治疗且已无心肌缺血证据者，不应进行 PTCA。直接 PTCA 必须避免时间延误，必须由有经验的术者进行，否则不能达到理想效果，治疗的重点仍应放在早期溶栓。

（2）补救性 PTCA：对溶栓治疗未再通的患者使用 PTCA 恢复前向血流即为补救性 PTCA。其目的在于尽早开通梗死相关动脉，挽救缺血但仍存活的心肌，从而改善生存率和心功能。

建议对溶栓治疗后仍有明显胸痛、ST 段抬高无显著回落、临床提示未再通者，应

尽快进行急诊冠状动脉造影，若 TIMI 血流 0～2 级，应立即行补救性 PTCA，使梗死相关动脉再通。尤其对发病 12 小时内、广泛前壁心肌梗死、再次梗死及血流动力学不稳定的高危患者意义更大。

（3）溶栓治疗再通者 PTCA 的选择：对溶栓治疗成功的患者不主张立即行 PTCA。建议对溶栓治疗成功的患者，若无缺血复发，应在 7～10 日后进行择期冠状动脉造影，若病变适宜可行 PTCA。

4. 药物治疗

（1）硝酸酯类药物：常用的硝酸酯类药物包括硝酸甘油、硝酸异山梨酯和单硝酸异山梨酯。综合临床试验资料显示，AMI 患者使用硝酸酯可轻度降低病死率，AMI 早期通常给予硝酸甘油，静脉滴注 24～48 小时。对 AMI 伴再发性心肌缺血、充血性心力衰竭或需处理的高血压患者更为适宜。静脉滴注硝酸甘油应从低剂量开始，即 $10\mu g/min$，可酌情逐渐增加剂量，每 5～10 分钟增加 5～10mmHg，直至症状控制、血压正常者动脉收缩压降低 10mmHg 或高血压患者动脉收缩压降低 30mmHg 为有效治疗剂量。在静脉滴注过程中如果出现明显心率加快或收缩压与 90mmHg，应减慢滴注速度或暂停使用。静脉滴注硝酸甘油的最高剂量以不超过 $100\mu/min$ 为宜，过高剂量可增加低血压的危险，对 AMI 患者同样是不利的。

硝酸甘油持续静脉滴注的时限为 24-48 小时，开始 24 小时一般不会产生耐药性，后 24 小时若硝酸甘油的疗效减弱或消失可增加滴注剂量。静脉滴注二硝基异山梨酯的剂量范围为 2～7mg/h，开始剂量 $30\mu g/min$，观察 30 分钟以上，如无不良反应可逐渐加量。

静脉用药后可使用口服制剂如硝酸异山梨酯或单硝酸异山梨酯等继续治疗。硝酸异山梨酯口服常用剂量为 10～20mg，每日 3～4 次，单硝酸异山梨醋为 20～40mg，每日 2 次。硝酸酯类药物的不良反应有头痛、反射性心动过速和低血压等。该药的禁忌证为 AMI 合并低血压（收缩压≤ 90mmHg）或心动过速（心率＞ 100 次 / 分），下壁伴右室梗死时即使无低血压也应慎用。

（2）抗血小板聚集治疗：冠状动脉内斑块破裂诱发局部血栓形成是导致 AMI 的主要原因。在急性血栓形成中血小板活化起着十分重要的作用，抗血小板治疗已成为 AMI 的常规治疗，溶栓前即应使用。阿司匹林和噻氯匹定或氯批格雷是目前临床上常用的抗血小板聚集药物。

1）阿司匹林：阿司匹林通过抑制血小板内的环氧化酶使凝血烷 A2（血栓素 A2，TXA2）合成减少，达到抑制血小板聚集的作用。AMI 急性期，阿司匹林使用剂量应在 150～300mg/d 之间，首次服用时应选择水溶性阿司匹林，或肠溶阿司匹林嚼服，以达到迅速吸收的目的。3 日后改为小剂量 50～150mg/d 维持。

2）噻氯匹定和氯吡格雷：噻氯匹定作用机制不同于阿司匹林，主要抑制 ADP 诱导的血小板聚集。口服 24～48 小时起作用，3～5 日达高峰。开始服用的剂量为 250mg，每日 2 次，1～2 周后改为 250mg，每日 1 次维持。该药起作用慢，不适合急需抗血小板治疗的临床情况（如 AMI 溶栓前），多用于对阿司匹林过敏或禁忌的患者，或者与阿司匹林联合用于置入支架的 AMI 患者。该药的主要不良反应是中性粒细胞及血小板减少，应用时需注意经常检查血象，一旦出现上述副作用应立即停药。

氯吡格雷是新型 ADP 受体阻滞剂，其化学结构与噻氯匹定十分相似，与后者不同的是口服后起效快，不良反应明显低于噻氯匹定，现已成为噻氯匹定替代药物。初始剂量 300mg，以后剂量 75mg/d 维持。

（3）抗凝治疗：凝血酶是使纤维蛋白原转变为纤维蛋白最终形成血栓的关键环节，因此抑制凝血酶至关重要。

1）普通肝素：肝素作为对抗凝血酶的药物在临床应用最普遍，对于 ST 段抬高的 AMI，肝素作为溶栓治疗的辅助用药；对于非 ST 段抬高的 AMI，静脉滴注肝素为常规治疗。一般使用方法是先静脉注射 5000U 冲击量，继之以 1000U/h 维持静脉滴注，每 4～6 小时测定 1 次 APTT 或 ACT，以便及时调整肝素剂量，保持其凝血时间延长至对照的 1.5～2.0 倍。静脉肝素一般使用时间为 48～72 小时，以后可改用皮下注射 7500U，每 12 小时 1 次，注射 2～3 日。如果存在体循环血栓形成的倾向，如左心室有附壁血栓形成、心房颤动或有静脉血栓栓塞史的患者，静脉肝素治疗时间可适当延长或改口服抗凝药物。

肝素作为 AMI 溶栓治疗的辅助治疗，随溶栓制剂不同用法亦有不同。rt-PA 为选择性溶栓剂，半衰期短，对全身纤维蛋白原影响较小，血栓溶解后仍有再次血栓形成的可能，故需要与充分抗凝治疗相结合。溶栓前先静脉注射肝素 5000U 冲击量，继之以 1000U/h 维持静脉滴注 48 小时，根据 APTT 或 ACT 调整肝素剂量（方法同上）。48 小时后改用皮下肝素 7500U，每日 2 次，治疗 2～3 日。

2）低分子量肝素：鉴于低分子量肝素有应用方便、不需监测凝血时间、出血并发症低等优点，建议可用低分子量肝素代替普通肝素。低分子量肝素由于制作工艺不同，其抗凝疗效亦有差异，因此应强调个体化用药，不是泛指所有品种的低分子量肝素都能成为替代静脉滴注普通肝素的药物。

（4）β 受体阻滞剂：β 受体阻滞剂通过减慢心率，降低体循环血压和减弱心肌收缩力来减少心肌耗氧量，对改善缺血区的氧供需失衡、缩小心肌梗死面积、降低急性期病死率有肯定的疗效。在无该药禁忌证的情况下应及早常规应用。常用的 β 受体阻滞剂为美托洛尔，常用剂量为 25～50mg，每日 2 次或 3 次；阿替洛尔 25～25mg，每日 1 次。用药需严密观察，使用剂量必须个体化。在较急的情况下，如前壁 AMI 伴剧烈胸痛或高血压者，β 受体阻滞剂亦可静脉使用，美托洛尔静脉注射剂量为每次 5mg，间隔 5 分钟后可再给予 1～2 次，继续口服剂量维持。

1）β 受体阻滞剂治疗的禁忌证：①心率 < 60 次/分；②动脉收缩压 < 100mmHg；③中重度左心衰竭（≥ Killip Ⅲ 级）；④二、三度房室传导阻滞或 PR 间期 > 0.24 秒；⑤严重慢性阻塞性肺部疾病或哮喘；⑥末梢循环灌注不良。

2）相对禁忌证：①喘病史；②周围血管疾病；③胰岛素依赖性糖尿病。

（5）血管紧张素转换酶抑制剂（ACEI）：ACEI 使用的剂量和时限应视患者情况而定，一般来说，AMI 早期 ACEI 应从低剂量开始逐渐增加剂量，例如初始给予卡托普利 6.25mg 作为试验剂量，每日内可加至 12.5mg 或 25mg，次日加至 12.5～25mg，每日 2 次或每日 3 次。对于 4～6 周后无并发症和无左心室功能障碍的 AMI 患者，可停服 ACEI 制剂；若 AMI 特别是前壁心肌梗死合并左心功能不全，ACEI 治疗期应延长。

ACEI 的禁忌证：①AMI 急性期动脉收缩压 < 90mmHg；②临床出现严重肾衰竭（血肌酐 > 265μmol/L）；③有双侧肾动脉狭窄病史者；④对 ACEI 制剂过敏者；⑤妊娠、哺乳妇女等。

（6）钙离子通道阻滞剂：在 AMI 治疗中不作为一线用药。临床试验研究显示，无论是 AMI 早期或晚期、Q 波或非 Q 波心肌梗死、是否合用 β 受体阻滞剂，给予速效硝苯地平均不能降低再梗死率和病死率，对部分患者甚至有害。因此，在 AMI 常规治疗中钙离子通道阻滞剂被视为不宜使用的药物。

1）地尔硫卓：对于无左心衰竭临床表现的非 Q 波 AMI 患者，服用地尔硫卓可以降低再梗死发生率，有一定的临床益处。AMI 并发心房颤动伴快速心室率，且无严重左心功能障碍的患者，可静脉使用地尔硫卓，缓慢注射 10mg（5 分钟内），随之以 5 ～ 15μg/（kg·min）维持静脉滴注，静脉滴注过程中需密切观察心率、血压的变化，如心率低于 55 次 / 分，应减少剂量或停用，静脉滴注时间不宜超过 48 小时。AMI 后频发梗死后心绞痛者以及对 β 受体阻滞剂禁忌的患者使用此药也可获益。对于 AMI 合并左心室功能不全、房室传导阻滞、严重窦性心动过缓及低血压（90mmHg）者，该药为禁忌。

2）维拉帕米：在降低 AMI 的病死率方面无益处，但对于不适合使用 β 受体阻滞剂者，若左心室功能尚好，无左心衰竭的证据，在 AMI 数日后开始服用此药，可降低此类患者的死亡和再梗死复合终点的发生率。该药的禁忌证同地尔硫卓。

（7）洋地黄制剂：AMI24 小时之内一般不使用洋地黄制剂对于 AMI 合并左心衰竭的患者，24 小时后常规服用洋地黄制剂是否有益也一直存在争议。目前一般认为，AMI 恢复期在 ACEI 和利尿剂治疗下仍存在充血性心力衰竭的患者，可使用地高辛。对于 AMI 左心衰竭并发快速心房颤动的患者，使用洋地黄制剂较为适合，可首次静脉注射毛花苷 C 0.4mg，此后根据情况追加 0.2 ～ 0.4mg，然后口服地高辛维持。

（8））其他

1）镁：AMI 早期补镁治疗是否有益，目前仍无定论，因此目前不主张常规补镁治疗。以下临床情况补镁治疗可能有效：AMI 发生前使用利尿剂，有低镁、低钾的患者；AMI 早期出现与 QT 间期延长有关的尖端扭转性室性心动过速的患者。

2）葡萄糖 - 胰岛素 - 钾溶液静脉滴注（GIK）：最近一项小规模的临床试验 ECLA 显示，使用大剂量静脉滴注 GIK[（25% 葡萄糖 + 胰岛素 50U/L+ 氯化钾 80mmol/L，以 1.5ml/（kg·h）速率滴注 24 小时] 或低剂量静脉滴注 GIK[10% 葡萄糖 + 胰岛素 20U/L+ 氯化钾 50mmol/L，以 1ml/（kg·h）速率滴注] 治疗 AMI，均可降低复合心脏事件的发生率。

（三）非 ST 段抬离的 AMI 的危险性分层及处理

1. 非 ST 段抬高的 AMI 的危险性分层非 ST 段抬高的 AMI 多表现为非 Q 波性 AMI，与 ST 段抬高的 AMI 相比，梗死相关血管完全闭塞的发生率较低（20% ～ 40%），但多支病变和陈旧性心肌梗死发生率比 ST 段抬高者多见。在临床病史方面两者比较，糖尿病、高血压、心力衰竭和外周血管疾病在非 ST 段抬高的 AMI 患者中更常见。

对非 ST 段抬高的 AMI 进行危险性分层的主要目的，是为临床医师迅速作出治疗决策提供依据。

（1）低危险组：无并发症、血流动力学稳定、不伴有反复缺血发作的患者。

（2）中危险组：伴有持续性胸痛或反复发作心绞痛的患者，不伴有心电图改变或 ST 段压低 ≤ 1mm；ST 段压低 > 1mm。

（3）高危险组：并发心源性休克、急性肺水肿或持续性低血压。

2. 非 ST 段抬高的 AMI 的药物治疗临床资料显示，约 50% 的 AMI 患者有心肌坏死酶学证据，但心电图上表现为 ST 段压低而非抬高。患者的最初药物治疗除了避免大剂量溶栓治疗外，其他治疗与 ST 段抬高的患者相同。

（1）血小板膜糖蛋白（GP）Ⅱb、Ⅲa 受体拮抗剂：目前临床使用的血小板 GP Ⅱb、Ⅲa 受体拮抗剂有以下三种：阿昔单抗（abcix-imab）、依替已肽（eptifibatide）、替罗非班（tirofiban）。临床研究显示，以上三种药物的静脉制剂对接受介入治疗的 ACS 患者均有肯定的疗效，在非介入治疗的 ACS 患者中疗效不肯定。

（2）低分子量肝素：临床试验研究显示，在非 ST 段抬高的 ACS 患者中使用低分子量肝素，在降低心脏事件方面优于或等于静脉滴注肝素的疗效。

3. 介入治疗　对非 ST 段抬高的 AMI 紧急介入治疗是否优于保守治疗，尚无充分证据。较为稳妥的策略应是首先对非 ST 段抬高的患者进行危险性分层，低危险度的患者可择期行冠状动脉造影和介入治疗，对于中度危险和高度危险的患者紧急介入治疗应为首选，而高度危险患者合并心源性休克时应先插入 IABP，尽可能使血压稳定再行介入治疗。

（王　君）

第四章　高血压急症

第一节　急进型恶性高血压

急进型恶性高血压指高血压发病过程中由于某种诱因使血压骤然上升而引起一系列的神经－血管加压效应，继而出现某些脏器功能的严重障碍，多见于中青年人。血压突然显著升高，收缩压、舒张压均增高，常持续在 26.6/17.3kPa（200/130mmHg）以上。病情进展迅速，可发生剧烈头痛，往往伴有恶心、呕吐、头晕、耳鸣等。视力迅速减退、眼底出血、渗出或视盘水肿。肾功能急剧减退，持续性蛋白尿、血尿和管型尿，氮质血症或尿毒症。可在短期内出现心力衰竭，表现为心慌、气短、呼吸困难。

一、救治流程

1. 主诉　剧烈头痛，往往伴有恶心、呕吐、头晕、耳鸣等，视力迅速减退、可在短期内出现心力衰竭，表现为心慌、气短、呼吸困难。

2. 病史　原发性高血压或继发性高血压在极度疲劳、寒冷刺激、神经过度紧张和围绝经期内分泌失调等诱因促使下易发生该型高血压。

3. 体征　眼底出血、渗出或视盘水肿，肾功能急剧减退，持续性蛋白尿，血尿和管型尿，氮质血症或尿毒症，可在短期内出现心力衰竭。

4. 急救措施　将舒张压迅速降至安全水平（100～110mmHg），不宜过低，以静脉给药最为适宜，如硝普钠开始以每分钟 10μg 静脉滴注，密切观察血压，以每分钟 0.5μg/kg 递增。静脉滴注硝酸甘油剂量为 5～10μg/min 开始，然后每 5～10 分钟增加 5～10μg/min 至 20～50μg/min。

5. 辅助检查　①尿常规：持续性蛋白尿、血尿和管型尿；②肾功能：血肌酐持续增高，尿素氮增高；CO_2CP 降低；③血钾：血钾浓度增高提示预后差；④眼底：视网膜出血、渗出、视盘水肿；⑤血压监测：常持续在 26.6/17.3kPa（200/130mmHg 以上）。

6. 诊断　①多见于年轻人；②常有突然头痛、头晕、视力模糊、心悸、气促和体重减轻等症状；③常有心、肾功能不全的表现；④动脉舒张压常持续超过 130mmHg。

7. 制定详细的治疗方案　①药物治疗；②高血压急症治疗。

二、救治关键

（一）病情判断

1. 常见病因　1%～5% 的原发性高血压可发展为总进型恶性高血压。继发性高血压易发展成该型的疾病有肾动脉狭窄、急性肾小球肾炎、嗜铬细胞瘤、库欣综合征、妊娠毒血症等。

2. 诱因　在极度疲劳、寒冷刺激、神经过度紧张和更年期内分泌失调等诱因促使下易发生该型高血压。

3. 临床特征　多见于中青年人，血压突然显著升高，收缩压、舒张压均增高，常持续在 26.6/17.3kPa（200/130mmHg）以上，病情进展迅速，可发生剧烈头痛，往往伴有恶心、呕吐、头晕、耳鸣等，视力迅速减退，眼底出血、渗出或视盘水肿，肾功能急剧减退，持续性蛋白尿、血尿和管型尿，氮质血症或尿毒症，可在短期内出现心力衰竭，表现为心慌、气短、呼吸困难，本型高血压亦易发生高血压脑病，与血压显著增高相关。

（二）急诊检查

1. 实验室检查

（1）尿常规：持续性蛋白尿、血尿和管型尿。

（2）肾功能检查：血肌酐持续增高，尿素氮增高；　　　　CO_2CP 降低。

（3）血钾：血钾浓度增高提示预后差。

2. 其他辅助检查

（1）眼底：视网膜出血、渗出、视盘水肿；K-W 眼底分级程度常为Ⅲ～Ⅳ者多预后不良。

（2）血压监测：常持续在 26.6/17.3kPa（200/130mmHg 以上）。

（三）救治关键

宜将舒张压迅速降至安全水平（100～110mmHg），不宜过低，血压急骤降至过低水平，反使重要脏器供血不足，导致心、脑、肾功能恶化，还可发生休克等危险。单剂降压不满意者，应联合用药，但需注意不要同时使用副作用相同药物，避免严重不良反应。

三、救治方案

（一）降压药物分类

近年来，抗高血压药物发展迅速，根据不同患者的特点可单用和联合应用各类降压药。目前，常用降压药物可归纳为六类，即利尿剂、β受体阻滞剂、钙离子通道阻滞剂、血管紧张素转换酶（ACE）抑制剂、α受体阻滞剂及血管紧张素Ⅱ受体阻滞剂。

1. 利尿剂　使细胞外液容量减低、心排血量降低，并通过利钠作用使血压下降。降压作用缓和，服药 2～3 周后作用达高峰，适用于轻中度高血压，尤其适宜于老年人收缩期高血压及心力衰竭伴高血压的治疗。可单独用，并更适宜与其他类降压药合用。

利尿剂有噻嗪类、袢利尿剂和保钾利尿剂三类。噻嗪类应用最普遍，但长期应用可引起血钾降低及血糖、血尿酸、血胆固醇增高，糖尿病及高脂血症患者宜慎用，痛风患者慎用；保钾利尿剂可引起高血钾，不宜与 ACE 抑制剂合用，肾功能不全者禁用；袢利尿剂利尿迅速，肾功能不全时应用较多，但过度作用可致低血钾、低血压。另有制剂吲达帕胺，同时具有利尿及血管扩张作用，能有效降低血管扩张作用，能有效降压。

2. β受体阻滞剂　降压机制尚未完全明了。血管β受体阻滞剂可使a受体作用相对增强，周围血管阻力增加，不利于降压，但β受体阻滞后可使心排血量降低、抑制肾素释放并通过交感神经突触前膜阻滞使神经递质释放减少，从而使血压降低。

β受体E滞剂降压作用缓慢，1～2 周内起作用，适用于轻、中度高血压，尤其是心率较快的中青年患者或合并有心绞痛、心肌梗死后的高血压患者。

β受体阻滞剂对心肌收缩力、房室传导及窦性心律均有抑制，可引起血脂升高、低血糖、末梢循环障碍、乏力及重气管痉挛。因此对下列疾病不宜用，如充血性心力衰竭、支气管哮喘、糖尿病、病态窦房结综合征、房室传导阻滞、外周动脉疾病。冠心病患者长期用药后不宜突然停用，因可诱发心绞痛；由于抑制心肌收缩力，也不宜与维拉帕米等合用。

3. 钙离子通道阻滞剂（CCB）由一大组不同类型化学结构的药物所组成，其共同特点是阻滞钙离子 L 型通道，抑制血管平滑肌及心肌钙离子内流，从而使血管平滑肌松弛、心肌收缩力降低，使血压下降。

CCB 有维拉帕米、地尔硫卓及二氢吡啶类三组药物。前两组药物除抑制血管平滑肌外，并抑制心肌收缩及自律性和传导性，因此不宜在心力衰竭、窦房结功能低下或心脏传导阻滞患者中应用。二氢吡啶（如硝苯地平）类药物作用以阻滞血管平滑肌钙离子通道为主，因此对心肌收缩性、自律性及传导性的抑制少，但由于血管扩张，引起交感神经兴奋，可引起心率增快、充血、潮红、头痛、下肢水肿等。上述副作用主要见于短作用制剂，其交感激活作用对冠心病事件的预防不利，因此不宜作用长期治疗药物应用。近年来，二氢吡啶类缓释、控释或长效制剂不断问世，使上述副作用显著减少，可用于长期治疗。

钙离子通道阻滞剂降压迅速，作用稳定为其特点，可用于中重度高血压的治疗。尤其适用于老年人收缩期高血压。

4. 血管紧张素转换酶抑制剂　血管紧张素转换酶抑制剂是近年来进展最为迅速的一类药物。降压作用是通过抑制 ACE 使血管紧张素 II 生成减少，同时抑制激肽酶使环激肽降解减少，两者均有利于血管扩张，使血压降低。ACE 抑制剂对各种程度高血压均有一定降压作用，对伴有心力衰竭、左心室肥大、心肌后、糖耐量减低或糖尿病肾病、蛋白尿等合并症的患者尤为适宜。高血钾、妊娠、肾动脉狭窄患者禁用。最常见的不良反应是干咳，可发生于 10% ～ 20% 患者中，停用后即可消失。引起干咳原因可能与体内缓激肽增多有关。

5. 血紧张素 II 受体阻滞剂　通过对血管紧张素 II 受体的阻滞，可较 ACE 抑制剂更充分有效地阻断血管紧张素对血管收缩、水钠潴留及细胞增生等不利作用。适应证与 ACE 抑制剂相同，但不引起咳嗽反应为其特点。血管紧张素 II 受体阻滞剂降压作用平稳，可与大多数降压药物合用（包括 ACE 抑制剂）。

6. α受体阻滞剂　α受体阻滞剂分为选择性及非选择性类，如酚妥拉明，除用于嗜铬细胞瘤外，一般不用于治疗高血压。选择性 α_1 受体阻滞剂通过对突触后叫受体阻滞剂，对抗去甲肾上腺素的动静脉收缩作用，使血管扩张、血压下降。本类药物降压作用明确，对血糖、血脂代谢无副作用为其优点，但可能出现体位性低血压耐药性，使应用受到限制。

7. 其他　包括中枢交感神经抑制剂，如可乐定、甲基多巴；周围交感神经抑制剂，如胍乙啶、利血平；直接血管扩张剂，如肼屈嗪（肼苯达嗪）、米诺地尔（长压定）等。上述药物曾多年用于临床并有一定的降压疗效，但因其副作用较多，且缺乏心脏、代谢保护，因此不适宜于早晨服用。

（二）降压药物的选择和应用

凡能有效控制血压并适宜长期治疗的药物就是合理的选择，包括不引起明显副作用、不影响生活质量等。

1. 合并有心力衰竭者，宜选择 ACE 抑制剂、利尿剂。

2. 老年人收缩期高血压者，宜选择利尿剂、长效二氢吡啶类钙离子通道阻滞剂。

3. 合并糖尿病、蛋白尿或轻、中度肾功能不全者（非肾血管性），可选用 ACE 抑制剂。

4. 心肌梗死后的患者，可选择无内在拟交感作用的 β 受体阻滞剂或 ACE 抑制剂（尤其伴收缩功能不全者）。对稳定型心绞痛患者也可选用计通道阻滞剂量。

5. 对伴有脂质代谢异常的患者可选用 β 受体阻滞剂，不宜用 β 受体阻滞剂和利尿剂。

6. 伴妊娠者，不宜用 ACE 抑制剂、血管紧张素 II 受体阻滞剂，可选用甲基多巴。

7. 对合并支气管哮喘、抑郁症、糖尿病者不宜用 β 受体阻滞剂；痛风患者不宜用利尿剂；合并心脏起搏传导障碍者不宜用 β 受体阻滞剂及非二氢吡啶类钙离子通道阻滞剂。

（三）具体用药方法

高血压急症时必需迅速使血压下降，以静脉给药最为适宜，以便随时改变药物所要使用的剂量。

1. 硝普钠　直接扩张动脉和静脉，使血压迅速降低。开始以每分钟 10μg 静脉滴注，密切观察血压，以每分钟 0.5μg/kg 递增，逐渐调整剂量，常用剂量为每分钟按体重 3μg/kg。极量为每分钟按体重 10μg。总量为按体重 3.5mg/kg。该药溶液对光敏感，每次应用前需临时配制，滴注瓶需用银箔或黑布包裹。硝普钠在体内代谢后产生氰化物，大剂量或长时间应用可能发生硫氰酸中毒。

2. 硝酸甘油　以扩张静脉为主，较大剂量时也使动脉扩张。静脉滴注可使血压较快下降，剂量为 5～10μg/min 开始，然后每 5～10 分钟增加 5～10μg/min 至 20～50μ/min。停药后数分钟作用即消失。副作用有心动过速、面红、头痛、呕吐等。

3. 尼卡地平、二氢吡啶类钙离子通道阻滞剂　用于高血压急症治疗剂量为：静脉滴注从 0.5μg/（kg·min）开始，密切观察血压，逐步增加剂量，可用至 6μg/（kg·min）。副作用有心动过速、面部充血潮红、恶心等。

4. 乌拉地尔　α1 受体阻滞剂，用于高血压危象剂量为 10～50mg 静脉注射（通常用 25mg），如血压无明显降低，可重复注射，然后予 50～100mg 于 100ml 液体中静脉滴注维持，速度为 0.4～2mg/min，根据血压调节滴速。

（四）病因治疗

多数恶性高血压是由于肾实质性疾病、肾血管性高血压、药物等原因所致，因此，诊断恶性高血压之后，在积极控制血压的同时，应努力寻找这些继发因素，并力争去除或治疗可逆性病因。若证实为肾动脉狭窄所引起的恶性高血压，则经过行经皮肾动脉成型术（PTRA）或外科手术治疗后，部分患者的血压和肾功能可获满意的控制；明确由药物所致恶性高血压者，在停用相应药物后，血压可逐渐恢复正常。

（王　君）

第二节　高血压危象

高血压危象是指发生在高血压病过程中的一种特殊临床现象，常在不良诱因影响下，血压骤然升到 26.6/16kPa（200/120mmHg）以上，出现心、脑、肾的急性损害。患者感到突然头痛、头晕、视物不清或失明；恶心、呕吐、心慌、气短、面色苍白或潮红；两手抖动、烦躁不安；严重的可出现暂时性瘫痪、失语、心绞痛、尿混池；更重的则抽搐、昏迷。

高血压危象是在高血压基础上，某些诱因使周围小动脉发生暂时性强烈痉挛，引起血压进一步的急剧升高，而出现的一系列高血压危象的表现。并在短时间内发生不可逆性生命器官损害，故为致命性的一种临床综合征。高血压危象可发生在各级缓进型高血压患者，亦可见于各种急进型高血压。其病情凶险，如抢救措施不得当，可导致死亡。

一、救治流程

1. **主诉**　突然头痛、头晕、视物不清或失明；恶心、呕吐、心慌、气短、面色苍白或潮红；两手抖动、烦躁不安；严重的可出现暂时性瘫痪、失语、心绞痛、尿混浊；更重的则抽搐、昏迷。

2. **病史**　①缓进型或急进型高血压；②多种肾性高血压；③内分泌性高血压；④妊娠高血压综合征和卟啉病；⑤急性主动脉夹层血肿和脑出血；⑥头颅外伤等。

3. **体征**　①血压显著增高；②自主神经功能失调征象；③靶器官急性损害的表现。

4. **急救措施**　①吸氧：保持血氧饱和度在 95% 以上；②呋塞米：20 ～ 40mg 静脉注射；③硝酸甘油 0.5mg 舌下含服或 5μg/min 静脉滴注；④硝普钠 50 ～ 400μg/min 静脉滴注；⑤酚妥拉明 0.2 ～ 5mg/min 静脉滴注。

5. **诊断**　根据病史、体征及以上辅助检查即可诊断。

6. **辅助检查**　首先应密切观察血压，高血压危象时血压常升到 200/120mmHg 以上。除此之外可检查：①血常规、血型；②尿常规；③肾功能；④头颅 CT。

7. **制定详细的治疗方案**　①将患者送至安静的房间中，平卧位，给予安慰；②使用药物降低血压；③使用防止脑水肿的药物如甘露醇、呋塞米等治疗，发生惊厥时，适当使用镇静剂；④抗心力衰竭治疗如使用血管扩张剂；⑤治疗氮质血症进行血液透析；⑥嗜铬细胞瘤性高血压升高时，应选 α 受体阻滞剂酚妥拉明治疗。

二、救治关键

（一）病情判断

1. **临床表现**　患者突然起病，病情凶险，通常表现为剧烈头痛，伴有恶心、呕吐，视力障碍和精神及神经方面异常改变。

（1）血压显著增高：收缩压升高可达 200mmHg 以上，严重时舒张压也显著增高，可达 120mmHg 以上。

（2）自主神经功能失调征象：发热感、多汗、口干、寒战、手足震颤、心悸等。

（3）靶器官急性损害的表现：①视力模糊，视力丧失，眼底检查可见视网膜出血、渗出、视盘水肿；②胸闷、心绞痛、心悸、气急、咳嗽，甚至咳泡沫痰；③尿频、尿少，血浆肌酐和尿素氮增高；④一过性感觉障碍、偏瘫、失语，严重者烦躁不安或嗜睡。

2. **常见类型**

（1）高血压脑病：血压突然急剧升高，发生严重血管病变导致脑水肿，出现神经系统症状，头痛为最初主诉，伴呕吐、视力障碍、视盘水肿、神志改变，出现病理征、惊厥、昏迷等。脑脊液压力可高达3.92kPa（400mmHg），蛋白增加。经有效的降压治疗，血压下降，症状可迅速缓解。

（2）高血压危象伴颅内出血：包括脑出血或蛛网膜下隙出血。

（3）儿茶酚胺突然释放所致高血压危象见于嗜铬细胞瘤。肿瘤可产生和释放大量去甲基肾上腺素和肾上腺素，常见的肿瘤部位在肾上腺髓质，也可在其他具有嗜铬组织的部位，如主动脉分叉、胸腹部交感神经节等。表现为血压急剧升高，伴心动过速、头痛、苍白、大汗、麻木、手足发冷，发作持续数分钟至数小时。某些患者发作有刺激诱因，如情绪激动、运动、按压肿瘤、排尿、喷嚏等。发作间歇可无症状。通过发作时尿儿茶酚胺代谢产物 VMA 和血儿茶酚胺的测定可确诊此病。

（4）高血压危象伴急性肺水肿。

（5）高血压危象伴肾损害。

（6）高血压危象伴主动脉夹层动脉瘤。

（7）妊娠高血压综合征：妊娠后期出现高血压、蛋白尿和水肿，严重时发生子痫。

（二）急诊检查

1. 胸部X线片　高血压时常伴有左心室扩大，主动脉增宽，明确有无肺水肿的发生。

2. 心脏彩超　高血压危象时常有左心室肥厚，晚期出现心脏扩大、心力衰竭。

3. 肾脏和肾上腺超声　鉴别高血压的原因，是否存在嗜铬细胞瘤、肾上腺增生、醛固酮瘤等。

4. 生化检查　确定肝肾功能状态及离子水平。

（三）治疗关键

宜个体化处理，参考患者既往血压水平、治疗依从性和血压控制情况，是否有诱因、目前血压水平及靶器官损害等，合理制订个体化处理方案，以获得最佳临床效益。

三、救治方案

（一）治疗目标

高血压急症需立即给予降压治疗，但不一定要求降至正常水平，以避免靶器官进一步损害。步骤为：第一步在数分钟至1小时内将血压降低25%左右，第二步视个体情况而定，在2～6小时内将血压降至160/100mmHg左右。患者一般需在ICU进行救治，静脉给药。高血压亚急症应该在24～48小时内逐渐降低血压水平，在院外即可对高血压亚急症患者进行救治，可予快速起效的口服药物，偶用静脉给药，且应观察24～48小时。

（二）监测与监护

高血压危象需要立即降低血压，但除外某些情况（如主动脉夹层、AMI）时，快速、过度降压（低于脑、肾、冠状动脉自动调节范围）会减少器官灌注，引起缺血和梗死；因此，此类患者应收住ICU，严密监测血压、心率、呼吸、尿量、神经系统状况等，对于波动性大、难以控制的高血压，宜行动脉内置管监测血压。

（三）药物治疗

1. α 受体阻滞剂

（1）酚妥拉明：非选择性 $\alpha_1\alpha_2$ 受体阻滞剂，对嗜铬细胞瘤所致的高血压危象有特效。个别可引起心动过速、容量不足及严重的体位性低血压。

（2）乌拉地尔：阻断突触后叫受体，扩张血管；同时激活中枢的交感反馈调节，扩张血管，抑制反射性心动过速。优点：降压迅速不影响心率，改善心功能治疗心力衰竭，蛋白结合率高适合肾透析患者。

2. 利尿剂　呋塞米静脉常用量为 40～120mg，其剂量反应曲线为平顶状，最大剂量为 160mg，超量应用降压作用不增加，反而不良反应加重。

3. α 受体阻滞剂 +β 受体阻滞剂　拉贝洛尔是 α₁ 受体阻滞剂及非选择性 β 受体阻滞剂，静脉剂型 α：β 的作用为 1：3，严重支气管哮喘患者慎用。

4. 二氢吡啶类钙离子通道阻滞剂尼卡地平可扩张外周血管和冠状动脉，对心脏抑制作用低于硝苯地平，不抑制心肌及传导系统，适用于急性心功能不全者，尤其二尖瓣关闭不全及末梢阻力和肺动脉楔压中度升高的低心排血量患者，但对急性心肌梗死、急性心肌炎、左心室流出道狭窄、右心功能不全并狭窄、颅内高压或脑水肿等患者禁用或慎用。

5. 非二氢吡啶类钙通道阻滞　地尔硫卓能扩张外周血管和冠状动脉，适用于肥厚性心肌病、流出道狭窄、舒张功能下降者，但对心房颤动合并预激综合征时应禁用，心力衰竭时慎用。

6. 血管扩张剂

（1）硝酸脂类：兼有抗心绞痛及降压作用，小剂量降低前负荷，大剂量降低后负荷。用 5% 葡萄糖注射液或生理盐水稀释后静脉滴注，开始剂量为 5μg/min，最好用输液泵恒速输入。每 3～5 分钟增加 5μg/min，如在 20μg/min 时无效可以 10μg/min 递增，以后可 20μ/min。患者对本药的个体差异大，静脉滴注无固定适合剂量，应根据个体的血压、心率和其他血流动力学参数来调整用量。降压时个体差异明显，用量为 1.8～9.6mg/h，需要注意剂量，小心低血压发生，颅内高压、青光眼患者禁用。

（2）硝普钠：能扩张动、静脉，作用时间短，起效快，停止滴注 1～2 分钟血压即可回升，用药时需不断监测血压调整用量，连续使用24～48小时应做血氰化物测定。

7. 血管紧张素转换酶抑制剂　依那普利，适用于肾实质性高血压、心力衰竭，且有效率较高。

8. 常用药物用法

（1）硝普钠：硝普钠为一种速效和短时作用的血管扩张药，对动脉和静脉平滑肌均有直接扩张作用，但不影响子宫、十二指肠或心肌的收缩。血管扩张使周围血管阻力减低，因而有降压作用。血管扩张使心脏前后负荷均减低，心排血量改善，故对心力衰竭有益。后负荷减低可减少瓣膜关闭不全时主动脉和左心室的阻抗而减轻反流。用前将本品 50mg（1 支）溶解于 5ml 5% 葡萄液中，再稀释于 5% 葡萄糖液 250～1000ml 中，在避光输液瓶中静脉滴注。成人开始每分钟按体重 0.5μ/kg。根据治疗反应以每分钟 5μg/kg 递增，逐渐调整剂量，常用剂量为每分钟按体重 3mg/kg，极量为每分钟按体重 10μg/kg，总量为按体重 3.5mg/kg。用作麻醉期间短时间的控制性降压，滴注最大量为每分钟按体重 0.5mg/kg。小儿每分钟按体重 1.4μg/kg。按效应逐渐调整用量。使用时应监测血压，根据血压下降情况调整滴速。

（2）二氮嗪：200～300mg，于 15～30 秒内静脉注射，必要时 2 小时后再注射。可与呋塞米联合治疗，以防水钠潴留。

（3）拉贝洛尔：20mg 静脉缓慢注射，必要时每隔 10 分钟注射一次，直到产生满意疗效或总剂量 200mg 为止。

（4）酚妥拉明：5% 葡萄糖液 250ml 加酚妥拉明 10～20mg 缓慢静脉滴注，主要用于嗜铬细胞瘤高血压危象。严重动脉硬化及肾功能不全者，低血压、冠心病、心肌梗死，胃炎或胃溃疡以及对本品过敏者禁用。

（5）人工冬眠：氯丙嗪 50mg、异丙嗪 50mg 和派替啶 100mg，加入 10% 葡萄糖液 500ml 中静脉滴注，亦可使用其一半剂量。

（6）对血压显著增高，但症状不严重者，可舌下含服硝苯地平 10mg，卡托普利 12.5～25.0mg。或口服哌唑嗪 1～2mg，可乐定 0.1～0.2mg 或米诺地尔等。也可静脉注射地尔硫卓或尼卡地平。降压不宜过快过低。血压控制后，需口服降压药物，或继续注射降压药物以维持疗效。

（四）并发症的处理

高血压危象是高血压过程中的一种严重症状，病情凶险，尤以并发高血压脑病、急性心力衰竭或急性肾衰竭，一旦症状发作，需及时采取有效措施，否则可导致死亡。

1. 急性冠脉综合征

（1）首选硝酸酯类药物，若无效，应静脉注射硝普钠，舒张压维持在 80～90mmHg。

（2）可选用 ACEI、β 受体阻滞剂、钙离于通道阻滞剂（短效二氢吡啶类钙离子通道阻滞剂禁用）。

（3）合并心绞痛者首选 β 受体阻滞剂或非二氢吡啶类钙离子通道阻滞剂。

（4）合并心肌梗死者首选无内源性拟交感活性的 β 受体阻滞剂、ACEI、ARB。

2. 高血压脑病　最常见症状为严重头痛、呕吐、视力障碍、神志改变、血压严重升高，眼底常有出血和视盘水肿（急进型和恶性高血压）。

（1）首选硝普钠，次选二氮嗪。

（2）禁用利血平。

（3）可选用 ACEI、β 受体阻滞剂、钙离子通道阻滞剂。

（4）脱水降颅压，制止抽搐。

3. 蛛网膜下隙出血

（1）首选尼莫地平静脉滴注。

（2）越早越好，要求在 6～12 小时内将血压降至目标水平。

（3）收缩压大于 160mmHg 或平均动脉压大于 110mmHg 时，再出血及死亡率升高。而且，收缩压较舒张压更为重要，可能较为理想的收缩压范围是 140～160mmHg。

4. 高血压脑出血　一般经头颅 CT 确诊。最佳治疗尚存争议，心脏科主张血压低一点好，神经科主张不宜太低。血压超过 200/110mmHg 需要谨慎降压，逐步降至 150～160/90～100mmHg 为宜。

（1）首选硝普钠、乌拉地尔、拉贝洛尔。

（2）禁用利血平及含服硝苯地平。

（3）强调降低颅内压，减轻脑水肿。

5. 急性心力衰竭

（1）取坐位，双腿下垂，以减少静脉回流。

（2）吸氧：高流量鼻导管吸氧，可使用抗泡沫剂使肺泡内的泡沫消失，增加气体交换面积。

（3）吗啡：不仅可以镇静，减少心脏负担，同时扩张血管减轻心脏负荷。使用中注意呼吸抑制。

（4）快速利尿：呋塞米静脉注射，除利尿作用外，本药还有静脉扩张作用，有利于肺水肿缓解。

（5）血管扩张剂：以硝普钠、硝酸甘油或酚妥拉明静脉滴注。

（6）洋地黄类药物：毛花苷 C 静脉最适合用于有心房颤动伴有快速心室率，并已知有心室扩大伴左心室收缩功能不全者。对急性心肌梗死，在急性期 24 小时内不宜用洋地黄类药物；二尖瓣狭窄所致肺水肿洋地黄类也无效。

（7）氨茶碱：解除支气管痉挛，有一定的正性肌力及扩血管利尿作用，可起辅助作用。

···（王　君）

第三节　高血压脑病

高血压脑病见于高血压患者，由于动脉压突发急骤升高，导致脑小动脉疼挛或脑血管调节功能失控，产生严重脑水肿的一种急性脑血管疾病。高血压脑病为内科较为常见的急症，是指脑细小动脉发生持久而严重的痉挛或广泛微血管栓塞，脑供血发生急性障碍，也可能脑内小动脉因血压极度升高而被迫扩张，从而使大脑过度灌注，导致脑水肿和颅内压增高，引起的一系列临床表现。

一、救治流程

1. 主诉　先有血压突然升高、头痛、恶心、烦躁不安等症状，然后发生剧烈头痛、呕吐、心动过缓（个别亦可心动过快）、脉搏有力、呼吸困难、视力障碍、黑矇、抽搐、意识模糊，甚至昏迷。也可有暂时性偏瘫、半身感觉障碍、失语等。

2. 病史　各种原因引起的高血压患者，如急性或慢性肾小球肾炎、原发性或恶性高血压、子痫、铅中毒、库欣综合征、嗜铬细胞瘤、醛固酮增高症等。

3. 体征　血压显著升高（以舒张压增高为主），颈项强直，眼球震颤，呼吸困难或减慢，心动过缓（偶可心动过速）。脉搏有力，不固定的局部肢体无力、强直或瘫痪。

4. 急救措施　①迅速降低血压；②降低颅内压，消除脑水肿；③控制癫痫。

5. 辅助检查　①眼底检查；②脑脊液检查；③ CT 检查。

6. 诊断　①血压突然升高，伴严重头痛、意识障碍，且往往有抽搐或其他短暂的神经系统局灶症状眼底改变等，其中血压突然增高、严重头痛与意识障碍是本症必不可少的症状；②经积极降压治疗后，症状可迅速好转或大部分缓解；③除外高血压性脑出血。

7. 制定详细的治疗方案①迅速应用药物降低血压；②降低颅内压，消除脑水肿；③控制癫痫；④病因治疗。

二、救治关键

（一）病情判断

高血压脑病急骤起病，病情发展非常迅速，肾功能损害者更容易发病。

1. 发病年龄 与病因有关，由于急性肾小球肾炎引起者多见于儿童或青年，慢性肾小球肾炎则以青少年及成年多见，子痫常见于年轻妇女。

2. 动脉压升高 原来血压已高者，在起病前，再度增高，舒张压达 120mmHg 以上，平均动脉压常在 20.0 ～ 26.7kPa（150 ～ 200mmHg）之间。

3. 颅内压增高 由脑水肿引起。患者剧烈头痛、喷射性呕吐、视盘水肿、视网膜动脉痉挛，并有火焰样出血和动脉痉挛以及绒毛状渗出物。

4. 意识障碍 可表现为嗜睡及昏迷，精神错乱亦有发生。

5. 癫痫发作 可为全身性局限性发作，有的出现癫痫连续状态。

6. 阵发性呼吸困难 由于呼吸中枢血管痉挛、局部缺血及酸中毒所引起。

7. 其他脑功能障碍的症状 如失语、偏瘫等。

8. 头痛 头痛常是高血压脑病的早期症状，多数为全头痛，咳嗽、活动用力时头痛明显，伴有恶心、呕吐。当血压下降后头痛可得以缓解。

9. 脑水肿症状为主 太多数患者具有头痛、抽搐和意识障碍三大特征，称为高血压脑病三联征。

（二）辅助检查

2. 眼底检查 可见不同程度的高血压性眼底、视网膜动脉痉挛，甚至视网膜有出血、渗出物和视盘水肿。

2. 脑脊液检查 压力常显著增高（诊断已明确时禁行脑脊液检查），有少数红细胞或蛋白质轻度升高。

3. CT 检查 颅脑 CT 扫描可见因脑水肿所致的弥漫性的白质密度降低。

4. 脑电图 可见弥散慢波和（或）癫痫性放电。

（三）治疗关键

本病及时处理预后良好，处理不当可导致死亡，因此应力争早期确诊，卧床休息，尽快降血压，降低颅内压及减轻脑水肿，控制癫痫发作，预防心力衰竭等。

三、救治方案

（一）药物治疗原则

1. 降压药物的选择 在确立高血压脑病诊断并采取紧急降压时，应针对不同的病因选择降压用药，以达到预期疗效。

（1）肾性高血压引起的高血压脑病，首选肼苯哒嗪。原发性高血压引起者首选硝普钠或氯苯甲噻二嗪。

（2）嗜铬细胞瘤或高血压服用单胺氧化酶抑制剂过程中引起的高血压脑病发作，应选用 α 受体阻滞剂酚妥拉明，先以 5 ～ 10mg 加入 50% 葡萄液 20ml 中静脉注射，病情好转后，以 25 ～ 50mg 加入 5% 葡萄糖 500ml 静脉滴注维持疗效。

（3）妊娠毒血症引起的高血压脑病，以首选肼苯哒嗪为宜，且不致影响胎盘血流供应。其次也可选用硝普钠或氯苯甲噻二嗪，但后者使子宫肌肉收缩无力而可能延迟分娩。

（4）关于脑水肿的治疗：由于高血压脑病发作后多产生脑水肿，甚至发展到因颅内压增高而引起脑成形成，因此多主张在降压的同时，应使用利尿脱水剂，以减轻脑水肿。可选用 20% 甘露醇 250mg 快速静脉滴注或常规静脉滴注，每 6 小时重复 1 次，或用呋塞米 40～60mg 加 50% 葡萄糖液 20～40ml 静脉滴注。但近年也有人提示，高血压脑病随着血压下降症状明显改善，因此不必应用降颅内压药物。我们认为病情较重、就诊较迟或颅内压增高症状明显者，在应用降压药的同时加用脱水剂治疗为妥，且首选呋塞米，既起到消除多数上述降压药物的水钠潴留作用而增强降压疗效，又能发挥脱水、利钠作用而降低颅内压。

（5）对症处理：若患者出现反复抽搐，应首选地西泮 10～20mg 缓慢静脉滴注，也可用水合氯醛保留灌肠。对烦躁不安者可适当应用苯巴比妥钠（肌内注射）或地西泮等药物。

（6）恢复期的治疗：通常经过有效的降压治疗后绝大多数患者在数小时或 1～2 日内可完全恢复，且不致有任何后遗症。但有人观察也可遗留痴呆等智能低下的表现，因此在症状缓解后，仍应

积极治疗，防治可能出现的后遗症，使患者完全康复。

2. 治疗中心环节　治疗中心环节是迅速降低血压，以降至正常或接近正常为目标，降压治疗时应注意以下几个原则。

（1）选用静脉给药方法，特别是危重患者，血压控制后，改口服制剂维持，但宜逐渐引入，不应突然改变给药方式。

（2）用药过程中需严密观察血压变化，以防血压骤然下降甚至发生休克，否则，可能导致心、脑、肾等重要器官缺血或功能障碍；通常血压降至接近正常水平，特别是舒张压达 100mmHg 左右即可。

（3）由于采用的降压药大多是血管扩张剂，为防止水钠潴留，影响疗效，在抢救治疗一开始及治疗过程中，应合用排钠利尿剂，如呋塞米静脉滴注，通常首剂之后可改口服利尿剂维持。

（8）凡使用可引起交感神经冲动增加的血管扩张剂（如氯苯甲噻二嗪、肼苯哒嗪等）时，宜加用普萘洛尔对抗。但硝普钠降压时心率与心排血量很少变化，则不必并用普萘洛尔。

（二）具体治疗及处理措施

1. 降低血压　高血压脑病发作时应在数分钟至 1 小时内使舒张压迅速降至 110mmHg（高血压患者）或 80mmHg 以下（血压正常者），恢复脑血管自动调节机制，但降压不要过快、过低，以防发生脑血流灌注不足，诱发脑梗死，老年人个体差异大，血压易波动，用药应从小量开始，逐渐加量，以免血压降得过快、过低，引起心肌梗死等不良后果。

（1）硝普钠：可同时使小动脉、毛细血管及小静脉扩张，静脉回心血量减少，左心室前后负荷均降低，适用于伴左心衰竭或急性冠状动脉功能不全患者，50mg 加入 5% 葡萄糖液 500ml 静脉滴注，开始每分钟按体重 0.5μg/kg。根据治疗反应以每分钟 0.5μg/kg 递增，逐渐调整剂量，常用剂量为每分钟按体重 3μg/kg。极量为每分钟按体重 10μg/kg。总量为按体重 3.5mg/kg，每 2～3 分钟测 1 次血压，调整滴速及用量使血压维持在适宜水平，此药降压迅速稳定，无不良反应，但理化性质不稳定，配制后须在 12 小时内使用。

（2）硝酸甘油：10～20mg 加于 5% 葡萄糖 500ml 静脉滴注，根据血压调节滴速，降压作用迅速，监护较硝普钠简单，副作用较少，有人主张用它代替硝普钠，

尤适用于合并冠心病、心肌供血不足和心功能不全者，但脑水肿及青光眼患者禁用。

（3）利血平：可耗竭交感神经末梢儿茶酚胺贮存，扩张血管及降低血管周围阻力。1mg 肌内注射，1.5～3 小时起效，必要时每 6～12 小时可重复注射，适用于快速降压后维持用药。副作用为鼻塞、口干、心动过缓、嗜睡和帕金森病样表现。

（4）卡托普利：主要作用于肾素-血管紧张素-醛固酮系统（RAA 系统）的特异性竞争型抑制剂，抑制 RAA 系统血管紧张素转换酶（ACE），阻止血管紧张素 I 转换为血管紧张素 II，抑制醛固酮分泌，减少水钠潴留。12.5～25mg 口服，每日 3 次，60～90 分钟显效。可见胃肠道反应、失眠、口干及中性粒细胞减少，心力衰竭患者不宜使用。

（5）降压后可用硝苯地平（心痛定）10～20mg，舌下含服或嚼碎咽下或直肠给药，每日 3 次，也可用气雾剂喷入口咽部，每次 0.5mg，连用 6 次；本药为钙离子通道阻滞剂，20～30 分钟起效，1.5～2 小时降压明显，1 次用药后奏效达 80%，可使平均动脉压下降 25%。对高血压脑病合并冠心病，病情不太严重患者最理想，是较安全、迅速的降压药。

2. 降低颅内压及减轻脑水肿　可用 20% 甘露醇 250ml 快速静脉滴注，每 6～8 小时 1 次，心肾功能不全者慎用；可与呋塞米 40mg 静脉注射，10% 人血清蛋白 50ml 静脉滴注或地塞米松 10～20mg 静脉滴注合用。

3. 癫痫频繁发作或癫痫持续状态的处理　首选地西泮 10～20mg 缓慢静脉注射。若不能控制，可用地西泮 40～50mg 加于 10% 葡萄糖溶液 500ml 中静脉滴注，应注意呼吸情况。也可用苯妥英钠，常与地西泮合用作为维持用药或用于出现呼吸抑制者，首剂 500mg 加入 5% 葡萄糖液 500ml 中，静脉滴注，每日 300～500mg 维持疗效。随后成人可用苯巴比妥 0.2g 肌内注射，与 10% 水合氯醛 30ml 灌肠，6 小时交替使用；控制发作 1～2 日后改用苯妥英钠或卡马西平口服，维持 2～3 个月以防复发。

（三）预后

本病起病急，症状明显，病情危重，若不及时治疗，可因脑水肿加剧出现脑疝，可迅速死亡。据统计，未经治疗的高血压危重症，6 个月病死率为 50%，1 年病死率为 90%。高血压脑病经治疗后，大部分病例症状完全缓解，影像学检查异常完全消失，预后良好。因此其预后取决于早期诊断和治疗。

（韩昭伟）

第五章　心律失常

第一节　病态窦房结综合征

病态窦房结综合征简称病态窦房结综合症，又称窦房结功能不全，是由窦房结及其邻近组织病变引起窦房结起搏功能和（或）窦房传导障碍，从而产生多种心律失常和临床症状。

窦房结及其邻近组织的病变引起窦房结起搏功能和（或）窦房结传导障碍，从而产生多种心律失常和临床症状。病因有冠心病、风湿性心脏病、高血压心脏病等，可能以窦房结及其邻近组织的特发性纤维化变性最常见。以心率缓慢所致的脑、心、肾等脏器供血不足尤其是脑供血不足症状为主，如心悸、乏力、头晕，甚至晕厥等症状。合并快速心律失常时称为慢-快综合征。治疗应针对病因，无症状者可定期随诊，有时出现脑供血不足症状，如晕厥者宜安置按需型人工心脏起搏器，必要时再加用药物控制快速心律失常。

一、救治流程

1. 主诉　心悸、胸闷、气短、乏力、黑矇、晕厥。
2. 病史　冠心病、心肌炎、心肌病等均可导致病态窦房结综合征。
3. 体征　持续性窦性心动过缓，或心动过缓与心动过速交替发生。
4. 急救措施　①迅速将患者置于平卧位，取出义齿和口腔内杂物，防止呼吸道梗阻；②吸氧，心电监护，检查心电图，明确是窦性心动过缓还是窦性停搏；③给予阿托品静脉注射；④给予异丙基肾上腺素，以异丙基肾上腺素1mg加入5%葡萄糖液250～500ml缓慢静脉滴注。
5. 辅助检查　心电图、动态心电图、窦房结功能检查。
6. 诊断　①严重的窦性心动过缓（心率＜50次/分）；②窦性停搏和（或）窦房阻滞；③慢-快综合征：阵发性心动过速（心房颤动、心房扑动、室上性心动过速）和心动过缓交替出现。
7. 制定详细的治疗方案　病因治疗、药物治疗、置入心脏起搏器。

二、救治关键

（一）病情判断

1. 临床表现　病态窦房结综合征临床表现轻重不一，可呈间歇发作性。多以心率缓慢所致脑、心、肾等脏器供血不足尤其是脑血供不足症状为主。轻者乏力、头昏、眼花、失眠、记忆力差、反应迟钝或易激动等，易被误诊为神经症，老年人还易被误诊为脑血管意外或衰老综合征。严重者可引起短暂黑矇、晕厥或阿-斯综合征发作。

部分患者合并短阵室上性快速心律失常发作，又称慢－快综合征。快速心律失常发作时，心率可突然加速达 100 次／分以上，持续时间长短不一，心动过速突然中止后可有心脏暂停伴或不伴晕厥发作。严重心动过缓或心动过速除引起心择外，还可加重原有心脏病症状，引起心力衰竭或心绞痛。心排出量过低严重影响肾等脏器灌注还可致尿少、消化不良。慢快综合征还可能导致血管栓塞症状。

2. 心电图特征　包括窦房结功能障碍本身的心电图及继发于窦房结功能失常的逸搏和（或）逸搏心律，还可并发短阵快速心律失常和（或）传导系统其他部位受累的心电图表现。

（1）窦房传导阻滞和（或）窦性静止、显著窦性心动过缓。

（2）逸搏、短阵或持续逸搏心律，逸搏夺获二联律，游走心律。

（3）伴随的房性快速心律失常，如频发房性期前收缩。阵发或反复发作短阵心房颤动、心房扑动或房性心动过速，与缓慢的窦性心律形成所谓慢－快综合征。快速心律失常自动停止后，窦性心律常于长达 2 秒以上的间歇后出现。

（4）房室交接处起搏和（或）传导功能障碍，表现为延迟出现的房室交接处逸搏、过缓的房室交接处逸搏心律（逸搏周期＞1.5 秒）或房室传导阻滞，偶见合并束支传导阻滞。

3. 诊断

（1）主要依据：窦房结的功能衰竭，表现为以下三项中的一项或几项，并可除外某些药物、神经或代谢功能紊乱等所引起者。①窦房传导阻滞；②窦性停搏（停搏时间持续 2 秒以上）；③明显、长时间的（间歇性或持续性）窦性心动过缓（心率常在 50 次／分以下），大多数同时有①和（或）②。单独窦性心动过缓者，需经阿托品试验证明心率不能正常地增快（少于 90 次／分）。

（2）在主要依据的基础上，次要依据为伴发的心律失常，可有以下表现：①阵发性心心房颤动动或扑动，或房性（或交界性）心动过速，发作终止时，在恢复窦性心律前易出现较长间歇。这类病例常被称为心动过速－心动过缓综合征（快－慢综合征）。部分病例经过一个时期后变成慢性心房颤动或扑动。②交界区功能障碍以起搏功能障碍较常见，表现为交界性（结性）逸搏发生在间歇后 2 秒以上，或交界性心率在 35 次／分以下；亦可出现二～三度房室传导阻滞。这种情况有时被称为"双结病变"

（二）急诊检查

1. 心电图的表现

（1）严重的窦性心动过缓，每分钟少于 50 次。

（2）窦性停搏和（或）窦房阻滞。

（3）心动过缓与心动过速交替出现。心动过缓为窦性心动过缓，心动过速为室上性心动过速、心房颤动或扑动。

（4）慢性心房颤动在电复律后不能转为窦性心律。

（5）持久的、缓慢的房室交界区性逸搏节律，部分患者可合并房室传导阻滞和束支传导阻滞。

2. 窦房结功能测定

（1）运动和阿托品试验：运动或静脉注射阿托品 1.5～2mg，注射后 1 分钟、2 分钟、3 分钟、5 分钟、10 分钟、15 分钟、20 分钟分别描记心电图或示波连续观察，如窦性心律不能增快到 90 次 / 分和（或）出现窦房阻滞、交界区性心律、室上性心动过速为阳性。如窦性心律增快＞ 90 次 / 分为阴性，多为迷走神经功能亢进，有青光眼或明显前列腺肥大患者慎用。

（2）经食管或直接心房调搏检测窦房结功能：本法是病态窦房结综合症较可靠的诊断方法，特别是结合药物阻滞自主神经系统的影响，更可提高敏感性。经食管插入双极起搏导管，电极置入左房后面，然后接人工心脏起搏器，行快速起搏，频率由每分钟 90 次、100 次、120 次，逐渐增至每分钟 150 次，每次调搏持续 1 分钟，然后终止起搏，并描记心电图，看窦房结经历多长时间能温醒并复跳，自停止刺激起搏至恢复窦性 P 波的时间为窦房结恢复时间。病态窦房结综合症者固有心率在 80 次 / 分以下（予阿托品 2mg 加普萘洛尔 5mg 静脉注射后测定），窦房结恢复时间＞ 1500ms，窦房传导时间＞ 180ms。

（3）动态心电图监测：可了解到最快和最慢心率、窦性停搏、窦房阻滞等心律失常表现。

（4）运动试验：踏车或平板运动试验时，若运动后心率不能明显增加，提示窦房结功能不良。但必须严密监护观察，以防发生意外。

（三）治疗关键

治疗应针对病因，无症状者可定期随访，密切观察病情。心率缓慢显著或伴自觉症状者可试用阿托品、舒喘灵口服。双结病变、慢快综合征以及有明显脑血供不足症状，如近乎昏厥或昏厥的患者宜安置按需型人工心脏起搏器，房室顺序按需起搏器较 VVI 更符合生理要求。合并快速心律失常的，安装起搏器后再加用药物控制快速心律失常发作。心动过缓时按 VVI 起搏，心动过速发作时则由 VVI 转为 VVT，发放扫描刺激或短阵快速刺激中止心动过速发作。病态窦房结综合症患者禁用可能减慢心率的药物，如降压药、抗心律失常药、强心药、β 受体阻滞剂及钙离子通道阻滞剂等。心房颤动或心房扑动发作时，不宜进行电复律。

三、救治方案

（一）应急处理

心动过缓的治疗主要是提高基础心率，预防阿 - 斯综合征的发生。心动过缓 - 心动过速综合征的患者也可根据症状装置按需人工心脏起搏器，并在起搏器控制心室的条件下加用抗心律失常药物，控制快速心律失常。

1. 阿托品　0.3 ～ 0.6mg，2 ～ 6 小时 1 次口服；必要时可肌内注射，每次 0.5 ～ 1mg；紧急情况下可静脉注射 1 ～ 2mg，每 1 ～ 2 小时 1 次。

2. 异丙肾上腺素　10mg，2 ～ 6 小时 1 次，舌下含用；紧急情况下，可用 1mg 溶于 5% 葡萄糖液 250 ～ 500ml 中静脉滴注，其滴注速度以 1 ～ 2μg/min 为宜。但当窦房结暂停或窦房传导阻滞系药物诱致时，以不用异丙肾上腺素为好，因它有诱发房性心动过速或心房颤动的可能。

3. 麻黄碱 25mg，每日 3 ～ 4 次。

（二）心脏起搏器置入术

1. 适应证

（1）Ⅰ类适应证：①病态窦房结综合征表现为有相关症状的心动过缓、窦性停搏或窦房阻滞；②由于某些疾病必须使用特定药物，而此药物可能引起或加重窦性心动过缓并产生相关症状者；③因窦房结变时性不佳，运动时心率不能相应增快而引起症状者。

（2）Ⅱa类适应证：①自发或药物诱发的窦房结功能低下，心率＜40次/分，有疑似心动过缓的症状，但未证实与所发生的心动过缓有关；②不明原因的晕厥，临床上发现或电生理检查诱发窦房结功能障碍者。

（3）Ⅱb类适应证：清醒状态下，心率长期低于40次/分，而无症状或症状轻微。

2. 一般治疗　提高心率（起搏器置入前），急救治疗，对症治疗。

3. 进入路径标准

（1）第一诊断必须符合ICD-10：I 49.5病态窦房结综合征疾病编码。

（2）除外药物、电解质紊乱等可逆因素影响。

（3）除外全身其他疾病，如甲状腺功能低下引起的心动过缓、合并全身急性感染性疾病等。

（4）除外心脏急性活动性病变，如急性心肌炎、心肌缺血或心肌梗死。

（5）当患者同时具有其他疾病诊断，但在住院期间不需特殊处理也不影响第一诊断的临床路径流程实施时，可以进入路径。

4. 术前检查项目

（1）血常规＋血型、尿常规、大便常规＋潜血。

（2）肝肾功能、电解质、心肌酶、血糖、凝血功能、感染性疾病筛查（乙肝、丙肝、艾滋病、梅毒等）。

（3）心电图、胸片、超声心动图检查。

（4）24小时动态心电图（如近期已查，可不再重复检查）。

5. 用药注意事项

（1）根据基础疾病情况对症治疗。

（2）使用抗凝药物（如华法林）者术前需停用3～4日，改为低分子肝素皮下注射，术前12小时停用低分子肝素，控制INR在1.5以下。

（3）停用抗血小板药物（如阿司匹林等）7日以上。

（4）必要时术前使用预防性抗菌药物。

6. 心脏起搏器植入术

（1）手术方式：永久心脏起搏器置入术。

（2）麻醉方式：局部麻醉。

（3）手术内置物：脉冲发生器、电极导线。

（4）术中用药：局麻，镇静药物等。

（5）其他药物：急救及治疗心血管疾病的相关药物。

（6）术后住院恢复4～7日。

7. 术后复查项目　心电图、胸部X线片、起搏器测试＋程控；必要时复查24小时动态心电图、超声心动图。

8. 术后用药

（1）应用抗菌药物1～3日。

（2）需抗凝的患者术后2～3日重新开始华法林抗凝，使用华法林患者在INR达标前，应联合应用低分子肝素皮下注射。

9. 术后注意事项

（1）术后平卧 I2 小时，沙袋局部压迫止血 6～8 小时。

（2）密切观察切口，1～3 日换药 1 次，术后第 7 日拆线。

（3）持续心电监测 1～2 日，评估起搏器工作是否正常。

（4）已有临时起搏器置入者，置入永久起搏器术后，应及时撤除临时起搏导线，患肢制动，每日换药；术后酌情加用适量低分子肝素，预防长期卧床导致的深静脉血栓形成。

······（赵志丹）

第二节　房室传导阻滞

房室传导阻滞是指冲动在房室传导过程中受到阻滞。按阻滞部位常分为房室束分支以上与房室束分支以下阻滞两类，其病因、临床表现、发病规律和治疗各不相同。还可按病程分为急性房室传导阻滞和慢性房室传导阻滞；慢性房室传导阻滞还可分为间断发作与持续发作型。也可按病因分为先天性房室传导阻滞与后天性房室传导阻滞；或按阻滞程度分为不全性与完全性房室传导阻滞。前者包括一度和二度房室传导阻滞，后者又称三度房室传导阻滞，阻滞部位可在心房、房室结、希氏束及双束支。

一、救治流程

1. 主诉　心悸、胸闷、心搏漏跳感、头晕、眩晕、乏力、心绞痛、心力衰竭，重者可因脑供血不足而出现意识障碍，甚至发生阿-斯综合征、猝死。

2. 病史　先天性心脏病、急性心肌梗死、心肌病、心肌炎、洋地黄中毒、电解质素乱等。

3. 体征　心动过缓、第一心音低钝、心律不齐、心搏脱漏、脉压增大、晕厥。

4. 急救措施　①病因治疗；②增快心率和促进传导；③人工心脏起搏治疗。

5. 辅助检查　心电图、动态心电图、电生理检查，常可发现二度房室传导阻滞，完全性房室传导阻滞（三度房室传导阻滞）。

6. 诊断　根据症状、体征及心电图特点可明确诊断。

7. 制定详细的治疗方案　病因治疗；改善房室传导；提高心率药物；安装心脏起搏器。

二、救治关键

（一）病情判断

注意患者有无头晕、眩晕、晕厥等症状和症状的轻重。体格检查注意心搏脱漏、心率缓慢程度及其变化等。

一度房室传导阻滞患者常无症状。听诊时心尖部第一心音减弱，此是由于 PR 间期延长，心室收缩开始时房室瓣叶接近关闭所致。

二度 I 型房室传导阻滞患者可有心搏暂停感觉。

二度Ⅲ型房室传导阻滞患者常疲乏、头昏、昏厥、抽搐和心功能不全，常在较短时间内发展为完全性房室传导阻滞。听诊时心律整齐与否，取决于房室传导比例的改变。

完全性房室传导阻滞的症状取决于是否建立了心室自主节律及心室率和心肌的基本情况。如心室自主节律未及时建立则出现心室停搏。自主节律点较高如恰位于希氏束下方，心室率较快达 40 ～ 60 次 / 分，患者可能无症状。双束支病变者心室自主节律点甚低，心室率在 40 次 / 分以下，可出现心功能不全和脑缺血综合征或猝死。心室率缓慢常引起收缩压升高和脉压增宽。

（二）急诊检查

心电图检查可确定诊断，并可区分不完全性（一度和二度）或完全性（三度）房室传导阻滞。必要时，有条件者也可行希氏束电图检查。

一度房室传导阻滞 PR 间期＞ 0.20 秒；每个 P 波后，均有 QRS 波群。

二度房室传导阻滞部分心房激动不能传至心室，一些 P 波后没有 QRS 波群，房室传导比例可能是 2∶1；3∶2；4∶3……。二度房室传导阻滞可分为两型：Ⅰ型又称文氏现象，或称莫氏Ⅰ型，Ⅱ型又称莫氏Ⅱ型。

二度Ⅰ型传导阻滞：①PR 间期逐渐延长，直至 P 波受阻与心室脱漏；②R-R 间期逐渐缩短，直至 P 波受阻；③包含受阻 P 波的 RR 间期比两个 PP 间期之和为短。

二度Ⅱ型房室传导阻滞：①PR 间期固定，可正常或延长；②QRS 波群有间期性脱漏，阻滞程度可经常变化，可为 1∶1、2∶1、3∶1、3∶2、4∶3 等。下传的 QRS 波群多呈束支传导阻滞图形。

一度和二度Ⅰ型房室传导阻滞，阻滞部位多在房室结，其 QRS 波群不增宽；二度Ⅱ型房室传导阻滞，其阻滞部位多在希氏束以下，此时 QRS 波群常增宽。

3. 完全性房室传导阻滞（三度房室传导阻滞）

（1）P 波与 QRS 波群相互无关。

（2）心房速率比心室速率快，心房心律可能为窦性或起源于异位。

（3）心室心律由交界区或心室自主起搏点维持。

（三）治疗关键

1. 病因治疗 药物中毒者应立即停药；急性病毒性心肌炎或急性心肌梗死者可加用肾上腺皮质激素；急性感染者用抗生素或抗病毒药；因迷走神经张力增强者，可口服阿托品或喘息定。

2. 一度及二度Ⅰ型房室传导阻滞 如心室率在 50 次 / 分以上，又无症状，一般不需针对心率进行特殊治疗，但应避免重体力劳动及应用镇静剂。

3. 二度莫氏Ⅱ型及完全性房室传导阻滞 ①忌用奎尼丁、普鲁卡因酰胺、普萘洛尔及大量钾盐，无明显心力衰竭者不宜用洋地黄，以免加重传导阻滞；②预防阿 - 斯综合征。

4. 安装心脏起搏器 对药物治疗无效或不能维持者，应立即安装心脏起搏器。

三、救治方案

（一）去除病因

首先针对病因，如用抗生素治疗急性感染，肾上腺皮质激素抑制非特异性炎症，阿托品等解除迷走神经的作用，停止应用导致房室传导阻滞的药物，用氯化钾静脉滴注治疗低血钾等。一度与二度I型房室传导阻滞预后好，无需特殊处理。

（二）药物治疗

轻度房室传导阻滞，或高度阻滞，要维持一定水平的心室率，保持较理想的心排血量。如心室率低于40次/分，可用阿托品；急性发生者可用泼尼松或地塞米松及心肌营养药。

1. 异丙肾上腺素

（1）作用：能选择性兴奋心脏正位起搏点（窦房结），并能增强心室节律点的自律性及加速房室传导。对心室率在40次/分以下或症状显著者可以选用。

（2）用法及剂量：以0.5～2mg溶于5%葡萄糖液250～500ml中静脉滴注，要控制滴速，以使心室率维持在60～70次/分为宜。避免过量，否则可加快心率而使传导阻滞加重，并有可能导致严重的室性心律失常。也可用5～10mg，舌下含化，每2～6小时1次。

2. 阿托品

（1）作用：为阻断M胆碱受体的抗胆碱药，能解除迷走神经对心脏的抑制，使心跳加快。

（2）用法及剂量：口服0.3～0.6mg，每2～6小时1次，必要时可肌内注射或静脉注射0.5～1.0mg，每1～2小时1次。

3. 乳酸钠及碳酸氢钠

（1）作用：可改善心肌细胞应激性，促进传导系统心肌细胞对拟交感神经药物的反应。

（2）用法及剂量：用1摩尔每升（mol/L）溶液100～200ml静脉注射或静脉滴注。

（三）起搏器治疗

对节律点极不稳定，不足以维持满意的心排血量，肾、脑血流量减少者，可考虑采用人工心脏起搏器。如病因有可能在短期内去除或缓解，则可安置临时心内膜起搏器；如病因无法去除，则植入永久人工心脏起搏器是最有效的治疗方法。

1. 人工心脏起搏器的适应证

（1）高度或完全性房室传导阻滞伴有阿-斯综合征或晕厥发作者，心率<30次/分或QRS波群宽大畸形且心室停搏>3秒为相对适应证。

（2）完全性或不完全性三束支和双束支阻滞伴有间歇或阵发性完全性房室传导阻滞或心室率0次/分者；双束支阻滞伴有阿-斯综合征或晕厥发作者；交替出现的完全性仔细左右束支阻滞希氏束图证实H-V延长者。

（3）二度II型房室传导阻滞伴阿-斯综合征或晕厥发作者；持续二度II型房室传导阻滞心室率<40次/分而无出现症状为相对适应证。

（4）病态窦房结综合征有如下表现者：严重窦性心动过缓，心室率<45次/分，严重影响慢性器官供血，出现心力衰竭、心绞痛、头晕、黑矇；心动过缓、窦性静止或窦房阻滞，R-R间期>2秒伴有晕厥或阿-斯综合征发作；心动过缓-心动过速综合征伴有晕厥或阿-斯综合征发作。

（5）用抗心动过速起搏器或自动复律除颤器异位快速心律失常药物恢复治疗无效者。

（6）反复发作的颈动脉窦性昏厥和心脏停搏者。

2. 心脏起搏器植入术的并发症

（1）电极移位，起搏失效。

（2）起搏阈值增高，起搏器感知障碍。

（3）电极或导线损坏和断裂。

（4）心脏穿孔。

（5）胸壁、膈肌或腹壁肌肉抽动。

（6）血栓栓塞。

（7）心律失常。

（8）局部感染。

（9）起搏器综合征。

（四）阿－斯综合征的治疗

1. 心脏按压、吸氧。

2. 0.1% 肾上腺素 0.3 ～ 1.0ml，肌内注射，必要时亦可静脉注射。2 小时后可重复一次。亦可与阿托品合用。

3. 心室颤动者改用异丙肾上腺素 1 ～ 2mg 溶于 10% 葡萄糖液 200ml 中静脉滴注，必要时用药物或电击除颤。

4. 静脉滴注 1mol/L 乳酸钠或碳酸氢钠 100 ～ 200ml。

5. 对反复发作者，合用地塞米松 10mg，静脉滴注，或以 1.5mg，每日 3 ～ 4 次口服，可控制发作。但房室传导阻滞仍可继续存在。其发作可能为：增强交感神经兴奋，加速房室传导；降低中枢神经对缺氧的敏感性，控制其发作；加速心室自身节律。

$\cdots\cdots\cdots$（赵志丹）

第三节 房性快速性心律失常

一、房性期前收缩

房性期前收缩起源于窦房结以外心房的任何部位。正常成人进行 24 小时心电监测，大约 60% 有房性期前收缩发生。各种器质性心脏病患者均可发生房性期前收缩，并经常是快速性房性心律失常出现的先兆。对于无器质性心脏病且单纯房性期前收缩者，去除诱发因素外一般不需治疗。症状十分明显者可考虑使用 β 受体阻滞剂。伴有缺血或心力衰竭的房性期前收缩，随着原发因素的控制往往能够好转，而不主张长期用抗心律失常药物治疗。对于诱发室上速、心房颤动的房性期前收缩应给予治疗。

（一）救治流程

1. 症状 乏力、心悸、胸闷、头昏、晕厥。

2. 病史 常有高血压、冠心病、甲状腺功能亢进症或肺部疾病病史。

3. 体征 听诊心律不齐，可听到"漏跳"后的长代偿间歇。

4. 急救措施 去除诱因、病因治疗、抗心律失常药物治疗等。改善缺氧，抗生素控制感染、降压、治疗甲亢等诱发因素，一般无需特殊治疗。如果患者症状非常明显可给予 β 受体阻滞剂，如美托洛尔片 12.5 ～ 25mg，口服。

5. 辅助检查 常规心电图、动态心电图检查等。

6. 诊断　根据心律失常发作时心电图检查常可明确诊断，必要时行 24 小时动态心电图检查明确。

7. 制定详细的治疗方案　去除诱因、病因治疗及抗心律失常治疗。

（二）救治关键

1. 病情判断　房性期前收缩主要表现为心悸、心脏"停跳"感，可有胸闷、心前区不适、头昏乏力、脉搏有间歇等。期前收缩发生在无器质性病变的心脏，多无临床意义。频发房性期前收缩，见于二尖瓣病变、甲状腺功能亢进或冠心病，尤其是多源性的，可能是心房颤动的前奏。

2. 急诊检查—心电图　房性期前收缩心电图表现如下。

（1）提前出现的异形 P′ 波，P′ 波形状和窦性 P 波不同。P 波通常不是逆行性的，但若起源于心房下部，其 P′ 波可为逆行性。

（2）P′-R 间期均大于 0.12 秒。

（3）QRS 波群的形态时限和基本窦性心律相同。

（4）有不完全性代偿间歇。

3. 救治关键　对房性期前收缩的出现首先要判定是生理性的还是病理性的。如果为生理性的情况，可消除各种诱因，如精神紧张、情绪激动、吸烟、饮酒、过度疲劳、焦虑、消化不良等。应避免过量服用咖啡或浓茶等。必要时可服用适量的镇静药。如为病理性的情况，特别是有器质性病变，如甲亢、肺部疾病缺氧所致的房性期前收缩、洋地黄中毒、电解质紊乱等引起者，应积极治疗原发病。对器质性心脏病患者，其治疗应同时针对心脏病本身，如冠心病应改善冠状动脉供血，风湿活动者抗风湿治疗、心力衰竭的治疗等，当心脏情况好转或痊愈后房性期前收缩常可减少或消失。必要时给予治疗药物，包括镇静药、β 受体阻滞剂等，亦可选用洋地黄或钙离子通道阻滞剂。

（三）救治方案

房性期前收缩的治疗方法是应积极治疗病因，去除诱因，必要时可选用下列药物治疗。

1. 维拉帕米（异搏定）　为钙离子通道阻滞剂。能减少或消除房性期前收缩。适用于心率偏快、血压偏高的频发房性期前收缩患者。一般口服每次 1 片（40mg），每日 3 次；或缓释片，每次 120～240mg，每日 1 次，口服。可有心动过缓、低血压、房室传导阻滞等不良反应。如心率每分钟低于 60 次应停用。

2. 普罗帕酮（心律平）　为 Ⅰc 类抗心律失常药物。适用于心率偏快、心功能良好的频发房性期前收缩患者，口服每次 150mg（每片 50mg），每日 3 次，有效后改为每次 100mg，每日 3 次维持。偶有口干、唇舌麻木等不良反应。对严重心力衰竭、阻塞性肺部疾患、严重电解质紊乱及明显低血压者禁用。长期服用可致心功能减退，应予注意。

3. 胺碘酮（可达龙）　为广谱抗心律失常药物。适用于心率偏快、心功能较差的频发房性期前收缩患者。口服每次 0.2g，每日 3 次，1 周后改为每日 2 次。最后以每日 1 次维持。最后可改为每次半片，每日 1 次维持。老年人用量偏小。服药期间应注意心率及心电图 QT 间期的变化。长期服用可致角膜微小沉淀（主要是碘颗粒沉淀），但不影响视力。或有甲状腺功能紊乱、肺泡炎、肺纤维化、暂时性肝肾功能损害，甚至有发生尖端扭转型室性心动过速的危险。对碘过敏、显著性心动过缓、双结病变（指窦房结与房室结同时有病变）、房室传导阻滞者禁用。

4. 美托洛尔（倍他乐克） 为 β 受体阻滞剂。适用于交感神经张力亢进、血压偏高、心率偏快的频发房性期前收缩患者。口服每次 1/4 片（每片 50mg），每日 2 次，可致心率减慢，如心率每分钟低于 60 次应停用。有低血压、心动过缓及房室传导阻滞者禁用。

5. 双异丙吡胺（达舒平） 为阻滞钠通道的抗心律失常药。适用于心率偏慢的频发房性期前收缩患者。口服每次 1 片（100mg），每日 3 次，如无效可加至每次 1 片，每日 4 次，如再无效，可再加至每次 2 片，每日 3 ～ 4 次。可有口干、恶心、排尿不畅、尿潴留等副作用，偶有视力模糊或轻度房室传导阻滞。对有青光眼、前列腺肥大、心源性休克、病态窦房结综合征及对本品过敏者禁用。哺乳期妇女忌用。

二、房性心动过速

房性心动过速简称房速。根据发生机制与心电图表现的不同，可分为自律性房性心动过速、折返性房性心动过速与混乱性房性心动过速三种。自律性房性心动过速常发生于患严重器质性心脏病和洋地黄中毒的患者，发作短暂或持续数月。当房室传导比率变动时，听诊心律不恒定，第一心音强度发生变化。颈静脉见到的 a 波数目超过听诊心搏次数。

（一）救治流程

1. 症状 乏力、心悸、胸闷、头昏、晕厥。

2. 病史 常有高血压、冠心病、甲状腺功能亢进症或肺部疾病病史。

3. 体征 听诊心律不齐，可有多尿等症状。如心室率过快还可引起血压降低甚至晕厥。

4. 急救措施 去除诱因，病因治疗，抗心律失常药物治疗，电复律或射频消融等。

5. 辅助检查 常规心电图、动态心电图、电生理检查等。

6. 诊断 根据心律失常发作时心率、节律、起止特点、持续时间和伴随症状等并结合心电图检查常可明确诊断，必要时可行希氏束电图、心腔内电图等电生理检查。

7. 制定详细的治疗方案 去除诱因，病因治疗，电复律，心脏介入治疗（射频消融术）。

（二）救治关键

1. 病情判断 阵发房性心动过速常突然发作，心率增快至每分钟 150 ～ 250 次，可能持续数秒，数小时或数日。心悸可能是唯一的症状，但如有心脏病基础或心率超过每分钟 200 次，可能表现无力、头晕、心绞痛、呼吸困难或昏厥。若心动过速发作时伴典型心绞痛。或出现缺血性 ST 段改变，并持续至心动过速停止后 1 ～ 2 周者，提示可能有冠心病。体格检查时心律规则，第一心音强度一致。

2. 急诊检查

（1）房性心动过速心电图特点

1）持续 3 次以上快速而规则的心搏，其 P 波形态异常。

2）PR 间期 > 0.12 秒。

3）QRS 波群形态与窦性相同。

4）心房率每分钟 160～220 次。

5）有时 P 波重叠于前一心搏的 T 波中而难以认出。可伴有一度或二度房室传导阻滞。

（2）紊乱性房性心动过速的心电图特点

1）三种以上 P 波，PR 间期各不同。

2）心房率为 100～130 次 / 分。

3）多数 P 波能下传心室，部分 P 波过早而受阻，心室律不规则。

3. 救治关键　根据患者不同症状或心律失常的危害程度可选择药物性治疗、射频消融术、双房同步起搏治疗。

（三）救治方案

（1）治疗基础疾病，去除诱因。

1）洋地黄引起者，即停用洋地黄。

2）如血清钾不升高，首选氯化钾口服或静脉滴注氯化钾，同时进行心电图监测，以避免出现高血压。

3）已有高血钾者，可选用普萘洛尔、苯妥英钠、普鲁卡因胺与奎尼丁。心室率不快者，仅需停用洋地黄。

（2）发作时治疗的目的在于终止心动过速或控制心室率。可选用毛花苷 C 0.2～0.4mg、β 受体阻滞剂、胺碘酮、普罗帕酮、维拉帕米或地尔硫卓静脉注射。对血流动力学不稳定者，可采用直流电复律。刺激迷走神经的方法通常无效。

（3）对反复发作的房速，长期药物治疗的目的是减少发作或使发作时心室率不致过快，以减轻症状。可选用不良反应少的 β 受体阻滞剂、维拉帕米 β 受体阻滞剂、维拉帕米或地尔硫草。洋地黄可与 β 受体阻滞剂或钙离子通道阻滞剂合用。如果心功能正常，且无心肌缺血，也可选用 I c 类或 Ia 类药物。对冠心病患者，选用 β 受体阻滞剂、胺碘酮或索他洛尔。对心力衰竭患者，可考虑首选胺碘酮。

（4）对合并病态窦房结综合征或房室传导功能障碍者，若必须长期用药，需安置心脏起搏器。

（5）对特发性房速，应首选射频消融治疗，无效者可用胺碘酮口服。

三、心房扑动

心房扑动（房扑）是一种起源于心房的异位性心动过速，可转化为心房颤动。心房扑动时心房内产生 300 次 / 分左右规则的冲动，引起快而协调的心房收缩，心室律多数规则（房室传导比例多为（2～4）：1，少数不规则（房室传导比例不均），心室率常在 140～160 次 / 分之间，心房扑动也分为阵发性和持久性两种类型，其发生率较心房颤动少。在心电图上表现为大小相等、频率快而规则（心房率一般在 240～340 次 / 分）无等电位线的心房扑动波。心房扑动的频率是介于阵发性房性心动过速与心房颤动之间的中间型，三者可相互转换。心房扑动的发生常提示合并有器质性心脏病，很少见于正常人，由于频率快常可引起血流动力学障碍，应积极处理。

（一）救治流程

1. 症状　乏力、心悸、胸闷、头昏、晕厥，少数患者可因心房内血栓形成脱落而引起脑栓塞及气短、喘憋等心功能不全的表现。

2. 病史　阵发性心房扑动可发生于无器质性心脏病者。持续性心房扑动则通常伴随已有心脏病者，病因包括风湿性心脏病、冠心病、高血压性心脏病、心肌病等。此外，肺栓塞、慢性充血性心力衰竭、二尖瓣狭窄、三尖瓣狭窄与反流等导致心房扩大的病变，亦可出现心房扑动。其他病因尚有甲亢、乙醇中毒、心包炎等病史。

3. 体征　听诊心律不齐，可有多尿等症状。伴心功能不全者可在肺部听到哮鸣音及湿性啰音，如心室率过快还可引起血压降低。

4. 急救措施　去除诱因，病因治疗，抗心律失常药物治疗，电复律或射频消融等。

5. 辅助检查：①常规心电图；②动态心电图；③电生理检查等。

6. 诊断　根据心律失常发作时心率、节律、起止特点、持续时间和伴随症状等并结合心电图检查常可明确诊断，必要时可行心腔内电图等电生理检查。

7. 制定详细的治疗方案去除诱因，病因治疗，药物复律或电复律，心脏介入治疗（射频消融术）。

（二）救治关键

1. 病情判断　心房扑动患者轻者可无明显不适，或仅有心悸、心慌、乏力；严重者头晕、晕厥、心绞痛或心功能不全，少数患者可因心房内血栓形成脱落而引起脑栓塞。心室律规则，140～160次/分，伴不规则房室传导阻滞时，心室率可较慢，且不规则；有时心室率可因房室传导比例的转变而突然自动成倍增减，按摩颈动脉窦或压迫眼球可使心室率减慢或突然减半，解除压迫后又即回复到原有心率水平，部分可听到心房收缩音。

心房扑动往往有不稳定的趋向，可恢复窦性心律或进展为心房颤动，但亦可持续数月或数年。心房扑动时心房收缩功能仍得以保存，栓塞发生率较心房颤动为低。令患者运动，应用增加交感神经张力或降低副交感神经张力的方法，均通过改善房室传导，使心房扑动的心室率明显加速。心房扑动的心室率不快者，患者无症状。心房扑动伴有极快的心室率，可诱发心绞痛与充血性心力衰竭。体格检查可见快速的颈静脉扑动。当房室传导比率发生变动时，第一心音强度亦随之变化。有时能听到心房音。

2. 急诊检查

（1）P波消失，代以形态、间距及振幅绝对规则，呈锯齿样的心房扑动波（F波）。频率为250-350次/分。

（2）最常见的房室传导比例为2:1，产生每分钟150次左右快而规则的心室律，其次是4:1的房室传导比例，形成每分钟70～80次的心室率。有时房室传导比例不恒定，引起不规则的心室律。预激综合征、甲亢等并发心房扑动，房室传导可达1:1，产生极快的心室率。不规则的心室率系由于传导比率发生变化，如2:1与4:1传导交替所致。

（3）QRS波群形态多与窦性心律相同，当出现室内差异传导或原先有束支传导阻滞时，QRS波群增宽，形态异常。

3. 救治关键　积极治疗原发病，去除诱因，抗心律失常药物治疗，有血流动力学障碍者行电复律治疗，经电生理检查可行射频消融术等。

（三）救治方案

心房扑动相对少见，一般将其分为两型：Ⅰ型心房扑动：心房率为240-340次/分，

Ⅱ、Ⅲ、a 导联 F 波倒置，V_1 导联直立，电生理检查时可诱发和终止，折返环位于右心房下腔静脉 - 三尖瓣峡部。射频消融是首选治疗方法，成功率达 83%～96%。Ⅱ型心房扑动：心房率为 340～430 次 / 分，Ⅱ、Ⅲ、aVF 导联 F 波直立，F 波不典型，电生理检查不能诱发和终止。鉴于房性期前收缩是心房扑动的重要触发因素，在防止心房扑动复发方面，可应用 Ⅰ 类、Ⅲ 类抗心律失常药物。控制心房扑动心室率通常可用 β 受体阻滞剂、钙离子通道阻滞剂、地高辛和胺碘酮，因其可延长房室结的不应期。对有器质性心脏病，尤其合并心功能不全者，首选洋地黄制剂。预防复发：常用奎尼丁、胺碘酮等。

1. 药物治疗

（1）症状较轻，甚至无症状、阵发性心房扑动且心室率不快者可暂不用药。

（2）非预激综合征的器质性心脏病患者伴心室率增快或心功能不全时，需立即用药，首选毛花苷 C。

（3）长期反复发作者在去除病因后进行复律，方法有药物复律和同步直流电复律，常用药物是胺碘酮和奎尼丁，可维持服药以防复发。

（4）慢性持续心房扑动，宜长期服华法林、阿司匹林等抗凝药物预防血栓形成。

（5）特发性心房扑动或药物治疗无效时可进行射频消融治疗。

必须警惕上述药物应用时的副作用。Ⅲ类药物可通过延长 QT 间期引起尖端扭转性室速，后者发生率为 1%～4%，增加剂量和（或）患者合并其他心肾功能异常时更易出现。Ⅰ类药物虽可降低扑动频率，但可引起 1:1 房室传导从而导致更快的心室率，尤其是 Ⅰ c 类药物，还可引起 QRS 波群增宽并触发室性心动过速。

2. 非药物治疗　电复律、超速起搏和导管射频消融术。

（1）电复律：胸外直流电复律用于终止心房扑动安全、有效，成功率达 90% 以上。起始能量通常为 50J。但由于该方法需要麻醉，许多医师和患者更倾向于使用超速起搏的方法，特别是对于伴病态窦房结综合症的心房扑动患者。

（2）导管射频消融：心房扑动发生病理生理和解剖机制的阐明是导管消融的基础。目前，导管射频消融治疗心房扑动已成为安全、可靠、成功率高且不易复发的重要措施，特别是在右心房峡部成为心房扑动大折返还的一部分时。消融后峡部出现双向传导阻滞是消融成功的可靠标志。但心房扑动的划线消融一般耗时较长，消融成功后有时会出现心肌酶短暂升高，甚至心电图下壁导联 ST 段下移，不需要特殊处理。

四、心房颤动

心房颤动简称房颤，是最常见的心律失常之一，是由心房主导折返环引起许多小折返环导致的房律紊乱。它几乎见于所有的器质性心脏病，在非器质性心脏病也可发生。对血流动力学与心脏功能的影响及其所引起的症状，主要取决于心室率的恢复及原来心脏病的轻重。阵发型或持续型初发时心室率常较快，心悸、胸闷与恐慌等症状较显著。心室率较接近正常，对循环功能影响较小，症状亦较轻。快速心房颤动，左房压与肺静脉压急剧升高时可引起急性肺水肿。心房颤动发生后还易引起心房内血栓形成，部分血栓脱落可引起严重的并发症，如心力衰竭和体循环动脉栓塞等。

（一）救治流程

1. 症状　乏力、心悸、胸闷、头昏、晕厥，部分患者有体循环动脉栓塞的症状。

2. 病史　可见于正常人，在情绪激动、手术后、运动或急性乙醇中毒后发生。心脏与肺部疾患患者，如风湿性心脏病、高血压、冠心病、甲亢、慢性肺源性心脏病等疾病病史。

3. 体征　听诊心律不齐，可听到心音强弱不等、快慢不一及脉搏短绌、多尿等。如心室率过快还可引起血压降低，甚至晕厥。

4. 急救措施　去除诱因，病因治疗，抗心律失常药物治疗，电复律或射频消融等。

5. 辅助检查　常规心电图、动态心电图、电生理检查等。

6. 诊断　根据心律失常发作时心率、节律、起止特点、持续时间和伴随症状等并结合心电图检查常可明确诊断，必要时可行电生理检查。

7. 制定详细的治疗方案　去除诱因，病因治疗，电复律，心脏介入治疗（射频消融术）。

（二）救治关键

1. 病情判断　心房颤动症状的轻重受心室率快慢的影响，心室率超过 150 次 / 分，患者可发生心绞痛与充血性心力衰竭。心室率不快时可无症状。心房颤动时心房有效收缩消失，心排血量比窦性心律时减少 25% 或更多。

心房颤动并发体循环栓塞的危险性增大，栓子来自左心房，多在左心耳部，因血流淤滞、心房失去收缩力所致。据统计，非瓣膜性心脏病者合并心房颤动，发生脑卒中的机会较无心房颤动者高出 5～7 倍。二尖瓣狭窄或二尖瓣脱垂合并心房颤动时，脑栓塞的发生率更高。

2. 急诊检查

（1）P 波消失，代之以小而不规则的基线波动，形态与振幅均变化不定，称 f 波，频率为 350～600 次 / 分。

（2）QRS 波群间距绝对不规则，其形态和振幅可常有不等。

（3）QRS 波群形态通常正常，当心室率过快，发生室内差异性传导，QRS 波群增宽变形。

3. 救治关键　根据患者不同症状或心律失常的危害程度可选择药物性治疗、射频消融术、双房同步起搏治疗。

（三）救治方案

初次发作的心房颤动且在 24～48 小时以内，称为急性心房颤动。通常发作可在短时间内自行终止。对于症状显著者，应迅速给予治疗。

1. 控制心室率　永久性心房颤动用药物控制心室率，以减轻症状，保护心功能。常用药物地高辛和 β 受体阻滞剂，必要时两药可以合用。上述药物控制不满意者可换用地尔硫卓或维拉帕米。

2. 心律转复　心房颤动持续时间越长，越容易导致心房电重构而不易转复，因此，复律治疗宜尽早开始，超过 1 年的持续性心房颤动者，心律转复成功率不高，即便转复也难以维持。复律前应查明可能存在的诱发或影响因素，如高血压、缺氧、急性心肌缺血或炎症、饮酒、甲亢、胆囊疾病等，对心房颤动持续时间为 48 小时或持续时间不明者，在复律前后都应常规用华法林抗凝治疗。

（1）药物复律：常用的有 I a、I c 和Ⅲ类抗心律失常药物，包括口服胺碘酮、普罗帕酮、莫雷西嗪、普鲁卡因、奎尼丁、丙吡胺、索他洛尔，静脉用普罗帕酮、依布利特、多非利特和胺碘酮也可终止心房颤动。奎尼丁可诱发致命性室性心律失常，增加死亡率，目前已很少使用。对于无器质性心脏病的心房颤动患者，静脉应用或口服普罗帕是有效和安全的，近年报道，顿服普罗帕酮450～600mg可终止心房颤动发作，成功率较高。但普罗帕酮有致室性心律失常作用，严重器质性心脏病患者不宜使用。对于有器质性心脏病和心功能不全的心房颤动患者则首选胺碘酮，小剂量应用是相对安全的。阵发性心房颤动不伴预激综合征患者可静脉应用去乙酰毛花苷，疗效不佳时可静脉注射地尔硫卓。索他洛尔也是治疗阵发性心房颤动的有效药物，副作用小，安全性好，推荐剂量为80～160mg/d。

（2）电复律：阵发性心房颤动伴心室率过快，可引起血压下降甚或晕厥，如合并预激综合征及肥厚型梗阻性心肌病，则应立即施行电复律，无电复律条件者可静脉应用胺碘酮。

（3）严重顽固的阵发性心房颤动可行永久性心房起搏。

（4）植入型心房除颤器（IAD）：初步应用表明，IAD转复效果达80%以上。其适应证为症状性、频繁发作、持续时间较长而药物转复无效的心房颤动，其优势可随时准确识别心房颤动并转复为窦性心律，并同时预防电重构。

（5）射频消融：经内科药物治疗不佳时，考虑作迷宫式或线性消融术，对局灶性心房颤动（伴频发性期前收缩的阵发性心房颤动）可行肺静脉消融术。

3. 预防血栓栓塞抗凝治疗

（1）抗凝药物应用及时间：目前预防心房颤动血栓形成的药物有抗凝药物和抗血小板类药物，抗凝药物有华法林；抗血小板药物有阿司匹林和氯吡格雷。普通肝素或低分子肝素为静脉和皮下用药，一般用作华法林的短期替代治疗或华法林开始前的抗凝治疗。关于抗凝药物的选用，临床上公认华法林疗效确切，但需要定期监测INR（国际标准化比率）。使用华法林时，严重出血并发症发生率为1.3%。有研究认为，阿司匹林每日300mg以上有一定效果，但小于该剂量疗效不肯定。不建议阿司匹林与华法林联合应用，因其抗凝作用并不优于单独应用华法林，而出血的危险却明显增加。氯地格雷也可用于预防血栓形成的治疗，临床多用75mg顿服，其优点是不需要监测INR，出血危险性低，但预防脑卒中的效益远不如华法林，即使氯吡格雷与阿司匹林合用，其预防脑卒中的作用也不如华法林。

（2）抗凝强度及目标值：华法林抗凝治疗的效益和安全性取决于抗凝治疗的强度和稳定性。欧美国家的临床试验证实抗凝强度为INR2.0-3.0时，可以有效预防脑卒中事件，使脑卒中年发生率从4.5%降至1.5%，相对危险性降低68%，但并不明显增加脑出血的风险。如INR低于2.0，则出血并发症少，但预防血栓形成的作用显著减弱；EMR高于4.0，血栓形成减少，但出血并发症显著增多。国内资料提示抗凝强度INR维持2.0～3.0时，预防心房颤动患者血栓栓塞事件是安全有效的。保持INR 2.0～3.0所需的华法林剂量因人而异，华法林的需要量须根据INR的监测值调整。

（3）抗凝方法及规律：阵发性心房颤动与持续性或永久性心房颤动具有同样的危险性，其抗凝治疗的方法均取决于危险分层。心房颤动的危险分层不同，所需的抗凝方法也不同。一般而言，如无禁忌证，高危患者需华法林治疗，低危患者采用阿司匹林200～300mg/d治疗。对阵发性或持续性心房颤动，如行复律治疗，当心房颤动持续时间在 48 小时以内，复律前不需要抗凝。当心房颤动持续时间不明或为 48 小时，临床可有两种抗凝方案。一种是先开始华法林抗凝治疗，使 INR 达到 2.0 ～ 3.0，3 周后复律。一般而言，在 3 周有效抗凝治疗之前，不应开始抗心律失常药物治疗。另一种是行经食管超声心动图检查，且静脉注射肝素，如果没有发现心房血栓，可进行复律。复律后肝素和华法林合用，直到 INR ≥ 2.0 停用肝素，继续应用华法林。在转复为窦性心律后几周，患者仍然有全身性血栓栓塞的可能，不论心房颤动是自行转复为窦性心律或是经药物或直流电复律，均需再行抗凝治疗至少 4 周。

....（赵志丹）

第四节　室性期前收缩

室性期前收缩亦称室性过早搏动，是指在窦性激动尚未到达之前，自心室中某一起搏点提前发生激动，引起心室除极，为最常见的心律失常之一。在器质性心脏病和正常人均可见到。从胎儿直至高龄者均可发生。

一、救治流程

1. 症状　部分患者无症状，可有乏力、心悸、胸闷、晕厥等症状。

2. 病史　可见于正常人，在情绪激动、手术后、运动或吸烟、饮酒后发生。在有室性期前收缩而无器质性心脏病者经超声心动图检测，56% ～ 75% 患者检出左心室内假腱索。

3. 体征　听诊时，室性期前收缩后出现较长的停歇，室性期前收缩的心音强度减弱，仅能听到第一心音。桡动脉搏动减弱或消失。颈静脉可见正常或巨大的 a 波。

4. 急救措施　去除诱因，病因治疗，抗心律失常药物治疗等。

5. 辅助检查　常规心电图、动态心电图、心肌核素显像及电生理检查等。

6. 诊断　根据病史、心电图特点和伴随症状等可明确诊断。

7. 制定详细的治疗方案　去除诱因、病因治疗、应用抗心律失常药物或射频消融治疗。

二、救治关键

（一）病情判断

发生于下列情况的室性期前收缩有可能为室性心动过速或心室颤动的前奏，应高度重视，及时予以处理。

1. 频发（高于 6 次 / 分或 30 次 / 小时），持续呈联律的，连续发生 2 ～ 3 次期前收缩，呈多源性或短阵心动过速者；QRS 波群畸形显著或时限超过 0.14 秒者。

2. 急性心肌梗死 72 小时内出现的室性期前收缩。

3. 洋地黄或锑剂中毒。

4. 低血钾引起的室性期前收缩。

5. 急性心肌炎。

6. 奎尼丁晕厥、QT 时间延长综合征。

7. 体外循环术后 24 小时内。

（二）急诊检查

1. 提早出现的 QRS-T 波群：其前没有和其有关的异位 P 波。

2. QRS 波群宽大畸形：粗钝或有切迹，时间一般大于或等于 12 秒。

3. T 波方向常与 QRS 波主波方向相反：为继发性 T 波改变。

4. 有完全性代偿间歇。

5. 如为同一异位兴奋灶引起的室性期前收缩：则室性期前收缩与前一个心搏有固定的联律间期（配对间期配对时间）。

（三）救治关键

室性期前收缩预后因不同情况有很大差异，应进行危险分层而施治。

伴有器质性心脏病患者的室性期前收缩，首先应治疗原发疾病，控制促发因素。

在下列情况下的室性期前收缩应给予急性治疗：急性心肌梗死；急性心肌缺血；再灌注性心律失常；严重心力衰竭；心肺复苏后存在的室性期前收缩；正处于持续室速频繁发作时期的室性期前收缩；各种原因造成的 QT 间期延长产生的室性期前收缩；其他急性情况（如严重呼吸衰竭伴低氧血症、严重酸碱平衡紊乱等）。

三、救治方案

（一）无器质性心脏病

室性期前收缩不会增加此类患者发生心脏死亡的危险性，如无明显症状，不必使用药物治疗。如患者症状明显，治疗以消除症状为主要目的。应特别注意对患者做好耐心解释工作，说明这种情况的良好预后，减轻患者焦虑与不安。避免诱发因素，如吸烟、咖啡、应激等。药物应用宜选用 β 受体阻滞剂、美西律、普罗帕酮、莫雷西嗪等。

（二）急性心肌缺血

不主张预防性应用抗心律失常药物。若急性心肌梗死发生窦性心动过速与室性期前收缩，早期应用 β 受体阻滞剂可能减少心室颤动的危险，急性肺水肿或严重心力衰竭并发室性期前收缩，治疗应针对改善血流动力学障碍，同时注意有无洋地黄中毒或电解质紊乱（低钾、低镁等）。

（三）慢性心脏病变

心肌梗死或心肌病患者常合并室性期前收缩。此类患者如有频发室性期前收缩，应用胺碘酮治疗有效，其致心律失常作用甚低。β 受体阻滞剂对室性期前收缩疗效不显著，但能降低心肌梗死后猝死发生率、再梗死率和总死亡率。

（四）用药措施

1. 美西律　利多卡因有效者口服美西律亦可有效，起始剂量 100 ～ 150mg，每 8 小时一次，如需要，2 ～ 3 日后可增减 50mg。宜与食物同服，以减少消化道反应。

2. 胺碘酮　静脉注射负荷量 150mg（3 ～ 5mg/kg），10 分钟注入，10 ～ 15 分钟后可重复，随后 1 ～ 1.5mg/min 静脉滴注 6 小时，以后根据病情逐渐减量至 0.5mg/min。24 小时总量一般不超过 1.2g，最大可达 2.2g。口服胺碘酮负荷量 0.2g，每日 3 次，共 5 ～ 7 日，每次 0.2g，每日 2 次，共 5 ～ 7 日，以后每日 0.2g，每日 1 次维持，但要注意根据病情进行个体化治疗。

3. 利多卡因　负荷量 1.0mg/kg，3 ～ 5 分钟内静脉注射，继以 1 ～ 2mg/min 静脉滴注维持。如无效，5～10分钟后可重复负荷量，但1小时内最大用量不超过200～300mg（4.5mg/kg）。连续应用24～48小时后半衰期延长，应减少维持量。在低心排血量状态、70岁以上高龄和肝功能障碍者，可接受正常的负荷量，但维持量为正常的1/2。

4. 维拉帕米（异搏定）　对特发性室性心动过速及极短联律间期型室性心动过速有显著效果。以5mg剂量加入5%葡萄糖液20ml中缓慢静脉注射（10分钟），10分钟后无效追加5mg，总量不超过20mg为宜。可口服40～80mg，每日2～3次。

5. 美托洛尔　口服起始剂量12.5～25mg，每日2～3次，根据治疗反应和心率增减剂量。

....（赵志丹）

第五节　室性心动过速

室性心动过速简称室速，是指起源于希氏束分叉处以下的3～5个以上宽大畸形QRS波群组成的心动过速。发作短暂者血流动力学改变较轻，发作持续30秒以上者则可发生显著的血流动力学改变。可发展成心室颤动，致心脏性猝死。同时有心脏病存在者病死率可达50%以上，所以必须及时诊断，予以适当处理。

一、救治流程

1. 主诉　胸闷、心悸、气短、头晕、黑矇、晕厥等。

2. 病史　急性缺血性心脏病、心肌病、心肌炎、心瓣膜病、二尖瓣脱垂、心力衰竭、药物中毒、QT间期延长综合征等。

3. 体征　心率多在120～200次/分，心尖区第一心音强度不等，第一心音分裂，颈静脉搏动与心搏可不一致，偶可见"大炮波"。

4. 急救措施　①血流动力学不稳定，出现意识不清者，立即给予直流电复律，终止室速；②血流动力学不稳定，但意识尚清楚者，给予静脉诱导麻醉后直流电复律；③血流动力学稳定者，先静脉给予抗心律失常药物，效果不好可择期麻醉后行直流电复律。

5. 辅助检查　心电图、24小时动态心电图（Holier）、血电解质、心肌血清生化标记物、超声心动检查。

6. 诊断　①心室率常在150～250次/分之间，QRS波群宽大畸形，时限增宽；②T波方向与QRS波主波相反，P波与QRS波群之间无固定关系；③QT间期多正常，可伴有QT间期延长，多见于多形室速；④心房率较心室率缓慢，有时可见到室性融合波或心室夺获。

7. 制定详细的治疗方案　一般治疗、电转复、射频消融、置入心律转复除颤器（ICD）治疗。

二、救治关键

（一）病情判断

1. 轻者可无自觉症状或仅有心悸、胸闷、乏力、头晕、出汗。

2. 重者发绀、气促、晕厥、低血压、休克、急性心力衰竭、心绞痛，甚至衍变为心室颤动而猝死。

（二）急诊检查

室性心动过速的心电图特征如下。

1. 3 个或以上的室性期前收缩连续出现。

2. QRS 波群形态畸形，时限超过 0.12 秒，ST-T 波方向与 QRS 波群主方向相反。

3. 心室率通常为 100～250 次／分，心律规律，但亦可不规律。

4. 心房独立活动与 QRS 波群无固定关系，形成室房分离；偶尔个别或者所有心室激动逆传夺获心房。

5. 通常发作突然开始。

6. 心室夺获与室性融合波：室速发作时少数室上性冲动可下传心室，产生心室夺获，表现为在 P 波之后，突然发生一次正常的 QRS 波群。室性融合波的 QRS 波群形态介于窦性与异位心室搏动之间，其意义为部分夺获心室，心室夺获与室性融合波的存在对确立室性心动过速诊断提供重要依据。按室速发作时 QRS 波群的形态，可将室速区分为单行性室速和多形性室速。QRS 波群方向呈交替变换者称双向性室速。

（三）治疗关键

1. 查找引起室性心动过速的病因，确定治疗方案。

2. 治疗诱因（包括缺血、电解质异常和药物中毒等）。

3. 药物治疗（抗心律失常药物治疗）。

4. 经导管射频消融术。

5. 置入型心律转复除颤器（ICD）。

三、救治方案

1. 治疗原则　无器质性心脏病患者发生非持续性室性心动过速，如无症状及晕厥发作，无需进行治疗，但仍需密切追踪观察；有器质性心脏病患者发生非持续性室性心动过速，应进行治疗。持续性室性心动过速发作，无论有无器质性心脏病，均应积极治疗。

（1）血流动力学不稳定，出现意识不清者，立即给予直流电复律，终止室速。

（2）血流动力学不稳定，但意识尚清楚者，给予静脉诱导麻醉后直流电复律。

（3）血流动力学稳定者，先静脉给予抗心律失常药物，如效果不好，可择期麻醉后行直流电复律。

2. 终止发作

（1）药物治疗：首选胺碘酮、利多卡因静脉注射，也可选用Ⅰc类（普罗帕酮）或Ⅲ类（索他洛尔）等静脉注射。尖端扭转型室性心动过速应首选利多卡因静脉注射，并适当给予补钾、补镁。

1）胺碘酮注射液：静脉滴注：负荷量按体重 3mg/kg，然后以 1～1.5mg/min 维持，6 小时后减至 0.5～1mg/min，每日总量 1200mg。以后逐渐减量，静脉滴注胺碘酮最好不超过 3～4 日。

2）利多卡因：利多卡因为酰胺类中效局麻药，血液吸收后对中枢神经系统有明显的兴奋和抑制双相作用，且可无先驱的兴奋，血药浓度较低时，出现镇痛和思睡，痛阈提高；随着剂量加大，作用或毒性增强，亚中毒血药浓度时有抗惊厥作用；当血药浓度超过 $5\mu g/ml$ 可发生惊厥。本品在低剂量时，可促进心肌细胞内 K^+ 外流，降低 4 相斜率，减慢舒张期自动去极化，降低心肌的自律性，而具有抗室性心律失常作用；在治疗剂量时，对心肌细胞的电活动，房室传导和心肌的收缩无明显影响；血药浓度进一步升高，可引起心脏传导速度减慢，房室传导阻滞，抑制心肌收缩力和使心排血量下降。

3）普罗帕酮：属于 I c 类（即直接作用于细胞膜的）抗心律失常药。兼有膜稳定作用与轻度 β 受体阻断作用，能抑制快 Na^+ 内流与慢 Ca^{2+} 内流。降低快、慢反应细胞的 0 相最大上升速率，抑制窦房结、心房、心室、房室结及希 - 浦系统的传导速度及自律性，并延长旁路传导。轻度延长动作电位时程（APD）和有效不应期（ERP），且减慢传导的程度超过延长 ERP 的程度，故易引起折返而有"致心律失常"作用。并有抑制心肌收缩力的作用。本品兼有膜稳定作用与轻度 β 受体阻断作用，能抑制快 Na^+ 内流与慢 Ca^{2+} 内流。降低快、慢反应细胞的 0 相最大上升速率，抑制窦房结、心房、心室、房室结及希 - 浦系统的传导速度及自律性，并延长旁路传导。轻度延长动作电位时程（APD）和有效不应期（ERP），且减慢传导的程度超过延长 ERP 的程度，故易引起折返而有"致心律失常"作用。并有抑制心肌收缩力的作用。

普罗帕酮适用于预防或治疗室性或室上性异位搏动，室性或室上性心动过速，预激综合征，电转复律后室颤发作等。普罗帕酮每次 70mg，缓慢静脉注射；或静脉滴注，每 8 小时 1 次，每日总量不超过 350mg。

（2）直流电复律：如患者有低血压、休克、心绞痛、心力衰竭、脑血流灌注不足或药物治疗无效时，应迅速采用直流电复律。但洋地黄中毒、病态窦房结综合征患者应禁用。

3. 预防复发积极治疗原发病，去除诱因，控制及治疗致命性室性期前收缩，选择有效且副作用少的药物预防室速复发。循证医学研究表明，β 受体阻滞剂、胺碘酮可明显降低心肌梗死后猝死的发生率。QT 间期延长综合征患者应选用 I b 类药物（美西律）。对室性心动过速发作频繁、药物治疗无效、猝死高危者可选用射频消融术或植入埋藏式心脏转律除颤器（ICD）。

（赵志丹）

第六节　心室扑动与颤动

室性扑动与颤动为致命性心律失常。发生心室扑动和颤动后心室失去了规则的收缩活动，其结果是患者意识丧失、抽搐、呼吸停止，若不能及时终止，结果是导致患者的死亡。通常心室扑动和颤动的发生突然，无先兆症状。体格检查发现意识丧失，不能闻及心音，不能扪及脉搏，不能测出血压，并出现发绀和瞳孔散大。

一、救治流程

1. 主诉　室性扑动与颤动发生前部分患者有胸闷、心悸、气短，患者意识丧失，大动脉搏动消失，抽搐，自主呼吸停止。

2. 病史　急性缺血性心脏病、心肌病、二尖瓣脱垂、心力衰竭、药物中毒、电解质紊乱、QT 间期延长综合征等。

3. 体征　患者意识丧失，动脉搏动消失，血压测不到，心音听不到。

4. 急救措施　心肺复苏术，非同步直流电除颤，应用抢救药物，如肾上腺素 1mg，每 3 ～ 5 分钟重复。

5. 辅助检查　心电图、24 小时动态心电图（Holter）、心肌血清生化标记物、超声心动检查等。

6. 诊断　依据病史、体征及心电图可明确诊断。

7. 制定详细的治疗方案　心肺复苏术、电转复、治疗及纠正诱因，植入心律转复除颤器（ICD）治疗。

二、救治关键

（一）病情判断

发生心室扑动和颤动后心室失去了规则的收缩活动，其结果是患者意识丧失、抽搐，呼吸停止，若心室扑动和颤动不能及时终止，将导致患者的死亡。通常心室扑动和颤动的发生突然，无先兆症状。体格检查发现意识丧失，不能闻及心音、脉搏，血压测不出，并出现发绀、抽搐和瞳孔散大等症状。

伴随急性心肌梗死而不伴有泵衰竭或心源性休克的原发性心室颤动，预后较佳，抢救存活率较高，复发率很低。相反，非伴随急性心肌梗死的心室颤动，一年内复发率高达 20%-30%。

（二）急诊检查

1. 室性扑动的心电图特征心电图呈正弦图形，波幅大规则，频率为 150 ～ 300 次 / 分（通常在 200 次 / 分以上）。

2. 室颤的心电图特征 QRS 波群形态畸形，时限超过 0.12 秒，ST-T 波方向与 QRS 波群主方向相反。

（三）治疗关键

迅速电除颤，恢复窦性心律是治疗的关键，同时进行积极的心肺复苏术，应用抢救药物，纠正电解质紊乱，治疗病因。安装植入型心律转复除颤器（ICD）发作。

三、救治方案

早期非同步直流电除颤，能量逐渐递增 200J、200 ～ 300J、360J，使之恢复窦性心律。应用抗心律失常药物：利多卡因 1.5mg/kg，静脉注射，3 ～ 5 分钟重复，总量大 3mg/kg。胺碘酮 150mg，静脉注射（10 分钟），1mg/min 维持。溴苄氨 5mg/kg 静脉注射，5 分钟重复 10mg/kg。普鲁卡因胺 30mg/min 静脉滴注，最大总量 17mg/kg。积极进行心肺复苏，治疗原发病。

···（赵志丹）

第七节　预激综合征

预激综合征指房室之间存在异常的传导组织，能使心房激动提早达到心室的某一部分，并使之提前兴奋，心室预激不产生血流动力学障碍，故无症状，仅能有心电图及心电向量图诊断，但有引起阵发性心动过速的倾向。此综合征多数无器质性心脏病，也见于某些先天性心脏病和后天性心脏病，如三尖瓣下移、梗阻型心肌病等，常合并室上性阵发性心动过速发作。

一、救治流程

1. 主诉　预激并无症状，发生室上速时有心悸、胸闷、气短、乏力、头晕，甚至晕厥等症状。

2. 病史　大多无器质性心脏病，也见于某些先天性心脏病和后天性心脏病，如三尖瓣下移畸形、二尖瓣脱垂、梗阻型心肌病等。

3. 体征　室上速发作时心室率增快、规则，伴心房颤动、心房扑动发作时心室率不规则，血压减低，持续时间长，心功能差者可有奔马律、心力衰竭。

4. 急救措施　单纯预激综合征无需治疗，伴室上速发作者，治疗同一般室上性心动过速。并发心房颤动或心房扑动时，如心室率快且伴循环障碍者，宜尽快采用同步直流电复律。

5. 辅助检查　心电图、24 小时动态心电图（Holter）、超声心动检查、心脏电生理检查等。

6. 诊断　根据心电图变化、心脏超声及心脏电生理检查可作出诊断。

7. 制定详细的治疗方案　①去除诱因；②终止心房扑动、心房颤动或室上速发作；③电生理检查，行射频消融术。

二、救治关键

（一）病情判断

预激本身不引起症状。具有预激心电图表现者，心动过速的发生率为 1.8%，并随年龄增长而增加。其中大约 80% 心动过速发作为房室折返性心动过速，15%-30% 为心房颤动，5% 为心房扑动。频率过于快速的心动过速（特别是持续发作心房颤动），可导致充血性心力衰竭、低血压甚至死亡。

（二）急诊检查

1. 房室旁道　①PR 间期（实质上是 P-S 间期）缩短至 0.12 秒以下，大多为 0.10 秒；② QRS 波群时限延长达 0.11 秒以上；③ QRS 波群起始部粗钝，与其余部分形成顿挫，即所谓预激；④继发性 ST-T 波改变。A 型的预激波和 QRS 波群在 V_1 导联均向上，而 B 型 V_1 导联的预激波和 QRS 波群的主波则均向下；前者提示左心室或右室后底部心肌预激，而后者提示右室前侧壁心肌预激。

2. 房结、房希旁道　PR 间期少于 0.12 秒，大多在 0.10 秒；QRS 波群正常，无预激波。这种心电图表现又称为短 PR、正常 QRS 综合征或 L、G、L（Lown-Ganong-Levine）综合征。

3. 结室、束室连接　PR 间期正常，QRS 波群增宽，有预激波。

4. 预激综合征　室上性心动过速发作时，预激表现大多消失，心电图表现为 QRS 波群形态正常的室上性心动过速。并发心房扑动或心房颤动时，QRS 保持预激特征的不少见，心电图表现为 QRS 波群畸形宽大的心房扑动或心房颤动；心室率大多超过

200 次 / 分，甚至可达 300 次 / 分。心房扑动时可呈 1∶1 房室传导，并可能辨认心房扑动波。心房颤动时心室律不规则，长间歇之后可见到个别 QRS 波群形态正常（可能为旁路不应期延长，房室结内隐匿传导作用消失后，冲动全部或大部经房室结传导所致），并可能辨认心房颤动波。心室率极快时，还可伴有频率依赖性心室内传导改变。

（三）治疗关键

预激本身不需特殊治疗。并发室上性心动过速时，治疗同一般室上性心动过速。并发心房颤动或心房扑动时，如心室率快且伴循环障碍者，宜尽快采用同步直流电复律。利多卡因、普鲁卡因胺、普罗帕酮与胺碘酮减慢旁路的传导，可使心室率减慢或使心房颤动和心房扑动转复为窦性心律。洋地黄加速旁路传导，维拉帕米和普萘洛尔减慢房室结内传导，都可能使心室率明显增快，甚至发展成室颤，因而不宜使用。如室上性心动过速或心房颤动、心房扑动发作频繁，宜应用上述抗心律失常药物长期口服预防发作。药物不能控制、电生理检查确定旁路不应期短或旁路不应期于快速心房调搏时间缩短，或心房颤动发作时心室率达 200 次 / 分左右者，有定位后用电、射频、激光或冷冻消融，或手术切断旁路，预防发作的适应证。

三、救治方案

1. 预激本身不需特殊治疗。

2. 并发室上性心动过速时，治疗同一般室上性心动过速，详见房室交界区心动过速部分。

3. 并发心房颤动或心房扑动时，如心室率快且伴循环障碍者，宜尽快采用同步直流电复律。

4. 应用利多卡因、普鲁卡因胺、普罗帕酮与胺碘酮减慢旁路的传导，可使心室率减慢或使心房颤动和心房扑动转复为窦性心律。

（1）利多卡因：对短动作电位时程的心房肌无效，因此仅用于室性心律失常。给药方法：负荷量 1.0mg/kg，3 ～ 5 分钟内静脉注射，继以 1 ～ 2mg/min 静脉滴注维持。如无效，5 ～ 10 分钟后可重复负荷量，但 1 小时内最大用量不超过 200 ～ 300mg（4.5mg/kg）0 连续应用 24 ～ 48 小时后半衰期延长，应减少维持量。在低心排血量状态，70 岁以上高龄和肝功能障碍者，可接受正常的负荷量，但维持量为正常的 1/2。

（2）普罗帕酮：口服初始剂量 150mg，每 8 小时 1 次，如需要 3 ～ 4 日后加量到 200mg，每 8 小时 1 次。最大剂量为 200mg，每 6 小时 1 次。静脉注射可用 1 ～ 2mg/kg，以 10mg/min 静脉注射，单次最大剂量不超过 140mg。

（3）胺碘酮：静脉注射负荷量 150mg（3 ～ 5mg/kg），10 分钟注入，10 ～ 15 分钟后可重复，随后 1 ～ 1.5mg/min 静脉滴注 6 小时，以后根据病情逐渐减量至 0.5mg/min。24 小时总量一般不超过 1.2g，最大可达 2.2g。口服胺碘酮负荷量 0.2g，每日 3 次，共 5 ～ 7 日，然后，0.2g 每日 2 次，共 5 ～ 7 日，以后 0.2g，每日 1 次维持，但要注意根据病情进行个体化治疗。

（赵志丹）

第六章　急性心包炎

急性心包炎是心包膜脏层和壁层的急性炎症，可以同时合并心肌炎和心内膜炎，也可以作为唯一的心脏病损而出现。急性心包炎时常伴有胸痛和心包渗液。

一、病因

心包炎的流行病学资料较少。尸检中的发生率为 2%～6%。在 1948～1999 年，上海医科大学附属中山医院和的内科和心内科住院患者中，5 个年代的心包炎患者分别占 1.71%、2.17%、1.54%，2.32% 和 1.39%。

急性心包炎可由各种原发的内外科疾病（表 6-1）所引起，也有部分病因至今不明。目前大多数病因仍以炎症为主，其中非特异性、结核性、化脓性和风湿性心包炎较为常见。国外资料表明非特异性心包炎已成为成年人心包炎的主要类型；国内报道仍以结核性心包炎居多，其次为非特异性心包炎。随着抗生素和化学治疗的进展，结核性、化脓性和风湿性心包炎的发病率已明显减少。细菌感染依然占多数。某些艾滋病（AIDS）患者常会合并有多重感染包括结核，在某些地区已经成为心包炎的主要病因。除系统性红斑狼疮性心包炎外，男性发病率明显高于女性，成人较儿童多见。而其他继发性的心包炎包括心肌梗死、心脏手术后所引起心包炎有逐渐上升趋势。心脏病发作引起的心包炎大多在发病的 1～2 天发生（占 10%～15%），而 10 天至 2 个月后发病率减少到 1%～3%。心肌梗死后心包炎（Dressler's 综合征）经常发生在心肌梗死后数周或数月后，可能与自身免疫有关，而且较易复发。结缔组织病、肾功能衰竭、创伤、肿瘤、甲状腺功能减退、放疗以及慢性渗漏（如主动脉瘤渗入心包）等也时常可见报道。急性心包炎还可源于某些药物，如华法林、肝素、青霉素、普鲁卡因胺、苯妥英和保泰松等。大量的心包积液更多见于肿瘤、心脏损伤或心脏手术后。

二、病理解剖

心包炎症反应的范围和特征随病因而异。可为局限性或弥漫性，病理变化有纤维蛋白性（干性）和渗出性（湿性）两种，前者可发展成后者。渗液可为浆液纤维蛋白性、浆液血性、出血性或化脓性等。结核性心包炎常产生大量的浆液纤维蛋白性或浆液血性渗出物，渗液存在时间可长达数月，偶呈局限性积聚。化脓性心包炎的渗液含有大量中性粒细胞，呈稠厚的脓液。胆固醇性心包炎渗液中含有大量的胆固醇，呈金黄色。乳糜性心包炎的渗液则呈牛奶样。炎症反应常累及心包下的表层心肌，少数严重者可累及深部心肌，甚至扩散到纵隔、横膈和胸膜。心包炎愈合后可残存局部细小斑块，也可出现普遍的心包增厚，遗留不同程度的粘连。急性纤维素性心包炎的炎症渗出物常可完全溶解而吸收，或较长期存在，亦可机化而被结缔组织所代替形成瘢痕，甚至引起心包钙化，最终发展成缩窄性心包炎。

表 6-1　急性心包炎的病因分类

（一）感染性心包炎	
1. 细菌	（1）化脓性如肺炎球菌、葡萄球菌、链球菌、革兰阴性菌败血症、脑膜炎双球菌、淋球菌、土拉菌病、嗜肺军团菌、嗜血杆菌、梅毒 （2）结核性
2. 病毒性	柯萨奇病毒、埃可病毒、EB 病毒、流感病毒；传染性单核细胞增多症、流行性腮腺炎、脊髓灰质炎、水痘、乙型肝炎、巨细胞病毒、艾滋病（AIDS）
3. 真菌性	如组织胞浆菌、放线菌、奴卡菌、念珠菌、耳蠹状菌、酵母病、球孢子菌病、曲菌病等
4. 其它	如立克次体、螺旋体、支原体、肺吸虫、曼氏裂头蚴、阿米巴原虫、包囊虫、弓形体病等
（二）非感染性心包炎	
1. 特发性心包炎综合征	
2. 新生物	原发性如间皮瘤、肉瘤等，继发于肺癌或乳腺癌、黑色素瘤、多发性骨髓瘤、白血病和淋巴瘤等转移
3. 肾病性	尿毒症
4. 外伤性	包括医源性、穿透伤、异物、心导管等
5. 放射性	肿瘤放疗后如乳腺癌、霍奇金病放疗后
6. 其他	甲状腺功能减退、主动脉夹层、胆固醇型、乳糜型、糖尿病性、心脏手术后及药物引起等
（三）过敏性心包炎	如血清病、过敏性肉芽肿和过敏性肺炎等
（四）结缔组织病	如胶原血管性疾病、结节病、风湿热、类风湿关节炎、系统性红斑狼疮、皮肌炎、硬皮病、白塞病、多动脉炎、多关节炎、强直性脊柱炎
（五）不明原因或各种综合征引起的心包炎	心包切开综合征、心肌梗死后综合征等

三、病理生理

心包渗液是急性心包炎引起一系列病理生理改变的主要原因。由于渗液的急速或大量积蓄，使心包腔内压力上升，当达到一定程度时就限制心脏的扩张，表现为心室舒张期充盈减少，每搏输出量降低。此时机体的代偿机制可通过升高静脉压以增加心室的充盈；增强心肌收缩力以提高射血分数；加快心率使心排血量增加；升高周围小动脉阻力以维持动脉血压，以此来保持休息时有一个相对正常的心排血量。如果心包渗液继续增加，心包腔内压力进一步增高，心搏量下降达临界水平时，代偿机制衰竭，射血分数下降；过速的心率使心室舒张期缩短和充盈减少，不再增加每分钟心排血量；当小动脉收缩达到极限时，就出现动脉血压下降，心排血量显著降低，以致循环衰竭而产生休克，此即为心包填塞或称心脏压塞。

当心包渗液引起心包填塞时，吸气时脉搏强度可明显减弱或消失，称为奇脉。其机制为：①吸气时胸腔负压使肺血管容量明显增加，血液贮留于肺血管内，而心脏因受渗液包围的限制使右心室的充盈不能显著增加，右心室的排血量不足以补偿肺血容量的增加，肺静脉回流减少甚至逆转，于是左心室充盈减少；②受液体包围的心脏容积固定，吸气时右心室血液充盈增加，体积增大，室间隔向左移位，左心室容积减少，因而充盈减少；③吸气时膈下降牵扯紧张的心包，使心包腔内压力更加增高，左心室充盈进一步减少，三者相结合使左心室排血量锐减，动脉血压显著下降（＞10mmHg），出现奇脉。

四、临床表现

（一）症状

1. **胸骨后、心前区疼痛**　主要见于炎症变化时的纤维蛋白渗出阶段。在第5或第6肋间水平以下的壁层外表面有膈神经的痛觉纤维分布，因此当病变蔓延到这部分心包或附近的胸膜、纵隔或横膈时，就出现疼痛。胸骨后、心前区疼痛是急性心包炎的特征，可为剧痛、刀割样痛；也可是钝痛或压迫样感。心前区疼痛常于体位改变、深呼吸、咳嗽、吞咽、卧位时加剧，尤其当抬腿或左侧卧位时更甚，坐位或前倾位时疼痛可减轻。疼痛通常局限于胸骨下或心前区，可放射到左肩、背部、颈部或上腹部，偶向下颌、左前臂和手放射，类似心肌缺血的放射痛。右侧斜方肌的疼痛系心包炎的特有症状，但不常见。有的心包炎疼痛较明显，如急性非特异性心包炎；有的则轻微或完全无痛，如结核性和尿毒症性心包炎。病毒感染常常会伴有疼痛，但持续时间较短。小儿偶尔会有腹痛。心绞痛的部位与心包炎相类似，但疼痛不受呼吸和体位的影响，持续时间较短，一般不超过30分钟，舌下含服硝酸甘油有效。继发于心脏病发作的急性心包炎，原发病（如急性心肌梗死）的症状较重常常掩盖了心包炎的症状，而晚期并发的心包炎要与梗死后综合征相鉴别。后者也常伴有发热、心包渗液、胸膜炎、胸腔积液和关节痛等。

2. **心脏压塞的症状**　可出现呼吸困难、面色苍白、烦躁不安、发绀、乏力、上腹部疼痛、水肿，甚至休克。

3. **心包积液压迫邻近器官的症状**　肺、气管、支气管和大血管受压迫可引起肺淤血，肺活量减少，通气受限制，从而加重呼吸困难，使呼吸浅而快。患者常自动采取前倾坐位，使心包渗液向下及向前移位，以减轻压迫症状。气管受压可产生咳嗽和声音嘶哑。食管受压可出现吞咽困难症状。

4. **全身症状**　心包炎本身亦可引起发冷、发热、心悸、出汗、食欲不振、倦怠、乏力等症状，与原发疾病的症状常难以区分。

（二）体征

1. **心包摩擦音**　是急性纤维蛋白性心包炎的典型体征。听诊中有60%～85%的病例可听到心包摩擦音。这是由于炎症而变得粗糙的壁层与脏层心包在心脏活动时相互摩擦产生的声音，呈抓刮样粗糙的高频声音；往往盖过心音且有较心音更贴近耳朵的感觉。典型的摩擦音可听到与心房收缩、心室收缩和心室舒张相一致的三个成分。大多为与心室收缩和舒张有关的两个成分，呈来回样。在此音开始出现的阶段和消失之前，可能只在心室收缩期听到。单一成分的摩擦音很少见，易被误认为心脏杂音。声音主要在胸骨左缘第3、4肋间、胸骨下部和剑突附近最清楚。其强度常受呼吸和体位的影响，深吸气、身体前倾或让患者取俯卧位，并将听诊器的胸件紧压胸壁时摩擦音增强。心包摩擦音常常仅出现数小时，也可以持续数天或数星期不等。当渗液出现，两层心包完全分开时，心包摩擦音消失；如两层心包有部分粘连，虽有大量心包积液，有时仍可闻及摩擦音。在心前区听到心包摩擦音，就可作出心包炎的诊断。

2. 心包积液量在200～300ml以上或渗液迅速积聚时产生以下体征：

（1）心脏体征：心尖搏动减弱、消失或出现于心浊音界左缘内侧处。心浊音界向两侧扩大、相对浊音区消失，患者由坐位转变为卧位时第2、3肋间的心浊音界增宽。心音轻而远，心率快。少数患者在胸骨左缘第3、4肋间可闻及舒张早期额外音，即心包叩击音，此音在第二心音后 0.1 秒左右，声音较响，呈拍击样，是由于心室舒张时受到心包积液的限制，血流突然中止，形成旋涡和冲击心室壁产生震动所致。

（2）左肺受压迫的征象：有大量心包渗液时，心脏向后移位，压迫左侧肺部，可引起左肺下叶不张。左肩胛角下常有浊音区、语颤增强，并可听到支气管呼吸音（Ewart征）。

（3）心脏压塞的征象：快速心包积液，即使仅 100ml，也可引起急性心脏压塞，出现明显的心动过速、血压下降和静脉压上升，如心排血量显著下降，可产生休克。当渗液积聚较慢时，除心率加速外，静脉压显著升高，可产生颈静脉怒张，呈现 Kussmaul 征，即吸气时颈静脉充盈更明显。由于动脉收缩压降低、脉压减小，脉搏细弱，可出现奇脉。此外，还可出现肝大伴触痛，腹水，皮下水肿和肝颈静脉反流征阳性等体循环淤血表现。

五、辅助检查

（一）血液检查

在化脓性心包炎时白细胞计数及中性粒细胞增多。血清肌酸磷酸激酶（CK）、CK 同工酶（CK-MB）及肌钙蛋白（cTn）T 或 I 正常或稍高。血沉（ESR）和 C 反应蛋白（CRP）可升高，脑钠肽可用来与限制型心肌病相鉴别。cTn 检查可与急性冠脉综合征相鉴别。有研究显示约 32% 的病毒性或特发性心包炎有 cTnI 升高，但与预后相关性不大。通过生化检查可以除外 AIDS、风湿热、各类感染、了解肝肾功能等，对病因诊断有一定的帮助。

（二）心电图检查

约 60%～80% 病例有心电图改变，多数在胸痛后数小时或数日内出现。主要表现为：

1. 急性心包炎的心电图演变　典型演变可分四期：（1）广泛的 ST 段呈弓背向下样抬高，仅 aVR 和 V_1 除外。也可以仅局限于肢体导联，尤 I、II 导联或 II、III 导联 ST 段抬高。T 波高尖，缺乏心肌梗死时的对称部位 ST 段压低的规律。一般可持续 2 天至 2 周。（2）几天后 ST 段回复到基线，T 波减低、变平。（3）多导联 T 波倒置并达最大深度。可持续数周、数月或长期存在。（4）T 波恢复直立，一般在 3 个月内。病变较轻或局限时可有不典型演变，出现部分导联的 ST 段、T 波的改变和仅有 ST 段或 T 波改变。ST 段移位多因炎症累及和心包渗液压迫心外膜下心肌，产生损伤和缺血而致，而 T 波改变是由于心外膜下心肌纤维复极延迟所致。

2. PR 段移位　除 aVR 和 V_1 导联外，PR 段压低，提示心包膜下心房肌受损。

3. QRS 波低电压　肢体导联 R 波振幅 < 0.5mV，胸前导联 R 波振幅 < 1mV。推测为心包渗液的电短路作用。如抽去心包渗液仍有低电压，应考虑与心包炎症纤维素的绝缘作用和周围组织水肿有关。

4. 电交替　P、QRS、T 波全部电交替为心包填塞的特征性心电图表现。

5. 心律失常　以窦性心动过速多见，部分发生房性心律失常，如房性期前收缩、房性心动过速、心房扑动或心房颤动。在风湿性心包炎中可出现不同程度的房室传导阻滞。

（三）X 线检查

对无并发症的急性心包炎的诊断价值不大。当心包渗液超过 250ml 以上时，可出现心影增大，右侧心膈角变锐，心缘的正常轮廓消失，呈水滴状或烧瓶状，心影随体位改变而移动。部分伴胸腔积液，多见于左侧。透视或 X 线记波摄影可显示心脏冲动减弱或消失。X 线摄片显示增大的心影伴以清晰的肺野，或短期内几次 X 线片出现心影迅速扩大，常为诊断心包渗液的早期和可靠的线索。有时可见胸膜受累，并有少量胸腔积液，但肺野清晰。上述各点可与心力衰竭相鉴别。

（四）超声心动图检查

正常心包腔内可有 20 ～ 30ml 起润滑作用的液体，超声心动图常难以发现，如在整个心动周期均有心脏后液性暗区，则心包腔内至少有 50ml 液体，可确定为心包积液。舒张末期右心房塌陷（图 6-1）和舒张期右心室游离壁塌陷（图 6-2）是诊断心脏压塞的最敏感而特异的征象。它可在床边进行检查，是一种简便、安全、灵敏和正确的无创性诊断心包积液的方法。心脏超声检查还可以鉴别无回声区是心包肿块、胸腔积液抑或是心外膜脂肪垫等。

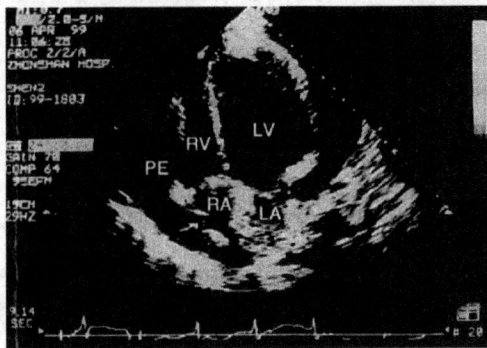

图 6-1　心包积液伴心脏压塞的二维超声心动图
心尖四腔型切面，箭头示右房前壁舒张期塌陷
PE：心包积液；RA：右心房 RV：右心室；LV：左心室；LA：左心房；

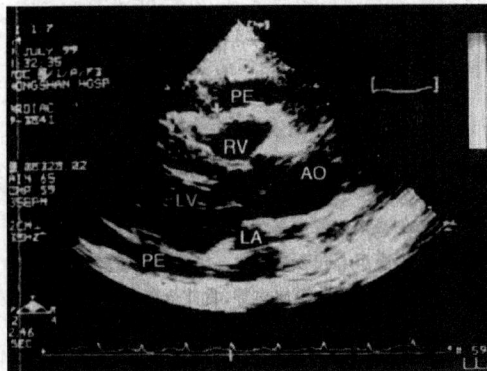

图 6-2　心包积液伴心脏压塞的二维超声心动图
胸骨旁长轴切面，箭头示右室前壁舒张期塌陷
PE：心包积液；RA：右心房 RV：右心室；LV：左心室；LA：左心房；AO：主动脉

（五）放射性核素检查

用 ^{131m} 铟或 ^{99m} 锝标记人血清蛋白后进行心脏血池扫描检查。心包积液时显示心腔周围有空白区，心脏可缩小也可正常，心脏的外缘不规整（尤以右缘多见），扫描心影横径与 X 线心影横径的比值小于 0.75。核素镓扫描可显示发炎的心外膜。

（六）CT 和磁共振显像（MRI）

MRI 能清晰地显示心包积液的容量和分布情况、是否有占位，并可分辨积液的性质，如非出血性渗液大都是低信号强度；尿毒症、外伤、结核性液体内含蛋白和细胞较多，可见中或高信号强度。CT 可显示心包积液的量、心包厚度及是否有钙化等，心包厚度＞ 5mm 时可以诊断。

（七）心包穿刺及活检

对诊断困难或有心包填塞征象者可行心包穿刺。将渗液作涂片、培养和找病理细胞，有助于病原学及病因学诊断。约有 1/3 结核性心包炎患者的心包渗液中可找到结核菌，测定腺苷脱氨基酶（ADA）活性 ≥ 30U/L，对诊断结核性心包炎具高度特异性。

（八）心包镜检查

凡有心包积液需手术引流者，可先行心包镜检查。它可直接窥察心包，在可疑区域作心包活检，从而提高病因诊断的准确性，但临床上较少使用。

六、诊断与鉴别诊断

急性心包炎的诊断方法可依据以下几个方面：①心包摩擦音；②心电图典型的四期变化；③超声心动图显示有心包积液与心包填塞表现；④血液检查：ESR、CPR 等炎症标志物增高。若 CK-MB 与 cTn 等心肌损伤标志物增高则表明炎症累积心肌，应诊断为心包心肌炎；⑤心包积液检查确定病因。另外，也可通过 CT 或 MRI 来了解积液量，并初步判断心包及心外膜的情况，有利于确定病因；当病因难以诊时断，可考虑心包镜及心包活检来明确病因。

在可能并发心包炎的疾病过程中，如出现胸痛、呼吸困难、心动过速和原因不明的体循环静脉淤血或心影扩大，应考虑为心包炎伴有渗液的可能。颈静脉扩张而伴有奇脉、心尖搏动微弱、心音弱、无瓣膜杂音、有舒张早期额外音；X 线检查或心脏记波摄影示心脏正常轮廓消失、搏动微弱；心电图示低电压、ST-T 的改变而 QT 间期不延长等有利于心包炎的诊断。需要鉴别的疾病包括：

1. 急性心肌梗死　非特异性心包炎的剧烈疼痛酷似急性心肌梗死，但前者起病前常有上呼吸道感染史，疼痛因呼吸、咳嗽或体位改变而明显加剧，早期出现心包摩擦音，血清 CK-MB 及 cTn 等血清学检查一般正常，心电图无异常 Q 波；后者发病年龄较大，常有心绞痛或心肌梗死的病史，心包摩擦音出现于起病后 3 ～ 4 天，心电图有异常 Q 波、有 ST 段动态改变和 T 波倒置等，常伴随有各种严重的快速或慢速的心律失常。

2. 急腹症　如急性心包炎的疼痛主要在腹部，可能被误诊为急腹症，详细的病史询问和体格检查可以避免误诊。

3. 主动脉夹层　对中老年胸痛患者要密切注意排除主动脉夹层可能，因主动脉夹层分离患者最早可表现为血液缓慢渗入心包腔导致亚急性心包炎，可通过详细询问病史、X 线检查、超声心动图检查及 CT 或 MRI 等检查来明确诊断。

4. 肺栓塞　肺栓塞者常有长期行动不便或卧床的特点，胸痛突发并伴有严重呼吸困难和低氧血症，可有咯血、发绀等，ECG 显示 I 导联 S 波加深、III 导联 Q 显著，T 波倒置等。

不同病因的心包炎临床表现可有所不同，治疗亦不同，其病因的确定可为治疗提供方向。四种常见的急性心包炎的鉴别诊断见表 6-2。

表 6-2 四种常见心包炎的鉴别

	风湿性心包炎	结核性心包炎	化脓性心包炎	非特异性心包炎
病史	起病前 1～2 周常有上呼吸道感染，伴有其他风湿病的表现，为全心炎的一部分	常伴有原发性结核病灶，或与其他浆膜腔结核同时存在	常有原发的感染病灶，伴明显的毒血症表现	起病前 1～2 周常有上呼吸道感染，起病多急骤，可复发
发热	多数为不规则的轻中度发热	低热或无发热	高热	持续发热，为稽留热或弛张热
胸痛	常有	常无	常有	常极为剧烈
心包摩擦音	常有	少有	常有	明显，出现早
心脏杂音	常伴有显著杂音	无	无	无
抗链球菌溶血素"O"滴定度	常增高	正常	正常或增高	正常或增高
白细胞计数	中度增高	正常或轻度增高	明显增高	正常或增高
血培养	阴性	阴性	可阳性	阴性
心包渗液量	较少	常大量	较多	较少～中等量
性质	多为草绿色	多为血性	脓性	草黄色或血性
ADA 活性	< 30U/L	≥ 30U/L	< 30U/L	< 30U/L
细胞分类	中性粒细胞占多数	淋巴细胞较多	中性粒细胞占多数	淋巴细胞占多数
细菌	无	有时找到结核杆菌	能找到化脓性细菌	无
心包腔空气注入术	心脏增大	心脏不大	心脏不大	心脏常增大
治疗	抗风湿病药物	抗结核药	抗生素	肾上腺皮质激素

在临床上，一周之内的急性心包炎并不需要过多的检查，但症状持续超过一周应进行下列检查：血培养、痰找抗酸杆菌、结核菌素试验、抗链球菌素滴定、类风湿因子检查、抗核抗体、抗 DNA、甲状腺功能检测（尤其是有大量心包积液时）、H1V 抗体、肠道病毒 RNA、流感病毒 DNA 或抗体、心包积液中查找真菌和肿瘤细胞，对复发者和持续积液者可做心包活检进行显微镜检和培养。只有上述检查均阴性才可以考虑特发性心包炎。

七、治疗

急性心包炎的治疗包括对症治疗、病因治疗和解除心脏压塞。

（一）对症治疗

患者宜卧床休息，直至胸痛消失与体温消退。胸痛时可给予非甾体类抗炎药（NSAID）如阿司匹林（325～650mg，每日 3 次口服）、吲哚美辛（25～50mg，每日 3 次口服）或布洛芬（300～800mg，每 6～8 小时口服）等镇痛剂，剂量可根据患者的症状严重程度及对药物的敏感度来调节，直至心包积液消失。因使用剂量较大，要注意保护胃肠道，预防消化道出血等，常首选布洛芬。疼痛严重时可考虑使用吗啡类药物或左侧星状神经节封闭。

（二）病因治疗

风湿性心包炎时应加强抗风湿治疗，一般用肾上腺皮质激素较好。结核性心包炎时应尽早开始抗结核治疗，并给予足够的剂量和较长的疗程，直至结核活动停止后一年左右再停药。化脓性心包炎时应选用足量对致病菌有效的抗生素，并反复心包穿刺抽脓和心包腔内注入抗生素，如疗效不显著，即应及早考虑心包切开引流，如引流发现心包增厚，则可作广泛心包切除。非特异性心包炎和病毒性心包炎常常具有自限性，但有近 1/4 的患者易于复发，这组患者的治疗时间应相应延长，若症状难以控制时，肾上腺皮质激素可能有效，但全身性使用皮质激素治疗一般仅限于结缔组织病、自身免疫病或尿毒症性心包炎。使用激素治疗时，指南建议心包内用药以避免全身的副作用，并可提高疗效。尽早应用布洛芬或秋水仙碱可减少泼尼松的应用。对初发心包炎及预防反复发作者亦可考虑单用秋水仙碱（1～2mg/d）治疗，或与 NSAID 合用。停用一切可疑药物（如苯妥英、普鲁卡因胺等）。避免应用抗凝剂（如华法林、肝素等），它们可能会引起心包内出血甚至致命性心包填塞，但继发于急性心肌梗死的心包炎和房颤者除外。在恢复期要避免剧烈运动。

（三）解除心脏压塞

如出现心脏压塞症状，应进行心包穿刺放液，如渗液继续产生或有心包缩窄表现，应及时作心包切除，以防止发展为缩窄性心包炎。

心包穿刺术的适应证包括：①当心包渗液引起急性心脏压塞时需立即行心包穿刺放液以挽救生命；②虽积液量较少但需要穿刺抽液进行病因诊断。主动脉夹层是心包穿刺术的绝对禁忌证。相对禁忌证为：凝血功能异常；抗凝治疗中；血小板计数 < 50000/mm^3；积液量少，局限在后壁或包裹性积液等。心包穿刺前应先做超声波检查确定穿刺的部位和方向。并将穿刺针与绝缘可靠的心电图机的胸导联电极相连接进行监护。还可预防性地使用阿托品，避免迷走性低血压反应。穿刺的常用部位有两处（图6-3）：①胸骨剑突与左肋缘相交的尖角处，针尖向上略向后，紧贴胸骨后面推进，穿刺时患者采取半卧位；此穿刺点对少量渗液者易成功，不易损伤冠状血管，引流通畅，且不经过胸膜腔，故特别适用于化脓性心包炎以免遭污染；②患者应取坐位，以左侧第五肋间心浊音界内侧 1～2cm，针尖向后向内推进，指向脊柱。心包穿刺时应注意无菌操作，进针应缓慢，每次抽液不宜过快过多，一般不超过 1L。需持续引流者每 4～6 小时放一次，每天引流量低于 25ml 后可考虑拔除引流管。对外伤性心包积血及化脓性心包积液应请外科置管引流，化脓者可在抽液后将适量抗生素注入心包腔内。包炎等，及时有效地治疗，包括必要的心包穿刺抽液或心包切开排脓，可望获得痊愈。部分患者可遗留心肌损害和发展成缩窄性心包炎。特发性或病毒性心包炎有自限性，自然病程 1～3 周，部分可反复。

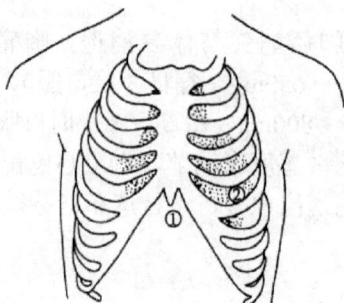

图 6-3　心包穿刺的常用位置

（韩昭伟）

第七章　冠状动脉内支架置入术

第一节　冠状动脉内支架置入的指征

1969 年，Dotter 先报道了在人体外周动脉置入支架治疗动脉狭窄性病变的经验。他发现经过球囊扩张后，在外周动脉病变部位置入支架能有效预防或减轻术后近、远期再狭窄的发生。但是，在 1977 年 Gruanzig 发明经皮球囊冠状动脉腔内成形术（PTCA）后，外周血管支架技术未能马上被移植采用。其原因是：①最初的 PTCA 都限制在单支病变的 A 型病变上，PTCA 效果较好；②有限的病例数目对处理急性闭塞和再狭窄的要求尚不迫切；③临床上没有现成的冠状动脉支架可供使用。

随着 PTCA 适应证的不断扩大和治疗病例的积累，PTCA 的急性闭塞率和远期再狭窄率逐渐增加，且越来越成为制约冠心病介入治疗发展的重要因素。1986 年，在法国工作的瑞士籍学者 Ulrich Sigwart 首次将冠状动脉支架应用于人体，他的研究成果被发表在 1987 年《新英格兰医学杂志》上，冠状动脉支架时代从此开始。1994 年，Palmaz-Schatz 裸金属支架率先通过美国 FDA 认证并应用于临床，从此，冠状动脉支架术得以在临床上广泛推广。然而，裸金属支架术后令人难以接受的较高的再狭窄率也逐渐成为制约冠状动脉内支架置入技术发展的最大障碍，直到 2001 年 9 月，欧洲心脏病学会议上公布了第一个药物洗脱支架的临床试验结果（RAVEL 试验），从此冠状动脉支架进入了药物支架时代，药物洗脱支架以其卓越的抗再狭窄效果荣登当年 AHA 十大研究进展的榜首，从而也改变了冠心病血位运重建治疗的格局，扩大了支架治疗冠心病的适应证。

根据支架在冠状动脉病变处的释放方式，可将支架主要分为两大类，即自扩张支架和球囊扩张支架。前者多呈螺旋状，预先被压缩在导管腔内，当定好位后，固定支架，回撤导管，于是支架从导管的束缚中逐渐松脱恢复原有形状，从而达到支撑病变组织的目的。由于支撑力有限、操作复杂、脱载率高、支架定位不准确等缺点，目前，冠状动脉支架中，这种自扩张支架已经被球囊扩张支架所取代。

下面将重点介绍不同支架时代的冠状动脉内支架置入指征。

一、裸金属支架时代的支架置入指征

球囊扩张支架的操作原理是：金属支架被预先压缩在折叠好的球囊导管上，通过导丝和指引导管将预装好的球囊支架送到病变部位，在透视下准确定位支架，然后通过压力泵充盈球囊，使支架充分扩张并支撑在血管病变部位。这种支架具有操作简单、通过性好、脱载率低、定位准确和支撑力强等优点（图 7-1）。

裸金属支架时代，在同外多数医疗机构的心脏介入治疗中心，采用支架置入手段治疗冠心病的比例在 80% 左右，而国内由于受各个医疗机构介入医生的经验、技术以

及设备状况差异较大的限制，一些到没有实施介入手术条件或条件欠缺的医疗机构就诊的冠心病患者，常常被转往大的心脏介入中心接受支架置入治疗，因此在大的心脏介入中心，支架的使用率高达 95% 以上。由于支架置入可有效解决 PTCA 夹层引起的急性冠状动脉闭塞、冠状动脉弹性凹缩和提高冠状动脉长期开通率的作用，加之心脏介入医生技术和经验不断积累完善、有效抗血小板药物的不断发展和广泛应用、支架设计和制作工艺的不断改进以及患者对支架治疗冠心病的观念的改变，支架的使用越来越广泛，冠状动脉内支架置入的指征也在不断扩大。然而，冠状动脉支架置入也有其局限性和并发症。作为术者，要时刻从患者能否获益或获益是否最大角度出发，让支架置入真正成为救治患者并改善患者生活质量的一种治疗手段。通过回顾以往的临床研究结果并结合作者的经验，建议在以下情况选择支架置入：

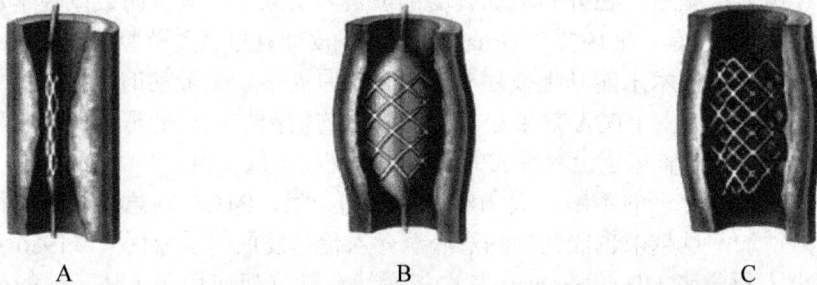

图 7-1　球囊扩张支架治疗冠状动脉狭窄性病变的示意图
A. 在病变部位记为支架；B. 通过压力泵充盈，使支架充分扩张并支撑在血管病变部位；
C. 退出球囊后，支架依据自身的轴向支撑力继续对血管病变部位起支撑作用

（一）处理 PTC 术后急性血管闭塞或夹层

被扩张段冠状动脉夹层和继发性血栓是 PTCA 后急性冠状动脉闭塞的主要原因。在冠状动脉内支架问世以前，对这类严重并发症的处理方法是采用灌注球囊长时间低压贴靠或进行紧急冠状动脉搭桥手术。由于病变部位血管内膜撕裂是 PTCA 发生作用的主要机制，因此，如何处理好扩张不够导致弹性回缩和扩张过度导致严重夹层就成为 PTCA 操作者必须很好把握的重要问题之一。

1987 年，Sigwart 等首先报道了使用 Wallstent 扩张支架的经验。随后，数种球囊扩张支架陆续成用于临床，均取得了满意结果。在 PTCA 的血管病变部位置入支架，由于支架的支撑作用，使得血管弹性回缩情况大大降低；其次，支架使得发生夹层部位的血管内膜与中膜贴靠更好，从而减少和防止了内膜下血栓形成的发生，降低了 PTCA 后急性冠状动脉闭塞率。

在 PTCA 中出现下列情况时，提示单纯球囊扩张效果不好、发生急性冠状动脉闭塞的可能性较大或者远期再狭窄率高，应置入支架加以预防：①血管壁弹性回缩造成 PTCA 后管腔直径残余狭窄 > 30%；②严重血管夹层；③血管病变处存在血栓影或管腔内膜不光滑，前向血流缓慢；④多次球囊扩张后病人仍然存在持续性心绞痛或心电图提示有心肌缺血；⑤无保护左主干 PTCA 后；⑥主要冠状动脉开口病变 PTCA 后。

在置入支架前，应首先明确如下问题：①造成急性冠状动脉闭塞的主要原因是血管夹层还是血栓形成。如果是前者，应尽快置入支架；如果是后者，置入支架后有时能诱发新的血栓形成，使病情恶化。应该在支架置入的同时或先后进行溶栓、抽吸血

栓和有效的抗血小板治疗。②发生急性闭塞的冠状动脉病变处是否存在严重的冠状动脉痉挛。严重的冠状动脉痉挛一方面造成支架通过病变困难，另一方面影响对支架参数的正确选择。因此，当判断此情况存在时，应先向冠状动脉内注射硝酸甘油 100 ～ 200μg，缓解冠状动脉痉挛，恢复冠状动脉的实际管腔。

（二）预防近、远期再狭窄的发生

靶病变再狭窄是制约 PTCA 技术广泛应用和发展的主要原因。冠状动脉内支架问世以前，临床上曾探索过很多预防、抑制和减轻再狭窄的措施，包括药物治疗、冠状动脉内放射治疗和激光治疗等，但效果并不理想。

理论上，对在体血管壁的任何损伤都会引起内膜增生性修复反应，如果这种非特异性组织增生反应过度，就会造成再狭窄。对机体组织而言，冠状动脉内支架一方面是一种异物，另一方面在支架置入过程中会造成不同程度的血管内膜损伤。因此，在置入支架后即开始出现血管壁对异物刺激的增生反应和血管对损伤产生的修复反应，表现为血管内膜的增生、中层平滑肌细胞的增殖和迁移，而且这种血管内膜和中层平滑肌细胞的增殖反应程度与血管壁损伤的严重程度有关，在哺乳动物，则损伤程度越重，修复反应越强烈。

随着大量随机临床试验的完成，越来越多的证据表明，对经过选择的冠状动脉病变，支架置入可使 PTCA 术后的再狭窄率显著下降，对于复杂病变和再狭窄风险高的病变，PTCA 后置入支架是非常必要的。这些病变包括大血管开口病变、弥漫性长病变、成角病变、钙化病变、完全闭塞病变、严重偏心病变、分叉病变、溃疡病变、PTCA 后再狭窄病变以及旋切 / 旋磨后的病变。

冠状动脉内支架的抗再狭窄作用主要是通过增加有效管腔面积来实现的，除了少数特制的支架如放射支架、涂层支架外，大多数普通支架本身对血管的再狭窄过程并无抑制作用。研究结果表明，PTCA 后，血管壁的弹性回缩可使 PTCA 获得的最大管腔损失 50% 以上，置入支架可将这种损失减少到小于 8%（图 7-2）。

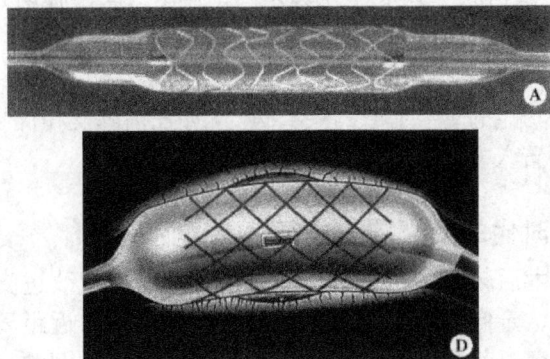

图 7-2　对冠状动脉内病变置入支架后，能增加球囊扩张后的最小内径，有效防止病变血管壁弹性回缩，预防再狭窄；图示 CVD 公司根据病变特点设计的"聚焦"支架（focus stent）A. 扩张支架的球囊两端逐渐变细，称为尤损伤两端，可防止在扩张支架时球囊两端过度扩张造成支架近端或远端血管壁损伤或夹层；B. 典型的冠状动脉内局限性狭窄病变模式图；C. 聚焦支架扩张时，球囊张力主要集中于支架和支架下病变血管壁，防化对病变近远端血管壁（支架两端）的过度撕裂；D. 采用常规球囊扩张支架时，有可能对支架两端相对正常的血管壁造成过度撕裂成夹层，诱发支架内血栓或早期支架内再狭窄

（三）处理冠状动脉桥血管的狭窄病变

冠状动脉动脉搭桥术后，因桥血管或桥血管吻合口部位发生狭窄或闭塞而再次发生心绞痛的治疗较为困难。早期曾经采用再次搭桥术进行处理，但手术难度较大，并发症和病死率较高，患者难以接受。裸金属支架时代，对这类病变的处理，只要技术上可行，应首选 PTCA 后支架置入术。

冠状动脉动脉搭桥术后早期（< 30 天）发生心肌缺血，通常是桥血管血栓形成所致，可发生在大隐静脉桥和动脉桥，应在积极抗血小板的前提下尽早实施介入治疗；如缺血发生在术后 1 ～ 12 个月，其病因通常是吻合口附近的桥血管发生狭窄，这段吻合口狭窄（无论是动脉桥还是静脉桥）对球囊扩张反应较好，只要技术上可行，应首选 PTCA 后支架置入术，对大隐静脉桥血管实施介入治疗时，可因为斑块脱落等原因造成桥血管血流减慢，常可导致血栓形成、远端血管栓塞和急性心肌梗死发生，远端保护装置能降低远端血管栓塞的并发症，建议在介入治疗时应用远端血栓保护装置；冠状动脉动脉搭桥术后 1 年以上发生的缺血，通常提示桥血管和（或）自体冠状动脉发生了新的狭窄病变，对于自体冠状动脉的病变，只要技术上可行，应首选 PTCA 后支架置入术，对于桥血管病变的介入治疗要充分评价患者的获益后做出决定。

（四）冠状动脉内支架置入的具体适应证

药物洗脱支架问世以前，多数冠心病介入治疗专家认为，在下列情况下实施冠状动脉内支架置入具有较好的危险 / 利益比：

1. 球囊成形术后明显弹性回缩或残余狭窄＞ 30% 的病变。

2. 急性血管闭塞或接近闭塞的病变（如严重夹层、血栓等）。

3. 大隐静脉桥血管的狭窄病变。

4. 左主干和主要冠状动脉开口部狭窄病变。

5. 直径较大的血管的局灶性狭窄病变。一般认为，对于直径＞ 3mm 的血管置入支架能明显降低再狭窄率。

6. 直径较大的血管再狭窄病变，尤其是经单纯 PTCA、旋切 / 旋磨和支架治疗后的再狭窄病变。

7. 急性心肌梗死的罪犯血管病变。

8. 严重影响心脏功能的重要血管的狭窄病变，如左前降支和优势右冠近段的病变。

9. 术者认为需要置入支架处理的其他病变。

二、药物洗脱支架时代的支架置入指征

针对裸金属支架术后较高的再狭窄率问题，人们曾尝试改进支架表而性质、使用切割球囊血管成形术、定向冠状动脉内斑块切除术、血管内近距离放射和药物治疗等方法消除支架内再狭窄，都未取得满意结果。为了解决上述问题，由美国强生公司率先研制出的药物洗脱支架（即雷帕霉素洗脱支架—Cypher ™）在欧洲应用于临床，早期的临床试验（如 FIM、REVAL）显示置入该支架 6 个月时的支架内再狭窄率和靶病变血运重建率均为 0，心脏不良事件的发生率明显低于裸金属支架，药物洗脱支架以其卓越的安全性和效果被誉为介入心脏病学领域的又一个里程碑，开创了介入心脏病学的新纪元。于是，美同 FDA 于 2003 年 4 月批准了该支架在美国上市，同年晚些时候在全球很多网家陆续上市。2004 年 3 月 FDA 又批准另一种药物洗脱支架——紫

杉醇洗脱支架（TAXUS™）上市。此后，国内一些企业研发的药物洗脱支架也陆续上市。不同厂家的支架，其制作工艺有所不同。到目前为止，市场上的药物洗脱支架已经有较多种类。为了便于了解这些药物支架的特点，我们人为地对其进行了分类。按照支架所携载的药物分为雷帕霉素及其衍生物洗脱支架（如美国生产的 Cypher™和 Endeavor™；国产的 Firebird™、Partner™和 EXCEL™等）和紫杉醇洗脱支架（如美生产的 TAXUS™、TAXUS™ 系列支架）两种；按照支架使用的聚合物是否可降解分为聚合物不可降解药物洗脱支架（如 Cypher™、Endeavor™、Firebird™、Partner™以及 TAXUS™系列支架）和聚合物可降解药物洗脱支架（如 EXCEL™）。

在介绍药物洗脱支架之前，首先要明确药物支架的概念。到目前为止，药物支架大体上分为两大类：一类是在金属支架表面包被磷酸胆碱、肝素、地塞米松和碳化物的药物涂层支架；一类是通过高分子聚合物将具有抗增殖作用的药物携载到支架表时的药物洗脱支架。本章节将要介绍的是后者。目前，国内使用的药物洗脱支架主要有强生公司生产的 Cypher™ 和 CYPHER Select™支架、波士顿公司生产的 TAXUS™ 系列支架、美敦力公司生产的和 Endeavor™ 支架和我国上海微创公司生产的 Firebird™支架、山东吉威医疗制品有限公司生产的 EXCEL™ 支架和北京乐普医疗器械有限公司生产的 Partner™支架等。这些药物洗脱支架的兴同特点：它们都是由裸金属支架平台、高分子聚合物（药物载体）和抗平滑肌增殖药物三个部分组成的。所不同的是：①高分子聚合物不同。EXCEL™ 支架所使用的高分子聚合物在体内 3 ～ 6 个月以后可以降解成 H_2O 和 CO_2，而其余支架的高分子聚合物都不能降解，将和金属支架部分一起永久留在冠状动脉内。②所携载的抗平滑肌增殖作用的药物不同。TAXUS™ 支架携载的是具有抗肿瘤作用的紫杉醇，Endeavor™支架携载的是 ABT-578（一种雷帕霉素衍生物），其余支架携载的均是雷帕霉素。③涂层方法和工艺不同。EXCEL™ 采用的是专利技术的单面涂层工艺，即仅在支架接触血管壁的一侧涂聚合物和药物，而其他支架则是在支架的所有部位都涂有聚合物和药物。正是药物洗脱支架之间的这些不同特点，导致了它们不同的临床效果。

自 2003 年美国 FDA 批准药物洗脱支架（Cypher™）上市以来，全球实施的心脏介入手术量逐年增加。2004 年，美国有近 100 万例、我国大约 5 万例冠心病患者接受了冠状动脉支架置入治疗；到 2005 年，全球冠心病介入手术量超过 240 万例，我国有 8 万例。而事实上，我国需要置入支架治疗的冠心病患者远远大于这个数字，实际的年增长率在 30% ～ 40%，其中使用药物洗脱支架的比例为 70% ～ 90%，在许多大的心脏介入中心这个比例高达 95% 以上。

因为药物洗脱支架表面有聚合物和药物涂层，为防止因操作不当造成支架涂层的破坏，操作时要注意：避免用手直接抓握或擦拭支架、对钙化或狭窄较重的病变要充分预扩张后再送入支架；其余操作裸金属支架相同。

药物洗脱支架在处理 PTCA 后靶血管急性闭塞或夹层等方面的作用与裸金属支架完全相同。所不同的是药物洗脱支架对预防靶血管近、远期再狭窄的作用明显优于裸金属支架。目前为止，关于药物洗脱支架的临床试验结果和专家共识都认为，对于再狭窄风险高的患者（如合并糖尿病的患者）和冠状动脉病变（如左主干病变、开口病变、前降支病变、小血管病变、弥漫性病变、偏心性狭窄病变、慢性闭塞病变和严重狭窄病变等），只要技术上可行，均可首选介入治疗并植入药物洗脱支架。但以下情况应列为药物洗脱支架的禁忌证：①对 316L 不锈钢、支架所使用的高分子聚合物和药物过敏者；②存在抗凝和抗血小板禁忌证者；③预期寿命小于 6 个月者；④孕妇及哺乳期妇女；⑤严重钙化病变，预期支架不能被充分扩张者。

具体植入药物洗脱支架的指征如下：

1. 术前存在 PTCA 后再狭窄的高危因素的患者，如高龄、不稳定型、心绞痛、糖尿病、高胆固醇血症、肾脏疾病、吸烟及多支冠状动脉病变的患者。

2. 合并或不合并左前降支近段严重病变、无创检查提示有大面积或中等面积存活心肌的不稳定心绞痛 / 非 ST 段抬高性心肌梗死患者的 1 支或 2 支冠状动脉病变者。

3. 病变的解剖特点适合支架置入治疗，且患者左心室功能较好的多支冠状动脉病变患者。

4. 药物治疗无效、不适合再次外科手术治疗的大隐静脉桥局限性狭窄或多处狭窄的患者。

5. 严重的左主干病变（直径狭窄＞ 50%）患者，存在外科手术禁忌证或者存在血流动力学不稳定情况需要在冠状动脉造影时急诊介入治疗的患者。

6. 术者认为需要置入药物支架的其他病变。

三、临床常用支架及其特点

（一）裸金属支架及其特点

临床上应用的支架绝大多数都是球囊预装被动扩张支架，反映这种支架主要特点的参数有：

1. 支架直径，主要包括两个直径，即预装在球囊上的外径和球囊扩张、支架伸展后的内径。前者主要影响支架的通过能力和到位率，常用 French 号数表示；后者主要用于与病变血管相匹配，常用毫米（mm）表示。

2. 支架长度，一方面反映支架金属撑杆的节段数，另一方面反成病变长度的匹配情况，常用毫米（mm）表示。值得注意的是，当支架扩张后，都存在不同程度的缩短，因此，在定位病变（尤其是开口部位）时要考虑到这一点。

3. 支架的支撑力，为了直观反映支架扩张后的支撑力，临床上常根据支架的结构进行大致分类，即支撑力较强的管状支架、较弱的缠绕支架和介于二者之间的混合支架。

4. 支架扩张压力，包括 3 种。命名压，指将支架伸伸展到其标定直径所需要的压力，用大气压表示；爆破压：即引起支架球囊破裂的最小压力；伸展压：指支架伸展超过标定直径所需要的压力，介于命名压和爆破压之间。

5. 可透视性，指支架两端的 X 线标志及支架本身在透视下的时见程度，可以帮助支架到位和准确定位。

6. 顺应性，指支架通过弯曲血管或阻力病变时的可变形通过能力（图 7-3）。

7. 分支血管保护能力，即当支架盖过非开口病变分支血管时，对分支血流的影响程度；当盖过开口存在病变的分支血管时，通过支架网眼送入导丝、球囊和支架扩张分支病变的能力。

世界各国制造冠状动脉内支架的厂家很多，他们所生产的支架在材料的选择、结构和外形的设计、制作工艺和性能方面都有所不同。由于受多种因素的影响，不同的医院、不同的导管室和不同的术者针对不同或相同的病变或病例所选用的支架也很不相同。这些情况虽然有利于支架制造的多样化和发展，但客观上也增加了临床医生对支架选择、使用和评价的难度。因此，目前很难从整体角度来评价各种支架之间的优缺点。对支架的比较结果大多数是基于支架的某一个或某几个特性而得出的。临床医生往往根据各自的知识、经验、条件和实际情况来选择支架。临床上曾应用较多的几种主要冠状动脉内裸金属支架有以下几种：

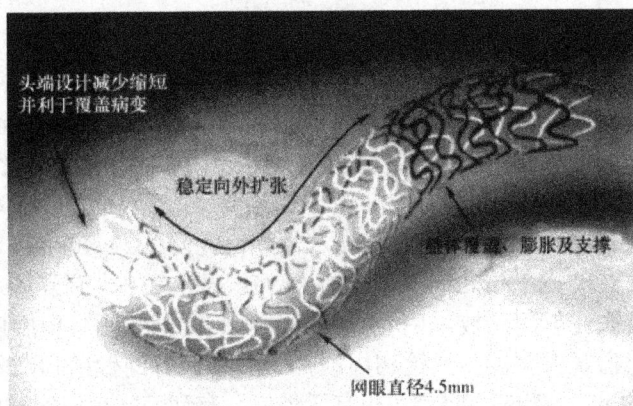

图 7-3 举例说明冠状动脉内支架的常用参数，包括：①扩张后的外径（如 3.0mm）②扩张后的长度（如 20mm）；③扩张后对血管壁的支撑力（管状支架）；④支架扩张压力（命名压：6 个大气压；爆破压：16 个大气压）；⑤可透视性（不带 X 线标记）；⑥顺应性：通过弯曲病变的能力；⑦分支保护能力（能通过支架网眼扩张分支血管）

1. AVE 支架 该支架的材料是 316L 不锈钢。早期的支架由 0.008in 的不锈钢丝编制而成，形状类似多个 "Z" 字连成的圈。单节长 4mm，将不同数量的单节用激光焊接起来分别制成直径大小为 2.5mm、3.0mm、3.5mm 和 4.0mm；长度为 8mm、12mm、24mm、30mm 和 40mm 几种规格的支架。X 线下布一定可视性，易于准确定位。后期推出的支架仍然使用了不锈钢材料，但是采用较为先进的激光切割技术成形、之后采用特殊的清洗和抛光等一系列处理程序制成，在支架的节段长度和节段数方面都做了相应的调整，因此，依然保留了该支架良好顺应性的特点。另外，该支架的网眼直径还能满足通过支架网眼对分支血管进行扩张和置入支架。因为这些优点，该直径常常被打选用于冠状动脉弯曲多、弯曲幅度大的病变和分叉病变。

2. BeStent 支架 BeStent 支架是美敦力公司生产的一种管状支架。支架材料是 316L 不锈钢，经激光雕刻而成。由于采用了多节结构，其顺应性好，可通过弯曲的冠状动脉到达病变。常用型号有：直径 2.5mm、3.0mm、3.5mm、4.0mm、4.5mm、5.0mm 和 5.5mm；长度 15mm、25mm 和 35mm。

BcStent 支架的辐射支撑力较好；伸展后无缩短现象；支架两端各有一个金标志点，是准确定位支架的重要标志；其支架网眼也可满足对分支血管进行扩张或支架置入的操作。BeStent 支架的缺点是使用前需要术者将支架捏装在球囊上，因此，降低了支架的顺应性，增加了支架的脱载率；此外，如果支架扩张不充分或者球囊有压迹，还需换用非顺应性高压球囊对支架未充分扩张部位进行后扩张。因为这些原因，临床上几乎不再使用该种支架。

3. XT支架 是由爱尔兰BARD公司生产的球囊扩张支架。1995 年10 月用于临床，有非预装和预装球囊扩张支架两种。XT 支架结构与 AVE 支架类似的"Z"构造，每个"Z"圈由一根钢丝联接，用以增加支架的顺应性。支架在 X 透视下透视性较好，易于定位。

XT 支架的钢丝较粗，支撑力较好，但弹性回缩的程度也较大，需通过 7F 指引导管输送。常用型号有：直径有 2.5mm、3.0mm、3.5mm 和 4.0mm 四种；长度有 6mm、11mm、15mm、19mm、24mm、30mm 和 37mm 七种。除严重钙化病变外，XT 支架可用于其他各类病变。

4. Gianturco-Roubin Ⅱ 支架　Gianturco-Roubin Ⅱ 支架（简称 GR Ⅱ 支架）是一种缠绕型球囊预装支架，对分支血流影响较小。与其前身 GR 支架相比，GR Ⅱ 具有重要改进：（1）由不锈钢圆柱体变成椭圆体，提高支架的顺应该，更容易通过弯曲血管；（2）各圈之间由长条钢丝焊连，防止在置入过程中因血管壁和球囊挤压而变形；（3）在支架两端增加 X 线识别标志，便于准确定位。常用型号有：直径 2.5mm、3.0mm、3.5mm、4.0mm、4.5mm 和 5.0mm 六种，长度为 20 ～ 40mm。

5. Multi-Link 支架　Multi-Link 支架（又称为 Bronco ACS 支架），1993 年用于临床。材料为不锈钢，经激光雕刻制成。由于环与环之间的间隙较小，伸展后所支撑的血管内壁也较光滑，对血管壁夹层、血栓和内膜片等具有较好的覆盖和贴附作用。与其他支架相比，Multi-Link 支架的金属表面积有所降低，有利于减少血栓形成。

常用型号有：直径 2.5 ～ 4.0mm，长度 15mm、25mm 和 35mm 三种。支架伸展后其长度基本不缩短。由于外径较小和顺应性较好，这种支架可通过 6F 指引导管输送。

6. Nir 支架　Nir 支架由 Boston Scientific 公司生产，也是由不锈钢管经激光雕刻而成，支撑力适中，纵向弯曲性能好，可通过明显弯曲的血管到达远端病变，而且支架伸展后病变血管段仍然能保持原有的弯曲度。常用型号有：直径 2.5 ～ 5.0mm，长度 9mm、16mm、25mm 和 32mm 四种。

Nir 支架的优点有：（1）外径小（< 1.0mm）；（2）金属表面积小（11% ～ 18%），可通过 6F 指引导管输入；（3）弹性回缩小于 < 1%，支撑力适中，伸展后的缩短率 < 3%；（4）适用于绝大多数类型和部位的狭窄性病变。

7. Palmaz-Schatz 支架　Palmaz-Schatz 支架（简称 PS 支架）是由美国 Cordis-Johnson&Johnson 公司生产管状支架，由不锈钢管经激光雕刻而成，具有较强的支撑能力。

同其他类型的支架相比，PS 支架的顺应性相对较差，通过弯曲度较大或角度较大的分支血管较为困难，常需使用支持力较强的指引导管，例如 Amplatz 指引导管。

PS 螺旋支架 1994 年试用于临床，对股有 PS 支架作了很多改进：骨架厚度增加 60%，达到 0.07 ～ 0.09mm，支撑力增强，可透视性提高。有四种长度可供选择，分别为 8、10、15 和 20mm。8mm 支架为单节结构，中间无关节；10mm 支架为双节，中间 1 个关节；15mm 和 20mm 支架为三节，中间有两个关节。这种设计提高了长支架的顺应性。

PS 支架多用于无明显弯曲的冠状动脉血管病变（如主干病变）、开口处病变和严重钙化的病变。此外，PS 支架在首次膨胀后，常需要再次使用非顺应性球囊进行高压扩张，使支架壁贴良好。

8. Wallstent 支架　是由瑞士的公司制造的自膨胀支架，也是第一种应用于临床的冠状动脉支架。支架由数根不锈钢丝编成，经压缩后固定在球囊上，支架外面包有二层反折膜，向后回拉支架包膜可使支架释放并自动膨胀。为了使支架扩张完全，多数情况下须采用球囊对支架进行辅助扩张，使支架贴壁更好，减少血栓发生率。常用型号：直径 2.5 ～ 6.0mm，长度 15 ～ 50mm。

1989 年以后出厂的 Wallstent 支架在其钢丝表面镀上了一层聚乙烯膜，目的是减少血栓形成。Wallstent 自膨胀支架主要用于粗大、走行较直且无重要分支的血管病变，如右冠、大隐静脉桥等。

Wallstent 支架的禁忌证：（1）距左主干不到 10mm 的病变，防止因 Wallstent 支架两端血管内膜增殖造成左主干狭窄；（2）漏斗状或锥形血管病变；（3）过度弯曲的病变；（4）病灶近端血管径＜ 3.0mm。

9. Wiktor 支架　是由美国 Medtronic 公司生产的一种球囊扩张支架。用钽丝交错弯曲织成，各个弯曲之间互不重叠，在扩张状态下结构疏松，按表面积算只覆盖很少一部分血管内壁（＜ 10%）。钽丝表面经过特殊电化学处理，能减少血栓形成。Wiktor 支架经压缩后预装在聚乙烯球囊上，支架扩张后缩短不明显。由于柔顺性较好，易于通过弯曲的血管段；在 X 线下可视性好，易于示踪和准确定位；但是该支架的支撑力略低于 PS 支架，与 GR 支架相似。

10. Tenax-X 支架　是由德国 Biotronik 公司生产的 316L 不锈钢支架，表面覆盖一层 0.08μm 的 S-H 膜，在支架靠两端的两个单元骨架外表面还覆盖一层 7μm 厚的金膜，透视下清晰可见。

此外，该公司还生产一种球囊和支架联体导管，球囊和支架呈串联方式排列在导管头端。主要设计目的是可以不必交换导管，就可以一次完成对病变的预扩张和支架入。

11. CVD 支架　CVD 公司生产一种具有独特特点的冠状动脉内支架，即聚焦支架（focus stent），特点是当球囊扩张支架时，球囊两端的非损伤性设计以防止对病变近远端血管壁的过度扩张或撕裂，对预防血管夹层和术后再狭窄有益。

聚焦支架由于球囊压力相对集中于支架部位，因此，可采用高压力安全扩张病变，同时发生支架两端血管壁撕裂和夹层的危险件并不增加很多。这样，能更为完全地扩张病变，增加病变部位的最小管腔内径，减少血管弹性回缩，降低术后支架内再狭窄率（图 7-4，图 7-5）。

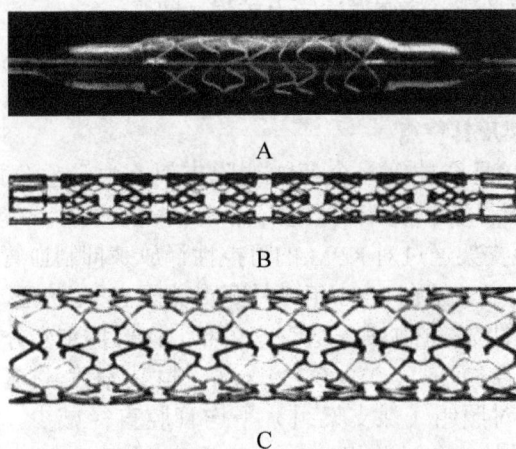

图 7-4　CVD 公司的聚焦支架

A. 球囊扩张时，张力主要集中在支架部分以及支架周围血管壁的病灶，对支架两端相对正常的血管壁损伤很小，能有效防发生支架近远端血管撕裂或夹层；B. 呈球囊捆绑状态的聚焦支架；C. 完全扩张，支架长度有所缩短

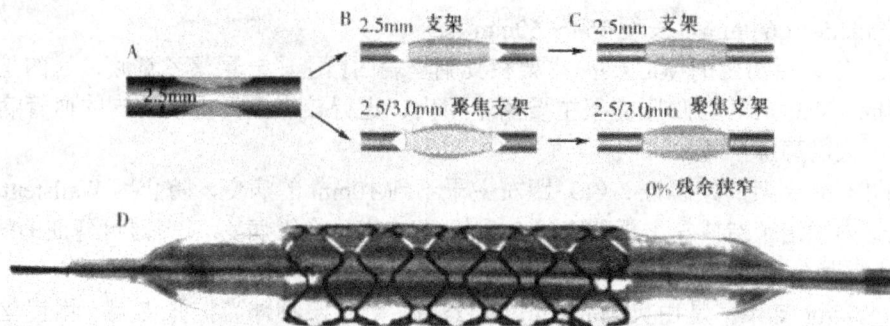

图 7-5　CVD 公司聚焦支架的病变扩张原理

A. 直径 2.5mm 冠状动脉血管的局限性狭窄病变模式图；B. 采用不同的支架扩张病变，普通支架能达到支架外径：血管内径 1 : 1（上图），而聚焦支架则能扩张到支架外径：血管内径 1.2 : 1（下图）；C. 撤除球囊后，经普通支架扩张的病变将发生弹性回缩，留下不同程度的残余狭窄（上图），经聚焦支架扩张的病变虽然也存在弹性回缩，但可以不遗留残余狭窄（下图）；D. 聚焦支架扩张到标准外径时，支架两端的非损伤性设计使裸露的球囊部分不会过度扩张，有效减轻对支架两端临近血管的撕裂和损伤

12. BiodivYsio 支架　BiodivYsio 公司生产的特征性支架有两种：（1）PC 涂层支架：这种支架的骨性结构表层涂有一层亲水涂层，能有效防止血小板的黏附和聚集，预防支架内血栓形成；（2）小血管支架：一般认为，对直径为 3.0mm 以下的冠状动脉小血管置入金属支架的再狭窄率和支架内血栓发生率都很高，因此，临床上一直避免在这些小血管内置入支架，大多数公司在很长时间内也一直不生产直径 3.0mm 以下的冠状动脉支架。自从 BiodivYsio 公司的亲水图层支架获得满意的临床效果后，便开始向临床推广应用直径≤ 2.75mm 的小血管支架。实际应用结果表明，支架内血栓和再狭窄的发生率与直径 3.0mm 以上的支架相比没有显著差别。

13. AMG 支架　Amg GMBH 公司生产的冠状动脉内支架具有很好的柔顺性和血管跟随性，也容易通过支架网眼扩张被支架覆盖的血管分支。在高倍镜下观察，支架基本骨架结构表面非常光滑，病变通过能力较强（图 7-6）。

14. 国产微创支架　中国微创公司生产的 microport 冠状动脉内支架。为激光雕刻的 316L 不锈钢支架，预装在 monorail 球囊导管下，价格相对便宜。

（二）药物洗脱支架及其特点

1. Cypher™ 支架　是全球第一个药物洗脱支架。由强生公司生产制造，最早于 2000 年 8 月在欧洲进行了多中心人体试验研究（RAVEL 试验），该试验于 2001 年 8 月全部完成随访工作。该支架通过对 KPM 的可控性释放来抑制血管平滑肌细胞的增长，降低再狭窄的发中。心扉支架在 2003 年 4 月获得美国 FDA 认证，试验结果于 2001 年 9 月在斯德哥尔摩召开的欧洲心脏病学会议上公布。6 个月 QCA 分析：试验组（Cypher™支架组）平均管腔直径减少（0.01±0.33）mm，再狭窄发生率 0，随访 1 年试验组 MACE 发生率 5.8%；对照组（裸支架组）平均管腔直径减少（0.80±0.53）mm，再狭窄发生率为 26%，随访 1 年试验组 MACE 发生率 28.8%。该支架以其神奇的抗再狭窄效果和较低的心脏事件率被誉为介入心脏病学领域的第三个里程碑，并荣登 2001 年 AHA 十大研究进展榜首，开创了冠心病介入治疗的新纪元。

Cypher™的裸支架平台为闭环结构的 Bx VELOCITY™，是经激光雕刻而成的 316L

不锈钢支架，支架被三层不同的不可降解聚合物包被。其中，第一层（最里面的一层）为聚对二甲苯 -C，这一层不含有雷帕霉素；第二层为高分子的 PEVA 和 PBMA 聚合物和蕾帕霉素的混合物，两种高分子材料为雷帕霉素的载体；第三层（最外面的一层）；是 PEVA 和 PB-MA 两种高分子材料的混合物，作为控制层控制雷帕霉素的释放速度，这些聚合物在体内均不能降解。

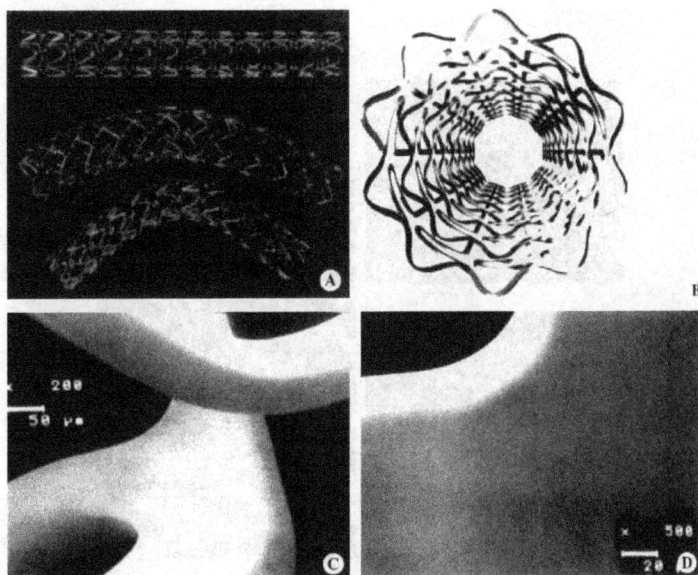

图 7-6　Amg CMm 公司生产的冠状动脉内支架
A. 支架扩张后，具有很好的病变血管顺应性和弯曲血管跟随能力；B. 较为稀疏的支架网眼很容易通过导丝、扩张球囊和支架球囊，处理被支架覆盖的分支血管病变；C. 放大 200 倍观察，支架骨架结构表面光滑；D. 放大 500 倍观察，支架表面仍然很光滑

随后，强生公司又开发出了 Cypher™ 列产品 Cypher-Select™ 支架。二者的裸支架材料、涂层材料、所携载的药物和涂层工艺完全相问，只是改进了裸支架的结构，见图 7-7。

2. Taxus™ 支架　是波士顿科技公司制造的另一种药物洗脱支架，其裸支架平台是 Express-2，所使用的药物是具有抗肿瘤作用的紫杉醇，通过聚合物将紫杉醉携载到裸支架上，其中的聚合物起到控制紫杉醇释放速度的作用，紫杉醇则通过多种途径抑制支架内平滑肌细胞过度增生而防止再狭窄。进入人体后药物的释放方式与 Cypher™ 支架有所不同，最初的 48 小时，药物以爆炸式的方式释放，随后 10 天内缓慢释放，30 天内，支架上药物释放完毕。2003 年 11 月获得美国 FDA 认证。随后在欧洲的许多国家、新加坡、中国香港、印度、南非、中东部分地区、墨西哥、阿根廷、土耳其、中国内地和巴西等国家和地区上市。

有 Taxus SR™、Taxus MR™、Taxus Express-2 ™和 Taxus Liberte ™ 等几个品种的支架。Taxus Liberte ™是针对弯曲度大、直径小的血管病变设计的，见图 7-8。

3. Champion™支架　是佳腾（Guidant）公司研制生产的药物洗脱支架，有两种不同的类型。两者的裸支架平台分别为不锈钢材科的 S- 支架和 ML Vision 支架，前者使用了可降解聚合物作为药物载体，后者使用了不可降解聚合物作为药物载体，但是二者所携载的药物都足雷帕霉素的衍生物（everolimus）。

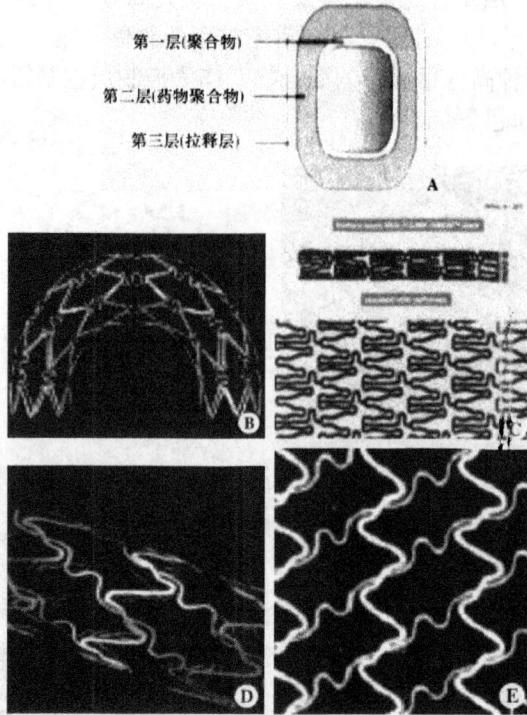

图 7-7　Cypher™系列支架（图 A、B 和 C 是 Cypher™支架；图 D 和 E 足 Cypher-Select™支架）的结构及特点

A. 支架撑杆的截面图，所示为涂层的三层结构示意图；B. 为支架展开的立体结构图，显示了支架顺应性和支架网眼情况；C. 支架展开前及展开的平面图；D. 支架展开的立体结构图，与 Cypher™ 支架比较，在金属坏的连接臂方面做了改进；E. 支架展开的平血图

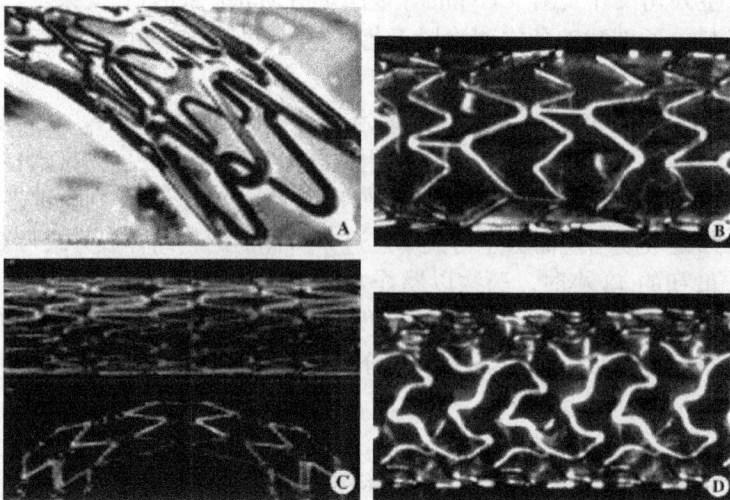

图 7-8　Taxus™系列支架的结构及特点

A.Taxus™ 展开的立体结构图；B.Taxus Express-2™ 支架展开的立体结构图；C. Taxus Express-2™支架展开前及展开后的立体图：D.Taxus Libertc™支架展开的立体结构图

4. **Endeavor™支架** 是美顿力（Medtronic）公司研制生产的，其裸支架平台是钴铬合金材料的 Driver 支架，使用的药物载体是磷酸胆碱，所携载的药物是一种平滑肌细胞抑制剂 ABT-578，与雷帕霉素的作用机制近似。该支架进入中国市场的时间较晚。

5. **Firebird™支架** 2003 年，国产第 1 个药物洗脱支架在上海微创医疗器械有限公司研制成功，2004 年 10 月经国家食品药品监督管理局（SFDA）批准上市。2008 年 1 月 16 日，该公司又研制出第二代药物洗脱支架也获得了 SFDA 的上市批准。

6. **Excel™支架** 是由吉威医疗制品有限公司率先开发和研制的第一个聚合物可降解药物洗脱支架。其生产商将其称为第三代药物洗脱支架，其裸支架平台是开环结构的不锈钢 S-Stent，使用的聚合物为可降解聚乳酸，聚合物所携载的药物为雷帕霉素。与其他的药物洗脱支架比，其突出的特点有：第一，载药聚合物为聚乳酸，在人体内最终可降解为 CO_2 和 H_2O；第二、单面涂层（也称为非对称涂层），仅在支架接触血管壁一侧的支架撑杆上涂一层聚合物和雷帕霉素的混合物；第三、现有的管状支架中，其顺应性和分支保护能力较好，易于通过成角病变、弯曲较多的血管到达病变，常用于成角和分叉病变。理论上，该支架除了具有抗再狭窄的作用外，可以克服以前的药物洗脱支架因为全面涂层导致的内皮化延迟和聚合物不降解所致的局部炎症反应的缺点，见图 7-9。

7. **Partner™ 支架** 2005 年 12 月经国家食品药品监督管理局（SFDA）批准上巾，在支架材料、涂层材料和涂层工艺方面与 Firebird™ 和 Cypher™ 支架相似。

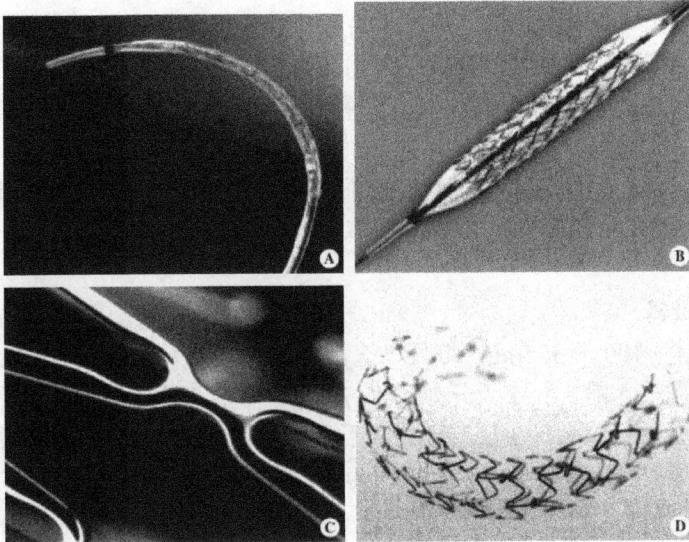

图 7-9 Excel™ 支架的结构及特点

A. 支架预装在球囊上，支架预装后整个输送系统的顺应性较好；B. 支架被充分扩张后，其缩短率较低；C. 涂层后的支架撑杆表而；D. 充分扩张后的支架，其顺应性较好

（王新刚）

第二节　支架置入的术前准备与术后处理

一、患者术前准备

（一）一般准备

1. 术者要向患者及家属讲明手术的主要操作过程、危险性、可能的并发症及其处理措施（尤其临时起搏器和 IABP 置入等严重并发症的处理措施）。

2. 再次询问相关病史（是否有心肌梗死、糖尿病、肾脏病、消化性溃疡及不能长时间卧床等病史）。

3. 碘过敏试验。

4. 触诊双侧股动脉、足背动脉和双侧桡动脉搏动并听诊有无血管杂音，拟行桡动脉途径手术者，需做 Allen 试验并将结果记录在手术申请单上。

5. 深吸气、屏气、咳嗽及床上排尿、排便训练。

6. 双侧腹股沟区备皮（桡动脉途径的双上肢备皮）。

7. 对过度紧张焦虑的患者，术前一天晚上给适当镇静剂口服，保证休息。

8. 术前 6h 禁食、禁水并建立静脉通道酌情补液。

9. 签署手术知情同意书。

10. 核实手术押金的落实情况。

（二）常规检查项目

1. 血、尿、粪常规及粪潜血。

2. 血生化（尤其肾功能、肝功能、电解质、心肌标志物）和血清学检查。

3. 检测血小板聚集功能，了解有无阿司匹林和（或）氯吡格雷抵抗。

4. 心电图和（或）Holter 检查，以了解术前心肌缺血的部位、程度和有无影响手术安全的心率失常。

5. 心肌梗死或心功能不全的患者，术前行超声心动图检查，了解室壁运动、有无室壁瘤、左心室腹壁血栓和左心室功能，以便判断靶病变部位和选择恰当的血运重建策略。

（三）药物准备

1. 阿司匹林　100 ～ 325mg，每日 1 次，术前 3 ～ 5 天开始至术后长期服用。

2. 氯吡格雷　术前 3 ～ 5 天开始口服 75mg，每口 1 次；如果急诊手术，则至少术前 6h 顿服 300mg；置入裸金属支架者术后继续口服至少 1 个月；置入药物洗脱支架者双联抗血小板治疗至少 1 年，但近年来随着对药物洗脱支架晚期血栓事件的关注和认识，国外一些学者建议对复杂病变和血栓形成风险尚的患者置入药物洗脱支架（尤其是置入多支架）者，双联抗血小板治疗的时间应延长到患者不能耐受为止；但是随着药物支架的不断改进，支架术后的抗血小板治疗也将发生改变。

3. 在进行介入操作前，确认患者已经肝素化。

4. 糖蛋白 II b/ III a 受体阻断剂　该类药物的抗血小板效果和安全性已经被国外多个大规模临床试验证实。目前国产的盐酸替罗非班已经在临床上广泛应用，PCI 术中的使用方法：在导丝通过病变前，10μg/kg 静脉注射 3min 以上，之后 0.15μg/（kg·min）持续静脉滴注 36h；用药期间检测血小板数量和血小板聚集功能；对于年龄 > 75

岁以上者，术中肝素用量应减半。

5. 他汀类药物　对于急性冠状动脉综合征患者，其重要性不亚于抗血小板药物。

（四）特殊准备

1. 对术中急性闭塞风险高、心功能较差和高危左主干病变等患者，要事先通知心血管外科做急诊搭桥手术的准备。

2. 对术前肾功能异常（尤其肌酐清除率＜ 30ml/min）的患者，术前 6 ～ 12h 至术后 12h 持续静脉输入等渗生理盐水 1 ～ 1.5ml/（kg·h）水化治疗，监测尿量，对左心功能不全者要监测血流动力学和合理使用利尿剂；术中使用等渗造影剂并严格控制造影剂用量。术前 1 天口服乙酰半胱氨酸 600mg，每日 2 次，对预防造影剂肾病更为有利。

二、术者的术前及术中准备

1. 参加术前讨论，全面了解患者的病情和主要病史。

2. 亲自核实患者各项术前准备的落实情况和结果。

3. 对曾经接受 PCI 治疗的患者，要仔细阅读其手术光盘以获取必要信息。

4. 对高危和病情复杂的患者应制定个体化的术前准备和手术方案，并通知手术班子成员做好手术设备（包括除颤器、IABP 和临时起搏器等）、器械、抢救药品和物品的准备。

5. 完成冠状动脉造影后，仔细分析病变特点，评价所选择的支架能否顺利通过并到达病变部位；对于需要预扩张的病变，确认进行了充分预扩张并借此了解病灶的可扩张性。

6. 检查并确认指引导丝稳定位于病变血管的最远端，能为支架置入提供必要的支撑力和轨道。

7. 检查指引导管与病变血管开口处于稳定的同轴状态，不致于因为推送支架或在需要深插指引导管提供额外支撑力时，造成引起指引导管移位而损伤血管内膜。

8. 打开支架无菌包装前，再次核对包装上所标示的支架参数与所需要的参数一致。

9. 分析支架不能通过或到达病变时，为防止支架脱载所采取的撤出支架的措施的安全性和可能性。

10. 术者在术中要不断根据随时发生的情况，分析和判断支架置入后，通过支架处理远端血管严重夹层、冠状动脉穿孔、大的分支闭寒、无复流、再灌注心律失常、循环崩溃等紧急情况的可能性和具体方法。

三、患者的术后处理

（一）普通情况的处理

1. 返回病房即刻测血压、做心电图（病情不稳定者给予心电监护）、听诊心肺。

2. 患者转移到病床后，即刻查看血管穿刺部位有无出血、血肿；比较双侧肢体的皮肤温度、颜色、静脉回流及足背动脉（或桡动脉）搏动情况；之后 2h 内，每 15min 巡视上述情况 1 次，2 ～ 6h 期间每 1h 巡视 1 次，6h 后常规巡视。

3. 术后 ACT ＜ 180 秒即可拔除鞘管，在压迫止血过程中出现迷走反射者，可静脉注射阿托品（0.5 ～ 1.0mg/ 次）和（或）多巴胺（5 ～ 20mg/ 次），与此同时可适当加快补液速度，使血压维持在 90/60mmHg 以上、心率不低于 50 次 / 分为宜。

4. 股动脉穿刺部位的止血方法不同，术肢制动和平卧时间不同。缝合止血者卧床 4 ~ 6h 后可床上活动（老年患者要适当延长卧床时间）；手工压迫止血者，弹力绷带加压包 12h，之后改成非加压包扎，12 ~ 24h 可以在床上活动，无血管并发症者 24h 后可下床活动。

5. 对卧床期间排尿困难者，可在医生协助下在床上排尿，仍排尿困难者，应及时导尿，以免因为尿潴留引起心率、血压波动。

6. 置入药物洗脱支架者，术后双联抗血小板时间至少 12 个月（阿司匹林 100 ~ 325mg，每日 1 次；氯吡格雷 75mg，每口 1 次），之后阿司匹林长期服用；期间注意监测血小板数目、血小板聚集功能和有无消化道出血等情况；对于术后需要持续静脉输注 GP Ⅱ b/ Ⅲ a 受体拮抗剂者，要监测血小板聚集功能和血小板数目，防止致命性出血并发症的发生。

7. 监测心电图变化，术后 6h 常规复查 'K、CK-MB 及肌钙蛋白的变化，了解有无术后新发心肌梗死。

8. 对于具有造影剂肾病高危因素的患者，术后 2 ~ 3 天要及时复查肾功能。

9. 对于尤并发症的患者，术后 72h 可以出院。

10. 所有患者都应该接受冠心病危险因素的干预和预防。

11. 根据患者的具体情况，出院前制定未来的运动或体力劳动汁划。

12. 出院前，详细告知患者随访时间、方式和随访内容。

（二）特殊情况的处理

1. 造影剂过敏的识别和处理。

2. 血管迷走反射。

3. 穿刺部位出血和血肿。

4. 可疑腹膜后出血者，快速静脉补液，争取时间行超卢和腹部 CT 检查明确诊断；对确诊腹膜后出血者，根据血压、血红蛋白（或红细胞比积）变化，快速补液或输血，如补液或输血中血压仍难维持者，急诊外科手术修补。

5. 发生动静脉瘘者，先保守治疗，无效者请外科手术修补。

6. 发生假性动脉瘤者，根据超声检查结果采取手工压迫、超声引导下压迫或者超声引导下瘤腔内注射凝血酶粉的方法消除瘤腔，之后理疗促进积血吸收。

7. 因卧床导致下肢深静脉血栓者，应及时发现，尽早给予抗凝或溶栓治疗，无效者请血管外科取栓或者放置下腔静脉滤器。

8. 术前存在肾功能损害者，术后继续水化治疗 12h，600mg 乙酰半胱氨酸每日 2 次口服，连服 1 ~ 2 天；监测血肌酐变化，必要时血虑或透析治疗，防止永久性肾功能不全发生。

9. 心绞痛复发且持续不缓解者，尤其伴有心电图缺血改变或较术前缺血加重，应急诊诊复查冠状动脉造影了解是否发生了支架内血栓。

10. 对于发生了支架内血栓者，根据现有条件、患者血流动力学情况、靶血管供血范围、术者对手术成功的把握以及患者和家属的愿望，选择药物治疗（包括溶栓、抗血小板和抗凝治疗等）、再次 PCI 或急诊冠状动脉旁路移植术。

（王新刚）

第三节 冠状动脉支架置入的操作技术

无论是 Bail Out 还是 De Novo 支架置入，其操作步骤基本相同。在实际送入支架以前，首先要根据病变特征和病变所在血管的特征选择合适的支架。一旦支架选择妥当，即可按下述步骤进行置入操作。

一、支架置入前的准备工作

（一）药物准备

请参见本章第二节。

（二）仔细判读病变，对将要采取的支架置入策略心中有数

1. 首先分析判断所选择的支架能否顺利到达和通过病变：对于需要预扩张的病变，确认进行了充分预扩张（尤其是拟置入药物支架的病变）。对病变预扩张的目的是：①了解病变的可扩张性。球囊不能充分预扩张的钙化性病变不宜置入支架，以免支架被卡在病变处脱载或者支架伸展不理想，造成支架贴壁不良。②为送入支架建立通道。为达到这一目的，对于预扩张后有明显弹性收缩者，时考虑更换较大直径的球囊再次扩张。③了解病人对病变血管完全闭塞的反应，以便在置入支架前采取适当的预防措施。例如对于预扩张时出现严重心绞痛者，可进行抗心绞痛治疗；出现心动过缓者，放置临时起搏器；出现明显血压下降者要用升压药或考虑置入 IABP；出现心律失常者使用抗心律失常药物。

2. 检查导丝稳定位于病变血管的最远端，能为支架置入提供必要的支撑力和轨道。

3. 检查指引导管与病变血管开口处于稳定的同轴位置，不至于因为推送支架引起移位；当需要深插指引导管提供额外支撑力时，导管头端不至于引起血管壁损伤。

4. 评价如米支架不能到达或通过病变时，撤出支架的可能性、安全性和方法。

5. 评价支架扩张后，通过支架处理远端血管严重夹层的可能性和方法。

（三）支架和相关器械的准备

1. 再次核对无菌包装上的支架参数与所需要的参数一致。

2. 牢记将要扩张支架的命名江和球囊爆破正。

3. 不要浸泡、挤压、折叠、手捏或用纱布擦拭药物洗脱支架。

4. 不要预先负压抽吸预装支架的球囊。

5. 根据病变特点选择合适的导丝并对导丝头端进行塑形。

6. 检查压力泵并抽吸适量经过稀释的造影剂。

二、支架的输送和定位

目前使用的大多数球囊预装支架都采用端轨球囊导管。具体输送操作步骤如下：

1. 术者固定指引导管和导丝，助手将导丝尾端穿入球囊导管端轨开口并轻轻送至指引导管尾端附近并固定导丝。

2. 术者完全松开指引导管 Y 形接头的活瓣开口，轻柔、无阻力地向前推送支架，直至球囊导管的端轨结束，导丝和导管分开。

3. 拧紧 Y 形接头活瓣，松紧程度以既能顺利抽送导管又不出血为宜。

4. 此时助手松开导丝，术者一手固定指引导管和导丝，一手稳定向前推送支架。当到达导管尾部的两个标志处时，开始在透视下观察指引导管、导丝和支架的位置。

5. 在透视下前送支架，观察球囊标志的移动，直到支架到达指引导管开口处。

6. 造影确认指引导管和导丝的位置是否正常，留意病变周围的透视参照标志，以便帮助粗略地指导支架定位。

7. 在透视下前送指引导管，体会支架输送过程中的阻力，同时观察指引导管回缩和移位情况。一旦阻力过大或指引导管移位明显，应停止前送支架。

8. 调整好指引导管的位置，仔细查找阻力过大的原因。如果是由于指引导管的支撑力太小引起，可考虑深插指引导管增加其支撑力。

9. 当预计支架到达病变部位时，停止向前推送支架。推注造影剂以协助支架准确定位。必要时进行电影造影确认支架位置满意（图 7-10B）。

10. 术者固定指引导管、球囊导管和导丝，助手连接压力注射器，负压抽吸排空球囊迅速充盈球囊使支架扩张。

对于经过较完全预扩张的病变，较容易将支架输送到位。但对于未能充分预扩张的钙化病变或严重弯曲的血管，在输送支架时如果阻力较大，不要勉强用力推送，以免造成支架脱载或嵌顿。一条敢要的经验是：推送单纯球囊导管具有明显阻力的血管或病变，在输送支架时一定会非常困难，此时，应换用顺应性好的短支架或者采用耐高压球囊再次对病变进行充分预扩张。必要时可对支架进行适当的预成形，但这种操作只能由具有丰富经验的术者进行。

在定位支架时，应注意如下问题：①对于左主干开口和右冠开口的病变，由于主动脉壁肌肉丰富，弹性回缩明显，应使支架近端超出血管开口 1.0 ～ 2.0mm（突出于主动脉腔内 1.0 ～ 2.0mm），以便支架能发挥有效的支持作用。此外，当支架扩张后，一定要用耐高压球囊对冠状动脉开口处或支架扩张不充分的部位进行高压后扩张，保正支架贴壁良好；②对于冠状动脉其他大分支开口处的病变（三叉病变），则不应使支架超过开口，以免影响分支血管的血流；③对夹层病变置入支架时，首先要保证支架远端能完全覆盖夹展，以便在支架偏短时能顺利地在支架近端置入第 1 枚支架，尽可能避免通过支架处理远端癖变。

三、支架的护张和效果评价

1. 在透视下充盈支架球囊（图 7-10C），达到命名压力并保持 15 ～ 30 秒后排空球囊，如果扩张到命名压时球囊仍然存在切迹，可继续增加压力直到切迹消失或接近球囊爆破压。必要时换用耐高压球囊再次进行扩张，直到球囊切迹消失。此时，应谨慎地考虑到 4 能出现的支架近、远端严重夹层问题。在左主干内扩张支架时，每一次球囊扩张充盈时间不宜超过 10 秒。

2. 有些术者习惯将球囊回撤 3 ～ 5mm 后，在支架近端以略微增加的压力进行一次整形扩张，目的是确保支架贴壁良好。但是，大多数术者习惯先造影评价支架扩张效果（图 7-10D），然后决定是否进行高压后扩张；已有研究发现，药物洗脱支架的支架内血栓和再狭窄与支架贴壁不良密切相关，因此，建议对支架扩张不充分或者弹性回缩明显的部位一定要进行高压后扩张，确保支架贴壁良好。

3. 调整指引导管位置，将深插的指引导管回撤到冠状动脉开口处。

4. 将支架的球囊回撤到指引导管内，取两个以上体位造影，评价支架扩张效果和是否出现支架近远端夹层（图 7-10D）。

5. 根据造影结果，决定是否进行高压后扩张。理想的支架效果是：①支架贴壁良好，在两个以上造影体位上显示血管腔光滑，无残余狭窄；②无支架近远端夹层和支架内血栓；③前向血流 TIMI 3 级。

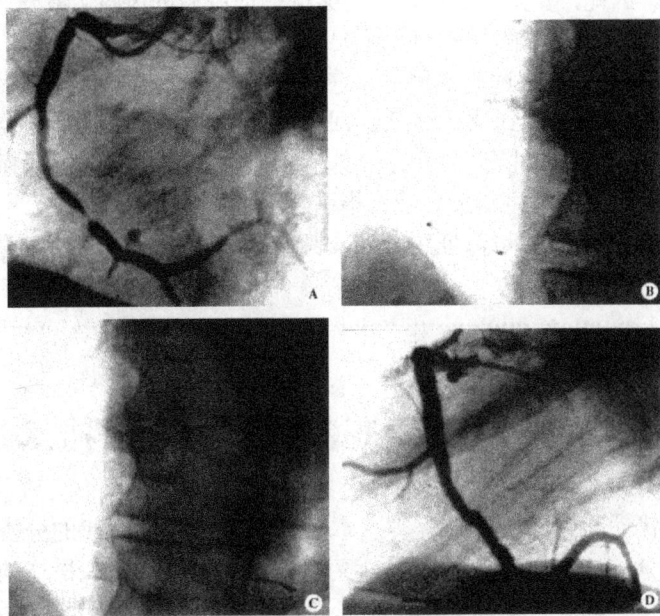

图 7-10　右冠状动脉中段病变内支架置入基本操作过程
A. 支架置入前右冠状动脉造影，评价需置入支架的病变特点，选择合适的支架参数；
B. 将支架送至病变处完全覆盖病变，透视或造影评价支架定位准确；C. 在透视下观察球囊充盈情况；D. 撤除球囊导管后，造影评价支架扩张效果，仔细排除血管夹层、痉挛或血栓情况

四、注意事项

1. 当准备置入支架的血管段存在大分支血管时，应选用支架网眼疏松的支架，以免影响分支血流；或者当分支血管因支架扩张导致血流受影响时，能通过支架网眼对分支血管扩张或置入支架。

2. 当输送球囊穿过支架网眼进入分支或从分支撤出球囊时，应谨慎操作，防止因此造成支架移位；当输送支架通过主支支架的网眼时，应非常谨慎，以防分支支架被卡在主支支架网眼上或造成支架脱载。

3. 对于支架置入后，支架近远端血管出现新的狭窄或支架远端无血流的情况，应冠状动脉内给硝酸甘油，以区别是否有血管痉挛、夹层、支架内血栓或残余狭窄，以便采取合适的处理措施。

具体处理方法是：①以不同体位进行冠状动脉造影，分析发生上述情况的原因；②如果鉴别困难，可向冠状动脉内注射硝酸甘油 100 ～ 300μg。如果狭窄解除，远端血流恢复，表明是冠状动脉痉挛所致；如果注射硝酸甘油效采不明显，但又没有明显的

血管夹层，可对狭窄血管段进行低压（＜4atm）持续扩张整形（1～2min），有利于消除严重的冠状动脉痉挛或急性血栓；③如果确定存在支架远端夹层，可先用球囊在夹层处持续低压贴靠性扩张（持续1～2min），如果扩张后夹层消失，前向血流正常，可不再做特殊处理。如果扩张后夹层持续存在且影响到前叫血流，则置入支架处理；④通过支架向远端血管置入支架时，操作有一定难度，有可能造成支架嵌顿在已置入的支架上或支架脱载。因此，要充分估计发生支架嵌顿或脱载的风险，最好选择顺应性好、外径小、预装牢固的短支架解决这一问题。

4. 如果支架不能顺利到达病变部位，应尽早将支架撤出，查找原因并确认病变已被充分扩张后再次前送支架到位。注意：回撤支架时，应在持续透视监视下缓慢而轻柔地操作，如果支架在退入指引导管开口处遇到阻力，应避免强行回撤支架，以免造成支架脱载。正确的做法是将支架导管、指引导管和导丝一起撤出。

5. 一旦支架脱载，应尽量保证脱载的支架位于导丝上，以便使用圈套器或钳具将支架取出。

（王新刚）

第四节　分叉病变药物支架置入技术

目前，对冠状动脉分叉病变的分类基本沿用金属裸支架时代的分类方法。其特点是充分考虑各大分支的病变特征，根据分叉类墙预期病变对介入操作的反应，同时协助制定介入策略和选择介入器械。当介入心脏病学进入药物支架时代后，这些原则和观念虽然仍然非常重要，但是在分类对介入操作的指导作用方面，增加了不少新的内容。例如，虽然支架技术的位用越来越多，Y形和V形支架术的应用明显减少。

结合各种分叉病变分类方法的特点，我们从实际介入应用角度出发，提出了针对分叉病变的两步分类法，具体方法如下。

第一步，根据分支血管参考直径的大小分为大分支分叉病变和小分支分叉病变。大分支分叉病变是指两个分支的参考直径都大于2.5mm，在实际介入操作中一般按双支架原则处理，即对两个分支的原发或继发病变都要积极处理，必要时置入两枚支架。小分支分叉病变足指两个分支中至少有一支的参考直径小于2.5mm，在实际介入操作中一般按照单支架原则处理，即对参考直径小于2.5mm的分支架则上只进行保护，必要时也只作球囊对吻扩张，不置入支架。对于大分支分叉病变，作如下进一步的分类。

第二步，根据分支血管参考直径是否相等分为对等分支分叉病变和优势分支分叉病变。对等分支分叉病变是指两个分支的参考直径相等或接近（相差小于30%），在实际介入操作中一般按照双支架原则处理。优势分支分叉病变是指两个分支血管的参考直径相差较大（30%以上），在实际介入操作中一般按照中支架原则处理，只是在十分必要时才置入小分支支架。

尽管金属裸支架时代针对分叉病变的各种操作技术都能用于药物支架，但是，越来越多的大型随机临床试验结果都表明：①对分叉病变进行简中，处理的效果等于或好于复杂处理。②对分叉病变采用单支架术的效果好于或等于双支架术。因此，我们建议只要情况许可，对分叉病变尽量采用单支架术做简单化处理。以下介绍这些操作技术在药物支架时代的应用和操作特点。

一、单支架术

中支架术（single stent technique）适用于具有如下特点的分叉病变：①分支血管直径小于 2.5mm。②分支血管开口和近段无病变。③主支血管置入支架后分支血管开口狭窄小于 70%。采用中，支架术处理分叉病变的优点是操作简单、手术和辐射时间短、费用相对低、并发症少，缺点是分支受累严重时需要进行补救性支架术，甚至需要更换器械后操作。

对分叉病变进行单支架术的操作与普通病变的介入操作基本相同，所不同的是在操作前、中和后要充分考虑非介入小分支闭塞的危险件。其处理原则是：①在置入支架前，对开口原发性狭窄 50% 以上的小分支要事先进行导丝保护，对开口原发性狭窄在 70% 以上的小分支除了导丝保护外，还要进行预扩张。②在撤出被主支支架压迫的分支保护导丝后，要重新对主支支架进行整形扩张。③在置入支架后，对开口继发性狭窄 70% 以上的小分支，要进行双球囊对吻扩张。

二、侧吻支架术

侧吻支架术（T-stenting）是指将分支支架在主支支架的分支开口处进行吻合扩张，其优点是支架能良好覆盖全部分叉病变，没有支架重叠，分叉处支架金属成分少，支架贴壁好。缺点是分支支架难以准确定位，容易在分支开口处（尤其是开口顶部）造成支架覆盖不全，称为区域丢失，从而诱发再狭窄。根据分支支架的置入时机不同，可以细分为经典侧吻支架术、补救侧吻支架术和改良侧吻支架术。

（一）经典侧吻支架术（standard T-stenting）

这种技术在金属裸支架上市初期应用的比较普遍，其优点是操作步骤相对简单，手术即刻效果好。缺点是置入分支支架后，主支支架难以到位和容易造成分支支架开口处变形。目前已经较少应用于药物支架的置入。

经典侧吻支架术的基本操作步骤如下：

1. 分别向两个分支送入 0.014in 的导丝至血管远端。

2. 预扩张主支分叉处和分支开口后，撤出球囊，保留导丝。

3. 送入分支支架，定位于分支开口处，支架近端突入主支血管腔内 1～2mm（图 7-11A）。

4. 充分扩张分支支架后，撤出支架球囊和分支导丝，保留主支导丝（图 7-11B）。

5. 送入主支支架并准确定位，充分扩张后撤出球囊（图 7-4-lC、D）。

6. 通过主支支架网眼向分支送入 0.014in 的导丝至血管远端（图 7-11E）。

7. 通过分支导丝将预扩张球囊送至分支开口处，对开口处主支支架网眼进行预扩张后，撤出球囊，保留导丝（图 7-11F）。

8. 分别向主支和分支送入高压后扩张球囊，准确定位于分叉处后，同时充盈两个球囊进行高压后扩张（图 7-11G）。

9. 先抽空位于分支开口的高压球囊，再抽空位于主支的内的高压球囊。

10. 依次退出高压球囊，保留导丝，造影评价即刻效果（图 7-11H）。

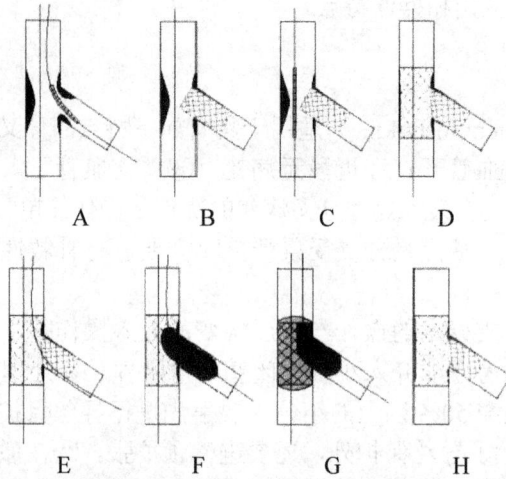

图 7-11　经典侧吻支架术主要操作过程

A. 送入分支支架，定位于分支开口处，支架近端突入主支血管腔内充分扩张分支支架后，撤出支架球囊和分支导丝，保留主支导丝；C：D. 送入主支支架并准确定位，充分扩张后撤出球囊；E. 通过主支支架网眼向分支送入 0.014in 的导丝至血管远端；F. 通过分支导丝将预扩张球囊送至分支开口处，对开口处主支支架网眼进行预扩张后，撤出球囊，保留导丝；G. 分别向主支和分支送入高压后扩张球囊，准确定位于分叉处后，同时充盈两个球囊进行高压后扩张；H. 造影评价即刻效果

（二）补救侧吻支架术

对于计划不置入分支支架的分叉病变，如果主支支架置入后分支发生继发性高度狭窄或闭塞，可以采用补救侧吻支架术（provisional T-stenting）来保证分支的安全。

补救侧吻支架术的基本操作步骤如下：

1. 分别向两个分支送入 0.014in 的导丝至血管远端。

2. 预扩张主支分叉处和分支开口后，撤出球囊，保留导丝。

3. 送入主支支架并准确定位，充分扩张后撤出支架球囊（图 7-12A）。

4. 撤出被主支支架压迫的分支导丝，造影评价分支开口（图 7-12B）。

5. 如果分支开口狭窄 70% 以上，通过主支支架网眼向分支送入 0.014in 的导丝至血管远端（图 7-12C）。

6. 通过分支导丝将预扩张球囊送至分支开口处，对开口处主支支架网眼进行预扩张后，撤出球囊，保留导丝（图 7-12D）。

7. 向分支开口处送入支架并准确定位后充分扩张；定位时尽量保证支架近端突入主支管腔内 1 ～ 2mm（图 7-12E、F）。

8. 向主支送入高压后扩张球囊，准确定位于分叉处。

9. 对主支和分支球囊同时充盈进行高压后扩张（图 7-12G）。

10. 先抽空位于分支开口的高压球撰，再抽空位于主支的内的高压球囊；依次退出高压球囊，保留导丝，造影评价即刻效果（图 7-12H）。

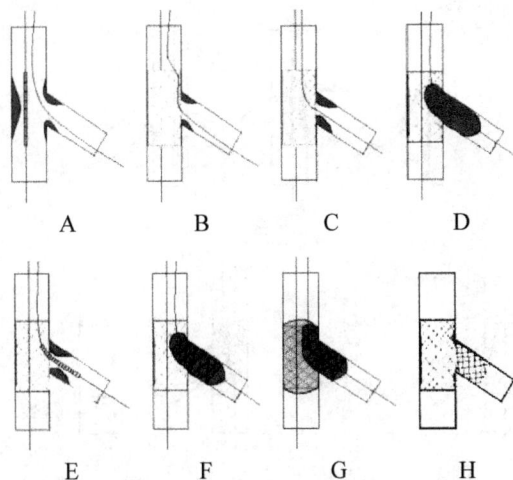

图 7-12 补救侧吻支架术主要操作过程

A. 送入主支支架并准确定位，充分扩张后撤出支架球囊撤出被主支支架压迫的分支导丝，造影评价分支开口；C. 通过主支支架网眼向分支送入 0.014in 的导丝至血管远端；D. 通过分支导丝将预扩张球囊送至分支开口处，对主支支架网眼进行预扩张后，撤出球囊，保留导丝；E、F. 向分支开口处送入支架并准确定位后充分扩张。定位时尽显保证支架近端突入主支管腔内 1～2mm；G. 对主支和分支球囊同时允盈进行高压后扩张；H. 依次退出高压球囊，保留导丝，造影评价即刻效果

（三）改良侧吻支架术

采用经典侧吻支架术操作时，在置入好分支支架后，主支支架有时很难再通过分叉部位，甚至需要对分支支架头端整形扩张后才能将主支支架送到位。改良侧吻支架术（modified T-stenting）就是为了克服上述缺点而设计的，其具体操作步骤如下：

1. 分别向两个分支送入 0.014in 的导丝至血管远端。

2. 预扩张主支分叉处和分支开口后，撤出球囊，保留导丝。

3. 送入分支支架，定位于分支开口处，支架近端突入主支血管腔内 1～2mm（图7-13A）。

4. 送入主支支架，准确定位在分叉处（图 7-13A）。

5. 充分扩张分支支架后，撤出支架球囊和分支导丝，保留主支导丝和支架（阁13-4-3B）。

6. 充分扩张主支支架后，撤出支架球囊，保留导丝（图 7-13C）。

7. 通过主支支架网眼向分支送入 0.014in 的导丝至血管远端（图 7-13D）。

8. 通过分支导丝将预扩张球囊送至分支开口处，对开口处主支支架网眼进行预扩张后，撤出球囊，保留导丝（图 7-13E）。

9. 分别向主支和分支送入高压后扩张球囊，准确定位于分叉处后，同时充盈两个球囊进行高压后扩张（图 7-13F）。

10. 先抽空位于分支开门的高压球囊，再抽空位于主支的内的高压球囊。

11. 依次退出高压球囊，保留导丝，造影评价即刻效果（图 7-13G）。

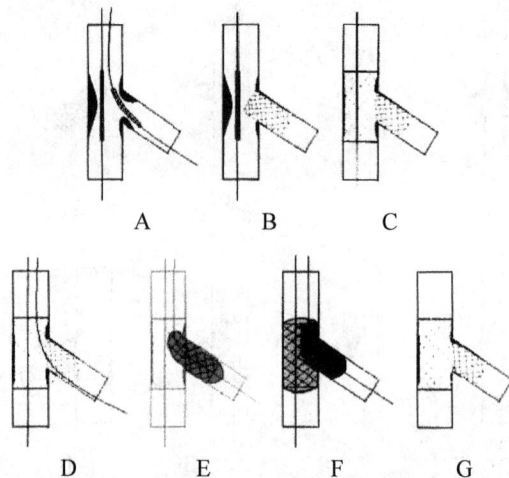

图 7-13 改良侧吻支架术主要操作过程

A. 送入分支支架，定位于分支开口处，支架近端突入主支血管腔内 1～2mm，送入主支支架，准确定位在分叉处充分扩张分支支架后，撤出支架球囊和分支导丝，保留主支导管和支架；C. 充分扩张主支支架，撤出支架球囊，保留导管；D. 通过主支支架网眼叫分支送入 0.014in 的导丝至血管远端；E. 通过分支导管将预扩张球囊送至分支开口处，对主支支架网眼进行预扩张后，撤出球囊保留导丝；F. 分别向主支和分支送入高压后扩张球囊，准确定位于分叉处后，同时充盈两个球囊进行高压后扩张；G. 依次返出高压球囊，保留导管；H. 造影评价即刻效果

三、挤压支架术

在金属裸支架时代，为了完全覆盖分叉部位的病变，减少区域丢失，在侧吻支架技术的基础上，进一步设计了挤压支架术（crush stening）。其主要原理是在置入分支支架时，将支架近段直接定位在主支血管内 5mm 左右，完全扩张后，再以主支内的支架或球囊将露出分支开口的分支支架头端挤压到主支血管壁上，最后通过双球囊对吻扩张对分叉部位进行整形。该方法的优点是分叉部位的病变组织覆盖完全，即刻效果好，缺点是分叉部位的金属成分多，有时导丝再次进入被挤压的分支支架困难，术后再狭窄率较高。根据挤压分支支架的方法和时机不同，可以分为经典挤压支架术（standard crush stenting）、微型挤压支架术（mini-crush stenting）、补救挤压支架术（provisional crush stenting）、球囊挤压支架术（balloon crush stenting）、对吻挤压支架术（kissing crush stenting）。

（一）经典挤压支架术

由于需要向分叉病变部位同时送入两枚支架，因此在开始操作前，尽量选用 7F 以上的指引导管。为了完成精细的定位操作，指引导管需要有较好的支撑力或后座力。为了两枚支架定位操作顺利和保证定位期间的前向血流，应尽可能对病变进行较为充分的预扩张。其主要操作步骤如下：

1. 选择 7F 以上有较强支撑力的指引导管，凋整头端与血管开口良好同轴且保持稳定。

2. 分别向主支和分支送入 0.014in 的指引导丝，避免相互交叉。

3. 分别对主支和分支病变进行较为充分的预扩张后，撤出球囊，保留导丝。

4. 将主支和分支支架分别送达分叉病变部位（图 7-14A）。

5. 调整主支支架位置，使其能够完全覆盖分叉前后的病变组织。

6. 在保持主支支架位置稳定的前提下，调整分支支架位置，使其完全覆盖分支开口病变，同时头端进入主支腔内与主支支架重叠 5mm 左右。

7. 造影确认两个支架位置正确后，充分扩张分支支架，保持主支支架在位（图 7-14B）。

8. 撤出分支支架球囊和导丝后，再次确认主支支架位置正确（图 7-14B）。

9. 充分扩张主支支架，将分支支架头端完全挤压至分支开口上端的主支血管壁内，撤出主支支架球囊（图 7-14C）。

10. 将分支导丝送至分支开口处，通过主支支架网眼和受到挤压的分支支架头端进入分支远端（图 7-14D）。

11. 通过分支导丝对分支开口处的主支支架和分支支架网眼进行充分预扩张后，撤出球囊（图 7-14E）。

12. 根据主支和分支血管参考直径选择两个高压球囊送至分叉病变部位，准确定位后进行高压对吻扩张（图 7-14F）。

13. 先抽空分支球囊，再抽空主支球囊。

14. 先撤出分支球囊，再撤出主支球囊。

15. 造影评价即刻效果，必要时以 IVUS 或 OCT 检查支架置入质量（图 7-14G）。

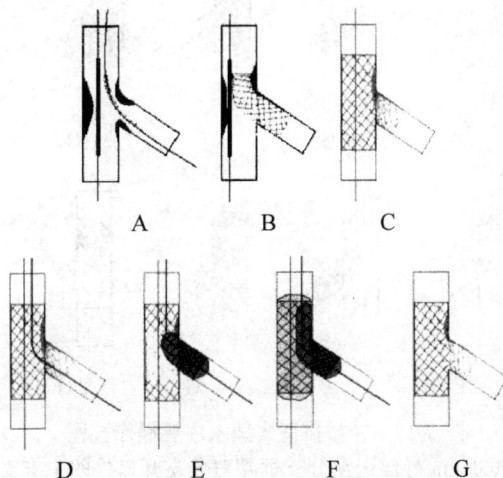

图 7-14　经典挤压支架术主要操作过程

A. 将主支和分支支架分别送达分叉病变部位；B. 造影确认两个支架位置正确后，充分扩张分支支架，保持主支支架在位；C. 充分扩张主支支架，将分支支架头端完全挤压至分支开口上端的主支血管壁内，撤出主支球囊；D. 将分支导丝送至分支开口处，通过主支支架网眼和受到挤压上的分支支架头端进入分支远端；E. 通过分支导丝对分支开口处的主支支架和分支支架网眼进行充分预扩张后，撤出球囊；F. 根据主支和分支血管参考直径选择两个高压球囊送至分叉病变部位，准确定位后进行高压对吻扩张；G. 造影评价即刻效果

（二）微型挤压支架术

微型挤压支架术的基本原理和操作方法都与经典挤压支架术相同，所不同的是在

定位分支支架时，其头端进入主支血管腔内较少，在 1 ～ 2mm 左右，分支支架头端在主支内受到挤压的长度介于经典侧吻支架术和经典挤压支架术之间。其主要目的是在保证完全覆盖病变、防止区域丢失的前提下，尽量减少分支支架受挤压的长度，进而减少分叉部位的金属成分，降低术后再狭窄利血栓形成的风险。

（三）补救挤压支架术

补救挤压支架术主要用于在置入好主支支架后，较大的分支血管开口原有病变因斑块移位而加重或者新出现了 70% 以上的继发性病变，需要补救性置入分支支架进行处理的情况。其主要操作原理和方法与经典挤压支架术基本相同，所不同的是主支支架已经置入好，需要通过主支支架网眼向分支开口置入分支支架。其主要难点是在以主支球囊挤压分支支架后，分支导丝难以再次通过主支和分支支架网眼进入分支远端，造成对吻扩张失败。其主要操作步骤如下：

1. 经主支支架网眼将 0.014in 导丝送至分支远端（图 7-15A）。
2. 对分支开口处的主支支架网眼进行充分预扩张后，撤出球囊（图 7-15B）。
3. 在分叉处主支支架内置入保护球囊，并指导分支支架定位（图 7-15C）。
4. 送入分支支架并仔细定位，充分扩张后撤出分支球囊和导丝（图 7-15D）。
5. 扩张主支球囊挤压分支支架近端和对主支支架整形后，撤出主支球囊（图 7-15E）。

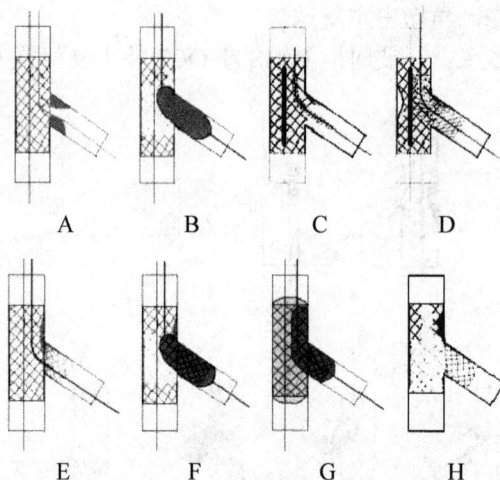

图 7-15　补救挤压支架术主要操作过程

A. 经主支支架网眼将 0.014in 导丝送至分支远端对分支开口处的主支支架网眼进行充分预扩张后，撤出球囊；C、D. 在分叉处主支支架内置入保护球囊，送入分支支架并仔细定位，充分扩张后撤出分支球囊和导丝；E. 扩张主支球囊挤压分支支架近端和对主支支架整形后，撤出主支球戏，经主支支架网眼和受挤压的分支支架头端网眼送入分支导丝到达其远端；F. 对分支开口进行充分预扩张后撤出球囊；G. 向主支和分支分别送入高压球囊，对分叉处进行对吻扩张整形：H. 造影评价即刻效果

6. 经主支支架网眼和受挤压的分支支架头端网眼送入分支导丝到达其远端（图 7-15E）。

7. 对分支开口进行充分预扩张后撤出球囊，有时需要从小到大换用多个球囊（图 7-15F）。

8. 向主支和分支分别送入高压球囊，对分叉处进行对吻扩张整形（图 7-15G）。

9. 先抽空分支球囊，再抽空主支球囊。

10. 先撤出分支球囊，再撤出主支球囊。

11. 造影评价即刻效果，必要时以 IVUS 或 OCT 评价分叉处支架置入（图 7-15H）。

（四）球囊挤压支架术

球囊挤压支架术的基本原理和主要操作步骤与经典挤压支架术基本相同，所不同的只是在分支支架到位后，向主支送入挤压扩张球囊，而不是主支支架，其主要目的是保证分支支架准确定位、保护分支支架在充分扩张前不受到损伤、便于在主支支架扩张前先扩张分支支架网眼，为成功进行最终对吻扩张奠定基础。该方法的缺点是操作较复杂，分支导丝和球囊通过多个支架网眼再次进入分支有时较困难。球囊挤压支架术的主要操作步骤如下：

1. 分别向主支和分支送入 0.014in 导丝到达血管远端。

2. 预扩张主支和分支病变后撤出球囊，保留导丝。

3. 向主支送入挤压扩张球囊，定位于分叉处后，向分支送入支架（图 7-16A）。

4. 准确定位分支支架，充分扩张后撤出球囊和导丝（图 7-16B）。

5. 扩张主支球囊，挤压分支支架位于主支内的头端部分（图 7-16C）。

6. 撤出主支球囊，将分支导丝通过受到挤压的分支支架网眼进入分支到达远端（图 7-16D）。

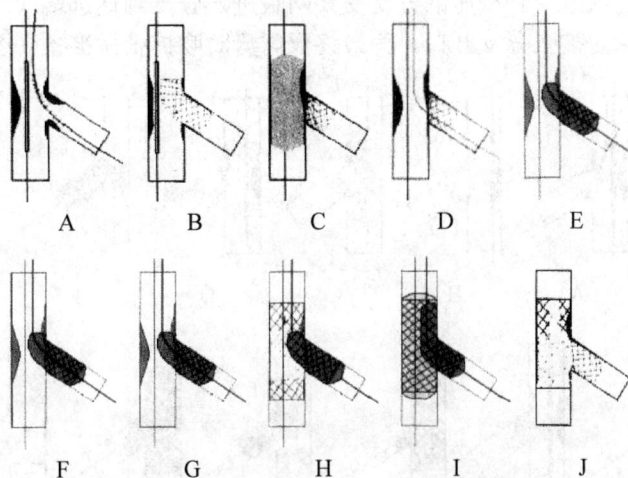

图 7-16　球囊挤压支架术主要操作过程

A. 向主支送入挤压扩张球囊定位于分叉处后，叫分叉送入支架；B. 准确定位分支支架，充分扩张后撤出球囊和导丝；C. 扩张主支球囊，挤压分支支架位于主支内的头端部分；D. 撤出主支球囊，将分支导丝通过受到挤压的分支支架网眼进入分支到达远端；E. 以预扩张球囊扩张分支开口；F. 撤出分支球囊和导丝，送入主支支架到达分叉处准确定位；G. 充分扩张主支支架后，撤出球囊，将分支导丝再次通过主支和分支支架网眼送入分支外到达远端；H. 再次通过支架网眼扩张分支开口；I. 送入主支球囊，对分叉后病变处进行高压对吻扩张整形；J. 造影评价即刻效采

7. 以预扩张球囊扩张分支开口，为最终双球囊对吻扩张做准备（图 7-16E）。

8. 撤出分支球囊和导丝，送入主支支架到达分叉处准确定位（图 7-16F）。

9. 充分扩张主支支架后，撤出球囊。

10. 将分支导丝再次通过主支和分支支架网眼送入分支并到达远端（图 7-16G）。

11. 再次通过支架网眼扩张分支开口（图 7-16H）。

12. 送入主支球囊，对分叉后病变处进行高压对吻扩张整形（图 7-16I）。

13. 先抽空分支球囊，再抽空主支球囊。

14. 先撤出分支球囊，再撤出主支球囊。

15. 造影评价即刻效果，必要时以 IVUS 或 OCT 评价分叉处支架置入质量（图 7-16J）。

（五）对吻挤压支架术

对吻挤压支架术的基本操作过程相同，所不同的是主支球囊挤压分支支架后，对分叉处先进行对吻扩张整形，然后在置入主支支架。其优点是能够保证在主支支架扩张后，导丝能够顺利进入达分支血管并安全到达远端。其主要操作过程和步骤如下：

1. 分别向主支和分支送入 0.014in 导丝到达血管远端。

2. 预扩张主支和分支病变后撤出球囊保留导丝。

3. 向主支送入球囊，定位于分叉处后，向分支送入支架（图 7-17A）。

4. 准确定位分支支架，充分扩张后撤出球囊和导丝（图 7-17B）。

5. 扩张主支球囊，挤压分支支架位于主支内的头端部分（图 7-17C）。

6. 将分支导丝通过受到挤压的分支支架网眼进入分支到达远端（图 7-17D）。

7. 以预扩张球囊扩张分支开口，为最终双球囊对吻扩张做准备（图 7-17E）。

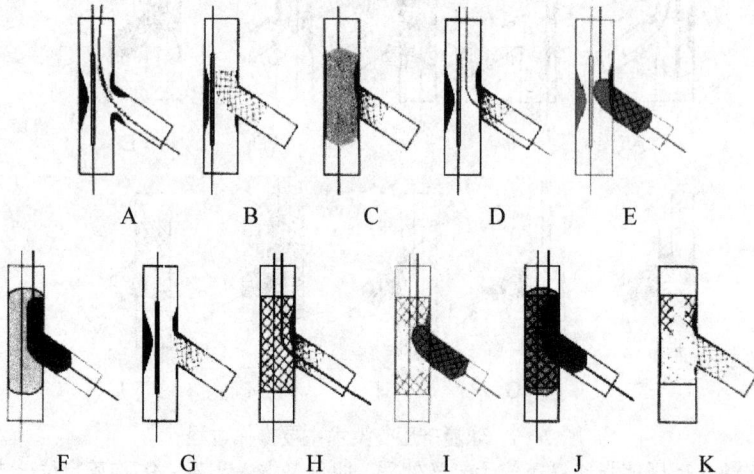

图 7-17　对吻挤压支架术主要操作过程

A. 向主支送入球囊，定位于分叉处后，向分支送入这支架；B. 准确定位分支支架，充分扩张后撤出球囊和导丝；C. 扩张主支球囊，挤压分支支架位于主支内的头端部分；D. 将分支导丝通过受到挤压的分支支架网眼进入分支到达远端；E. 以预扩张主支和分支球囊，对分叉进行对问扩张整形；G. 将主支架送至分叉处准确定位；H. 将分支导丝再次通过主支和分支支架网眼送入分支并到达远端；I. 再次通过支架网眼扩张分支开口；J. 再次同时送张主支和分支球囊，对分叉后病变处进行最终高压对吻扩张整形；K. 造影评价即刻效果

8. 同时扩张主支和分支球囊，对分叉处进行对吻扩张整形（图 7-17F）。

9. 先撤出分支球囊和导丝，再撤出主支球囊。

10. 将主支支架送至分叉处准确定位（图 7-17G）。

11. 充分扩张主支支架后，撤出球囊。

12. 将分支导丝再次通过主支和分支支架网眼送入分支并到达远端，再次通过支架网眼扩张分支开口（图 7-17H、I）。

13. 再次同时送张主支和分支球囊，对分叉后病变处进行最终高压对吻扩张整形（图 7-17J）。

14. 先抽空分支球囊，再抽空主支球囊。

15. 先撤出分支球囊，再撤出主支球囊。

16. 造影评价即刻效果，必要时以 IVUS 或 OCT 评价分叉处支架置入质量（图 7-17K）。

四、贯穿支架术

设计贯穿支架术（oulotte steming）的主要目的是为了在分支支架受到挤压和变形后，导丝和球囊能够再次顺利进入分支血管。根据分支支架置入的时机和过程，可以进一步分类为经典货穿支架术（standard culotle stenting）和补救贯穿支架术（provisional culotte stenting），其具体操作步骤如下：

（一）经典贯穿支架术

1. 分别向主支和分支送入 0.014in 导丝到达血管远端。

2. 预扩张主支和分支病变后撤出球囊和主支导丝，保留分支导丝。

3. 向分支送入支架，保证支架近端位于主支内 10mm 以上（图 7-18A）。

4. 充分扩张分支支架后，经支架网眼送入主支导丝到达血管远端（图 7-18B、C）。

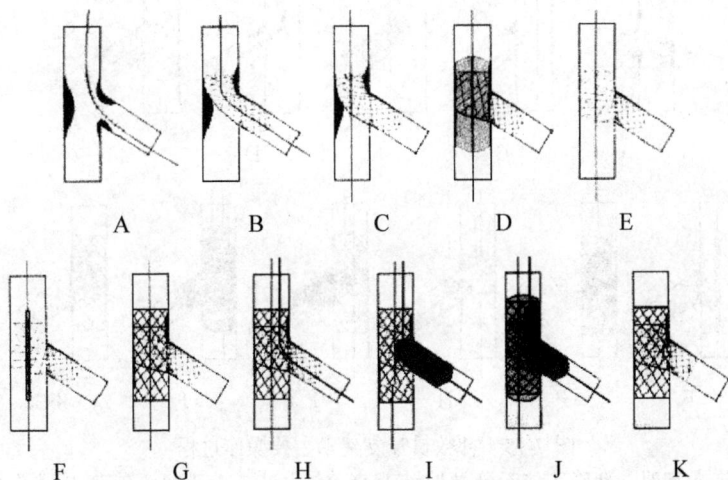

图 7-18　经典贯穿支架术主要操作过程

A. 向分支送入支架，保证支架近端位于主支内 10mm 以上；B、C. 充分扩张分支支架后，经支架网眼送入主支导丝到达血管远端；D、E. 撤出分支导丝，扩张位于主支内的分支支架网眼后，撤出扩张球囊；F、G. 送入主支支架，准确定位于分叉处后扩张支架；H. 撤出球囊，经主支支架网眼送入分支导丝到达血管远端；I. 经主支支架网眼扩张分支开口；

J. 同时扩张主支和分支球囊，对分叉处进行高压对吻扩张整形；K. 造影评价即刻效果

5. 撤出分支导丝，扩张位于主支内的分支支架网眼后，撤出扩张球囊（图7-18D、E）。

6. 送入主支支架，准确定位于分叉处后扩张支架（图7-18F、G）。

7. 撤出球囊，经主支支架网眼送入分支导丝到达血管远端（图7-18H）。

8. 经主支支架网眼扩张分支开口（图7-18I）。

9. 送入主支高压球囊；定位于分叉处。

10. 同时扩张主支和分支球囊，对分叉处进行高压对吻扩张整形（图7-18J）。

11. 先抽空分支球囊，再抽空主支球囊。

12. 先撤出分支球囊，再撤出主支球囊。

13. 造影评价即刻效果，必要时以IVUS或OCT评价分叉处支架置入质量（图7-18K）。

（二）补救贯穿支架术

1. 分别向主支和分支送入0.014in导丝到达血管远端。

2. 预扩张主支和分支病变后撤出球囊和分支导丝，保留主支导丝。

3. 向主支送入支架，准确定位于分叉处（图7-19A）。

4. 充分扩张主支支架后，经支架网眼送入分支导丝到达血管远端（图7-19B）。

5. 经主支支架网眼扩张分支开口后，撤出扩张球囊（图7-19C）。

6. 送入分支支架定位于分叉处，同时保证支架近端位于主支内10nim以上（图7-19D）。

7. 撤出主支导丝，充分扩张分支支架（图7-19E）。

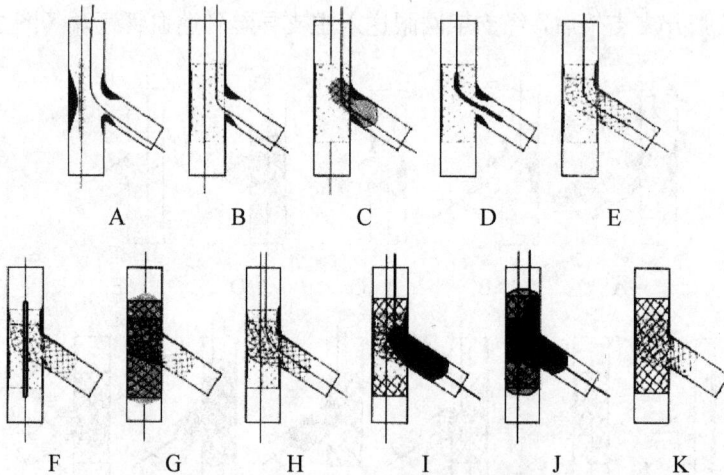

图7-19 补救贯穿支架术主要操作过程

A. 向主支送入支架，准确定位于分叉处；B. 充分扩张主支支架；经支架网眼送入分支导丝到达血管远端；C. 经主支支架网眼扩张分支开口后，撤出扩张球囊；D. 送入分支支架定位于分叉处，同时保证支架近端位于主支内10mm以上；E. 撤出主支导丝，充分扩张分支支架；F. 通过位于主支内的分支支架网眼再次送入主支异丝并到达血管远端；G. 撤出分支导丝，经主支导丝扩张分支支架近端，打通主支管腔；H. 再次送入分支导丝并到达血管远端；I. 经分支导丝送入球囊，充分扩张分支开口；J. 同时扩张主支和分支球典，对分叉处进行高压对吻扩张整形；K. 造影评价即刻效果

8. 通过位于主支内的分支支架网眼再次送入主支导丝并到达血管远端（图 7-19F）。

9. 撤出分支导丝，经主支导丝扩张分支支架近端，打通主支管腔（图 7-19G）。

10. 再次送入分支导丝并到达血管远端（图 7-19H）。

11. 经分支导丝送入球囊，充分扩张分支开口（图 7-19I）。

12. 经主支导丝送入高压球囊，定位于分叉处。

13. 同时扩张主支和分支球囊，对分叉处进行高压对吻扩张整形（图 7-19J）。

14. 先抽空分支球囊，再抽空主支球囊。

15. 先撤出分支球囊，再撤出主支球囊。

16. 造影评价即刻效果，必要时以 IVUS 或（XTT 评价分叉处支架置入质量（图 7-19K）

五、对吻支架术

对吻支架术（kiting stening）一般应用于主支和分支都比较粗大且两个分支直径接近相等的分叉病变，根据两个支架头端接触的程度，可以进一步分为 Y 形对吻支架术和 V 形对吻支架术。其具体操作步骤如下：

（一）Y 形对吻支架术（Y stenting）

1. 分别向两个大分支送入导丝并到达血管远端（图 7-20A）。

2. 对分叉病变进行预扩张后撤出球囊，保留导丝。

3. 分别向两个大分支送入支架，使两个支架的远端覆盖各自的病变，近端在粗大的主支内平行排列（图 7-20B）。

4. 同时以相同压力扩张两个支架，在主支的中央形成由两层支架组成的金属中脊（图 7-20C）。

5. 同时抽空两个支架球囊并撤出分叉处。

6. 造影评价即刻效果，必要时以 IVUS 或 OCT 评价分叉处支架置入质量（图 7-20D）。

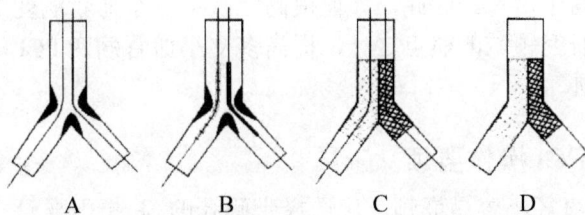

图 7-20 Y 形对吻支架术主要操作过程

A. 分别向两个大分支送入导丝并到达血管远端；B. 分别向两个大分支送入支架，使两个支架的远端覆盖各自的病变，近端在粗大的主支内平行排列；C. 同时以相同压力扩张两个支架，在主支的中央形成两层支架组成的金属中造影评价即刻效果，必要时以 IVUS 或 OCT 评价分叉处支架置入质量

（二）V 形对吻支架术（V stenting）

1. 分别向两个大分支送入导丝并到达血管远端（图 7-21A）。

2. 对分叉病变进行预扩张后撤出球囊，保留导丝。

3. 分别向两个大分支送入支架，使两个支架的近端覆盖各自的病变，近端位于各门的分义开门处；同时以相同压力扩张两个支架（图 7-21B）。

4. 同时抽空两个支架球囊并撤出分叉处。

5. 造影评价即刻效果，必要时以 IVUS 或（X 了评价分叉处支架置入质量（图 7-21C）。

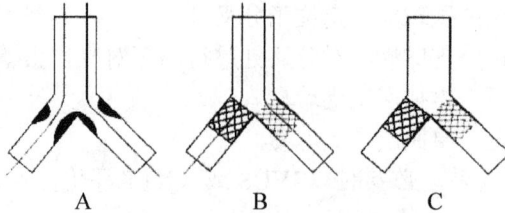

图 7-21　V 形对吻支架术主要操作过程

A. 分别向两个大分支送入导丝并到达血管远端；B. 分别向两个大分支送入支架，使两个支架的远端覆盖各自的病变，近端位于各自的分叉开口处；同时以相同压力扩张网个支架；
C. 造影评价即刻效果

（王新刚）

第五节　小血管病变的支架置入术

一、小血管病变的定义

小血管病变的概念源于 Benestent 等试验，这些试验中将经过确定的参照血管内径 < 3mm 的病变规定为小血管病变，也有将参照血管内径 < 2.7mm 的病变规定为小血管病变的。

冠状动脉造影证实需行 PCI 的冠状动脉病变中小血管病变约占 30% ~ 40%，尽管小血管支架置入术的成功率和手术并发症发生率与大血管支架置入术无差异显著，但远期再狭窄率明显高于后者。因此，如何提高冠状动脉小血管病变 PCI 的远期疗效是目前冠状动脉介入研究领域的热点之一，提高多支小血管病变 PCI 的远期疗效更是备受关注的挑战性课题。

二、小 A 管病变 PCI 操作要领

1. 因血管病变直径小容易嵌顿，应选择带侧孔的 6F 指引导管，并保持较好的同轴性和较强的支撑力。

2. 应选择头端较软的导丝，最好不用中等强度和更硬的导丝；导丝前端的 J 形弯头不宜太长，以利增强导丝的控制力。

3. 应选择小直径球囊以利于通过病变处；因小血管病变较硬，多需高压扩张；小血管病变近远端直径相差较大，有时需选用不同直径的球囊扩张，有时还需适当延长球囊的扩张时间。

4. 球囊扩张后理想结果应无血管内膜撕裂，残余狭窄 < 20%，远端血流好并无弹性回缩。根据 IVUS 测量的血管内径选择球囊和支架，QCA 球囊 / 支架 / 血管直径比为

$1 : 1 : 1$。

5. 小血管病变往往伴随氏病变，应选择尽量短的支架，以能覆盖残余狭窄＞30%的血管段为标准。

6. 支架通过病变时用力应适中，避免长时间和过度用力操作；如果支架不宜通过病变时可采用 deep sitting 技术。

7. 支架扩张以前应多体位透视使支架准确定位。

8. 对支架扩张后远端变细的血管，用较大的短球囊扩张支架近端可取得效果。

9. 小血管病变置入支架后扩张应充分，远端不能有残余狭窄和血管内膜撕裂。

10. 小血管病变置入支架后应强化抗血小板治疗。

随着 DES 的广泛临床使用，对于小血管支架的应用有了新的观点。C-SIRIUS 试验对比分析 Cypher 支架与 BMS 治疗冠状动脉小血管病变 9 个月的随访结果，发现无论是再狭窄率、靶血管重建率还是 MACE 发生率（4.0% 对 18.3%，P ＜ 0.05），Cypher 支架组都明显低于 BMS 组。东方人种的冠状动脉直径较西方人种略小。冠状动脉小血管病变也可从置入 DES 的 PCI 治疗受益，其机制是 DES 可对抗术后早期血管壁弹性回缩和远期负性重构，并能显著降低术后平滑肌细胞和新生内膜过度增生而导致的再狭窄。

Eeckhout 等报道，直径小于 3.0mm 的冠状动脉病变置入支架后亚急性血栓发生率较高，亦有置入 DES 后数月甚至数年发生血栓的报道。因此，需要重视 DES 置入后的强化抗血小板治疗。

对于多支冠状动脉病变的 PCI 治疗，目前欧洲心脏学会 PCI 指南将此类指征列为Ⅱb。有些研究者不主张对直径＜ 3mm 的冠状动脉小血管置入长支架或多个支架重叠置入。在实际临床工作中，Cypher 支架和 TAXUS 支架治疗小血管病变安全可行且疗效显著，对多支冠状动脉小血管病变也可得到较为理想的疗效。

三、小血管病变 PCI 总结

1. 小血管病变药物洗脱支架置入后近期疗效与大血管相同，支架内血栓发生率并不比大血管内岛，而再狭窄率则较大血管高（32% 比 20%），GP Ⅱb/Ⅲa 受体拮抗剂等的合理应用会使小血管病变 PCI 更安全。

2. 对无再狭窄高危因素者支架可改善长期预后，但有再狭窄高危因素如糖尿病、复杂病变及长病变的小血管病变支架置入后再狭窄发生率较高。

3. 小血管内放置支架的长度应短于 20mm，尤其对前降支病变和糖尿病患者等高危因素者，仅对残余狭窄＞ 30% 的血管段放置短支架。

4. 小血管病变置入支架后用球囊 / 血管直径（B/A）比为 1.3 : 1（QCA）的球囊后扩张可获得较好的结果；若以 IVUS 测量直径，大小血管 B/A 比均接近 1 : 1。

（王新刚）

第六节　开口病变的支架置入术

一、定义

冠状动脉开口病变指距主动脉或主支冠状动脉开口部 3mm 以内的严重的动脉粥样

硬化性病变，其冠状动脉造影的检出率约为 0.13% ～ 2.7%。

二、分型

根据其具体位置以及便于介入治疗的目的，通常将开口病变做如下分沏：

（一）主动脉－冠状动脉开口（aorto-ostial）病变

1. 原位血管主动脉－冠状动脉开口病变指左主干开口病变和右冠状动脉开口病变。

2. 移植血管主动脉－冠状动脉开口病变指外科冠状动脉搭桥术后静脉桥血管吻合口病变。

（二）非主动脉－冠状动脉开口（non aorto-ostial）病变

该病变指冠状动脉主要分支开口病变，包括前降支和回旋支开口部病变以及二级分支（对角支、钝缘支和右冠状动脉远端分支）开口部病变。临床研究主要涉及前降支和回旋支开门病变。事实上，非主动脉－冠状动脉开口病变属于分叉病变范畴，不属于真正意义上的开口病变范畴。

三、开口病变介入治疗的一般特点

开口病变的病理特征为存在致密的纤维细胞性和钙化性粥样斑块，加之开口病变位于主动壁，使得开口病变的偶硬度和弹性回缩明显增加。

由于开门病变的位置处在血管的开口部位，给造影评价带来一定困难，虽然指引导丝易通过病变达远端血管，似指引导管易堵塞开口造成冠状动脉血流中断，病人可能会出现缓慢或快速心律失常，有创压力监测示压力迅速衰减，影象显尔造影剂不向主动脉内溢出而滞留于冠状动脉内，同时，病人可能出现心绞痛发作，此时，应迅速后撤导管，暂停操作，因此，指引导管最好能选择带侧孔的短头导管，以避免或减轻导管嵌顿，同时，选择指引导管，要特别注意导管与血管有很好的同轴性及良好的支撑力，便于在需要时轻轻推送或后撤导管，保证清晰的冠状动脉显影。当指引导管不能很好地与冠状动脉口同轴时，可以微调导管，并可借助指引导丝稳定导管操纵，获得良好的导管支撑力和与冠状动脉血管开口的同轴性。

如开口病变有钙化，球囊扩张往往不能奏效，且容易造成冠状动脉夹层，导致冠状动脉急性缺血闭塞，即使扩张成功，未置入支架，也容易出现再狭窄。支架置入前多需旋磨或旋切，使支架可有效地支撑起开口病变，即刻与长期效果都优于单纯球囊扩张术，经旋切、旋磨后再置入支架，手术更易获得成功，并能在很大程度上改善预后。

大隐静脉桥开口病变的特点与病人自身主动脉－冠状动脉开口病变相类似，一般都伴有较大的、松脆的斑块，其中包含粥样坏死的组织碎片，有的病变血管内膜有血栓附符。静脉桥血管病变的钙化程度相对较轻，但通常较硬且富有弹性，难于扩张，且弹性回缩更加明显，所以，一般不主张单纯球囊扩张术。有时指引导管不能置于开口位置，造影效果不良，给支架置入造成困难。血管内超声（intravascular ultrasound，IVUS）的应用，有助于了解病变情况，能更好地指导介入治疗。如果不进行 IVUS 可将球囊扩张至命名压或稍高于此压力，此时，如球囊不能完全充盈，则需先行旋磨处理。对于球囊不能扩张的硬病变实施旋磨时远端血管很少发生栓塞并发症。对于存在大量血枪负荷的病变，使用血小板（GP）Ⅱ b/ Ⅲ a 受体阻断剂有助于降低远端栓塞的发生率。另外，应用远端保护装置也可有效减少远端栓塞的几率，提高血管再通率。

还有研究表明，低压球囊扩张后，高压置入带膜支架 Stent graft™ 可有效阻止静脉桥血管壁上血栓性碎屑的脱落，同样可以减少栓塞发生率。

当左心室功能减低，射血分数小于 40% 或同时合并多支血管病变、严重主干钙化以及左主干短于 8mm 时，左主干开口病变不宜考虑介入治疗。

一般情况下，开口病变不宜采用直接支架术。

四、非主动脉－冠状动脉开口病变介入治疗的一般特点

非主动脉－冠状动脉开口病变位于冠状动脉血管分叉处，具有一定的分叉病变的特点：分叉病变介入治疗成功率低，主要心脏事件及再狭窄发生率高，一支血管放置支架可能会使另一支血管开口狭窄；一支血管发生夹层可能会波及另一支血管或主支血管；支架近端再狭窄时可能会导致主支血管再狭窄，等等。以往分叉病变是属于外科冠状动脉搭桥的适应证，近年来随着介入器械的不断改进，陆续有多种技术用于分叉病变的介入治疗，如双导丝技术、双球囊对吻扩张技术以及各种支架技术（包括下形支架、Y 形支架、CRUSH 技术等），大大提高了非主动脉－冠状动脉开口病变以及分叉病变的手术成功率。

五、开口病变支架置入术及相关技术的应用

（一）主动脉－冠状动脉开口病变支架置入术

1. 投照体位　投照体位的选择是准确判断开口病变特点的关键所在，合适的体位应充分暴露开口病变，指引导管的同轴性及病变远端情况。如左主干开口病变支架置入术中常用投照角度有：正位加头位、右前斜加头位以及左前斜加足位；支架术后评价角度应选择暴露前降支及回旋开口较好的体位。

2. 指引导管的选择及操作技巧　原则上应选择支撑力好且不影响血管远端灌注的指引导管，一般选择 6F 或 7F 带侧孔的短头指引导管。对原位主动脉－冠状动脉开口病变而言，在处理左主干开口病变时，通常选择标准的左 Judkins 或 Judkins-ST 指引导管，当主动脉扩张或开口向上时可以选用 EUB、Amplatz2 或 Voda-Left 等指引导管；处理右冠状动脉开口病变，如果开口向下，常选择右 Judkins-ST 指引导管，如果开口向上，常选择 Hockey-Stick 或左 Amplatz，对于水平开口的右冠状动脉，可选用右 Judkins-ST、右 Amplatzl、Amplatz2 以及 Hockey-Stick 指引导管；对移植血管主动脉－冠状动脉开口病变，右冠状动脉静脉桥指引导管应选择多功能导管，也可选用右 Amplatz 或右 Judkins 导管，但同轴性不如多用途导管；左冠状动脉静脉桥血管，应视开口方向而定，对于开口向上的前降支静脉桥血管，Hockey-Slick 或 LCB 指引导管时提供良好的同轴性，水平开口者，选择标准的右 Judkins 导管为宜；处理开口病变时，维持指引导管同冠状动脉口的同轴性或使用带侧孔的导管可以避免压力波形的衰减或消失。虽然带侧孔的导管可以减轻压力衰减，但仍有机械性损伤冠状动脉口的可能，所以，应密切注意压力变化，有时需要重新调整指引导管的位置，行球囊预扩张及释放支架前，将指引导管回撤脱离开口，此时，造影显像质量差，给支架置入造成困难，操作应格外小心、谨慎。

3. 指引导丝的选择　尽量使用尖端柔软的导丝，以避免损伤开口病变斑块，尤其是易损斑块；在操作中常需将指引导管撤离血管开口，或经切割球囊切割、旋磨、旋

切后再置入支架，故一般选择支撑力好的指引导丝。

4. 支架的选择及释放　由于开口病变位于主动脉壁，富含弹性纤维及常合并粥样硬化斑块钙化，且开口部位受到主动脉内血流剪切力的冲击，给操作带来困难，易造成治疗结果不满意，且容易发生急性血管并发症，术后再狭窄率高等。因此，在选择支架时，应选择可视性好、辐射张力好、金属覆盖率高、闭环的脊状支架；因为药物洗脱支架再狭窄率低，所以开口病变一般都选择药物支架。支架置入定位时，近端应突出冠状动脉开口外 1～2mm，支架过远，不能覆盖开口病变；支架过近，深入主动脉内，支架易被指引导管损伤变形，使球囊及其他器械再次通过困难，无法治疗其他血管病变，且急性、亚急性血栓发生率和再狭窄发生率高；支架打开时应高压力（一般 16～18atm）、快速释放支架，有时支架近端需换用大型号高压球囊后扩张，使支架外口呈喇叭状。如果支架因移位而没有覆盖口部，通常需要在近端置入第二个支架。

5. 主动脉－冠状动脉开口病变支架置入术基本原则及图示说明

（1）基本原则

1）选择 6F 或 7F 带侧孔的短头指引导管。

2）应用短时、高球囊预扩张。

3）选择支撑力好的闭环的药物洗脱支架，支架定位应突出冠状动脉开口 1～2mm，高压扩张使开口外的支架部分呈喇叭状。

4）多角度、多体位投照充分暴露开口病变以及前降支和回旋支开口（指左主干开口病变治疗时支架置入后，明确分支开口是否受到影响）。

（2）图示说明（图 7-22A-F）：主动脉－冠状动脉开口病变支架置入术示意图。

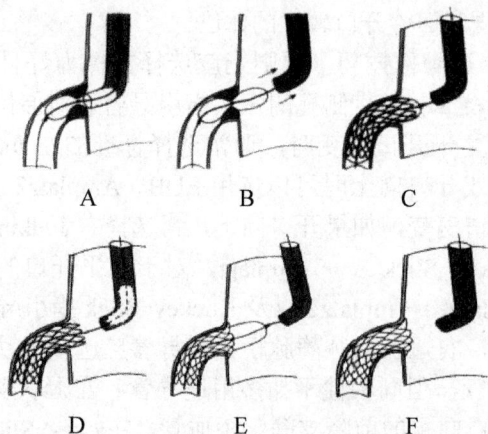

图 7-22　主动脉－冠状动脉开口病变支架置入术示意图

A. 球囊到位；B. 指引导管回撤脱离冠状动脉开口，球囊加压扩张；C 支架送入冠状动脉内，尾端突入主动脉内 1mm，支架释放前将指引导管撤离冠状动脉开口；支架释放后回撤球囊时保持对指引导管的回撤张力，防止指引导管前移损伤支架，E. 用高压球囊进行后扩张，保证支架完全展开并贴壁，使支架尾端展开呈喇叭状，F. 最后结果

（二）非主动脉－冠状动脉开口病变支架置入术

临床研究主要涉及前降支和回旋支开口病变。

1. 投照体位投照体位对于非主动脉－冠状动脉开口病变支架置入术能否获得成功

非常重要，蜘蛛位（左前斜加足位）是前降支和回旋支开口病变介入治疗时常用体位之一，在此基础上，前降支开口病变治疗时右前斜或正位加头可以使前降支更好的展开，利于选择大小合适的球囊和支架；回旋支开口病变治疗时常选右前斜加足体位，更好地暴露病变；有时由于个体差异，具体投照角度的增减需要进行个体化调整，方能满足手术需要。总之，选择合适的投照体位是正确判断开口病变特点并给予针对性治疗的关键，合适的体位应考虑充分暴露病变，并强调与指引导管的同轴性。

2. 指引导管的选择及使用　选择原则为大腔、支撑力好的指引导管。6F大腔导管内径为0.070in，能够满足一般双球囊对吻扩张术的要求，但不能适用对吻支架技术，或使用支架球囊行对吻后扩张；7F指引导管为最常使用型号，而对于需要进行斑块消蚀术（主要指旋切和旋磨）或同时释放两个支架的病变，有时需选用8F甚至10F的指引导管，依据左冠状动脉开口位置及形状，前降支及回旋支与主干成角情况，结合患者年龄及血管钙化程度，来选择常用的Judkins指引导管，还是选择XB指引导管以及Amplatz指引导管等。

一般情况下，高龄、血管钙化较重及成角大时，常需要选择强支撑力的XB指引导管；当左主干较短，距离开口病变较近时，常需要选择短头指引导管，且在操作时应小心，避免指引导管损伤支架近端。

3. 指引导丝的选择及使用　原则上应选择可控性好和操作性能良好的指引导丝。常用的有红或绿的PT导丝、BMW导丝、ATW导丝、Stabilizer Supersoft导丝等。

应根据开口病变分叉处血管发出的角度确定指引导丝头端塑形的角度，再根据开口病变前主支血管的直径确定指引导丝头端塑形的氏度，即成角越大，指引导丝头端成形的弯曲也大，主支血管直径越大，指引导丝头端需要成形的长度越长，反之亦然。在一些特殊的病变，指引导丝直接进入严重狭窄的开口病变血管困难，可先将指引导丝送入分叉处的另一支血，再后撤指引导丝跳入病变血管的开口，此时，旋转指引导丝的动作益轻、小、慢、柔，不益大、快、粗。

对于一般开口病变而言，普通导丝就能较容易通过病变，到达血管远端，如遇到高度狭窄的开口病变，且病变处血管与主支血管成角较大，导丝通过困难时，可试用尖端操纵性能良好的ATW导丝。

当严重开口病变治疗时，由于斑块"铲雪效应"（指动脉粥样硬化斑块在球囊扩张时受压而移行处于分叉处的另一支血管开口可能会受到斑块挤压，造成新的开口狭窄，因此，应进行双导丝保护技术，即分叉处的两支血管各放置一根导丝，一般被保护侧血管选择BMW导丝，而应避免使用带超滑涂层的导丝，如PT系列，以防止支架置入时导丝受压，断裂于血管内。

支架置入后，如被保护侧血管开口狭窄较重，需进行导丝交换技术，即将治疗侧血管内导丝回撤，经支架网眼送入被保护侧血管，而将原被保护侧血管内导丝回撤后重新送入治疗侧血管内，便于进行接下来的双球囊对吻扩张治疗（如被保护侧血管开口未受影响或虽受影响，但狭窄不重，可不必进行导丝交换）；当导丝通过支架网眼困难时，选择带亲水图层的指引导丝可能会有所帮助，如PT系列导丝。

如果分叉处两支血管都有严重开口病变，必须施行双导丝保护技术。

4. 球囊导管及支架的选择

（1）球囊选择：常规使用单轨球囊导管（monorail），操作方便、可以快速交换；

球囊大小最好以病变远段血管直径为参照。

（2）支架的选择：由下普通裸支架开口病变支架内再狭窄率较高，所以，药物洗脱支架在开口病变的应用越来越受到重视，成为首选。支架长短应根据病变位置（距离分叉的远近）、狭窄程度、分叉处血管成角大小、是否合并分叉处另一支血管开口病变等，并根据术者的经验来决定，是选择仅覆盖病变不盖过开口的短支架，还是选择充分覆盖粥样硬化斑块，盖过分叉开口的长支架；因为支架置入时可能会由于"铲雪效应"而引起分叉处另一支血管开口严重狭窄，造成治疗失败，并给补救性治疗带来困难。绝大多数病例仅需一个球囊、一个支架，分叉处另一支血管开口，一般不需球囊扩张及置入支架，如果需要处理，球囊应进行双球囊对吻扩张，支架应选择头端外径小、在透视下可见、两端标志清楚的支架，有助于该支架穿过已置入支架的网眼和准确定位。随着药物洗脱支架的临床应用，目前多建议选用药物涂层支架。

（3）双球囊对吻扩张技术（kissing balloon）：指位于开口病变分叉处的两支血管用两个球囊回时加压和减压进行扩张的过程。一般开口病变治疗时不一定需要使用此技术，只有当位于分叉处的两支血管均有严重开口病变，或一支有严重开口病变，治疗时因"铲雪效应"而致另一支血管开口狭窄，必需治疗时，才使用双球囊对吻扩张技术。

（4）由于非主动脉 - 冠状动脉开口病变位于血管分叉处，如何处理病变，受诸多因素影响，如该部位两支血管是否都有严重开口病变、两支血管成角大小（夹角成锐角时更场受"铲雪效应"影响，夹角大接近直角时受影响相对小些）、斑块扩张时斑块移行的方向（一般分为纵向移动和横向移动）、术者的经验以及对病变的判断及理解等，都将对病变的处理产生影响，归纳起来，常见处理原则及技术有：

1）一支支架 + 另一支血管不需处理：包括两种情况，一为支架仅覆盖病变，不盖过分叉开口，当病变相对较轻或稍远离分叉处，球囊扩张后另一支血管开口不受影响时，或开口病变斑块经过消蚀处理后，斑块负荷明显减轻时，可以应用此技术，但支架定位时必须反复寻找暴露开口病变的最佳体位，如两支血管分出的切线位，确保支架定位准确，此时可选择相对短些的支架；二是 Stent Cross-over 技术，存病变侧血管可以放置长支架，跨过并覆盖另一支血管开门，如果后者血管较细小（一般认为直径小于 $1.5 \sim 2mm$，分支较少，供血范围小的血管），开口未被累及，以及"铲雪效应"对分叉处另一支血管开口影响较小时，可以应用此技术。

2）一支支架 + 另一支球囊扩张：有病变侧血管置入支架，另一支血管开口球囊扩张，亦是处理非主动脉 - 冠状动脉开口病变常用的方法，而且费用低、再狭窄率比双支支架低。

3）T-Stem：用于一支放置支架、另一支球囊扩张后有闭塞危险者，第二个支架通过第一个支架网孔置入，最后双球囊对吻扩张。

4）Crush Stenting 技术：与传统双支架置入技术相比，该技术保证了药物涂层支架可完全覆盖病变。需要强调的是拟行 Crush Stenting 的开口病变中两支血管（习惯性称为主支与分支，但前降支与回旋支血管不应称为主支与分支，以下只为描述方便）均较为粗大，有置入支架的必费。其主要步骤是：

A. 放置指引导丝并分别球囊扩张两支血管。

B. 确定药物支架在两支血管的位置。

C. 分支支架突出于主支血管内至少 5mm，扩张分支血管支架。

D. 抽出分支血管导丝。

E. 扩张主支血管支架。

F. 再通过主支血管支架放置导丝至分支血管。

G. 行主支和分支血管双球囊对吻扩张术。

5）改良型的 Crush 技术，其主要步骤是：

A. 放置主支血管支架。

B. 通过主支血管支架放置导丝至分支血管。

C. 应用球囊将支架分支开口的金属网扩开。

D. 放置分支血管支架。

E. 扩张分支血管支架并行 Crush 技术。

F. 行主支和分支血管双球囊对吻扩张术。

6）其他：Y Stent，对吻支架或 V 形支架等，已较少应用。

总之，开口病变介入治疗处理原则是：置入支架时支架的定位非常重要，如果由于"铲雪效应"使另一支血管开口受压，则可能需要对该支血管进行 PTCA 或支架置入；另外可以应用斑块消蚀术或切割球囊技术，然后再置入支架。

（5）图示说明非主动脉冠状动脉开口病变及其治疗。

1）非主动脉 - 冠状动脉开口病变（分为 A、B 两种情况，见图 7-23A、B）。

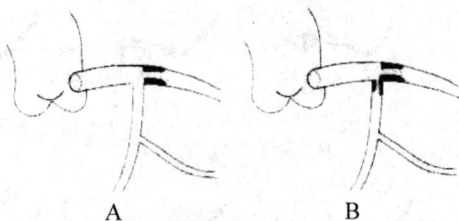

图 7-23 非主动脉 - 冠状动脉开口病变（A、B 两种情况）
A. 血管分叉处只有一支血管病变；B. 血管分叉处两支血管均有开口病变

2）双球囊对吻扩张术图示（见图 7-24A、B）：双球囊对吻扩张术。

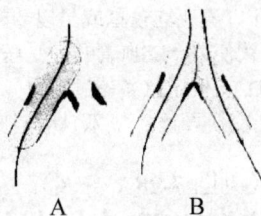

图 7-24 双球囊对吻扩张术图示
A. 单个球囊扩张开口病变；B. 双球囊对吻扩张

3）非主动脉 - 冠状动脉开口病变支架置入常见几种情况：

A. 一个支架，但不盖过开口（见图 7-25A ～ E）。

B. 一个支架，但盖过开口（见图 7-26A ～ E）。

C. 需要双球囊对吻，包括两种情况：

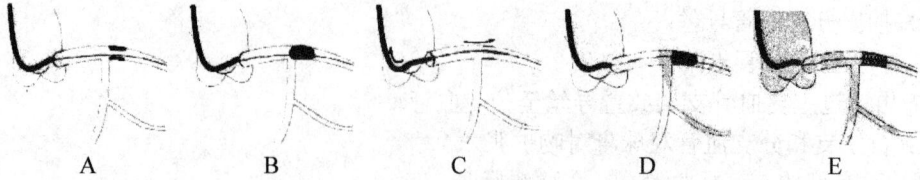

图 7-25　一个支架，但不盖过开口

A. 分叉处单支血管开口病变；B. 球囊扩张病变；C. 支架定位（不盖过开口）；D. 支架球囊扩张；E. 最后结果（支架对分叉处另一血管开口无明显影响）

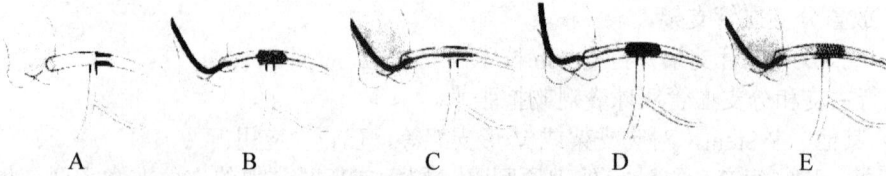

图 7-26　一个支架，但盖过开口

A. 分叉处单支血管开口病变（另一支血管开口无病变或病变很轻球囊扩张病变；C 支架定位（盖过开口）；D. 支架球囊扩张；E. 最后结果（支架对分叉处另一血管开口无明显影响）

其一，仅一支血管置入支架（见图 7-27A ～ H）

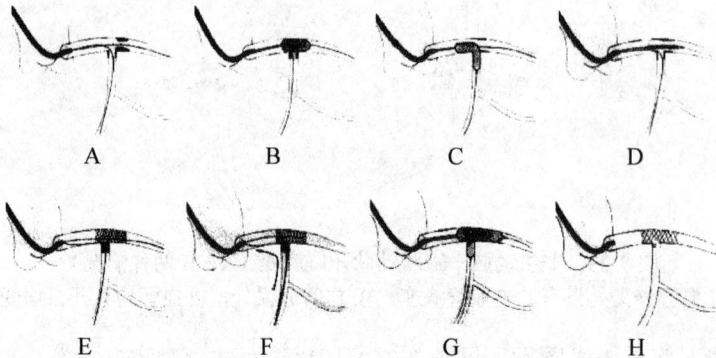

图 7-27　仅一支血管置入支架

A、B. 开口病变情况（两支血管开口病变均较重或虽以一支血管开口病变为主，但因"铲雪效应"，一支血管病变球囊扩张致使另一支血管开门受压，需要处理），双导丝保护；B、C. 分别球囊扩张两支血管开口；D. 支架定位（盖过开口）；E. 支架释放后，分叉处另一支血管开口狭窄加重；F. 交换导丝；G. 双球囊对吻扩张；H. 最后结果

其二，两支血管都置入支架（见图 7-28A ～ K）。

（三）开口病变介入治疗相关技术的应用

1. 远端保护装置（distal protective device）　远端保护装置是一种时以置于冠状动脉介入治疗血管的远端，捕捉和过滤能引起栓塞的物质的特殊装置，主要有两大类：球囊堵闭系统和滤网系统。堵闭系统在介入治疗时可以堵闭远端血流，在治疗完成后将碎屑和血栓抽吸出体外，从而达到远端保护的目的；滤网系统能使血流通过，通过过滤碎屑和血栓栓子达到远端保护的目的。

开口病变远端保护装置的应用：远端保护装置主要用于外科冠状动脉搭桥术后静

脉桥血管再狭窄病变、急性心肌梗死血栓病变以及部分心绞痛患者冠状动脉血管病变的远端保护，包括开口病变和非开口病变；能有效降低术中慢血流及无再流的发生率，降低恶性心脏事件的发生率，改善预后。

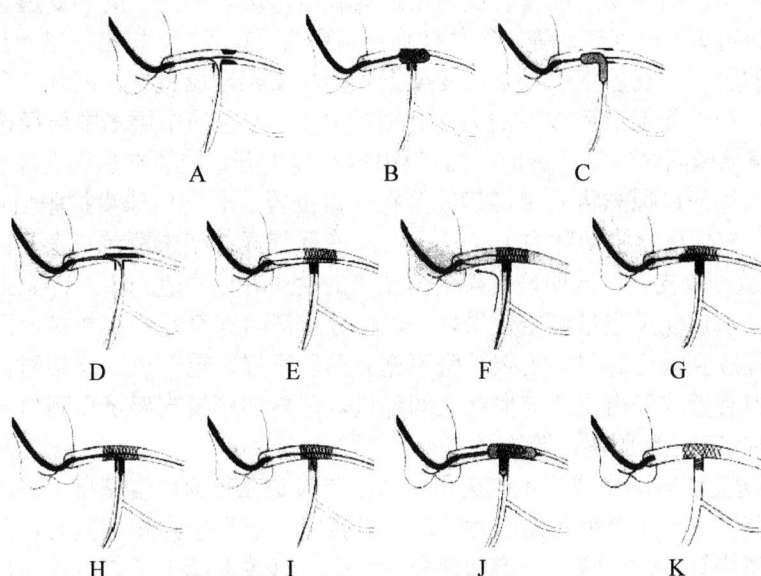

图7-28 非主动脉冠状动脉开口病变支架置入术（需双球囊扩张，置入两个支架）

A、B.开口病变情况（两支血管开口病变均较重虽以一支血管开口病变为主，但因"铲雪效应"一支血管病变球囊扩张致使另一支血管开口受压，需要处理），双导丝保护；C.另一支血管开口球囊扩张；D.支架定位（盖过开口）；E.支架释放后，分叉处另一支血管开口狭窄加歌；F.交换导丝；G.双球囊对吻扩张；H.通过第一个支架的网眼送入第二个支架并定位；I.第二个支架释放后的影像；J.在两个支架内同时进行双球囊对吻扩张；K.最后结果

2.血管内超声（IVUS） 血管内超声为一种独特的血管内评价动脉粥样硬化斑块的方法，通过指引导管送入冠状动脉内超声导管至靶血管病变的远端，回撤导管采集图像，能提供360度环状实时切面，由成像系统进行分析，可得到血管形状、内径、面积、厚度、狭窄程度、斑块大小及成分等信息。由于粥样硬化斑块性质的不同，所以超声回声不同，富含脂质的斑块、肌纤维性斑块和钙化性斑块的间声强度依次递增，回声的强度以血管外膜为参照，回声反射较低说明是高度细胞性病变及富含脂质性病变。冠状动脉内膜增厚似回声强度低于外膜的称为软斑块，反之，回声强度类似或超过外膜的称为硬斑块。

血管内超声在开口病变的应用：

（1）血管内超声与冠状动脉造影比较，对诊断开口病变冠状动脉狭窄有更大的优势。①定量优势：冠状动脉造影不能像超声那样提供血管腔和血管壁横切面的影像，血管内超声敏感地反映斑块形态学特征和斑块性质，甚至可以直接测定斑块的厚度，准确提供参照血管的直径；②揭示造影未检出病变的优势：部分临床怀疑冠心病而行冠状动脉造影正常的患者，血管内超声检查接近一半的病人血管内存在粥样硬化斑块，另外，对于自发性冠状动脉夹层、造影剂在血管内分布不均匀等，超声时做出进一步的评价；③揭示造影图像不佳难以确定诊断的优势：有时肥胖、肺气肿或胸廓畸形可导致冠状动脉造影图像质量不徒，对开口病变即使多角度投照也难以做出正确诊断。

（2）血管内超声在开口病变介入治疗中的用途：①精确测定靶血管的大小，有助于选择与血管粗细相适宜的介入器械。②确定斑块性质，有助于选择对病变性质针对性强的治疗措施，如病变处仅有表浅钙化适宜旋磨，斑块负荷大的病变适宜旋切，而钙化程度重的病变不适宜旋切等。③估计临界病变的严重程度，以指导进一步的治疗。④指导支架的置入：在超声引导下的支架置入能使支架定位良好，展开充分，确保支架贴壁良好。帮助支架准确放置的力法有根据 IVUS 测量的中层 - 中层径选择支架与球囊；b. 超声显像同时注射造影剂，找到 IVUS 确定的开口位置在造影图像上的标志；c. 根据造影图像开口标志将支架准确放置在开口位置；d. 高压球囊扩张后用 IVUS 验证支架位置，应伸出至主动脉内 1mm；e. 开口有回缩或支架未覆盖真正开口部分超过 1mm 时应再放一枚支架。⑤明确支架内再狭窄的性质并指导进一步治疗：血管内超声对支架内再狭窄定性及定量测定效果好，可以分辨清再狭窄是否由机械原因所致，如支架未完全释放到病变部位、支架扩张不充分贴壁不好、重新放入支架时，导丝经山支架孔进入血管壁或经由支架与血管之间穿过，球囊加压将支架挤压到血管壁的一侧或球囊扩张时支架已经脱落，等等。

3. 开口病变切割球囊成形术的应用　切割球囊是在普通球囊基础上的改进。它在常规球囊安装了 3～4 个纵行的刀片，球囊扩张时，依靠压力和切割力，刀片沿血管壁纵向切开斑块纤维帽、弹力纤维和部分平滑肌，有效地减少了普通球囊扩张时发生的血管壁螺旋型撕裂，减少球囊扩张后血管的弹性回缩和内膜增生，进而减少球囊扩张后的再狭窄。切割球囊的长度有 10mm 和 15mm 两种，直径 2.0～4.00mm 不等，以 0.25mm 标准递增，形成 9 种不同的规格；切割球囊直径的选择参考病变处正常血管直径来决定。球囊与血管直径的比值为 1∶1.1～1.2，如果以 IVUS 为指导，对同心性、纤维性软斑块病变，切割球囊的直径应比血管直径小 1/4。

开口病变切割球囊成形术的应用：开口病变是较为理想的切割球囊的适应证，但严重钙化开口病变及无保护左主干开口病变应相对禁忌使用切割球囊，以免造成血管破裂，导致急性血管并发症。开口病变经切割球囊扩张后，可以明显减少常规球囊扩张出现的"铲雪效应"，利于支架置入。研究结果显示：单纯切割球囊成形术的再狭窄率仍较高。

4. 定向冠状动脉内斑块旋切术（directional coronary atherectomy，DCA）　定向冠状动脉内斑块旋切术是采用高速旋转的旋切导管，对冠状动脉内斑块进行切割，并将切割下来的组织碎屑收集在导管远端收集室内，最终移出冠状动脉的介入治疗方法。旋切术不仅切除了斑块组织，而且还切除了动脉中层组织，使动脉壁变薄，血管顺应性增大，管腔扩大。

开口病变定向冠状动脉内斑块旋切术的应用：开口病变可以作为定向冠状动脉内斑块旋切术的适应证，尤其是直径大于 3mm 的非钙化的偏心病变和溃疡病变适于行 DCA。DCA 通过机械装置可以有效地将斑块清除，和扩大管腔。在此基础上再行球囊扩张或置入支架更易获得成功。由于主动脉 - 冠状动脉开口病变 DCA 操作难度较大，一定程度上限制了其应用。大隐静脉桥开口病变 DCA 成功率高，但预后差。非主动脉 - 冠状动脉开口病变 DCA 结果优于主动脉 - 冠状动脉开口病变。DCA 疗效总的评价并不优于 PTCA，DCA 和冠状动脉支架置入术的比较资料较少，DCA 与 PTCA 结合应用优于两者单独使用，DCA 后斑块负荷减轻，有利于支架的释放和展开，因此，DCA 后支架置入成功率提高，预后改善。

5. 冠状动脉内斑块旋磨术（rotational coronary ablation，RCA）　冠状动脉内斑块旋磨术是采用高速旋转的钻石旋磨头将冠状动脉内硬化的斑块组织研磨和切削成极为细小颗粒，由血液冲刷到血管远端并最终予以清除的介入治疗方法。高速旋转的钻头对钙化的或无弹性的斑块组织作用显著，对弹性斑块消蚀的作用略轻，对软斑块的消蚀作用较弱，对正常的血管壁组织无消蚀作用。

开口病变的冠状动脉内斑块旋磨术应用：开口病变是 RCA 的适应证，尤其是合并中一重度钙化的开口病变更适于 RCA。RCA 较单纯 PTCA 获得更大的管腔，但单纯 RCA 再狭窄率高。旋磨后斑块负荷及移位减轻，可以减少分支受压和闭塞的危险，不必进行分支保护，从而避免使用双导丝、双球囊及双支架技术，一定程度上降低手术时间，减少手术费用；另外，RCA 后病变表面光滑，血管的顺应性改善，有利于支架的释放和展开，因此，RCA 后支架置入成功率明诚提高，大大改善治疗效果。

6. 斑块旋切吸引术（transluminal extraction catheter，TEC）　斑块旋切吸引术是利用特殊导管将冠状动脉内粥样硬化斑块和管腔内碎屑，特别是血栓成分予以切下并吸出的一种斑块消蚀技术。TEC 切下来的基本上是粥样斑块表面组织，偶尔可达介质层近腔内的 1/4。

开口病变斑块旋切吸引术的应用：冠状动脉搭桥术后大隐静脉桥开口病变是 TEC 的适应证，尤其适用于含血栓的大隐静脉桥开口病变。一般 TEC 与 PTCA 结合使用，单纯 TEC 再狭窄率很高，大隐静脉桥开口病变高达 80%。TEC 后行 PTCA，与单纯 PTCA 相比，管腔增大 22%。

7. 激光冠状动脉成形术（laser coronary angioplasty LCA）　激光冠状动脉成形术是通过高能光纤导管利用激光的液化作用将冠状动脉粥样硬化斑块和血栓消蚀的介入治疗方法。以往研究显示：LCA 可应用于开口病变，手术操作成功率较高，与单纯 PTCA 相比可获得较大的管腔，但近年药物洗脱支架的广泛应用，LCA 已很少单独用于开口病变的介入治疗。

（四）开口病变支架术的预后

开口病变的介入治疗应追求简中、快速、安全、有效，同时还要考虑治疗的费用/效益比，以改善患者，主要症状为目标，为不是去处理所有病变，追求影象的"美观"，以免得不偿失，给病人造成大的损火。目前一致认为：支架置入可有效地支撑弹性较强的开口病变，即刻结果和长期随访结果较单纯球囊扩张和旋切、旋磨等好，合理的应用切割球囊、旋切、旋磨等技术，并在此基础上置入支架，尤其是药物洗脱支架，可以很大程度上改善手术预后，但尚大规模随机对照试验进一步验证。支架放置的操作成功率达 97% 以上，同他部位病变一样，开口病变裸金属支架置入的术后再狭窄率较高，初步的试验显示，雷帕霉素洗脱支架明显降低再狭窄率及靶病变血运重建率。

（王新刚）

第七节　成角病变的支架置入术

成角病变在临床中多见，但在实际工作中，对其难度及危险性的认识往往被初学者忽略，从而造成不必要的"损伤"。目前，随着科技的不断发展，越来越多新型的导丝、球囊、支架不断的问世，可以满足临床中的应用，在成角病变处理方面保证了手术的成功。

一、成身病变的定义

大多数研究者认为成角≥45°定义为成角病变。

轻度成角：< 30°

中度病变：45°～60°

重度成角：> 60°

严重成角：> 90°

成角病变 PCI 主要表现为内膜撕裂和血管急性闭塞，尤其是重度成角病变，发生原因主要是球囊或支架扩张时使血管拉直造成球囊或支架近端内膜撕裂。成角病变支架置入后多见的并发症是病变近、远端内膜撕裂、血管痉挛、成角病变斑块未被完个覆盖而突入管腔。

Tan 等对成角病变患者做介入治疗研究显示：对于成角病变 PTCA 及支架置入的成功率 85% 以上，成角越大，其并发症发生率越高。目前对于成角病变的介入治疗，其中旋磨、旋切技术的应用效果。

二、成角病变的器械选择及操作技巧

成角病变介入治疗的关键是选择介适的手术器械，器械超支持力是支架置入成功的主要因素。

（一）导引导管的选择

选择最好的同轴性和最大支持性，比如 XB、KBU、AMPLATZE 系列。在实际应用中最好选用 6FJL 短头以便于使用深插技术，减少主干损伤风险，便于支架输送。

（二）导引导丝的选择

柔软导丝易通过成角病变远端，但推送支架困难，比如 Choice RFloopy、StaBlizer Supersoft 等利用导引导管的主动支持将支架顺利送至病变远端。超支持力导丝便于支架传送，但不易通过血管远端，而且可能出现狭窄的假象，需置入支架后将导丝撤至近端，通过造影协助判断狭窄的假象，比如 Wizdom-ST、ACSHiTorque Floppy、ATW、BHW 等。因此在临床工作中府根据情况选择合适的导丝。

（三）球囊的选择

尖端柔软、循迹性好、推送杆支持力好、球囊中心杆同轴性好易通过病变，如 Sprinter，AquaT3、Maverick2 等。

SPRINTER，Extensor 球囊选择性的 Dura-Trac 涂层包裹，能提供耐久的光滑跟踪，易通过病变。CrossSail™ 球囊冠状动脉扩张导管涂有在湿化时可被激活的 HYDROCOAT 亲水图层，更适合通过曲折、弯曲的病变。PowerSail™柔软的锥形头端适合穿越曲折的病变，Aqua T3 球囊跟踪性的锥形头端 TaperedTip 的直径是目前市场上最小的。Trackflex 段具有柔软、易弯曲的远端推送杆，使其在成角血管中具有极佳的跟踪性。何在实践中为防止球囊移位，不太选择短球囊。扩张的压力也不宜过大。当导丝不能通过多个、连续成角时，可采用球囊跟随支持。对于球囊的选择，应避免应用尖断过长、过硬、低顺应性的高压球囊。

（四）支架的选择

支架长度的选择应尽量跨越成角段，以完全覆盖着病变减少成角病变两端血管内膜撕裂的危险（图 7-29）。选择支架时，应尽量选择相对长的支架（图 7-30），以便能跨越病变近、远端，达到完全覆盖病变的作用，减少并发症的发生。

对于成角病变，应用缠绕支架以及环状支架将会造成斑块从支架内脱垂，因此术后血管亚急性血栓、再狭窄率均会增加。正弦曲线型的管状支架的应用可以防止斑块的脱落现象，但通过病变的能力较差，如使用"S"形桥连支架，不仅通过成角病变能力强，而且防止斑块脱落。对成角病变推送球囊或支架受阻时，可再送一根导丝，增加对近端扭曲血管的支撑力，以易于支架平滑通过。当支架推送有阻力时，可使病人咳嗽、深吸气、拉直近端成角血管，增加腔内振动，易于推送支架。成角病变不推荐直接置入支架。

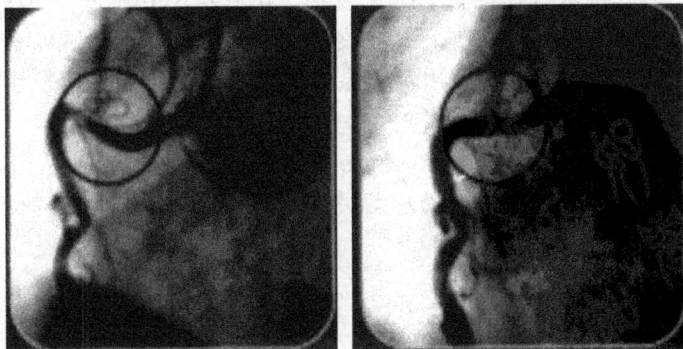

图 7-29　DRIVER 支架置入前后造影效果的对比

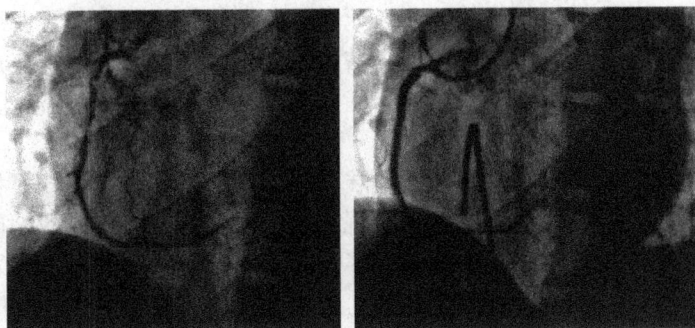

图 7-30　支架置入前后造影效果的比较

（王新刚）

第八节　严重钙化病变的支架置入术

1977 年，Gruentzig 首先将经皮冠状动脉成形术（percutaneous transluminal coronary angioplasty，PTCA）应用于临床，开创了介入心脏病学新纪元。30 年来，随着经验

的积累、器械的改进和技术的提高，经皮冠状动脉介入治疗（percutaneous coronary intervention，PCI）取得迅速发展，PCI 适应证不断扩大，并发症逐渐减少。

早在 1988 年，美国心脏病学院（ACC）/美国心脏学会（AHA）心血管诊断和治疗操作评估工作组发布的报告提出，中至重度钙化病变被认为是 PTCA 手术失败和血管急性闭塞的非常重要的危险因素。钙化病变的 PCI 难度以及对手术成功率和近远期疗效的影响问题越来越被众多心血管介入医生所重视。

多年来，为了克服 PTCA 不足又相继开发了球囊导管的替代和辅助忕器械，派生了一些新的介入诊疗技术，如冠状动脉内支架置入术（Stent）、定向斑块旋切术（directional coronary atherectomy，DCA）、斑块旋磨术（rotation alatherectomy，ROTA）、冠状动脉内旋切吸引术（transluminal extraction cathrtcr，TEC）、冠状动脉内准分子激光血管成形术（excimer laser coronary angioplasty，ELCA）、切割球囊等，这些新技术在拓宽冠心病介入治疗的适应证及处理 PTCA 的急性血管并发症中曾起过一定的积极作用，但其技术操作均较 PTCA 复杂，再狭窄率并不低于 PTCA，而且其自身缺陷又带来了各种各样新的问题，或被改善或被淘汰，冠状动脉内支架置入术脱颖而出。随着药物涂层支架的广泛应用，明显降低了即刻严重并发症及后期再狭窄的发生率。

在冠状动脉内超声（intravascular ultrasound imaging，IVUS）指导下对冠状动脉钙化病变的斑块旋磨与球囊扩张和（或）支架置入的联合治疗可明显降低手术并发证，改善介入的即刻效果。

一、钙化病变的病理学基础

冠状动脉粥样硬化足冠心病的基本病变，随着其演变进展，引起心脏解剖与功能的改变。冠状动脉钙化是指在冠状动脉粥样硬化斑块中的钙盐沉着，其形成机制较为复杂。首先，钙化的发生与细胞的变性坏死有关，组织和细胞内的蛋白质变性后暴露出反应基因，后者与细胞分解时释放的磷酸盐结合，磷酸盐再与钙结合形成磷酸钙沉着于粥样斑块内。其次，钙盐的沉积亦与脂质有关，类脂质中磷酸酰丝氨酸对钙的亲合性强，引起钙盐的沉积。

冠状动脉钙化足冠状动脉粥样硬化发展到一定阶段的结果。随着冠状动脉内膜脂质沉积、纤维斑块及复合斑块形成，钙盐沉积使斑块变硬、变脆，容易破裂，从而导致局部出血及血栓形成，使斑块扩大。许多研究表明，冠状动脉钙化多发生于复合斑块期，是动脉粥样硬化的晚期表现。但因为此时粥样斑块可能尚未导致明显的管腔狭窄（狭窄≤50%），所以，相对于已引起明显临床症状的病灶而言，冠状动脉钙化可称为冠状动脉病变的早期表现。

冠状动脉钙化与冠状动脉粥样硬化行着密切联系，是冠状动脉粥样硬化的标志。但两者的病变过程截然不同。Clair 等观察到，在动脉粥样硬化病变退化过程中的动脉壁上显示有钙化成分的增加。Young 等对比观察了冠状动脉粥样硬化钙化，发现电多的钙化发生于左前降支的近段部分，远段部分相对较少见，这与动脉粥样硬化病变的分布情况显然不同。

少量钙化常发生在邻近内弹力板的纤维斑块内，不伴内膜坏死，冠状动脉狭窄程度很轻；大量钙化灶则见于坏死的内膜内，内弹力板大量消失，这类病变常见明显的冠状动脉狭窄。

冠状动脉钙化与冠状动脉狭窄的关系：大量研究证明冠状动脉钙化与冠状动脉狭窄间有着直接的关系。冠状动脉钙化的记分与冠状动脉狭窄的程度正相关。冠状动脉钙化预测冠状动脉狭窄有着较高的敏感性及特异性。也有研究结果认为，血管钙化作为动脉粥样硬化的标志并非总是意味若所示的冠状动脉显著狭窄。有意义的是，与造影的对照研究表明，EBCT 检出冠状动脉钙化是唯一能够发现尚未引起梗阻的业临床冠状动脉粥样硬化的无创性检查方法。总之，冠状动脉钙化的程度及范围与冠状动脉粥样硬化存在的范围和程度成正相关，钙化计分越高则冠状动脉粥样硬化的发病率越高。冠状动脉钙化病变的检出对具体病例应具体分析，包括病人的临床症状、心电图、冠心病危险因素、年龄及性别等。

二、钙化病变的影像学评价

（一）胸部平片

X 线平片不易检出冠状动脉钙化，准确性较低，仅为 42%，仅在高密度及广泛冠状动脉钙化时示。由于设备、解剖位置的重叠以及心脏瓣膜、锥体钙化的影响，其敏感性低。

（二）X 线透视

X 线影像增强透视，由于其有较高密度分辨力，被广泛应用于临床检出冠状动脉钙化。其检出造成 50% 狭窄的冠状动脉钙化的敏感性是 40% ～ 70%，特异性为 52% ～ 95%。Loecker 对 613 例无症状的年轻男性 [平均年龄（40±5）岁] 进行透视检出的冠状动脉钙化与冠状动脉造影对照，发现对于严重冠状动脉病变的敏感性为 66%，特异性为 78%，阳性预测值为 38%，阴性预测值为 92%。透视检出的冠状动脉钙化有助于缺血性与非缺血性心脏病的鉴别，但对于老年人，其重要性减低。观察体位的多少，设备条件，病人体型，解剖结构的重叠等因素的影响，且长时间透视 X 线剂量较大，因此，透视不能作为临床检出冠状动脉钙化的常规方法。

（三）超声心动图

经胸超声心动图或经食管超声心动图对于冠状动脉钙化的检查价值不大。

（四）螺旋 CT

CT 具有较高密度分辨率，是检出组织钙化的有效手段。因此有作者也用常规 CT 检查冠状动脉钙化。Timins 等报告常规 CT 检出导致显著冠状动脉狭窄的钙化病变敏感性为 16% ～ 78%，特异性为 78% ～ 100%，阳性预测值为 83% ～ 100%，常规 CT 对钙化病变的显示与冠状动脉造影对比相关性差。螺旋 CT 的扫描速度有所提高，有人尝试将其用于冠状动脉钙化，但其扫描速度不足以消除心脏移动伪影，对于主动脉窦部及瓣膜的钙化与冠状动脉钙化的鉴别认识难题，对于少量钙化难以发现，且亦不能作精确的定量分析，因此不能作为常规在临床应用。

（五）电子束 CT（electron beam computed tomography，EBCT）检查

EBCT 的扫描速度达毫秒级，较常规 CT 大为提高，消除了心脏的运动伪影，易于检出冠状动脉钙化并可作精确的定量，是冠状动脉钙化检查的较佳方法。发现冠状动脉钙化即表明存冠状动脉粥样化存在（但并不一定等于有 50% 冠状动脉狭窄的冠心病存在），冠状动脉钙化记分诊断冠心病的敏感性、特异性与年龄组有关，40 岁以下敏感

性虽低，但是特异性达 100%。50 岁以上老年组敏感性虽高，似特异性低。对 50 岁年龄组以上的患者，如果未发现冠状动脉钙化存在，仅 5% 病例有冠心病的可能性。对于青年组（50 岁以下年龄组）少数病例，特别是有冠心病高危因素，已有临床疝状或异常心电图者，可以有无钙化性冠状动脉事件发生。冠状动脉明显狭窄甚至阻塞，EBCT 末见冠状动脉钙化，多见于年轻患者，冠状动脉疼挛或粥样硬化斑块破裂，引起血小板聚集，不完全血栓堵塞，使病变急剧增大，或血栓完全堵塞，因病变时间短而进展快，可无钙化。尽管 EBCT 检查冠状动脉钙化病变较敏感冠心病诊断及指导冠心病介入治疗却较少。

（六）多层螺旋 CT（multislice spiralcomputed tomography，MSCT）

一次扫描可同时获得多幅影像的高空间和时间分辨率的多排螺旋 CT 问世，通过与回顾性心电门控技术的结合，加之多种图像处理的功能，在诊断冠状动脉狭窄病变，用于冠状动脉狭窄的定量评价和介入治疗的筛选很重要。检测冠状动脉钙化和斑块等方面具有较高的应用价值，为冠状动脉疾病的诊断开辟了一条新的检查途径，成为临床选择性冠状动脉疾病的筛杳、诊断中要影像检查方法之一。MSCT 可以显示冠状动脉主干及其主要分支血管近段的粥样硬化斑块，并且根据斑块的密度可大致判断斑块的类型，如软斑块、中间斑块和硬斑块，能可靠地鉴别富含脂质的斑块均这穴纤维的斑块，对斑块稳定性的评价有一定帮助。MSCT 有可能检出有破裂倾向的软斑块，以便及早给予治疗，预防急性冠状动脉事件的发生。尽管 MSCT 对冠状动脉斑块的脂核和钙化病变的显示较好，但对斑块组织结构的细微观察如纤维帽厚度等的评价仍有限度。

（七）冠状动脉造影术

是常规诊断冠状动脉疾病的主要方法和金标准，在临床上广泛应用。病理研究表明冠状动脉造影所提示的影像巧病理解剖结果有很大差异，其原因之一是冠状动脉造影仅能提供被造影剂充盈的管腔，而不能显示管壁的病变，其二是冠状粥样硬化常是偏心性或不规则性斑块，其三冠状动脉在粥样斑块形成时通常发生代偿性扩大。在这些情况下冠状动脉造影不能完全正确诊断病变的存在及其导致的狭窄程度，不能提供病变的详细形态学特征及斑块的主要成分的区别。

（八）IVUS

是应用于临床诊断血管病变的一种新的诊断手段，可显示冠状动脉管腔的断而图像，不仅可显示管壁增睁的状况，尚可提供管腔的结构特征，具有直观、准确等优点，被认为是诊断冠心病新的"金标准"。由于钙质对超声有强烈的反射，超声不能穿透钙质，所形成的声影掩盖其后方的组织结构，因此钙化斑块在 IVUS 中表现为比血管壁外膜回声强并且后方有清楚的声影，即钙化灶表现为有声影的强回声，而无钙化的纤维斑块表现为无声影的强回声。根据钙化在 IVUS 图像上的分布范围，可将钙化程度分成 0～Ⅳ度。0 度：无钙化；Ⅰ度钙化：在 90° 弧度范围内；Ⅱ度钙化：91°～180° 弧度范围内；Ⅲ度钙化：在 181°～270° 弧度范围内；Ⅳ度钙化：271°～360° 弧度范围内。

IVUS 能明确病变形态、斑块的组成特征、狭窄程度以及对功能的影响，而这些信息对决定治疗方案非常亟要。比如定向旋切选择偏心狭窄并且是非钙化的斑块治疗效果较好，而 ROTA 则对钙化斑块效果更好。严重钙化的斑块最好不用球囊扩张术，因可发生大而深的夹层形成，后者常引起血管闭塞导致急性心肌缺血甚至心肌梗死。即选择合适的技术治疗特定的病变，以期达到更好的效果，尽量减少合并症。

尽管用于冠状动脉钙化病变程度和分类的诊断和评价方法较多，尤其是无创性MSCT 在临床也逐步广泛疾用，但目前冠状动脉介入诊治中有关钙化病变的程度和概念主赞取决于冠状动脉造影和 IVUS 评价。在冠状动脉病变中造影发现 15% 病变有不同程度的钙化，IVUS 检奄发现的阳性率达 85%。IVUS 较冠状动脉造影评价钙化程度和部位更准确，有更好的特异性和敏感性。两者对照评价见表 7-1。

表 7-1　冠状动脉造影检测钙化病变的敏感性

	IVUS 检查	造影的敏感性（%）
钙化弧度（度）	< 90	25
	91 ~ 180	50
	181 ~ 270	60
	271 ~ 360	85
钙化长度（mm）	≤ 5	42
	6 ~ 10	63
	≥ 11	61
钙化位置	浅表	60
深层	54	
	混合	24

三、钙化病变与临床预后

临床研究表明，冠状动脉粥样硬化的进展对将来的冠心病事件发生是一个强力的独立预测因子。Margolis 等研究了 800 例心绞痛病人，观察发现，传统 X 线检查显示钙化且有症状的患者，其 5 年生存率为 58%，而尤钙化者的 5 年生存率为 87%。因此，冠状动脉钙化的预后意义似乎是独立于年龄、性别和冠状动脉造影病变血管的。另外，冠状动脉钙化也独立于运动试验和左室射血分数。Detmno 等的研究也指示，传统 X 线检查显示的冠状动脉钙化有助于识别 1 年期间无症状高危患者心脏事件的风险增加。Naito 等对 241 例老年患者随访 4 年，发现有冠状动脉钙化的 82 例中其 4.9% 发生心肌梗死，而在 159 例无冠状动脉钙化患者中无一例发生心肌梗死，但是这两组的总死亡率无显著差异。Wittemam 等应用 EBCT 对 2013 例男女性的钙化记分进行了评价，平均年龄 71 岁，其中 229 例有 M1 病史，冠状动脉钙化量与 MI 之间存在一种明显并且早分级性的相关关系，且这种关系在高龄病人中仍然存在。

动脉粥样硬化的钙沉积与疾病严重性和不良预后明确相关，因此认为冠状动脉钙化属于"不良"现象。而有些临床和生物力学研究显示，钙沉积趋于去减低斑块破裂的脆弱性，因此认为冠状动脉钙化似乎属于一种"良好"的标志。客观的评价认为，冠状动脉钙化同时具有两方面的作用，钙沉积指示了动脉粥样硬化病变的存在，一般来说，钙沉积越严重，动脉粥样硬化病变范围也越广。然而，一组动脉粥样硬化病变，特别是不稳定型病变可能是无钙化性的，易于造成冠心病事件，而稳定型病变则更可能常为钙化性的。认为冠状动脉钙化属于"不良"现象，是因为钙化斑块的数量大约反映了在冠状动脉分支中动脉粥样硬化区域的总和。然而，决定冠状动脉预后的因素不仅仅是动脉粥样硬化数量，而且也与每一斑块易于破裂的可能性等有关。

四、钙化病变的分类

内脱面钙化：即表浅钙化，严重者可能影响球囊、支架的充分扩张，一般谣要旋磨。

外膜或斑块基底部钙化：即深部钙化（位于或接近中膜－外膜交界），虽然造影显示钙化明显，通常不影响 PTCA 或支架置入，一般不需要旋磨。

在冠心病钙化病变 PCI 中，CAG 对轻中度钙化病变诊断敏感性低，何对重度钙化病变检出率与 IVUS 相似，目前仍是钙化病变最主要的评估手段。CAG 可发现钙化灶的存在，然后最好应用 IVUS 检查评价钙化灶的深度和范围，见图 7-31。

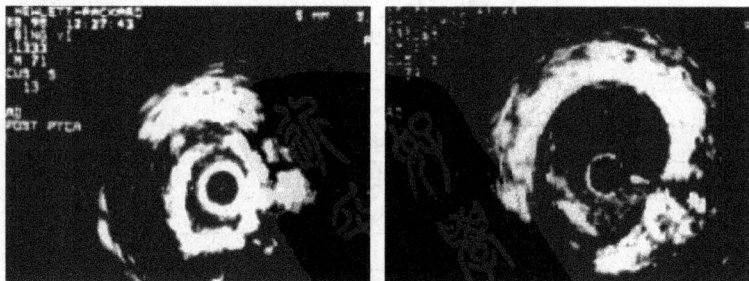

图 7-31　IVUS 诊断冠状动脉钙化病变

左图示表浅性钙化，周径大于 270°；右图示深部钙化，周经小于 90°

五、钙化病变的介入诊断与治疗难点

1. 单纯 CAG 评价钙化病变程度和范围欠准确，如不正确指导治疗，将直接造成手术失败；IVUS 能更加精确判断钙化病变，但国内较多的导管室尚无 IVUS 设备，或不能术中常规进行 IVUS 检查。

2. 钙化病变的 PTCA，单纯 PTCA 成功率低，夹层率高，急性血管闭塞率高／高压扩张易出现球囊破裂。

3. 钙化病变的支架置入，如未预扩张或扩张不充分，支架通过病变困难，易造成支架脱载的风险；严取钙化病变，常常尚压力（＞ 20atm）扩张，仍可能不会达到满意支架释放，增加内膜夹层撕裂、血管破裂、心脏压塞及亚急性血栓发生率。

4. 旋磨术适用内膜弥漫钙化病变，利于置入支架的充分扩张，但长病变可能发生无复流和再狭窄的风险较高。

5. 斑块切除术（DCA、TEC、ELCA）等对中、重度钙化病变帮助较小。

六、热化病变介入治疗的临床评价

钙化病变在临床上较为常见，且手术难度大，再狭窄率高。因此钙化病变的临床评价优为重要。

Boulmier 等评价了长病变 PTCA 后支架置入的疗效，多中心入选 128 名患者，病变平均长度为（20.7±5.4）mm，平均支架长度（21.4±3.8）mm，采用多变量分析结果显示，钙化病变与直接支架术失败关系密切。在另外一大型多中心研究中，入选病人共 1000 处病变，其结果也证实钙化与 PCI 早期成功率降低相关。Hoffmann 等对 306 例冠状动脉（管径＞ 3mm）的钙化病变进行斑块旋磨术、支架置入术或两术并用，结果示支架置入术前先行斑块旋磨术处理可获得最好的即时造影结果和更满意的晚期临床疗效。

（一）单纯球诞扩张术（PTCA）

成功率很低（74%），夹层率高，急性血管闭塞率高，IVUS 研究显示，钙化病变对 PTCA 过程中夹层的产生有直接作用，血管夹层坂常发生在钙化和北钙化病变的交界处，可能与球囊高压扩张产生不相宜的剪切力有关。但多数钙化病变 < 10atm 即可充分扩张；轻中度的钙化病变球囊高压扩张可将斑块撕裂开，中度的钙化病变在行介入治疗时容易出现球囊扩张不开、急性闭塞以及其他的一些严重并发症。有 3% ～ 5%的极严重钙化病变即使球囊加压到 20atm 也不能将球囊完全扩张，很有可能会出现血管弹性回缩引起 PTCA 后存在明显的残余狭窄或严重者甚至球囊破裂。

（二）球囊及支架术

在球囊预扩张基础上，行支架置入术可改善钙化病变球囊扩张的后果，提高成功率；但严重钙化病变，单凭高压力置入支架，并发症高，再狭窄率高；有研究表明严兎的钙化病变时增加支架不完全扩张和再狭窄的风险。如果病变不能用球囊完全扩张，那么支架置入应视为禁忌证。极严重的钙化斑块应先用旋磨祛除坚硬的钙化斑块后再行球囊扩张或支架置入。

（三）ROTA

是目前处理严重钙化病变的独特而有效的方法，是重度钙化病变首选的介入治疗手段。研究表明，旋磨治疗钙化病变的成功率较高达达 90% 以上，与非钙化病变相比。钙化病变旋磨后管腔较大，与非钙化区相比，钙化区分离夹层较少，且更具向心性，同时增加病变的顺应性和对 PTCA 的反成性。在钙化病变斑块旋磨后再行球囊扩张和（或）支架可明显改善钙化病变介入治疗即刻和远期效果。在一项旋磨术加支架术（Rotastem）的 IVUS 研究中显示，Rotastent 能达到更大管腔和更小残余狭窄。ROTA 存在 > 5% 的并发症率，如急性血管闭塞、无血流或慢血流现象等，且并不改善再狭窄率。

（四）准分子激光血管成形术

ELCA 治疗与旋磨术治疗相似，对球囊不能扩张的钙化病变效米较好，但其治疗机制与斑块旋磨不同，KLCA 并不消浊钙化斑块，只能增加钙化病变的顺应性，在其后的球囊扩张时在钙化病变内产生撕裂，从而使管腔增大，Bin 等报告 170 个钙化病变使用 ELCA 治疗，成功率为 83%，比非钙化病变稍低，从较细的纤维和较高的频率开始时能取得更好的效果。但 ELCA 术后血管再狭窄率为 40% ～ 50%，其再狭窄的发生与钙化病变本身关系不大。

（五）定向冠状动脉斑块旋切术

DCA 切除钙化病变的作用有限，而中等或严重钙化病变应避免使用此方法，IVUS研究显示 DCA 仅切除的是非钙化部分的斑块，而对钙化部分的斑块作用不大，病变钙化和 DCA 切除斑块尤效相关。现在 DCA 几乎不应用于临床。

（六）切割球囊

切割球囊是利用球囊上的 3 ～ 4 个刀片在球囊扩张时切割血管内膜钙化组织。适合轻度钙化，普通球囊不能扩张的病变，对高度狭窄的中、重度钙化病变，不宜使用切割球囊。

（七）TEC

不适用于钙化病变。

（八）不能充分扩张的钙化病变处理

旋磨、激光成形术可改善病变顺应性，用切割球囊、旋磨或"双导丝力最聚集型"解除张力，祛除斑块，增加管腔，便于支架置入。

七、钙化病变的介入手术器械选择和介入治疗操作要点

（一）介入手术器械选择

由于钙化病变坚硬不宜完全扩张，有时弹性回缩较明显，因此对预扩张的球囊和置入支架要求比较高。

1. 导引导管　与其他复杂病变一样，选择提供良好支持力的导引导管是严重钙化病变的 PCI 成功关键。一般选用 7F 或 6F 导引导管，对中、重度钙化病变估计旋磨治疗尤其是旋磨头直径大于 1.75～2.0mm 者，应选用 8F 导引导管，以免需要进行旋磨时再次更换导引导管。

2. 导引导丝　大多数钙化病变适合应用 BMW 导引导丝，其前端柔软、扭力好、可控性好、有一定支撑力。如钙化病变狭窄严重，可选择远端亲水涂层导丝，通过病变能力较好、支撑力更好，可帮助球囊和支架顺利通过病变。如进行旋磨术，则需用旋磨专用导丝。

3. 球囊导管　最好选用外径小、推送杆推力好，比血管直径小 0.5mm 以上的半顺应性、耐高压球囊。球囊不能通过钙化病变时，同时无法使用旋磨技术时，尽可能短的切割球囊可能是另一选择，适用于轻度钙化或斑块内有纤维环状组织的病变。

4. 支架　一般认为环状或缠绕支架柔韧性好，易通过扭曲病变，但其结构松散，在通过钙化和成角病变时，易与斑块相刮，更不容易通过，选择有适当连接桥的支架更有利于通过病变；早期管状支架较硬，目前改良的管状支架柔韧性明显改善，闭环、支撑力好、金属覆盖率好的支架可保证支架史理想的扩张，血栓率低、再狭窄率可能也低。对长病变优先选择点状支架（短、柔软、网管支架），开口病变选择支撑力强的支架。

5. 旋磨头　主要依据钙化病变的血管直径，由小到大更换，最大旋磨头应选用直径不大于血管直径的 75%；但目前多选用 1.5mm 旋磨头旋磨。

（二）介入治疗操作要点

钙化病变的介入操作与一般病变基本相同，但对于中、重度的钙化病变，介入器材能否顺利通过、球囊或支架能否充分扩张无疑是一个重要问题。需注意以下几点：

1. IVUS 是评价钙化病变的金标准，对严重钙化病变应先行斑块旋磨术，然后再行球囊扩张或置入支架，可减少缺血并发症及改善远期效果。

2. 钙化病变时单纯球囊扩张容易出现夹层，支架置入是最常用而有效的介入治疗方法。而支架常常不能直接通过钙化病变或支架不能充分扩张，球囊预扩张是非常有必要的。

3. 钙化病变砳充分扩张，扩张压力通常在 8atn 以上，逐渐增加压力，直至球囊切迹消失。如果球囊不能充分扩张时，可以尝试换用 ≥ 20atm 的高压球囊。严重钙化时应选用旋磨术祛除内膜的钙化层。如不能旋磨，可改行 CABG，不易强行扩张。

4. 支架置入时，为保证支架与钙化斑块的良好帖附，常需要较高压力释放支架，建议选择略小于血管直径的支架并以高压力释放，常需 14 个 atm 以上，但为避免支架远端血管内膜撕裂，应先以支架释放压力（8 ～ 10atm）释放支架，再将球囊远端退入至支架内以 14atm 以上充分扩张支架。对于逐渐变细或闭塞的长病变，根据病变特点一般有两种方式选择，其一是使用长支架，由于近段血管直径较大，用较高的压力扩张支架近段，使支架治疗的动脉较好匹配；或是使用多个短的不同直径支架，与需治疗的病变各节段更完全匹配，然而后者费用较高同时伴有无支架间隙或支架重叠问题。

5. 旋磨技巧，从 1.5mm 的磨头开始用，逐渐增加磨头的直径。前进时压力要小，每次工作时间以 45 秒为宜。当磨头与动脉的直径比接近 0.8 而且残余狭窄 ≤ 20% 时，则加用球囊扩张。磨头前进与后退的速度差不能超过 10%，否则容易造成远端栓塞。

6. 严重弥漫性钙化病变，当深插导引导管、超支持力导丝、球囊预扩张及旋磨后，支架仍不能通过钙化病变：首选较大旋磨头再次旋磨，小于血管直径 0.5mm 球囊扩张，并平行植入另一或两根超支持力导丝辅助支架置入。

7. 如果钙化病变不能用球囊完全扩张，置入支架后时引起支架伸展不全，增加支架内血栓形成和再狭窄的危险，是支架置入的禁忌证。

8. 对明显钙化病变不主张直接支架置入术。

9. 支架释放时，高压仍不能充分扩张支架，建议放弃并加强抗凝，防止亚急性血栓形成。

八、热化病变的介入治疗策略

轻度钙化病变一般不做 IVUS 检查，进行常规冠状动脉介入治疗，中、重度钙化病变使用 IVUS，以指导介入器械的选择。如导管室无 IVUS，建议使用斑块旋磨加 PTCA 和（或）支架。基本治疗策略选择参见图 7-32。

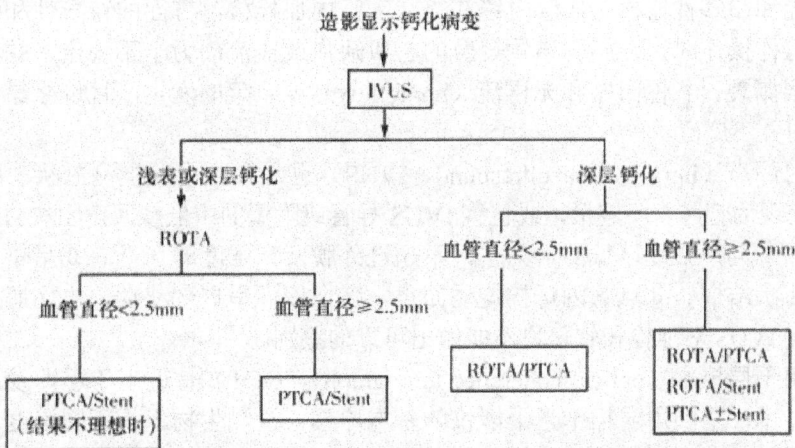

图 7-32 钙化病变的治疗策略（有 IVUS 的情况下）
ROTA：旋磨术；PTCA：球囊扩张术；Stent：支架置入术

（王新刚）

第九节　血栓性病变的支架置入术

一、冠状动脉内血栓性病变的检测

冠状动脉血管在各种危险因素作用下，血管内皮细胞功能损伤，血液中脂类物质沉积在内皮细胞下，最终形成动脉粥样硬化斑块，粥样斑块对血流动力学等方面造成影响，受血液的剪切力、体内的神经体液调节等作用，斑块由稳定转为不稳定，发生破裂，继发形成血栓，导致冠状动脉管腔急剧狭窄或闭塞。

早在 20 世纪初已经提出，在粥样斑块基础上的血栓形成是导致急性心肌梗死（acute myocardial infarction，AMI）的主要原因。但在 20 世纪 70 年代，冠状动脉血栓形成被认为是继发事件，而非心肌梗死的启动因素，20 世纪 70 年代后期及 80 年代早期，来源于血管造影术、外科探查、血管镜、生化标记物以及尸体解剖的大量数据表明，冠状动脉血栓形成是引发急性冠状动脉综合往（aoute coronary syndrome，ACS）包括不稳定型心绞痛（unstable angina pectoris，UAP），AMI 及猝死的直接原因。

冠状动脉血栓形成大都发生在有粥样硬化的病变（灶）处，特别是在已引起血流动力学改变的狭窄部位。病理学资料显示，UAP 的斑块大部分为纤维组织的细胞成分，含粥样物质较少，严重狭窄的冠状动脉内常有多孔通道形成，伴或不伴有小的非闭塞性血栓，其血栓成分主要由血小板构成（白色血栓 AMI 的斑块大部分为纤维组织的非细胞成分，含粥样物质多，常形成闭塞性血栓，其血栓主要成分是纤维素和红细胞（红色血栓

冠状动脉内血栓的检测方法，目前最直接的是冠状动脉血管内镜（coronory angioscopy，CA），冠状动脉血管内镜具有清晰度高、色彩鲜明等特点，而且通过肉眼可进行活体组织的病理诊断。根据血栓的颜色，可分为以红色为主体的红色血栓，红白相间的混合性血栓，以及以白色为主体的白色血栓和粉红色血栓，前两者为新鲜血栓形成，后两者为陈旧性血栓形成；根据其是否向血管腔内突出及其程度，又可分非闭塞性血栓和闭塞性血栓。血管内镜在冠状动脉内血栓检测方面的特异性和敏感性是最高的，但作操作时，可能会导致短暂的心肌缺血或血流动力学不稳定，并可能导冠状动脉夹层撕裂、急性闭寒和无再流（no-reflow）现象等的发生，且价格昂贵，故目前临床应用并不广泛。

血管内超声（intravascular ultrasound，IVUS）也是较常用的检测冠状动脉内血栓的方法，表现为管腔内不定形，或包绕 IVUS 导管或附壁的中低度回声团块。新鲜血栓回声特点：①问声强度以低回声为主，不超过外膜回声强度的一半；②呈略松散的棉絮状、层片状结构；③点状闪烁样均质回声，随血流而呈局部移动，机化血栓的回声略增强。但 IVUS 对血栓和软斑块不能做出可靠的鉴别。

光学相干层技术（optical coherence tomography，OCT）是近十年迅速发展起来的一种成像技术，它利用弱相干光干涉仪的基本原理，检测生物组织不同深度层面对入入射弱相干光的背向反射或几次散射信号，通过扫描得到生物组织二维或三维结构图像。它将新发展的光学技术与超灵敏探测合为一体，加上现代计算机图像处理，足一种新的高分辨率断时成像校式，与血管内超声对比，影像更为清晰，目前已经进入临床应用阶段。

　　临床上目前仍是以冠状动脉造影（coronary arteriongraphy，CAG）作为诊断冠状动脉内血栓的主要手段。血栓的冠状动脉造影（图7-33A～E）显示分网大类：一类是虽有血栓但血管还是通的，可在多个投射角度显示冠状动脉腔内有球形或不规则充盈缺损；另一类血栓很大以致完全阻塞了血管，则时看见圆拱状造影剂边缘，并且有造影剂滞留（似经几个心周期后可消失）。冠状动脉造影检测冠状动脉内血栓的特异性高，达100%，但敏感性低，资料报道最低仅为19%，而且冠状动脉造影对夹层撕裂或斑块所致的充盈缺损，或图像模糊发白血栓所致的充盈缺损很难做出肯定的区别。

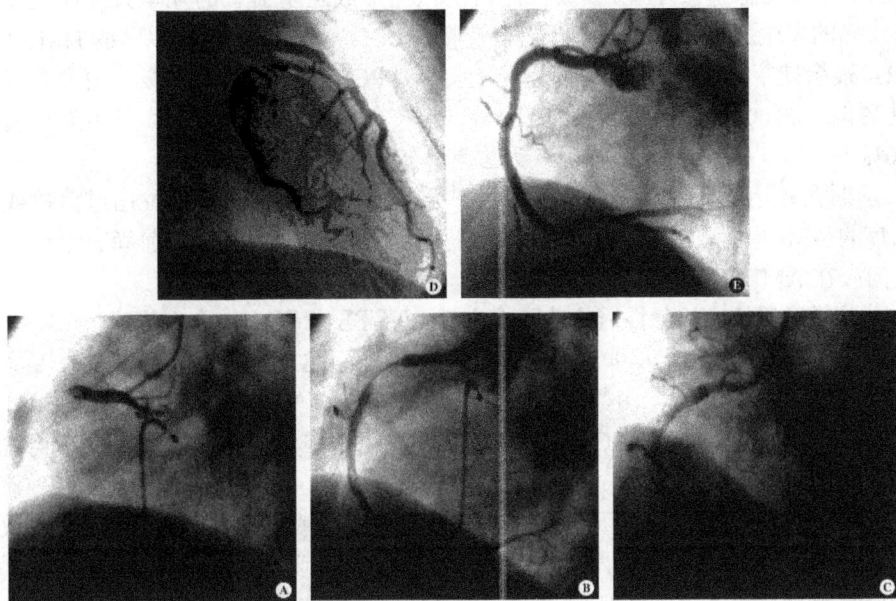

图7-33　血栓的冠状动脉造影
A. 右冠近端闭塞性血栓；B. 右冠非闭塞性血栓；C. 大量血栓负荷；D. 前降支狭窄血栓；
E. 右冠远端非闭塞性血栓

　　冠状动脉血栓临床上表现为急性冠状动脉综合征，据报道在UAP中血栓发生率为20%～60%，AMI则占85%～100%，冠状动脉内大量血栓常见于粗大的右冠状动脉和大隐静脉桥血管，随着冠心病介入治疗的大量开展，支架内血栓形成也越来越受到广泛关注。

二、急性冠状动脉综合征的介入治疗策略

　　急性冠状动脉综合征（ACS）是一组临床综合征，根据心电图表现分为ST段抬高型（STE-ACS）和非ST段抬高型（NSTE-ACS），两者有相似的病理生理改变，即冠状动脉粥样硬化斑块由稳定转为不稳定，继发破裂导致血栓形成，NSTE-ACS大部分为血栓不完全堵塞动脉或微栓塞，STE-ACS则为血栓完全堵塞动脉血管。

（一）ST段抬高的急性冠状动脉综合征（STE-ACS）的介入治疗

　　STE-ACS即ST段抬高的急性心肌梗死（ST-segment elevation myocardial infarction，STEMI），STEMI是血栓急性闭塞引起，及时打开闭塞的冠状动脉恢复血流可降低病死率，改善预后。

1. 直接 PCI　介入治疗的有效时间窗和溶栓治疗的有效时间窗是一致的。起病 3h 以内，药物溶栓与急诊经皮冠状动脉介入两种策略效果相似；AMI 发病 3 ～ 12h 内打开梗死相关动脉（infarction related artery，IRA）可明显改善患者预后；发病在 12 ～ 24h 内，若患者仍有胸痛症状或血流动力学不稳定，开通 IRA 利大于弊，发病 24h 后若患矜血流动力学已经稳定，此时介入治疗不仅无益，反而有害。

2. 补救性 PCI　对于溶栓治疗未通的患者及时行介入治疗称为补救性 PCI。对溶栓治疗后仍有明显胸痛，ST 段抬高无明显回落，发病时间仍在 12h 之内，应尽快行补救性 PCI。冠状动脉造影 TIMI 2 级血流再次血栓形成阻塞血管的几率大，而且发生梗死后心绞痛的发生率极尚，因此需即刻行补救性 PCI。当冠状动脉造影已达 TIM1 3 级，无论 IRA 残余狭窄程度如何，原则上不主张即刻 PCI。因为 TIMI 3 级血流血管残余狭窄为 90% 时，再次发生血栓闭塞的几率为 5% 左右，而此时介入治疗发生无再流的几率为 10% ～ 15%，故此时介入治疗（无远端保护装置）常得不偿失。

3. 延期介入治疗　对于未行介入治疗或溶栓治疗未再通者，以及错过溶栓或急诊介入治疗的 AMI 患者，延期介入治疗是否有利以及何时介入治疗目前尚有争议，目前普遍认为应在 AMI 发病一周后进行为妥。

（二）非 ST 段抬高的急性冠状动脉综合征（NSTE-ACS）的介入治疗

NSTE-ACS 包括 UAP 及非 ST 段抬高心肌梗死（NSTEMI），此类患者是否均行急诊介入治疗目前尚有争议，多数观点认为大部分病人可先行药物保守治疗，同时采取积极态度，进行危险分层，ACC/AHA2005 年 PCI 指南中建议早期介入治疗 I 类适应证包括以下高危因素的任何一条：①强化抗缺血治疗基础上仍有反复缺血发作；②肌钙蛋白水平升高；③新出现 ST 段压低；④充血性心衰症状或新出现 / 加重的二尖瓣反流；⑤左室收缩功能下降；⑥血流动力学不稳定；⑦持续性室速；⑧6 个月内曾行 PCI；⑨既往冠状动脉旁路移植术（CABG）。无上述高危因素的低危险绀的患者可先内科保守治疗，择期行介入治疗。

三、冠状动脉内血栓性病变的支架置入

目前认为，冠状动脉内血栓不是冠状动脉内支架置入术的反指征，甚至有许多的多中心随机试验肯定了冠状动脉内支架置入术对 AMI 和 UAP 患者的有效性。侃冠状动脉内支架置入术治疗冠状动脉内血栓性病变仍意味着较高的急性闭塞、远端栓寒和严重不良心脏事件的发生率，因此，在实际操作中须谨慎行事，严格选择病例。

（一）术前病变的判断及危险度评估

冠状动脉造影术盼，根据体表心电图来判断 IRA 的部位，并进行相应的准备工作。例如，左主干或前降支近段病变者，术前要准备好主动脉气囊反搏装置，以防术中发生急性泵功能衰竭；粗大的右冠状动脉近段病变，术中常有无复流现象、严重房室传导阻滞，应准备远端保护装置或血栓抽吸导管以及临时起搏器，并根据患者年龄、发病时间、心功能状态、有无合并性疾病进行综合危险度评估。

（二）围手术期用药

拟行紧急介入治疗的患者，术前即刻嚼服阿司匹林 300mg 和氯吡格雷 300mg，术中静脉注射肝素 8000 ～ 10000IU，术后口服阿司匹林 300mg/d（4 周后改为 100mg/d）和氯吡格雷 75mg/d（裸支架＞ 3 个月，药物洗脱支架 9 ～ 12 个月），必要时静脉应用

血小板脱糖蛋白（GP）Ⅱb/Ⅲa受体拮抗剂，术后皮下注射低分子肝素1周，同时根据患者情况，给予肾素血管紧张素转换酶抑制剂、β受体阻滞剂、硝酸酯类和他汀类降脂药等治疗。

（三）冠状动脉造影

采用股动脉或桡动脉入路，按常规技术完成冠状动脉造影，先行非IRA造影，用尽量少的体位，造影剂尽量少用，应采用"bolus"注射造影剂，而不是持续、均匀、缓慢注射。

造影后应认真阅读冠状动脉造影片，首先应判定罪犯血管或罪犯病变，充分了解病变的部位、病变特征、狭窄程度、血管直径、TIMI血流、侧支循环、循环优势、血栓负荷的轻重等，对多支病变者要正确判定罪犯血管，选择能充分显示完全闭塞病变特征以及能指导操作的投照体位，制定手术方案。

血流动力学障碍或心源性休克时冠状动脉造影和介入治疗应在IABP保护下进行。

（四）冠状动脉内血栓性病变的处理策略

当冠状动脉造影血流已达TIMI 3级，但有大量血栓负荷时，首选保守治疗，无论IRA残余狭窄程度如何，原则上不主张即刻PCI，除非病人仍有胸痛、血流动力学不稳定或处于心源性休克前状态。应加强抗凝、抗血小板治疗（阿司匹林、氯吡格雷、肝素、GPⅡb/Ⅲa受体拮抗剂）后行择期PCI。

也有学者认为，如果显示IRA累及重要供血部位（如左主干、前降支口部、巨大右冠状动脉近端），尤其是这些部位的血管残余狭窄大于85%，病变局部发生再梗死的风险高时，即使血流达到3级也可考虑行PCI，以避免发生再梗死导致急性左心衰、心源性休克、严重心律失常、猝死等恶性心脏事件，但目前缺乏有力的循证医学证据。

TIMI 2级以下血流再次血栓形成阻塞血管的几率大，而且发生梗死后心绞痛的发生率极高，因此需即刻行PCI。

必须强调只对IRA进行PCI，禁忌同时对非IRA进行干预。

（五）冠状动脉内血栓性病变的器械选择

1. 指引导管　同常规PCI术，无特殊，可根据冠状动脉开口的解剖特点，选择同轴性、支持力较好的指引导管。

2. 导引钢丝　对于血栓病变，多数学者建议选用如BMW、Stablizer Supersoft等通用型导引导丝，导丝通过病变时动作宜轻柔。这类导丝的尖端比较柔软，选用原因：一是引起急性闭塞的血栓较软，容易通过；二是避免导丝误入不稳定的粥样斑块内造成斑块破裂，血管闭塞导致导丝无法通过，或进入内膜下形成假腔。应避免使用PT系列导丝、Whisper、Cross-NT等超滑导丝，因使用超滑导丝容易误入不稳定的粥样斑块内造成夹层的形成，导致手术失败。

完全闭塞病变可先尝试软导丝，如软导丝不能通过，再换用中等硬度或更硬的导丝。导丝通过闭塞处时，需从不同角度观察以确保导丝位于血管真腔内。

对于完全闭塞性病变，笔者体会软导丝通过病变较费时，也常直接选用中等硬度导纹，常用PTGraphixIntermediate导丝，感觉比较容易通过闭塞段，可减少手术时间及X线曝光时间，亦未明显增加夹层发生。

3. 球囊导管　血栓性病变通常较软，常规球囊均较易通过。

非闭塞病变如果血栓负荷不重，狭窄较轻者，尽量不用球囊预扩张，可直接支架置入（图 7-34A、B）。有资料显示，对于冠状动脉简单病变，直接支架置入能明显减少手术时间、X 线曝光时间和造影剂用量，成功率并不减低。直接支架术以支架直接覆盖病变，减少球囊扩张次数，减少扩张局部血管内膜的损伤，减少病变处急性血栓形成的机会，防止不稳定斑块处的血栓和脂质斑块对心肌微血管的栓塞，可以减少无再流（no-reflow）和慢血流（slowflow）的发生。

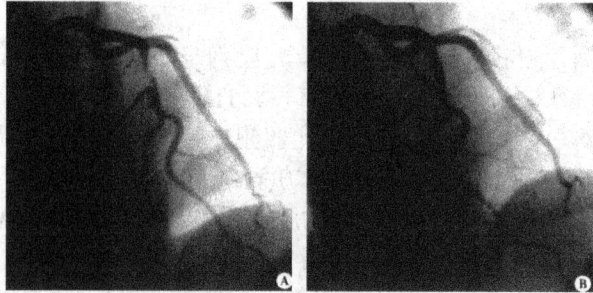

图 7-34　前降支病变支架置入前后
A. 前降支血栓病变；B. 直接泣接支架后 TIMI3 级

当狭窄较重必须球囊扩张时，球囊宜低压力扩张，球囊的长度也十分重要，由于病变的两端往往有血栓存在，足够长度的球囊不仅可以充分地扩张病变，而且可以对病变两端的血栓予以充分的压挤，预防末端闭塞。

对于分叉病变，特别是左前降支或左回旋支开口部的血栓性病变，须特别谨慎，球囊扩张后应先将球囊送至病变以远，造影观察效果，以免回撤球囊时将血栓带入另一支血管，引起严重心肌缺血和泵功能异常。

4. 远端保护 / 血栓抽吸装置　对于 ACS 常常伴发的急性血栓，急诊介入（包括 PTCA 和支架置入）可以迅速开通 IRA，但不能阻止新鲜血栓随血流行走，造成远端血管或微血管栓塞，这是形成 no-reflow 现象的重要机制。为了有效地解决这一难题，远端保护 / 血栓抽吸装置逐步应用于临床，其目的是在介入治疗过程中捕捉动脉粥样硬化斑块和血栓碎屑，防止血管远端栓塞，减少慢血流或无再流现象的发生，增加血栓性病变 PCI 的安全性，改善即刻和远期疗效。

远端保护装置是目标血管远端放置一个球囊或伞状物，以防止介入操作过程中小的血栓或斑块脱落至血管远端导致栓塞，血栓抽吸术是在 PTCA 的基础上，利用负压抽吸原理使血栓通过抽吸导管抽吸到血管外。

目前远端保护 / 血栓抽吸装以分为四大类：（1）Gimrdwire Plus 为代表的远端球囊阻塞 / 血栓抽吸装置；（2）Diver CE 为代表的单纯血栓抽吸导管；（3）X-Sizer 为代表的机械血栓抽吸装置；（4）Filterwire EX 为代表的远端滤过血栓抽吸装置。各种装置原理不同，主要应用于 PCI 术中发现冠状动脉中大量血栓病变的情况，以减少术中血栓负荷，减少 no-reflow 现象的发生，目前临床上常用前两种。

山于左前降支的解剖特点，Gimrdwire Plus 装置并不适合应用于左前降支病变，该装置的阻塞球囊需要阻塞远端血管，可能延长心肌缺血的时间，并且该装置操作相对复杂；单纯血栓抽吸导管（Diver CE）装置简单，可以不阻断远端血管血流，可有效改善心肌血流，操作方便，容易掌握，推广较易。

对富含血栓的冠状动脉行介入操作必然会增加远端栓塞的可能性，因此，从广义上讲，所有冠状动脉血栓性病变均应使用远端保护／血栓抽吸装置。有经验表明，在部分冠状动脉血栓患者 PCI 时，可用单纯抽吸代替球囊预扩张，血栓移除后直接支架置入，减轻冠状动脉血栓负荷，预防慢血流或无再流，临床即刻效果好，可能是一种较好的选择。

但应到指出，现有国外大部分临床研究均提示上述装置对病人的长期随访结果是中性的，目前尚缺乏大规投的临床循证医学依据。

5. 支架的选择　支架曾经被认为是治疗 AMI 的禁忌证，随着支架术抗凝方案的改进，支架引起的急性或亚急性血栓已经明显减少，与单纯球囊扩张相比，更易出现 TIMI 3 级血流，死亡率、再梗死及再次血运重建率低。但冠状动脉内支架置入术治疗冠状动脉内血栓性病变仍意味着较高的急外：闭塞、远端栓塞和严重不良心脏事件的发生率。支架置入应注意以下几点：

（1）IRA 存在大量血栓，经血栓抽吸或溶栓、抗栓、抗凝后血流改善，若没有明显狭窄则不置入支架。

（2）尽量直接支架置入，可以减少无再流和慢血流的发生。

（3）对狭窄或钙化严重的病变建议先球囊扩张，以利于支架通过，支架置入的直径与参考血管直径比为 1:1，支架选择应尽完全覆盖病变（normal to normal 原则）及残存血栓，释放压力不要过大，有研究报道，置入支架时球囊高压扩张，与无再流、慢血流明显相关，高压扩张患者发生无、慢血流的危险性显著增高。

（4）在富含血栓的病变置入药物洗脱支架（drngeluting stent，DES）是否会增加支架血栓事件，这一问题目前仍备争议，早期同内外研究表明，与应用金属裸支架相比，DES 近期疗效、安全性等同于裸支架，但远期再狭窄率低，对 ACS 患者预后有益，可进一步减少再狭窄及再次血运重建率，而不增加急性和晚期血栓形成并发症。但最近关于 DES 导致晚期血栓的报道逐渐增多，因此，建议在具有再狭窄高危因素的病人中使用 DKS。

四、支架内血栓

（一）支架内血栓的定义

支架内血栓指成功置入支架（靶血管支架术后 TIMI 3 级且残余狭窄小于 25%）后支架内急性、亚急性、慢性血枪形成，造影显示支架内有造影剂包绕的椭圆形、长条形或不规则的低密度影像，造影剂消散后，血栓处及其近端仍有少量造影剂滞留。根据支架内血栓形成时间的不支架内血栓可以分为急性、亚急性、晚期和迟发晚期血栓。

1. 急性支架血栓　成功置入支架后 24h 内发生的血栓称为急性支架血栓。

2. 压急性支架血栓　成功置入支架后 24h 到 30 天内发生的血栓称作亚急性支架血栓。

急性和亚急性支架血栓也统称为早期血栓。

3. 晚期支架血栓　成功置入支架后 30 天至 1 年发生的血栓称为晚期支架血栓。

4. 迟发晚期血栓　指支架术后 1 年以后发生的支架内血栓。

除冠状动脉造影指标以外，一些临床相关事件如心肌梗死和死亡也用于判定是否发生支架内血栓。

（二）支架内血栓的发生原因

支架内血栓形成机制目前尚未完全明了，可能与以下方面有关：

1. 支架的致血栓源性包括支架的材料、结构设计以及表面覆盖物均可导致血栓形成；随着药物洗脱支架的大量应用，DES 引起的血栓事件，尤其是晚期支架血栓已引起广泛关注。

2. 患者和病变因素 ACS、合并糖尿病、射血分数低以及靶血管管径细小、多支病变、长病变、分叉病变、血栓性病变、不稳定斑块易致血栓形成。

3. 支架置入的技术因素支架近远端的夹层、支架扩张不良、残存狭窄、多个支架置入、病变覆盖不完全等。

4. 药物因素过早停用抗血小板药物、阿司匹林和（或）氯吡格雷抵抗。

（三）支架内血栓的临床表现

支架内血栓临床可表现为心肌梗死或死亡，也可表现为心律失常或心绞痛发作，与血栓形成的急缓、栓塞血管所支配的心肌范围以及病人的基础状态有关。

（四）支架内血栓的处理

1. 尽快行冠状动脉造影，明确诊断后进行 PC1，选择软导丝（导丝头端塑形为大 J 形，以避免导丝从支架与血管壁之间穿行）通过血栓病变，再次 PTCA，扩张至残余狭窄＜20%，且无充盈缺损，争取恢复血流。如有较大血栓，可应用血管远端保护 / 血栓抽吸装置，避免无复流现象的发生。

2. 如果造影确定血栓可能与支架近端或远端内膜夹层、支架未完全覆盖病变有关，可再次置入支架。

3. 静脉应用 GP Ⅱ b/ Ⅲ a 受体拮抗剂。

4. 如果不具备急诊 PCI 条件，可溶栓治疗，争取开通靶血管的时间，挽救心肌。

五、血栓性病变处理的辅助技术

（一）主动脉球囊反搏的使用

主动脉球囊反搏（intra-aorctic balloon counter pulsation，IABP）是一种通过机械辅助对心脏进行救治的方法，其工作原理是通过主动脉内球囊与心动周期同步地充放气，提高心肌氧供，减少心肌氧耗。舒张期球囊充气，增加冠状动脉灌注，进而增加氯的释放；收缩期球囊放气，减少心脏的后负荷，心脏做功减少，从而减少心肌对氧的需求。

在 ACS 合并心功能不全、心源性休克或机械性并发症（如乳头肌断裂、室间隔穿孔）的病人，1ABP 作为辅助和过渡治疗与冠状动脉血运重建相结合，可明显增加血运重建的成功率，改善预后。

应当在高危患者 PCI 前，有预见性地做好插入 IABP 的准备，一旦发生并发症导致血流动力学障碍可以马上进行，可能性不大的患者可在床边准备好，贴好反搏心电图电极。

（二）临时心脏起搏

临时心脏起搏可采用不同的电刺激途径，包括经静脉起搏、经皮起搏、经食管起搏、心外膜起搏等。经静脉临时心脏起搏是导管室常用方法，操作方便，效果可靠。

右冠状动脉或左优势的回旋支冠状动脉血栓性病变，特别是闭塞性血栓病变介入治疗过程中，常常发生严重的缓慢性心律失常，所以在右冠状动脉或左优势的回旋支血栓性病变应常规放置临时起搏电极于右房或三尖瓣口（IRA 开通之前临时起搏电极导管送入右室，有刺激右室诱发室性颤动的可能），以备需要时紧急插入。

六、冠状动脉内血栓的药物治疗

冠状动脉内血栓病变介入处理前后应给予充分的抗栓治疗，抗栓治疗包括抗凝血酶治疗和抗血小板治疗，抗凝治疗包括肝素、低分子肝素和直接凝血酶抑制剂，抗血小板药物包括阿司匹林、噻吩吡啶类和 GP Ⅱ b/ Ⅲ a 受体拮抗剂。

（一）抗血栓形成治疗

血小板是动脉血栓形成的主要环节，阿司匹林和 ADP 受体抑制剂（噻氯匹定、氯吡格雷等）目前已被广泛用于 ACS 的治疗，已有报道对冠状动脉造影发现有血栓性病变的患者，在氯吡格雷、阿司匹林和低分子肝素的治疗后行择期介入治疗，结果发现有部分患者血栓消失，且冠状动脉病变轻微，避免了不必要的支架置入。近来，GP Ⅱ b/ Ⅲ a 受体拮抗剂的临床应用，更降低了血栓性病变介入治疗的急性闭塞、心肌梗死和紧急血运重建术的发生率，故当冠状动脉造影发现梗死相关血管内血栓较大时，在 PCI 前应常规静脉使用 GP Ⅱ b/ Ⅲ a 受体拮抗剂，并建议 PCI 术后继续使用 12 ～ 24 小时。另外，冠状动脉内 GP Ⅱ b/ Ⅲ a 受体拮抗剂的应用也备受关注，其效果有待于进一步的临床观察。

（二）冠状动脉内溶栓

过去有研究表明，冠状动脉内溶栓对血栓有一定的疗效，国内多数报道用尿激酶，但剂量和方法报道不一，用量多为静脉溶栓剂量的一半以下，我们也曾对两例冠状动脉内高度血栓负荷的患者（当时无血栓抽吸导管），冠状动脉内缓慢推注尿激酶 50 万 U，静脉滴注 50 万 U 后，血栓消失，血流达 TIMI 3 级。

随着介入器械及药物的发展，远端保护 / 血栓抽吸装青及 GP Ⅱ b/ Ⅲ a 受体拮抗剂已经成为冠状动脉内血栓处现的主要手段。

七、并发症及其处理

（一）无再流现象

冠状动脉介入治疗后，靶病变部位无急性闭塞、血栓、夹层、痉挛以及重度残余狭窄，X 线表现为冠状动脉前向血流急剧减少（TIMI 0 ～ 1 级）则为无再流现象（no-reflow，图 7-35A ～ C）；若血流 T1MI 2 级则为慢血流现象（slow-flow）。发生无再流现象的病人远期预后差，死亡率、心功能不全发生率、心梗并发症发生率和再住院率均明显增加。

有经验表明大锗冠状动脉血栓的再灌注成功率低，极易引起 no-reflow 现象，其原因可能与 PTCA 引起的末梢栓塞和侧支闭塞引起的血流停滞有关。

无复流现象的临床表现多种多样，常取决于再灌注的时间、受累心肌范围、基础心脏功能以及是否伴有其他冠状动脉病变，极少数可以无临床症状或心电图改变，大多患者出现胸痛、ST 段抬高、心脏传导阻滞、低血压、心源性休克、室颤甚至导致"心血管崩溃（cardiovascular collapse）"死亡。

无再流现象的发生机制不完全清楚，目前认为是多因素综合作用的结果，推测与心肌微血管痉挛、微血栓或碎片栓塞、氧自由基介导的血管内皮损伤、毛细血管被红细胞和中性粒细胞堵塞，导致微循环功能障碍，以及心肌细胞及间质水肿有关，尚无单一有效的治疗方法。目前临床应用较多的是一些作为血管再通治疗的辅助药物，包括腺苷、维拉帕米、硝酸酯类、硝普钠，GP Ⅱ b/ Ⅲ a 拮抗剂等药物，以及血管远端保护 / 血栓抽吸装置，它们具有较好的预防、减轻无复流现象的作用，但是还没有随机、双盲的临床实验来评价。

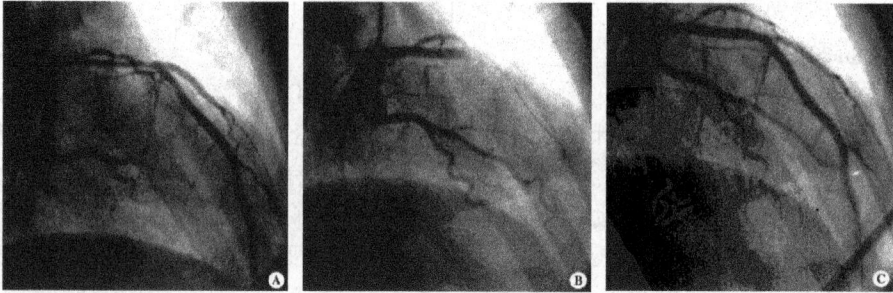

图 7-35　无再流现象
A.AMI 一周后影像；B. 支架置入后 no-reflow 现象；C. 过状动脉内反复给予硝酸甘油后血流达 TIMI 2 级

（二）再灌注性心律失常

心肌缺血再灌注后的一个严重后果是再灌注性心律失常（reperfusicm arrhythmia，RA），包括室性早搏、室性心动过速、室颤、室性自主心律、阵发性心房颤动、窦性心动过缓或传导阻滞等，有时伴有血压下降，多见于右冠状动脉和回旋支闭塞者，在 IRA 血流通畅的前提下，经药物、临时起搏或电复律多能治愈。

八、冠状动脉内血栓性病变的其他介入治疗

（一）冠状动脉内定向斑块旋切术

冠状动脉内定向斑块旋切术（directional coronary atherectomy，DCA）是利用圆形旋切刀定向直接切除病变血管的内壁组织，并通过 Simpson 导管的侧孔将切下的硬化斑块碎片带出体外的一种方法。含有大量血栓组织的病变（如血栓长度超过或相当于血管直径）时，因有急性闭塞的危险，不适合做 DCA，存在少量血栓时，成功率较高。但最新研究表明，DCA 可增加冠状动脉血栓性病变患者缺血性并发症及紧急冠状动脉旁路术的发生率，因而，目前不主张对冠状动脉血栓性病变行 DCA。

（二）斑块旋磨术

旋磨术（rmational atherectomy）可增加远端栓塞及无再流的危险性，所以冠状动脉内血栓性病变是旋磨术的反指征。

（三）激光血管成形术

激光通过热降解或光化学效应气化斑块，使狭窄管腔扩大，对冠状动脉血栓性病变的成功率较低，价格昂贵，且大多数患者（70%）需辅以球囊扩张方能获得满意效果，近年来应用日趋减少。

（四）冠状动脉内超声血管成形术

冠状动脉内超声血管成形术（intracoronary ultrasound angioplasty，IUA）是通过机

械破碎、空穴作用等原理使局部新、旧血栓消除而达到治疗的目的。通过机械破碎作用可使血栓变为小于 7μm 的微粒，通过毛细血管网进行代谢，而不发生远端血管栓塞。该技术目前临床应用较少，有待器械的进一步改进，技术水平的进一步提高。

九、展望

冠状动脉血栓性病变对介入医生始终是个棘手问题，是冠状动脉内支架术中和术后急性、亚急性血栓以及术中无再流现象甚至猝死的主要威胁，随着抗栓治疗药物氯吡格雷、GP Ⅱ b/ Ⅲ a 受体拮抗剂等强有力的抗血小板制剂等的问世、远端保护 / 血栓抽吸装置的临床使用以及支架系统的改进，已经使之得以部分解决，我们相信，随着未来基础研究的深化，介入器械的改进，以及循征医学的发展，将使我们临床工作者对冠状动脉血栓性病变建立起更为完善的决策模式。

（王新刚）

第十节　再狭窄病变的支架置入术

冠状动脉支架的广泛使用是冠心病介入治疗的革命性进展之一，它有效克服了球囊扩张的急性严重并发症，降低了远期再狭窄率。支架高压扩张技术和双联抗血小板治疗明显降低了急性和亚急性支架内血栓形成，使得介入治疗的适应证顺利扩展到治疗多支复杂病变，目前介入操作中冠状动脉支架的使用率超过了 70%。但是，冠状动脉支架在取得了上述效果的同时，也带来了新的复杂问题，支架内再狭窄。随着复杂冠状动脉病例介入治疗数量的不断增加，支架内在狭窄率也明显增加，仅 1999 年，全美国的支架内再狭窄病例就达 15 万人。

目前关于裸金属支架的临床随机试验结果有时很难用于临床实践中，因为临床实际诊疗活动中包括了大量不能进行这些试验的复杂、疑难和尚危病例。这也是目前临床报道的再狭窄率差异在 10% ～ 58% 的原因之一。

一、支架内再狭窄的病理机制

血管壁对支架引起的病理反应很复杂，最早的反应是血小板激活和血栓形成。随后出现炎性细胞向支架网眼内黏附和迁移，从管腔表面进入内膜。第三阶段是中膜和内膜平滑肌细胞的增生，大约从支架置入后第 5 天开始，持续 20 天左右。外伤性动脉损伤和随后的炎症都可引起内膜细胞增生，支架的几何形状和设计以及支架网眼表曲的光滑程度都对支架引起的血管损伤产生重要影响。

人体冠状动脉对置入支架的组织病理反应如下：①支架置入后头几天，在支架网眼周围出现纤维蛋白、血小板和急性炎性细胞浸润。②大量新生内膜形成，产生的量与支架面积匀参考血管横截面的比例有关。因此，支架选择过大以及由此带来的中膜损伤将增加在狭窄率。

有人认为炎症反应与支架内再狭窄的病理过程有关。例如，Kornowski 等曾经设计了一种炎症积分系统，他们发现炎症积分直接与动脉壁损伤和随后的内膜增厚有关。炎症反应的类型与动脉损伤的形式有关，球囊扩张和支架置入所引起的炎症反应类型不相同。

二、支架内再狭窄的分型

临床上提出了多种支架内再狭窄分型方法，最常见的是 Mehran 分型法，该法将支架内再狭窄分为：①局限型（长度≤ 10mm，狭窄局限于支架内或支架两端）；②支架内弥漫型（长度＞ 10mm，不超出支架两端）；③弥漫增生型（长度＞ 10mm，超出支架两端进入邻近血管段）。

三、支架内再狭窄的预测因素

临床研究冠心病介入治疗的远期结果时，常选用多种复发指标，例如，6 个月造影病变再狭窄率、临床心血管事件率、靶病变再次血运重建率等。有时，很多研究结果之间的再狭窄率并无可比性，例如，采用了不同的再狭窄标准、选择了不同的治疗人群、再狭窄的病变不同（如动静脉血管和原位冠状动脉动脉）。尽管如此，但至少有一点共同的即以前的再狭窄病史是再次发生狭窄的重要独立预测因素。

四、支架内再狭窄的处理

目前，处理支架内再狭窄的主要方法有：①单纯球囊扩张，包括切割球囊扩张；②病变消融治疗包括支架内旋磨和旋切治疗；③再次置入支架包括药物涂层支架；④血管内放射治疗。

（一）单纯普通球囊扩张

单纯普通球藥扩张处现支架内再狭窄的近远期效果均不现想，再狭窄率为 20% ～ 50%，糖尿病人的发生率更高。

（二）切割球囊扩张

临床观察研究结果表明，采用切割球囊扩张处理支架内再狭窄的效果明显优于单纯普通球囊扩张，无论是术中并发症和即刻造影效果，还是远期再狭窄和心血管事件率都有明显的优点。但有关随机对照试验正在进行之中。

（三）旋磨和旋切治疗

斑块消融治疗虽然能取得较满意的即刻造影效果，但其远期再狭窄率和心血管事件率并不明显低于单纯球囊扩张。因此，目前临床上已较少采用。

（四）再次置入支架

在支架内再次置入支架的效果主要取决于支架血管的参考直径、支架内再狭窄的长度和其他因素如糖尿病等，再狭窄发生率 30% ～ 40%。

（五）血管内放射治疗

血管内放射治疗又称为"Brachytherhapy"这里的"Brachy-"字根引自希腊语，即"短距离"的意思，也就是在距病变血管很近的距离实施放射照射治疗。目前主要采用二种放射源来处理支架内再狭窄：① β 射线，从电子束释放出来，在目标组织数毫米处可被吸收；② γ 射线，从光子束释放出来，穿透力更强，需要对病人和工作人员加以防护。

从放射性同位素发射出来的 β 和 γ 射线能量都能抑制细胞分裂周期，机制是破坏 DNA 双螺旋结构，防止平滑肌细胞的分裂和复制，后者是血管内皮增生的关键步骤。

血管内放射治疗的主要临床问题是照射病变处血栓形成。形成血栓的病变具有如下特点：①在放射治疗的间时新置入支架；②在发生血栓事件前停用噻氯匹定或氯吡格雷。因此，目前的处理原则是在放射治疗后，对没有新置入支架者抗血小板治疗 6 个月，对新置入支架者抗血小板治疗 12 个月。另外一个问题是放射治疗两端再狭窄，发生的原因是：①治疗部位近远端放射剂量逐渐降低；②放射源覆盖病变不当（即形态诱导）。

尽管冠心病介入治疗中采用了药物涂层支架，但支架内再狭窄仍将是今后相当长一段时间内该领域最重要的问题之一。迄今为止血管内放射治疗仍然是治疗支架内再狭窄除药物涂层支架以外最好的方法。这种治疗手段于 1990 年试用于临床，当时主要是采用 γ 射线处理股髂动脉的支架内再狭窄，该方法用于冠状动脉病变始于 1997 年，第一个评价 γ 射线效果的随机临床试验在美国完成，此后，在应用 γ 射线方面欧洲人积累了很多经验，γ 射线在欧洲使用少的原因是对这种放射性核素屏蔽、储存和运输方面的严格限制所致。

在过上的数年内，学术界在血管内放射治疗很多方面达成了共识，其中最明显的是：①放射活性支架的幣体效果并不理想；②β 射线的疗效与 γ 射线基本相同；③血管内放射治疗是处理支架内再狭窄的有效方法，但对再次置入新支架的病变效果不肯定；④今后急需解决的问题包括放射照射后抗血栓治疗的时间、对具有再狭窄高危险性病变预防性置入支架者放射治疗的远期效果等。

放射治疗在如下领域应用很成功：肥厚性瘢痕、瘢痕瘤、异位骨生成、翼状息肉和实质性肿瘤。在非恶性疾病，放射治疗能有效抑制成纤维活性，但不影响正常修复过程，观察长达 20 年不影响远期并发症。

基本放射物理：

1. 放射活性：放射活性是具有太多或太少中子的不稳定性元杂被为稳定状态（基态）的向发过程，同时释放大量能量。能量的释放过程称为放射，可表现为电磁波形成（如 γ 射线）和粒子射线形成（如 γ、β 和中子射线）。这一过程通常称为原子的解离（disintegration）。

放射活性（A）可表达为在一定时间间隔内（dt/）所发生解离数（dN）的函数，即 A=dN/dt，单位是居里（Ci，$1Ci=3.7\times10^{10}Bq$）。

2. 衰减：对大多数原子来说，放射活性正比于原子核的数率（A=λN）这一比例常数称之为衰竭常数，衰竭公式为 $Ar=A_0exp$（～λt）和 $\lambda=Ln2/t_{1/2}$，这里 $t_{1/2}$ 为物理半衰期，记放射性核素的特性之一。

3. 生物半衰期：指机体按固定规律排除体内某种物质的一半所需要的时间。这一时间对稳态和非稳态核素大致相同。

4. 有效半衰期：一旦人体进食放射活性物质，其物观和生物半衰期都应加以考虑，这可用有效半衰期来表示，即 $1/t_{1/2eff}=1/t_{1/2phy}+1/t_{1/2biol}$，其中半衰期可以有物理和生物衰减常数替代，即 $\lambda_{eff}=\lambda_{phy}+\lambda_{biol}$。

5. 吸收 - 放射剂量：当原子由非稳态叫稳态转化时，释放的能请都被组织吸收，所吸收的能量可用国际标准单位瑞（Gy=J/kg）来表示。能量的大小与放射源种类、半衰期和停留时间等有关。

6. 放射剂量率：计量率是指单位时间的放射剂量（释放或接受）。放射源释放的剂站率取决于放射源的活性和反射性核素的含量。目前采用的血管照射源都能以很高的计量率释放能量。

7. 剂量：吸收放射能量的生物学作用取决于反射线的种类和组织类型及其放射线特性。剂量：的单位是 J/kg，称为希瑞（Sv）。

8. 放射比重因子（W_R）：中射线所包含的损害类型的较正因子。

9. 等同剂量（H_T）：等同剂量是用于放射防护目的的一种计量单位，它反映了射线作用的概率，可表示为特定器官或组织所吸收的平均剂遣（D_T）和射线比重因子（W_R）的乘积，即 $H_T = W_R D_T$。

10. 有效剂量（H_E）：即器官、组织等同剂最与放射比重因子的总乘积，即 $H_E =$。

11. 目前使用的核素：目前所使用的放射性核素最主要的物理特性见表 7-2。

表 7-2　临床常用的放射性核素最主要的物理特性

核素	射线	最大能量（keV）	平均能量（kev）	半衰期
^{192}Ir	γ	612	375	24 天
^{90}Sv/^{90}Y	β	2270	970	28 天
^{32}P	β	1710	690	14 天
^{90}Y	β	2270	970	64 小时
^{188}Re	β	2130	780	69 天

上述同位素之间的重要区别是 γ 射线由光子组成，而 β 射线由电子组成。

12. γ 射线：γ 射线是反射性同位素原子核释放的光子，表现为电磁波的形成。一个不稳的重原子核首先放射一个 α 或 β 粒子，然后再发射 γ 射线。γ 射线可以是 1～2 个固定能量值，也可以是很多能量值的宽谱。γ 射线对组织的穿透力强。

13. X 线：与 γ 射线类似，物理特性也相当，但来源不同。γ 射线的光子来源于原子核，而 X 线的光子来源于电子轨道。导管室使用的 X 线最大能量水平为 125kVP。

14. β 射线：粒子是较轻的高能粒子，带有正电荷或负电荷。β 射线在组织中穿透力很弱与组织细胞核物质相作用时，可释放具有强穿透力的 X 线，称之力韧致辐射。

15. γ 射线和 β 射线的主要区别：光子与其他物质的相互作用明显低于电子，因此，γ 射线对其他物质的能量转换强度也不如 β 射线。在作放射治疗时，可出现两种结果：

（1）停留时间：从放射源以一定的距离使某个组织得到一定能量，γ 射线比 β 射线需要更高的活性和更长的停留时间。

（2）放射暴露：γ 射线对导管室内外人员的放射强度明显大于 β 射线。因此，在使用 γ 射线进行照射时，所有工作人员都应离开导管室，并佩戴防护装备。

就 γ 射线和 β 射线进行临床和实用性方面的比较结果显示，γ 射线优点：①随机、双肓、安慰剂对照试验证明有效，②深部组织穿透力强（适用于大血管），③支架网架结构不减弱 ^{192}Irγ 射线的穿透能力；缺点：①需要加强屏蔽（25mm 铅），②对工作人员和病人反射线暴露量大，③在放射治疗期间工作人员需暂时离开导管室，④长停留时间（20～80min）。β 射线优点：①只需厚塑料简单屏蔽，②停留时间短（3～10min），③放射性仅暴露在病人局部，④对工作人员无放射危险，⑤照射期间工作人员不必离开导管室；缺点：①关于临床应用效果资料偏少，②以现有设备可能不能用于直径大于 4mm 的血管，③剂量不均一性（需中央聚焦）。

（六）药物涂层支架

采用药物涂层支架是否能有效防止支架内再狭窄，目前正进行随机对照试验。初步临床观察结采令人鼓舞。目前采用的药物有多种，每一种药物都针对再狭窄病理过程的不同环节（表 7-3）。关于这些药物涂层支架的随机临床试验大部分在进行之中。现有的临床式验结果 RAVEL、ELUTES 和 TAXUS 都表明药物涂层支架能降低远期再狭窄率。似对裸金属支架再狭窄后重新置入药物涂层支架的临床效果研究正在进行之中。

表 7-3　药物涂层支架所使用的药物

	血管损伤	增生	迁移	修复
药物种类药物	抗炎	抗增生	抑制迁移	促使修复和内皮化
药物	甲泼尼龙，地塞米松	雷帕霉素	Batimastat	Estradiol VEGF
		Actiomycin D		
		Paclitaxel		
		Angio Peptin		
		Gmcye		

五、展望

在今后相当长的一段时间内，支架内再狭窄仍将是困扰介入心脏病学者的重要临床问题之一。血管内放射治疗是临床上第一个得到公认的较好的抗支架内再狭窄治疗措施。尽管药物涂层支架抗再狭窄的初期临床试验结果令人鼓舞，但其应用于复杂、高危病变的效果尚不明了。关于药物涂层支架抗支架内再狭窄的实际效果，人们正拭目以待。针对药物涂层支架再狭窄的机制，研发新的功能优化支架势在必行。

（赵志丹）

第十一节　老年冠状动脉的支架置入术

对老年人冠状动脉病变置入支架的操作与普通成年人基本相同。但由于老年人冠状动脉病变的特点，在具体放置手法和技巧上有其独特之处。例如，为了降低再狭窄率，在具体操作手法上应注意减少对病变段血管的损伤，降低远期增生反应；尽量采用直接支架术、采用小外径球囊作有限预扩张、使用能完全覆盖病变的最短支架（考虑支架扩张缩短因素）、血管 / 支架外径比 1：1.1、尽量一次扩张成功、不遗留残余狭窄或遗留最小残余狭窄、避免过扩张病变血管段、避免反复扩张邻近正常血管段。这些经过改良的操作方法在当今的药物支架时代仍有其重要临床应用价值，现简述如下：

一、老年人无保护左主干病变支架置入

在临床实践中，对老年人左主干病变主要采用如下四种方法进行分类：①按发病部位分为开口病变、中段病变和分叉病变；②按狭窄严重程度分为高度狭窄（管腔直径狭窄 95% 以上）、中度狭窄（管腔直径狭窄 70% ～ 94%）、临界狭窄（管腔直径狭窄

50%～69%）；③按是否存在保护机制分为完全保护性左主干病变（全部分支存在功能正常的搭桥血管保护）、部分保护性左主干病变（主要分支存在功能正常的桥血管保护或者全部分支存在功能不全的桥血管保护或者主要分支存在来自非左主干血管系统的 2 级以上侧支灌注或逆灌注）、无保护左主干病变（左主干及其受累的分支血管不存在桥血管或侧支灌注保护）；④按危险性程度分为高危险性病变（主要包括分叉病变、高度狭窄病变、无保护病变、不稳定斑块病变、复杂病变等）和低危险性病变（主要包括开口和中段病变、中度以下狭窄病变、有保护病变、稳定性病变和简单病变等）。

对老年人左主干病变置入支架的操作原则是提前分析、控制和处理所有不稳定因素，操作手法准确、快速、安全、有效。

（一）老年人无保护左主干支架置入注意事项及主要操作技术

1. 根据冠心病介入治疗指南检查适应证和禁忌证选择病。

2. 核查病人生命体征和心功能状况。

3. 制订明确细致的手术方案。这一步骤对于老年人左主干病变的介入治疗安全、质量和效果至关重要。不同类型的左主干病变应采用不同的介入治疗策略和方法。

（1）开口病变：选择能清楚显示病变、不造成嵌顿、损伤或夹层、能保证前向基本血流、具有一定支撑力的指引导管。必要时采用双导丝增加指引导管的支撑力或锚同力。成人左主干的参考直径绝大多数都在 4.0mm 以上，当需要对病变进行预扩张时，应选择 2.5mm 以上的球囊。

如果左主干体部的长度在 8mm 以上，可以不考虑左主干分支直径采用短支架治疗。如果左主干体部长度小于 8mm，应区别其分支开口直径分别对待。如果其中有一个分支的开口直径在 2.5mm 以下，可以不考虑该分支而直接处理左主干和优势分支。何是，如果放置支架后小分支开口 3 现 50% 以上的狭窄，应考虑在分叉处进行球囊对吻扩张。如果两个分支的开口直径都在 2.5mm 以上，应考虑选择手术搭桥治疗。如果在这种情况下仍然必须进行介入治疗，则应按照左主干分叉病变的原则处理，只是在对分叉处完成对吻扩张后，如果没有支架的分支开口无夹层、撕裂或狭窄，则不需要放置支架。

在实际定位左主干开口部位的支架时，由于心脏跳动和血流冲击，有时支架头端会在左丰干开口处摆动而不利于准确定位。此时，可以通过逐步回撤或前送指引导管的方法尽量减小支架的摆动，同时仔细观察支架头端的最大移动幅度。总的原则是支架头端向主动脉方向的最大移动范围不大于 4mm，向左主干方向移动时离左主干开口边缘的最小距离不少于 2mm，否则将造成支架头端在主动脉内突出过多或者支架对左主干开口处的病变覆盖不全。

（2）体部病变：单纯左主干体部病变一般存在于左主干较长的患者，在制定介入治疗方案时，需要考虑的主要问题包括，左主干的参考直径大小，被扩张的病变移位对主要分支开口的影响，支架对血管壁的贴壁程度，左主干钙化对支架扩张的影响等。实际操作中尤其需要注意的是在定位支架时，心脏跳动明显影响支架近远端准确定位，因此，在选择和定位支架时既要注意长度完全覆盖病变，又要考虑到支架远端定位不准对主要分支开口的影响。

（3）分叉病变：这是左主干病变中操作最复杂、危险性最高的一种。在制定介入治疗方案时，首先要考虑分叉病变的类型，其次要考虑分支血管参考直径的大小，然后要考虑分支之间角度的大小，最后要确定所要采取的介入治疗策略和步骤。

如果是真分叉病变且两个主要分支都比较粗大者，可选择在主干和主要分支都置入支架的 Culutte、Crush 或 T 形双支架置入和对吻扩张技术。如果左主干末端无病变或病变轻而分支开口病变革：两个分支同等粗大且分支间夹角较小，可考虑采用 V 形或 Y 形支架术。

如果病变主要存在于主干末端和主要分支开口和近段，而次要分支无病变或病变很轻，可选择只在左主干末端和主要分支之间置入支架的中支架术；如果次要分支开口不受操作影响且其参考直径在 2.5mm 以下，则不必进行对吻扩张。如果分支开口因主支支架狭窄 50% 以上且其参考直径在 2.5mm 以上，应进行直接对吻扩张或在补救性支架术后对吻扩张。

Culutte、Crush 或 T 形支架术的选择要根据病变特征、复杂程度、操作风险、术者的技术熟练程度等因素综合考虑。

4. 检查手术设备、器械和并发症处理准备工作。

5. 据主动脉根部直径、冠状动脉开口解剖和病变特点选择指引导管，基本原则是保证支撑力良好、不损伤左主干开口、不造成病变夹层、不嵌顿阻断血流、同轴性好、能稳定回撤定位和放置支架。对左主干开口病变或容易造成指引导管嵌顿的病变，事先选用侧孔指引导管。

6. 根据左主干开口和走行特征，结合病变部位的显示需要选择左足位、正足位或正位作为操作透视和造影体位。对严重左主干狭窄，预计支架扩张病变有可能引起严重再灌注损伤者，提前放置并开泊保护性主动脉球囊反搏、右心室保护性按需起搏。

7. 选用 BMW 导丝或超滑导丝无阻力通过左主干病变，进入优势前降支或回旋支分支远端。对左主干分叉处病变者，提前采用双导丝或三导丝技术保护非优势分支。对于严重狭窄病变导丝难以通过者，以球导管支撑导丝通过病变。对于导丝通过病变后可能造成血流中断者，在导丝通过病变后立即将球囊跟随性通过病变后迅速撤回指引导管，保证左主干在预扩张前的基本血流。

8. 在持续透视观察下，以小于左主干参考直径 30% ～ 50% 的球囊快速预扩张左主干病变，扩张压力 12 ～ 16atm，扩张时间 5 ～ 10s，观察球囊完全充盈后，迅速抽空球囊并凹撤至指引导管内。

9. 准确测定或判断左主干参考直径和病变"肩－肩"长度，以 1：1.1 的血管 / 支架直径比例选择支架。

10. 在至少两个透视体位准确定位支架近远端后，在持续透视下以 14 ～ 16atm 快速充盈支架球囊，观察球囊完全充盈无切迹，扩张 5 ～ 10s 后迅速抽空球囊。在对左主干开口病变定位支架时，支架近端应超过左主干开口平面进入主动脉腔内 2mm。在对左主干分叉病变定位支架时，支架远端应定位在优势分支或容易完成对吻扩张操作的分支。

11. 对全部左主干病变尽量选用药物释放支架，对左主干分叉病变一定选用药物释放支架。对分叉病变是采用单纯球囊对吻扩张还是采用双支架对吻扩张，根据分支管径、支配心肌范围、分支开口狭窄程度、对吻扩张效果等因素综合分析后确定。

12. 以至少 2 个体位造影评价左主干支架置入效果（残余狭窄和远端血流），除外主动脉壁、左主干及其主要分支开口的夹层。

（二）老年人无保护左主干支架置入注意事项

1. 对合并心功能不全、中重度左主干狭窄合并多支病变、动脉血压正常值低限者提前放置主动脉球囊反搏（保护心功能、防治再灌注损伤）泵。

2. 根据主动脉根部和左主干开口解剖、病变部位及其特点选择指引导管：（1）开口病变选择短头指引导管；（2）中重度狭窄病变选择侧孔导管；（3）分叉病变选择 7F 指引导管（以利于对吻扩张）（4）慎用 XB 或 Amplatz 指引导管；（5）6F 指引导管内前送支架球囊时偶尔会出现假性血压下降（大直径球囊或已扩张球囊部分阻塞指引导管管腔）。

3. 根据病变特征和病变远端血管条件选择指引导丝：（1）普通左主干病变选择 BMW 柔软导丝；（2）中重度左主干狭窄和远端血管辽曲、不规则、细小、存在复杂病变者，选用超滑导丝；（3）对左主干分叉病变采用双导丝技术时，被支架压迫的导丝尽量选用 BMW 软导丝；（4）复杂病变（溃疡、血栓、不规则、自发夹层等）尽量避免选用超滑导丝；（5）对高度狭窄病变或高阻力病变，一般不选用加硬或加硬超滑导丝，而是首选小球囊支撑软导丝技术。

4. 根据左主干病变特征（钙化、纤维化、弹性回缩特征）、对支架通过性和扩张效果的预测（夹层、"狗骨"效应、残余狭窄），判断是否进行预扩张以及选择适当的球囊宵径。老年人左主干病变不主张进行完全性预扩张，但对预计不能施行直接支架术的病变，应进行充分预扩张。

5. 对中重度狭窄病变或高危病人，在操作导丝通过病变前，应将预扩张球囊送至指引导管头端备用（注意不能使球囊堵塞指引导管侧孔），一旦通过病变的导丝阻塞前向血流，立即前送球囊扩张病变。

6. 按 1∶1.1 的血管/支架直径比选择药物释放支架、普通管状支架或混合支架。（1）对左主干开口病变，支架近端应伸出左主干开口平面进入主动脉腔内 2mm（保证支架扩张回缩后仍然能够覆盖病变近端），进入主动脉腔内的支架段不应过长，以免在需要再次介入治疗时，指引导管头端损坏支架。（2）对左主干中段病变，支架扩张缩短后的长度应能覆盖全部病变段。（3）对左主干远端分叉病变，支架远端应放至主要分支近端，同时保护次要分支开口；当 2 个分支同等大小时，支架远端应优先放入开口部弯曲比较大的分支近端，以利采用对吻扩张技术处理另一分支开口或必要时放置 T 形支架；有条件者尽量选用药物释放支架，尽量避免放置 Y 形支架。

7. 左主干支架到位后，应至少在两个透视体位验证其近远端定位准确、满意，必要时通过造影评价和调整支架位置。

8. 在扩张左主干支架时，应在 15s 内扩张至 12atm 以上。尽量一次扩张成功，同时持续透视观察和评价球囊充盈状况。长时间扩张易造成心脏严重缺血，扩张压力过低易造成支架膨胀不全或弹性回缩，反复扩张则易造成支架两端血管损伤，促进再狭窄发生。

9. 对左主干开口病变，在放置好支架后，为了防止指引导管损坏左主干开口，应事先调整好指引导管的同轴位置，然后再撤出支架球囊。

10. 选择左主干透视缩短率最小、开口和分叉部位显影最清楚的两个体位造影，观察和评价左主干支架的效果，除外可能的夹层并发症。

11. 如果需要通过左主干支架干预治疗分支病变，应尤其注意防止损坏左主干支架的完整性和贴靠性。

（三）老年人无保护类左主干病变支架置入

老年人类左主干病变是指病变危险性程度、操作难度和并发症后果等同或接近左主干病变的情形，临床上又称为左主干等同病变。与左主干病变的表现形式不同，类左主下病变常常是指一系列复杂或严重病变的组合，常见的形式有如下几种：

1. 全部左主干分支和右冠近端均存在严重狭窄。

2. 前降支和回旋支近端严重狭窄，右冠细小。

3. 前降支和右冠近端严重狭窄，回旋支细小。

4. 严重狭窄的罪犯病变血管支配区域有存活心肌，其他主要血管支配区域心肌坏死或纤维化。

5. 1～2 个主要分支高度或严重狭窄合并左心功能不全。

对老年人类左主干病变的支架置入原则与处理左主干病变相同，但由于类左主干病变的肉身特点，在具体处理方法上必须区别对待。老年人类左主干病变的主要特点有：

1. 病变多而复杂。

2. 病变之间相互依赖和影响。

3. 对病变的处理顺序影响手术风险和对并发症预防措施的准备。

4. 术前的计划和决策直接影响手术的效果和操作风险。

5. 达到完全性血运重建的危险 / 利益比和经济 / 利益比要求较高。

6. 严重再灌注损伤、肾功能损害、术后再狭窄率和医学经济学因素等严重影响手术决策。

7. 手术搭桥和不完全性血运重建等因素必须慎重周密分析和决策。

（四）老年人无保护类左主干病变支架置入策略

1. 根据冠心病介入治疗指南检查适应证和禁忌证选择病人。

2. 核查病人生命体征和心功能状况，心功能损害程度对老年人无保护类左主干病变的介入治疗风险具有重要影响。

3. 综合分析病人临床和造影资料，制订明确细致的个体化手术方案。需要考虑的重要因素包括：（1）明确核心病变和高风险病变；（2）确认"罪犯"病变；（3）确定达到完全性和不完全性血运重建手术终点必须干预的必要病变数目和充要病变数目及其顺序；（4）确定保证整个介入操作过程最大限度安全性的病变血管干预顺序；（5）确定保证整个介入操作过程取得最大效率的病变干预顺序；（6）确定是否采用测试再灌注损伤程度的试验性病变开通法或病变逐级开通法；（7）分析和评价有关重要因素对手术过程、终点、并发症和近远期效果的影响，这些因素包括病人体质对手术操作和潜在严重并发症的承受能力、病人经济能力、医院导管室条件、手术班子技术能力和经验、器械保障条件、并发症应急措施准备、医学法学支持等；（8）预测手术过程、风险、并发症、效益和效果，尤其是根据病人临床资料、造影资料结合手术经验，分析判断老年人高危类左主干病变围介入治疗期发生严重再灌注损伤低心排综合征的风险，同时根据风险程度提前准备预防和处理措施（见下述）；（9）确定是否提前采取有关并发症预防措施例如提前放置主动脉球囊反搏、临时右心室起搏、提升动脉血压、补充血容量、补充血糖，静脉应用西地兰、吗啡、护心通等药物改善心功能、吸氧、镇静等。

4. 检查手术设备、器械和并发症处理准备工作。除了常规器械的准备和核查之外，尤其应注意是否准备/术中可能用到的一些特殊器械：（1）6F或7F股动脉长鞘（23cm以上）；（2）6F或7F XB指引导管；（3）6F或7F Amplatz JL1.0或JR1.0；（4）中硬、超滑指引导丝；（5）外径1.5、2.0，2.5mm球囊导管；（6）雷帕霉素或紫杉醇药物释放支架；（7）股动脉穿刺点缝合器。

5. 除了理想或成功的完全性血运重建一级介入终点外，在实际介入操作中，应根据对介入资料和临床病情综合、详细地分析判断结果，理性接受下列次级介入终点：不完全性血运重建、内外科联合治疗、分期介入治疗、试验性介入治疗、保护性介入治疗、姑息性介入治疗、治疗计划和方案根据实际情况变更、成功预防或补救的并发症等。

6. 系统、具体、周到地安排好围介入期病人的病情监护、动脉穿刺点处理、整体护理和药物治疗。

7. 将术后长期药物治疗和康复计划作为介入手术的延伸措施整体对待，持续认真做好老年介入病人的"后介入期"随访和处理。

二、老年人前降支病变支架置入

老年人前降支系统病变按发生部位可以分为主支病变和分支病变，两者又都可分为开口病变、近、中、远段病变和分叉病变。前降支分叉病变主要是指前降支-对角支分叉病变，临床上需要介入干预的前降支-间隔支分叉病变较少。前降支分叉病变的类型按相关标准确定。

（一）前降支开口病变

前降支开口病变的主要介入操作特点包括：

1. 单纯球囊扩张后弹性回缩明显，应尽量选用支撑力较强的管状支架。

2. 普通支架的远期再狭窄率明显高于前降支其他部位，有条件者尽量放置药物释放支架。

3. 术中对支架近端定位的准确性要求高。因为一方面心脏的跳动常造成定位不准，另一方面对支架扩张后长度缩短的考虑，难以精确预留支架近端伸入左主干远端的长度，这一长度过短可造成前降支开口病变覆盖不全，过长影响当前和今后对回旋支病变的介入治疗，并使发生支架内血栓的风险增加。

4. 偏心性斑块在扩张时发生"铲雪效应"造成回旋支开口狭窄或闭塞。

5. 如果支架谣要覆盖回旋支开口，对已经存在50%以上开口狭窄的回旋支需要加以保护，对支架扩张后回旋支开口残余狭窄在50%以上者需要采用对吻扩张技术处理。

6. 对开口高度狭窄的粗大前降支，如果其远端血流很差、侧支血流不好、没有逆灌注（TIMI1级以下，常称为"寂静的病变血管"），加上病人心功能受损，应警惕术中和（或）术后早期发生缺血后再灌注损伤低心排综合征，积极进行预防性处理。

7. 极严重的前降支开口或近端狭窄常伴有明显的狭窄后扩张，在选择和扩张支架时，应充分考虑支架在扩张段血管的贴壁问题。

（二）前降支近、中、远段病变

前降支近、中、远段病变的主要介入操作特点包括：

1. 在开始操作前仔细分析造影结果，评价病变近、远端血管的弯曲程度。对血管迂曲明显者，应选择具有较强支撑力的指引导管以及滑而柔软的指引导丝。

2. 选择病变段血管尤透视缩短的体位造影，通过定鲎分析或目测完整确定病变参数，包括参考血管段内径、病变长度、狭窄程度、成角角度、偏心程度、与分支的关系、侧支血管或循环状况、远端血流级别、远端血流速度或桢速、逆灌注程度、病变近远端参考血管内径匹配程度等。

3. 系统分析病变的造影特征，包括不规则程度、钙化程度、溃疡、血栓、痉挛、狭窄后瘤样扩张程度、自发夹层、近远端血管痉挛等。

4. 对完全闭塞病变，除了根据临床资料判断血管闭塞时间外，还应仔细分析血管闭塞处的造影特征，包括断端形状、断端分支、侧支血管、远端正向和逆向显影、闭塞段钙化程度等。

5. 通过心肌内微小血管显影和心壁运动评价病变支配范围心肌功能、收缩特征和整体心功能状况。

6. 确定介入策略，如直接支架术、有限预扩张支架术、充分预扩张支架术、PTCA加补救性支架术等。

7. 对两个主要分支之间的病变，详细比较采用点状支架避开分支开口和采用长支架覆盖分支开口的优缺点。

8. 对长病变需要采用多个支架拼接处理时，应充分考虑如下问题：先放置远端细径支架，再放置远端细径支架；两个支架之间完全扩张后重叠 2～3mm；支架重叠处避开血管分支开口；高压整形扩张支架连接部位。

9. 对病变段发出的直径在 2.5mm 以上的血管分支，应采用导丝保护、预扩张保护、支架网眼扩张补救等措施。

10. 尽量采用有可能降低远期再狭窄率的操作手法，例如：简化和减少病变血管内的操作动作和次数、采用小外径球囊作有限预扩张或支架通道预扩张、在透视监视下以能完全扩张支架的最佳压力做单次扩张、尽量避免整形扩张操作、尽量选用扩张缩短后能完全覆盖病变的最佳支架长度、支架外径/参考血管内径之比不大于 1.1:1、尽量避免支架过扩张、尽量避免扩张血管痉挛形成的假性病变、不对血栓病变作修饰扩张。

11. 对慢性完全闭塞的前降支，可采用对侧造影技术（即右冠造影）进行逆灌注显影，评价病变长度、远端血管走行、指引导丝走行的正确性等。

（三）前降支分叉病变

前降支分叉病变的的部位最常发生在前降支 - 对角支分叉处和前降支 - 间隔支分叉处，后者由于间隔支血管绝大多数直径较小且仅支配间隔部位心肌，故在实际操作中一般较少考虑，只是对直径较大的间隔支加以保护或扩张。

以下简述前降支 - 间隔支分叉病变的介入操作特点：

1. 根据分叉病变的类型确定处理原则：当分叉后主支内径明显大于分支内径时，优先处理主支；当分叉后主支与分支内径相同或接近时，处理好两个分支同等重要；对内径大于

2. 5mm 的分支都应加以保护。

2. 在主支预扩张和放置支架时，对开口狭窄程度不到 50% 的分支一般不必预先放置导丝保护，一般不影响随后送入导丝处理分支开门。

3. 在主支支架扩张后，对开口狭窄 50% 以上的分支应采用对吻扩张技术处理分支开口和对主支支架整形。

4. 无论分叉后主支或分支开口狭窄程度如何，一旦怀疑扩张分叉处支架引起的斑块铲雪效应将累及分支开口造成闭塞时，应预置导丝加以保护。

5. 无论对分叉处扩张几次，最后一次扩张一定是对主支支架整形。

6. 对需要进行对吻扩张的分叉病变尽量选用支撑力强的 7F 指引导管。

7. 预备受支架压迫的导丝尽量选用 BMW 软导丝，避免使用涂层导丝。

8. 压迫导丝的主支支架首次扩张压力一般不应超过 8atm（支架不能有效扩张者例外），撤出导丝后应对主支支架进行高压整形扩张。

9. 回撤受支架压迫的导丝时，应防止指引导管头端前向运动损伤左主干、前降支或回旋支开口。

10. 对吻扩张时应注意：主支球囊近端应近于分支球囊；首先低压充盈主支球囊，随后高压充盈分支球囊，最后高压充盈主支；先排空分支球囊，然后排空主支球囊；先回撤分支球囊，再回撤主支球囊。

11. 为了降低再狭窄率，有条件的病人应尽量放置药物释放支架，需放置普通支架时，尽量避免采用 T 形支架技术。

12. 当指引导管内充满多根导丝和球囊导管时，有时会影响动脉血压的传导，造成经指引管腔动脉血压监测值的假性下降，应与真性血压下降相鉴别。

13. 当使用双导丝或三导丝技术时，容易造成导丝走行中的相互交叉现象，因此，当前送球囊或支架遇到困难时，应考虑存在导丝交叉的可能性并加以处理。

14. 对三分叉病变介入治疗的操作原则和特点与处理双分叉病变基本相同。

三、老年人回旋支病变支架置入

老年人回旋支系统病变按发生部位可以分为主支病变和分支病变，两者又都可分为开口病变、近、中、远段病变和分叉病变。回旋支分叉病变主要是指回旋支－钝缘支分叉病变，临床上需要介入干预的前降支－圆锥支分叉病变较少。回旋支分叉病变的类型按相关标准确定。

老年人回旋支病变的介入治疗原则和特点与前降支系统基本相同，但由于回旋支系统走行和分布上的特点，在实际介入操作中也存在下列一些需要特别注意之处：

1. 很多回旋支从左主干末端呈接近直角分出，严重影响长支架（尤其是长管状支架）的通过，因此，应提前选择支撑力较强的 XB 或 Amplatz 系列指引导管。

2. 很多回旋支分叉后的主支与钝缘支内径基本接近，因此，对分叉病变应提前选用 7F 指引导管，为施行对吻扩张技术做准备。

3. 有些回旋支病变能达到支架样扩张效果，可以避免放置支架。

4. 对回旋支长病变，由于其开口难以通过长管状支架，可采用短支架拼接技术加以克服。

5. 在对回旋支病变采用指引导管"深插技术"增加支撑力时，指引导管头端容易损伤前降支开口，应加以避免。

6. 对回旋支开口和分叉病变应尽量选用药物释放支架。

四、老年人右冠状动脉病变支架置入

老年人右冠系统的病变按发生部位可分为：开口病变，近、中、远段病变，分叉病变和分支病变。右冠分叉病变主要指右冠－后降支－后侧支分叉病变，临床上需要处理的右冠－锐缘支分叉病变较少。右冠分支病变主要指后降支和后侧支病变，临床上需要处理的锐缘支病变也较少。

老年人右冠病变的介入治疗原则和特点与其他冠状动脉系统基本相同，但由于右冠血管走行和分布上的特点，在实际介入操作中对下列几点应特别注意：

1. 对右冠开口病变的处理原则和程序等同于左主干开口病变。

2. 右冠近端慢性完全闭塞病变多见，应提前选用 Amplatz 系列指引导管增加支撑力。

3. 右冠近端的高度血管弯曲常限制长管状支架通过，应提前考虑指引导管的支撑力和支架对弯曲血管的变形通过能力。

4. 右冠远端分叉病变的处理原则和措施与其他冠状动脉系统的主要分叉病变相同。

5. 对于严重迂曲走行的右冠，当计划干预其远端分叉病变时，应充分考虑各种器械单独和联合通过迂曲血管段到达并通过病变的能力。

6. 对于严重迂曲走行的右冠，当计划干预迂曲血管段以远的病变时，应充分考虑导丝、球囊或支架中，独或联合伸直迂曲血管段的操作对迂曲段血管的损伤。

7. 对慢性完全闭塞的右冠，可采用对侧造影技术（即左冠造影）进行逆灌注显影，评价病变氏度和病变远端血管情况，判断指引导丝走行的正确性等。

8. 对右冠开口和远端分叉病变尽量选用药物释放支架。

五、老年人冠状动脉病变直接支架置入技术

直接支架置入术是指对经选择的冠状动脉病变不经过预扩张直接放置支架，其主要 H 的是在保证与预扩张支架术相同的支架扩张效采的前提下，减少因反复球药预扩张对病变和士：常血管段造成的损伤，从而降低因损伤后血管壁增生造成的再狭窄，同时减少因反复扩张造成的斑块物质或血栓脱落造成远端血管栓塞。

（一）直接支架术的前提条件或假设

冠状动脉直接支架术的前提条件或假设包括：

1. 预期所选择的支架能顺利通过病变。

2. 预期所选择的支架能准确定位其近远端。

3. 预期病变段血管的纤维化或钙化能被支架球囊有效扩张，不遗留弹性回缩或出现"狗骨"效应。

4. 预期反复预扩张操作有可能造成斑块物质或血栓脱落栓塞远端血管，引起慢血流、无血流或广泛性血管痉挛。

5. 预期采用与参考血管等直径的球囊预扩张病变不能获得支架样扩张效果。

（二）老年人冠状动脉直接支架术的不利因素

根据上述条件或假设，老年人适合直接支架置入的冠状动脉病变明显少于普通成年人。因此相对应，老年人冠状动脉病变存在很多不利于直接支架置入的特点：

1. 病变血管迂曲，斑块严重钙化和不规则，不利于支架通过。

2. 病变慢性严重狭窄，前向血流差，不利于准确定位支架。

3. 病变段血管纤维化或钙化严重，容易造成支架扩张不全，遗留残余狭窄。

4. 保护性导丝难以通过未经预扩张的病变血管段进入存在狭窄病变的分支开口进行分支保护。

5. 主支支架扩开口，病变分支开口狭窄加重，导丝和球囊难以通过支架网眼处理未经预扩张的病变分支开口。

（三）老年人冠状动脉直接支架术的好处

虽然存在上述不利因素，积极、稳妥、有效的直接支架术对老年人冠状动脉介入手术质量仍然具有如下重要影响：①有利于减少血管壁的医源性损伤，降低再狭窄率；②有利于减轻病变远端血管栓塞，减少慢血流或无血流现象；③有利于减少造影剂用量，降低对重要器官功能的损害程度；④有利于简化操作过程，缩短手术时间，减少辐射损伤；⑤有利于节省经费，提高介入治疗经济效益。

（四）老年人冠状动脉支架直接置入术操作原则和策略

1. 仔细阅读造影结果，确认直接支架术适应证狭窄程度在 70% ～ 90%，病变长度和参考血管直径测定准确，中等程度钙化和成角，病变近端血管中度以下弯曲，远端血流 TIMI 3 级，病变处尤重要分支。

2. 选用支撑力较强的指引导管。

3. 选用普通柔软导丝或超滑柔软导丝。

4. 按支架外径 / 参考血管内径 1 : 1.1 选用支架，长度大于病变长度 5 ～ 10mm。

5. 在透视下前送支架到达病变近端，体会支架前进中遇到的任何阻力，一旦因阻力过大引起前送困难，应优先回撤支架，而不是盲目增加推送力。

6. 在透视下前送支架通过病变，体会支架通过病变时遇到的任何阻力，一旦因阻力过大引起通过困难，应优先回撤支架，而不是盲目增加推送力尝试通过病变。

7. 在前送支架过程中，无论是因为血管迂曲、成角还是因为病变不规则造成支架到达或通过病变困难，应优先回撤支架并改用预扩张支架术。

8. 仔细评价支架扩张效果，除外支架回缩、扩张不充分、夹层、明显残余狭窄等情况。

9. 一旦发生支架嵌顿不能撤出冠状动脉，应仔细评价嵌顿部位的分支情况和支架 / 血管匹配程度，在不影响重要分支开口和支架 / 血管匹配基本满意的情况下，应果断对支架就地安全释放。

10. 如果出现支架脱载并嵌顿在重要血管部位不能撤出体外，预计有可能引起不良后果时，应采用相关介入方法补救或选择外科手术取出支架，同时进行冠状动脉搭桥。

六、老年人急性心肌梗死支架置入

与普通成人急性心肌梗死病例比较，老年急性心肌梗死病例有其特点：①冠状动脉闭塞处大多存在较严重的固定性狭窄；②绝大多数病例合并多支病变；③常见多种冠心病危险因素并存；④常合并老年早期多器官功能不全（代偿期）；⑤心肌梗死罪犯病变复杂程度尚；⑥常见血液系统呈高凝状态；⑦病人体质和耐受力较差；⑧常见因低血压和心源性休克需要采用 1ABP 辅助心功能和血压的情况。

老年人急性心肌梗死病变支架置入的策略和方法：

1. 根据介入指南核实介入治疗指征。

2. 根据病人纠正血容最和儿茶酚胺亢进后的血压和心功能状况确定是否预防性放

置 IABP。

3. 下、后壁心肌梗死和心室率缓慢者常规放置右心室临时起搏。

4. 首选右侧股动脉穿刺径路，其次选择左股动脉或右桡动脉径路。

5. 根据急诊使用溶栓药物和抗血小板药物情况调整抗凝和抗血小板药物用药。

6. 选择能良好显示全部冠状动脉系统和罪犯病变的最少体位完成造影。

7. 迅速、综合制定急诊介入计划只干预罪犯病变、干预罪犯病变和主要非罪犯病变、干预罪犯病变和其他高危病变、干预罪犯病变并达到完全性血运重建。

8. 对心源性休克病人，在预期不明显加重再灌注损伤的情况下，尽量达到完全性血运重建，但开通每个重要病变后，都应有一段安全观察期，以便仔细评价再灌注损伤程度，决定是否进行下一步操作计划。

9. 确定处理罪犯病变原则　选用软导丝通过病变，尽量采用小球囊做有限预扩张，对明显存在血栓的病变尽量选用长支架、尽量一次高压扩张就释放好支架、支架扩张后造影只要不存在病变的血管远端保持 TIMI 2 级以上血流，就不应对支架、病变前后血管或慢血流起始部进行整形或修饰性扩张。

10. 加强术后抗血小板治疗和监护处理。

七、老年人冠状动脉肌桥支架置入

与普通成人冠状动脉肌桥相比，老年人的单纯性冠状动脉肌桥很少引起临床注意。但是，在下列情况下，应慎重评价老年人冠状动脉肌桥的病理意义（病理性冠状动脉肌桥）：①舒张期狭窄程度大于 50%、收缩期狭窄程度大于 70% 的主要血管肌桥；②严重限制远端血流的主要血管肌桥；③合并狭窄性病变的主要血管肌桥；④与多支血管病变并存的主要血管肌桥；⑤造成临床猝死、晕厥、心绞痛、心肌梗死、心力衰竭的主要血管肌桥；⑥造影观察狭窄逐渐加重或对血流限制逐渐明显的主要血管肌桥。

老年人冠状动脉肌桥支架置入原则和方法与普通成人冠状动脉肌桥的处理基本相同，主要注意点如下：①准确掌握直接支架术指征，对高度狭窄、明显不规则的长肌桥谨慎使用直接支架术；②支架参数选择：参考血管内径与支架外径之比 1：1.1，支架长度大于肌桥长度 8～10mm，扩张压力 12atm 以上；③当肌桥与其他冠状动脉病变并存时，介入治疗顺序和原则与普通多支病变相同；④虽然没有随机临床试验结果表明在病理性肌桥的处理上药物释放支架优于普通支架，但建议有条件者尽量放置药物释放支架，以便降低远期再狭窄。

八、老年人冠状动脉搭桥病变支架置入

随着冠心病发病率的上升和搭桥手术治疗的推广应用，临床上需要处理的老年人冠状动脉桥病变越来越多。目前老年人冠状动脉搭桥材料主要有三种，即自身左内乳动脉、自身桡动脉和自身大隐静脉。虽然老年人所有冠状动脉桥的所有部位都有时能因病变而狭窄或闭塞，但是不同的搭桥材料病变的好发部位和特点也有所不同。搭桥材料与原位冠状动脉的吻合口（桥远端吻合口）是最容易发生狭窄的部位，其次是静脉桥，再次是桥与主动脉的吻合口（桥近端吻合口），最后是桡动脉桥和内乳动脉桥。

对老年人不同桥材料和不同部位发生的病变的介入处理原则和要求基本相同，似是具体操作步骤和方法则各有其特点。

1. 桥远端吻合口病变的介入治疗操作步骤和方法与处理原位冠状动脉病变基本相同，但是应注意如下几点：①对静脉桥支架的参数选择应考虑吻合口原位冠状动脉的参考直径，以免支架选择过大造成夹层；②由于冠状动脉桥近端起源部位不同，在选择指引导管时应综合考虑到达冠状动脉桥近端开口和操作支撑力；③由于导丝、球囊和支架导管在桥内走行距离较长，一方面要求指引导管具有足够支撑力，另一方面要求对狭窄部位进行充分预扩张，此外，操作上述器械的阻力感也与处理原位冠状动脉病变有所不同。

2. 静脉桥开口和近、中、远段病变的介入治疗内乳动脉近端开口较少出现狭窄性病变，但是静脉桥近端吻合口和其体部的狭窄病变则比较多见。对这类病变的介入处理方法主要有两种，即放置球囊扩张支架和放置自膨胀支架。前者的操作方法与处理原位冠状动脉病变基本相同，后者则与处理外周动脉病变放置自膨胀支架的方法基本一样。但是，上述两种方法都最好有冠状动脉远端保护装置配合，以免静脉桥内斑块和血栓物质在操作过程中脱落，栓塞原位冠状动脉远端，引起慢血流或无血流现象。

3. 内乳动脉和桡动脉桥体部病变的介入治疗与处理原位冠状动脉病变的操作基本相同。

（赵志丹）

第八章　急性冠状动脉综合征的介入治疗

第一节　概　述

急性冠状动脉综合征（acute coronary syndrome，ACS）是一组严重的冠状动脉病变导致的临床综合征，随着人们对其病变机制的逐渐认识，发现不同的时期其包含的主要内容在不断演变。自 1988 年 Valentin Fuster 首次提出 ACS 的概念以来，根据其发展过程 ACS 被分为：①梗死前心绞痛；②非 ST 段抬高的心肌梗死；③ ST 段抬高的心肌梗死；④梗死后心绞痛；⑤发生在 PCI 过程中或之后的心绞痛。也有人将其分为：①不稳定型心绞痛（unstable angina pectoris，UAP）；②急性心肌梗死；③心源性猝死。根据患者的临床症状，在利于对冠心病危重患者及时诊疗的前提下，目前临床上讨论的 ACS 包括：① UAP；②非 ST 段抬高的心肌梗死（non ST-segment elevation myocardial infarction，NSTEMI）；③ ST 段抬高的心肌梗死（STEMI）。其中 UAP 和 NSTEMI 的发病机制与 STEMI 有很大的不同，治疗措施和预后亦有很大的区别，何 UAP 和 NSTEMI 在临床上心电图的改变均为 ST 段压低，有时很难鉴别开来，特别是在疾病发展早期，而 ST 段压低或抬高的不同对指导临床治疗后及时采取有效的措施，并对患者住院期间和远期预后的评判有积极的现实意义，故根据是否 WST 段抬高将 ACS 患者分为非 ST 段抬高 ACS（包括 NSTEMI 和 UAP）和 ST 段抬高的 ACS（即 STEMI）。ACS 的治疗经过了早期的冠状动脉旁路移植术（coronary artery bypass graft，CABG），单纯的阿司匹林抗血小板治疗，联合阿司匹林、氯吡格雷和血小板 GP II b/(III a 受体拮抗剂抗血小板治疗，辅助肝素（普通肝素或低分子肝素）抗凝治疗和经皮冠状动脉介入治疗（percutaneous coronary intervention，PCI）等诸多有创血运重建术。

一、急性冠状动脉综合征的病理生理

动脉粥样硬化是以单核细胞和 T 淋巴细胞浸润、平滑肌细胞增殖及基质合成诱导纤维化为特征的大、中动脉内膜的慢性炎症性疾病。其发病机制有多种学说，早期的脂肪浸润学说认为，血中脂质增多侵入动脉壁，引起平滑肌细胞增生，以及泡沫细胞的形成、脂蛋白的降解产物等形成粥样斑块；随后提出的血小板聚集和血栓形成学说认为，血小板活化因子增加使血小板黏附、聚集在内膜上，并释放大量的炎性介质，促进动脉粥样硬化的形成；而平滑肌细胞克隆学说则认为，平滑肌细胞的单克隆性增殖并吞噬脂质形成动脉粥样硬化。1973 年提出的损伤 - 反应学说是目前公认的动脉粥样硬化形成学说，经过不断的发展，目前认为，修饰的脂蛋白、病毒、衣原体等对内皮细胞的损伤，引起内皮细胞功能紊乱并发生一系列复杂的反应，并逐渐形成动脉粥样硬化病变。根据粥样硬化斑块的进程可将其分为：第一期初始病变；第二期脂质条纹期；第三期粥样斑块前期；第四期粥样斑块期；第五期纤维斑块期和第六期复杂病

变期。初始病变可见于 5～10 岁的儿童，而复杂病变多见于老年人，从初始病变到复合斑块病变是一个动态发展的过程，但并不是一个连续的线性发展过程，由稳定和不稳定相互转变的过程，它几乎贯穿于生命的整个过程。其中主要的病变是脂蛋白（尤其是 LDL）在动脉内膜的滞留，细胞外脂质池汇合形成坏死核心，内膜损伤后平滑肌细胞迁移、增殖及合成富含胶原基质构成纤维粥样斑块的纤维成分。当斑块的纤维帽薄、脂核大、平滑肌细胞密度低及单核 / 巨噬细胞多时易发生破裂，又称易损斑块，反之，则为稳定的斑块。当斑块破裂时，血栓通过破裂的纤维帽与纤维粥样斑块中的脂质核心直接连接，也有研究发现血栓形成过程中并没有发现斑块破裂，考虑是斑块溃疡所致。目前认为 ACS 的主要病理生理基础是冠状动脉内易损斑块的破裂或（和）在溃疡的基础上血栓的形成，伴或不伴有血管痉挛，其中炎症反应在这些反应中起着很重要的作用，其他少见的原因是血栓栓塞、动脉夹层、血管炎、滥用可卡因及创伤等导致冠状动脉部分或完全堵塞。ACS 患者发病时易损斑块内出血使斑块短时间内增大或纤维帽破裂，血小板在局部激活聚集形成以血小板为主的白色血栓，继续发展形成以纤维蛋内和红细胞成分为主的红色血栓，非 ST 段抬高的 ACS 患者形成的血栓为白色血栓，而 ST 段抬高的 ACS 是红色血栓。

易损斑块是一个形态学概念，指所有易于发生血栓以及可能快速进展而成为"罪犯"斑块的那些动脉粥样斑块病变，其病理基础可进一步细分为 7 点。①易破裂斑块：脂质核心大，纤维帽薄及巨噬细胞浸润；②已破裂斑块：亚闭塞性血栓及早期机化；③易糜烂斑块：富含平滑肌细胞的斑块内有蛋白多糖基质；④已糜烂斑块伴亚闭塞性血栓；⑤继发于血管滋养管泄漏的斑块内出血；⑥钙化小结突入血管腔；⑦慢性狭窄性斑块伴严重钙化，陈旧性血栓及偏心性狭窄。目前检测易损斑块的方法很多，包括侵入性的血管造影及非侵入性的影像学检查（超声、多排 CT、磁共振等），其标准见表 8-1。

表 8-1　易损斑块的诊断标准

主要标准	次要标准
活动性炎症	表而钙化小结
大的脂质中心（脂核）和薄的纤维帽	黄色斑块
内皮脱落，表层有血小板聚集	斑块内出血
有裂隙或受损伤的斑块	内皮功能不全
严重狭窄（> 90%）	扩张性重塑

易损斑块虽然在 ACS 发生中起十分重要的作用，然而动脉粥样硬化患者经常发生斑块破裂并不经常出现临床症状，提示 ACS 发生与否还包括一些全身因素，如易损血液（易形成血栓的血液）、易损心肌（易于发生致死性心律失常的心肌）等，含有上述易损因素的病人称为易损患者。总之，ACS 患者的易损斑块的多样性和患者易患因素等说明需要通过多种途径综合全面地进行诊断和治疗，达到稳定易损斑块、开通梗死相关血管，挽救濒死心肌，降低主要心血管事件，提高患者生存率和生存质量。

二、急性冠状动脉综合征的临床表现及诊断

（一）临床表现

1. 典型症状　在情绪激动、劳累、寒冷、创伤等诱发因素下出血胸骨体上段或中

段之后可波及心前区的压榨样疼痛，放射到左肩、左臂内侧达无名指和小指，或至颈、咽和下颌部，持续时间可达 30 分钟（STEMI 持续时间更长），发作时往往伴有出汗、恶心、呕吐、心悸或呼吸困难，常规休息或含服硝酸甘油只能暂时或不能缓解症状。STEM1 患者往往合并全身症状（如发热、心动过速等）、胃肠道症状、心律失常（可出现各种心律失常，其中室性心律失常最多见）、心力衰竭（主要为急性左心衰竭）及低血压和休克等表现。但症状不典型者也不少见，表现为呼吸困难、心悸、胸闷、背痛、牙痛、腹痛等不典型症状，多见于老年人、糖尿病患者及女性患者。

2. 主要体征 许多患者在起病早期并无明显体征，部分患者可出现一过性第三心音或第四心音，单一的收缩期杂音，心率增快或减慢，出现并发症时患者（尤其是STEMI 患者）则出现相应的体征。

3. 辅助检查 体表 12 导联心电图对怀疑 ACS 有很大的帮助，在就诊后应尽快完成（最好在 10 分钟内），必要时需反复检查、动态观察，ST 段持续抬高可以明确地将STEMI 从 ACS 中区别开来，ST 段压低常与心肌缺血有关，通过观察 ST 段压低是持续的或暂时的初步区别 NSTEMI 和 UAP，确诊需要通过坏死心肌细胞的血清标记物（肌钙蛋内等）升高的程度来证实。在非 ST 段抬高的 ACS 患者中，ST 段的压低比单纯的T 波改变更有意义。不同的坏死心肌细胞血清标志物其敏感性和特异性不同，且时间窗不同，因此不同的医院应根据当地的化验条件结合患者的临床表现灵活测定不同的标志物，必要时可组合测定，以尽早确诊，为及时制定治疗方案提供可靠的依据。超声心动图可根据室壁运动异常对心肌缺血做出诊断，评估心脏整体和局部功能，判断乳头肌功能不全、室间隔穿孔、瓣膜关闭不全等并发症的发生也可帮助除外主动脉夹层。其他检查：侵入性的有冠状动脉造影、血管内超声和光学相干断层显像，非侵入性的有多排 CT、磁共振及心肌核素显像技术等，它们的敏感和特异性均很高，对确诊ACS 起着决定性的作用，但因价格昂资、操作复杂、部分有一定的风险、不易普及等缺点难以在临床推广使用。

（二）诊断

有典型临床症状的患者结合体表心电图或心肌细胞标志物往往不难诊断，对不典型临床表现的患者可行冠状动脉造影或多排 CT 等检查明确诊断，检查时一定要注意鉴别其他胸痛疾病：主动脉夹层、肺栓塞、急腹症等；对于症状不典型的患者往往需要耐心细致的询问病史、反复描记心电图（动态观察 ST 段和 T 波的改变）、监测多项心肌细胞血清学标志物等，必要时行急诊冠状动脉造影或无创的影像学检查以明确诊断。

（赵志丹）

第二节 非 ST 抬高的急性冠状动脉综合征的 PCI 治疗

一、非 ST 抬高的急性冠状动脉综合征的危险分层

急性冠状动脉综合征按 ST 段是否抬高可为 ST 抬高的 ACS 和非 ST 段抬高的ACS，后者包括 UAP 和 NSTEMI，UAP 和 NSTEMI 是 ACS 发病过程中的不同阶段，其病理基础、临床表现、心电图改变及治疗措施等方法相似，临床上有时（特别是发

病早期）很难将二者区分开，而根据临床表现如何选择个性化治疗措施是摆在临床医生面前的难题，它不仅影响其住院期间的效果，而且对远期主要心血管事件的发生率也将起着重要的作用。目前研究表明根据患者的临床表现、全身情况等危险因素进行合理的危险分层，可以为非 ST 段抬高的 ACS 患者提供更确切的评估，为指导制定合适的治疗措施提供史，有效的依据，故在实施非 ST 段抬高的 ACS 患者的治疗措施之前，非常有必要对患者进行及时的危险分层。危险分层的依据很多，可以根据患者的高危因素、临床症状（即心绞痛严重程度、持续时间及伴随症状）、心电图及其他辅助检查结果等综合判断。

（一）根据危险因素进行危险分层

1. 年龄　年龄是一个不可改变的因素，其中高龄是 ACS 的一个危险因素，一般将大于 65 岁（也有认为 75 岁）的 ACS 患者称为高龄患者，在 TIM1NSTEMI 试验结果表明：每增加 10 岁，发生复合终点事件（死亡和再梗死）危险的相关度为 1.43（P < 0.01）。

2. 性别　通常认为男性是 ACS 的预测因素之一，女性患者发生 ACS 的时期较晚，症状不典型，然而也有试验研究表明女性患者的死亡率和心血管事件发生率与男性相似，因而在调整其他因素后女性性别对 ACS 预后的影响有待进一步明确。

3. 糖尿病　不论是 1 型糖尿病还是 1 型糖尿，对冠状动脉病变均有广泛的影响，它是冠心病的独立危险因素之一，合并 ACS 的糖尿病患者病情更加复杂，治疗更加棘手，同时血糖的控制对改善预后等有积极的影响。

4. 吸烟　吸烟是年轻人早发 ACS 的危险因素之一，吸烟女性较非吸烟女性发生心肌梗死的危险性增加 2 ～ 6 倍，吸烟的时间、吸烟量的多少以及发生 ACSS 患者是否继续吸烟等对 ACS 的发生、冠状动脉病变的改变及预后的影响均有较大的影响。

5. 高血压　流行病学研究表明高血压与冠心病患者有很强的一致性，Framingham 研究表明不论是收缩压还是舒张压的升高将会增加患冠心病的风险，且高血压的分级与心血管的危险性有很大的关系。具体见表 8-2、表 8-3。

表 8-2　Framingham 研究 36 年随访，高血压的分型、性别和年龄与心血管事件的危险性

高血压分型	年龄校正的危险比			
	≤ 64 岁		≥ 65 岁	
	男性	女性	男性	女性
单纯舒张期高血压	1.8（P < 0.05）	1.2	1.2（P < 0.05）	1.6（P < 0.01）
单纯收缩期高血压	2.4（P < 0.01）	1.9（P < 0.01）	1.9（P < 0.01）	1.4（P < 0.01）
混合性高血压	2.7（P < 0.01）	2.2（P < 0.01）	2.2（P < 0.01）	1.6（< 0.01）

表 8-3　根据高血压的严重性进行的心血管危险性分层

	高血压 1 级	高血压 2 级	高血压 3 级
1. 男性 < 55 岁，女性 < 65 岁，无其他危险因素	低危	中危	高危
2.1 ～ 2 个危险因素	中危	中危	极高危
3. ≥ 3 个危险因素	高危	高危	极高危
4. 合并脑血管、心脏、肾脏等其他血管疾病	极高危	极高危	极高危

注：低危，主要心血管事件危险 < 15%；中危，主要心血管事件危险 15% ～ 20%；高危，主要心血管事件危险 20% ～ 30%；极高危，主要心血管事件危险 > 30%。

6. 血脂异常 已经明确总胆固醇或 LDL 胆固醇升高、HDL 胆固醇下降与冠心病的发病密切相关，亦是 ACS 的主要高危因素之一。其他危险因素有肥胖、喜静生活方式和有冠心病家族史等。新近发现的危险因素有：炎症（包括 C 反应蛋白等）、同型半胱氨酸、感染（衣原体、幽门螺杆菌等）及心理因素等。

（二）根据临床表现进行危险分层

根据 ACS 患者的活动耐量及心绞痛发作的临床表现进行危险分层，可参照加拿大心脏学会（Canadian Cardiovascular Society, CCS）的心绞痛分级（表 8-4）；美国医疗政策和研究署公布的临床实用指南则进一步将 UAP 分为三种（表 8-5）；Braunwald 及其研究者根据心绞痛的特点和基础病因，对 UAP 提出如下分级（表 8-6）。

表 8-4 加拿大心脏病学会心绞痛分级

I 级	一般体力活动不引起心绞痛。心绞痛只发生在用力、快速或长时间的体力活动时
II 级	体力活动轻度受限。心绞痛发生在快速步行或上楼、餐后步行或上楼、爬山、寒冷或顶风逆行、情绪激动时。平地行走两个街区（200-400m）或常速上相当于三楼以上的高度能诱发心绞痛
III 级	日常体力活动明显受限。心绞痛发生在以一般速度在平地步行 1-2 个街区或常速上三楼
IV 级	任何体力活动或休息时均可发生心绞痛症状

表 8-5 美国医疗政策和研究署临床实用指南 UAP 分级

静息型心绞痛	发生在休息时的心绞痛，通常持续时间＞20 分钟，症状发生在 1 周以内
初发型心绞痛	症状发生在 2 个月以内，很轻的体力活动可诱发，程度至少达 CCS III 级
恶化型心绞痛	既往确诊的心绞痛，发作更频繁、持续时间史氏，按 CCS 分级至少增加一级水平，程度达 CCS III 级

表 8-6 不稳定型心绞痛的 Braunwald 分级

严重程度	定 义
I 级	严重的初发型心绞痛或恶化型心绞痛，无静息疼痛
II 级	亚急性静息型心绞痛（1 个月内发生过，但 48 小时内无发作）
III 级	急性静息型心绞痛（在 48 小时内发作）
临床环境	
A	（继发性心绞痛）在冠状动脉狭窄的基础上，存在加剧心肌缺血的冠状动脉以外的疾病
B	（原发型心绞痛）尤加剧心肌缺血的冠状动脉以外的疾病
C	（心肌梗死后心绞痛）心肌梗死后 2 周内发生的不稳定型心绞痛

（三）根据体表心电图进行危险分层

ACS 患者发病早期 12 导联心电图的改变也是预测 ACS 不良后果的主要指标之一，有助于对 ACS 患者进行分层，ST 段压低的程度、波及的导联范围与非 ST 段抬高的 ACS 危险性呈正相关，FRLSC II 研究表明中重度 ST 段下移患者介入治疗能使其发生死亡或心肌梗死的可能性下降 50%。同时心电图不是一成不变的，往往随着心绞痛症状的缓解部分或完全消失，若 ST 段持续压低 12 小时以上，则提示 NSTFMI；T 波的倒置与非 ST 段抬高的 ACS 危险的相关不如 ST 段密切，但总体上与患者预后不良有关；胸前导联出现对称的 T 波倒置，常常提示前降支的严电病变，危险性较高。传统 12 导联用于判断 ACS 的敏感性相对较低，持续 12 导联监护可增加其敏感性。合并右室起搏心律、左束支传导阻滞的特殊心电图波形将影响 ST 段改变的准确判断，临床诊断时尤应小心。

（四）通过坏死心肌细胞血清标志物进行分层

目前大量的循证医学研究表明，心肌细胞坏死后血清标记物的检测结果对 ACS 的危险分层有重要临床意义，不同的血清标记物敏感性和特异性不同，且出现的时间、达高峰的时间及持续的时间均不相同，因此对不同时期的 ACS 患者应该选择使用不同的标记物，必要时可联合使用多种标记物，以提高危险分层的准确性。传统的血清标志物主要包括谷草酸氨基转移酶（GOT）、肌酸激酶（CK）及同工酶（CK-MB）、乳酸脱氢酶（LDH）及同工酶，但上述标志物难以检测局灶的心肌细胞坏死，且敏感性不高、发病需一定时间在血液中浓度才升高，难以对 ACS 做出及时的危险分层。肌红蛋白（myoglobin，MYO）由于其分子质量小，在心肌损伤后迅速进入血液，1 小时后血中水平升高，4 小时达高峰，在急性心肌梗死后 1 ～ 3 小时内血清中检测出的敏感性为 62% ～ 100%，故阴性者除外急性心肌梗死的价值很大，但 MYO 还来自骨骼肌，肾衰时也可升高，所以特异性不高。目前认为可将 MYO 作为早期心肌损伤标志物，因为其半衰期短，较晚的心肌梗死的诊断价值不高。

目前研究较多的血清标志物是肌钙蛋白（主要包括 cTNT 和 cTNI），cTNT 是心肌细胞坏死的高特异性指标，升高时间更早且持续时间更长，是评估 ACS 患者甲 - 期和晚期危险性的独立指标之一，较 CK-MB 在 ACS 患者中的危险分层更有用。cTNT 的浓度与死亡率呈正相关。TACTICS-TIMI 18 的试验研究表明肌钙蛋白的上升作为进行早期介入治疗的标准给患者带来了明显的益处。cTNI 也预示着 ACS 患者的不良事件，TRIM 亚组研究提示 cTNT（I）可用于鉴别 NSTEMI 患者 30 天的心脏死亡危险，cTNT 和 cTNI 升高组 AMI 的复合终点和心脏死亡的终点分别为 11.5% 和 12.5%，而 cTNT 和 cTNI 阴性者发生率为 3.2% 和 4.0%。虽然目前认为肌钙蛋白在评价非 ST 抬高的 ACS 患者危险性方面有无可替代的作用，James 等研究表明采用多种血清标志物的策略较单独应用肌钙蛋白增加了评估 ACS 患者危险性有更加重要的意义。故必要时联合使用多种血清标志物将更有利于对 ACS 患者进行危险分层。其他心肌血清标记物因临床使用较少，这里不做详细介绍。

（五）TIMI 危险积分

心肌梗死溶栓（TIMI）危险评分适于那些已经确诊的 ACS 患者，用来识别那®可以从某种治疗中获益最大的患者，对非 ST 段抬高的 ACS 患者而言，T1MI 评分可以预测至少一项主要终点（死亡、新发或再发 MI、再血管化治疗等），表 8-7 列举了 7 项指标，各指标的得分一致均为 1 分，随着 TIMI 评分值的增加，主要心血管事件发生宇 - 也增加。TACTICS-TIMI 18 试验中，根据 TIMI 危险评分将 UAP 和 NSTEMI 患者分为低危组（0 ～ 2 分）、中危组（3 ～ 4 分）和高危组（5 ～ 7 分），并显示 TIMI 危险积分 ≥ 3 分的患者 14 天内死亡和非致死性心肌梗死发生率明显增加，且随积分值的进一步增高而明显增加。

二、治疗策略

非 ST 段抬高的 ACS 的治疗策略总的来说分为有创治疗和无创治疗，前者包括早期（又称直接）和择期血运重建术。早期血运重建术指在患者发病早期（通常认为在48 小时内）行常规冠状动脉造影，若无禁忌证，同时行 PCI 或 CABG 治疗。因该种治疗策略主要依据患者冠状动脉病变的具体情况，又称"解剖学指导的治疗"；择期血运重建术则指通过临床评价和无创性检查进行危险分层，对其高危患者或经药物保守治疗无效的顽固性心绞痛患者行早期 PCI 或 CABG 治疗，对低危患者行药物保守治疗或根据冠状动脉造影的结果决定是否行冠状动脉成形术，这种治疗策略又称"缺血指导的治疗"。无创治疗则指仅使用恰当有效的药物达到稳定易损斑块（包括抗血小板、抗凝、他汀类药物使用等）、改善心肌血供（扩血管、减轻心脏负荷等）及逆转和预防心肌重构（如 ACEKARB 等药物）的作用。

表 8-7　UAP 和 NSTEMI 的 T1M1 评分

危险因素	得分（总分 7 分）	危险因素	得分（总分 7 分）
年龄 ≥ 65 岁	1	24 小时内心绞痛发作 > 2 次	1
过心病的危险因素 ≥ 3 项	1	发病前 7 天内应州阿司匹林	1
冠状动脉狭窄 ≥ 50%	1	心肌血清标记物升高	1
ST 偏移基线 ≥ 0.05mV	1		

（一）有创治疗策略

对于非 ST 段抬高 ACS 是否常规行早期 PCI 治疗一直有争论。20 世纪 90 年代早期（单纯 PTCA 时代），两项大规模随机对照的临床研究比较了早期 PCI 与药物保守治疗非 ST 段抬高的 ACS 的疗效，结果显示药物保守治疗与早期 PCI 治疗非 ST 段抬高的 ACS 患者相比，前者可获得更大的益处。其中 VANQWISH 试验共入选 920 例非 Q 波心肌梗死患者，将其随机分配到早期 PCI 组和药物保守组，结果显示：早期 PCI 组患者住院死亡 21 例，出院后死亡 59 例，平均住院 9.5 天；保守治疗组患者住院死亡 6 例，出院后死亡 53 例，平均住院 8.2 天。结论提示对非 Q 波心肌梗死患者的初始治疗应采取保守疗法。TIMI Ⅲ B 试验进入选 1473 例非 ST 段抬高的 ACS 患者，联合终点事件为 6 周的死亡、非致死性心肌梗死和症状限制性运动负荷试验阳性率，在药物保守治疗组和早期 PCI 组相比均无统计学差异。随后进行的试验如 GUSTO Ⅱ b 和 PURSUIT 两项临床试验的结果显示早期 PCI 与缺血指导的择期 PCI 相比显著增加了患者病后 30 天（14.7% 比 5.2%）和 6 个月（17.2% 比 8.5%）的死亡率和非致死性心梗发生率。OASIS 研究调查了 6 个国家 95 所入院登记住院的 8000 例非 ST 段抬高的 ACS 患者行早期 PCI 和药物保守治疗的情况，调查结果显示以采取早期 PCI 作为常规治疗国家的患者与以采取药物保守治疗作为常规治疗国家的患者相比：6 个月的死亡或非致死性心肌梗死发生率无显著差异，但继发性心绞痛和再入院率显著降低，而脑卒中和严重出血发生率则显著增高。ICTUS 试验虽然使用了支架及血小板 GP Ⅱ b/ Ⅲ a 受体抑制剂，入选患者肌钙蛋白均升高，分为早期介入治疗组（48 小时内）以及择期介入治疗组，两组进行介入治疗的中位时间分别为 23 小时和 283 小时，随访 1 年，两组中分别有 79% 和 54% 的患者进行了血运重建，两者主要终点事件发生率分别为 22.7% 和 21.2%，1 年心肌梗死的发生率分别为 15% 和 10%，再住院率降低分别为 7.4% 和 10.9%，表明：早期介入治疗并不优于择期介入治疗。对上述试验进一步的分析不难发现，部分试验在方法学上存在缺陷：高交叉率、没有或很少使用支架以及没有使用血小板 GP Ⅱ b/Ⅲ a 受体抑制剂，有的试验虽然使用广支架和血小板 GP Ⅱ b/Ⅲ a 受体抑制剂，但入选的病例年龄偏小、病变较轻，不能完全反应"真实世界"的情况，其研究结果有待进一步验证。

21 世纪初随着冠状动脉支架置入术的广泛使用（特别是近几年药物洗脱支架的大量置入）和血小板 GP Ⅱ b/Ⅲ a 受体抑制剂在高危人群中的使用，同时研究者们在总结以前试验设计和病例纳入等方面的缺陷并设计出具有重要意义的 3 项试验即 FRIS Ⅱ、TACTICS-TIMI 18 和 RITA3 研究，均得出了与上述试验相反的结论。下面对该 3 项试验的结果简述如下，FRISC Ⅱ 试验表明，PCI 治疗组与保守治疗组相比，PCI 治疗组在第 6 个月的死亡和 MI 发生率降低 22%（S.4% 比 12.1%，P=0.031），心绞痛发作和再住院减少 50%。1 年随访结果 PCI 治疗组也明显优于保守治疗组。亚组分析显示早期介入治疗获益主要来自那些静息性心绞痛伴心电图 ST 段压低和血清肌钙蛋白升高的患者及术前 6 天强化药物治疗使粥样斑块稳定的患者。TACTICS-TIMI 18 试验将 2220 例患者随机分为早期介入治疗组（48 小时内完成）与保守治疗组（首先给予药物治疗，若再发心肌缺血则行介入治疗），所有患者均接受恰当的药物（包括血小板 GP Ⅱ b/Ⅲ a 受体抑制剂)治疗，结果显示 6 个月后早期介入治疗组的主要复合终点(死亡、心肌梗死、因胸痛恶化而再住院）指标明显降低（19.4% 比 15.9%，P=0.0025），死亡与心肌梗死的发生率明显降低（9.5% 比 7.3%，P＜0.05）；对安全性而言，治疗并不增加脑卒中的发生率，介入治疗组的出血现象略有增加，但无显著性差异。RITA-3 是唯一提供了 5 年随访结果的大规模临床随机对照试验研究，该试验选择了 1810 例的非 ST 段抬高的 ACS 患者，随机分为早期介入治疗组和保守治疗组，所有患者都给予最佳抗血小板等药物，介入治疗组患者在 72 小时内行冠状动脉造影，根据冠状动脉造影结果指导随后的治疗，联合终点为死亡或非致死性心肌梗死。结果及分析：在 4 个月随访的联合终点事件说明早期介入治疗效果较好（9.6% 比 14.5%，P=0.0001），其原因是早期 PCI 可使复发性心绞痛的发生频数明显减少。5 年研究结果提示，常规介入治疗可降低远期死亡和（或）心肌梗死的危险性，其中中危和高危患者早期接受介入治疗的受益最大，低危患者进行介入治疗与保守治疗的效果没有差异。相反在高危患者中，如给予保守治疗，病死率或心肌梗死的发病率则明显升高。该试验结果对急性非 ST 段抬高的 ACS 患者在治疗前行危险分层提供了有力的支持。

由于上述试验是在不同时期进行的，治疗方法、治疗技术及药物的使用上的不同时能影响试验结果，故对上述试验在校正相关因素后进行荟萃分析以减少偏差带来的影响是完全有必要的。Mehta 等对 2005 年前公布的这 7 项大型试验结果进行荟萃分析，结果表明：同保守治疗相比，介入治疗降低病死率和再梗死的发生率，使非致死性心肌梗死的发生率下降 25%，但这种益处主要表现在出院后；在住院的起始治疗阶段，介入治疗可能会增加风险，此外，对于非 ST 段抬高的 ACS 患者及进行危险分层可使常规介入治疗的收益最大化，对于那些高危患者，常规介入治疗所带来的益处最大，而且随着随访时间的延长，这种获益表现得更明显。相反，对于低危患者，介入治疗并未带来长期益处。

总之，非 ST 段抬高的 ACS 早期介入治疗虽然使围手术期风险增加，然而通过长期随访观察，可降低高危患者的死亡率及心肌梗死的发生率，同时减少顽固心绞痛的发生频率和再住院率。对于非 ST 段抬高的 ACS 介入治疗的具体时机选择还有待于进一步的大规模随机临床试验提供依据。

（二）药物治疗策略

1. 噻烯吡啶（thienopyridine）类衍生物　噻烯吡啶类衍生物主要包括第一代的噻氯匹定（ticlopidine）和第二代的氯吡格雷（clopidogrel），主要的机制是不可逆地和血小板膜表曲 ADF 受体结合，阻断 ADP 对腺苷酸环化酶的抑制作用，抑制血小板 GP Ⅱb/Ⅲa 活化从而抑制血小板聚集。因噻氯匹定口服后起效慢、副作用大而逐渐被淘汰；而氯吡格雷口服后起效快，较少引起白细胞下降和血小板减少等副作用，比较安全，目前临床上多用。对该药物的研究非常多，著名的 CURE 研究将 12562 例 NSTEMI 的患者随机分为氯吡格雷治疗组和安慰剂组，在平均 9 个月的治疗过程中，氯吡格雷组复发缺血事件（心血管死亡、心肌梗死或卒中）下降 20%（P ＜ 0.001）。CREDO 研究前瞻性评价氯吡格雷在 ACS 患者 PCI 之前服用，并将其分为氯吡格雷 300mg 组和安慰剂组，2 组均服用阿司匹林，介入治疗后所有患者均服用氯吡格雷 75mg./d，持续 28 天，而术前已服用氯吡格雷的患者持续服用（75mg/d）至 12 个月，结果发现只有当介入治疗 15 小时前服用氯吡格雷才能降低其主要心血管举件 CP ＜ 0.05）。提示 300mg 的氯吡格雷负荷量可能不足以产生快速和充分的抗血小板作用。非 ST 段抬高的 ACS 患者不论是否行 PCI，均应联合使用阿司匹林和氯吡格雷，具体使用方法为：药物治疗患者服用阿司匹林，初始剂量 150 ～ 300mg/d，1 ～ 7 天后改为 100mg/d（75 ～ 150mg/d）并长期服用；对行代：1 患者建议口服阿司匹林 300mg/d，1 个月后改为 100mg/d（75 ～ 150mg/d）并长期服用，对 6 ～ 24 小时之间行 PCI 者术前给予口服氯吡格雷负荷量 300mg/d，6 小时内行 PCI 者建议给予氯吡格雷负荷量 600mg/d，继之 75mg/d，置入裸金属支架者至少服用 1 个月，置入药物洗脱支架者至少服用 6 个月，建议服用 9 ～ 12 个月，高危患者且没有副作用者建议长期服用。

2. 血小板 GP Ⅱb/Ⅲa 受体拮抗剂　血小板 GP Ⅱb/Ⅲa 受体拮抗剂具有抑制血小板聚集的最终途径，是强力抗血小板药物。多项大规模、前瞻性、多中心、随机对照的临床试验研究显示静脉单独用该类药物或辅助早期 PCI 术治疗非 ST 段抬高的 ACS 高危患者，能减少死亡率或心肌梗死的发生率。PURSUIT 研究共纳入了 10948 例非 ST 段抬高的 ACS 患者，均行抗缺血、阿司匹林和肝素等治疗，其中试验组静脉使用血小板 GP Ⅱb/Ⅲa 受体拮抗剂埃替巴肽（epitifibatide）治疗 72 小时，对照组则给予安慰剂治疗，结果：试验组（埃替巴肽组）显著降低患者病后 30 天的死亡率和非致死性心肌梗死发生率（14.2% 比 15.2%，P=0.04）；接受埃替巴肽静脉治疗并在 24 小时内行 PCI 治疗的 ACS 高危患者，预后最佳。PRISM-PLUS 研究纳入 1915 例非 ST 段抬高的 ACS 患者，均给予阿司匹林治疗，试验组使用肝素和血小板 GP Ⅱb/Ⅲa 受体阻断剂替罗非班（tirofiban），对照组仅使用肝素，试验组患者在行 PCI 术前给予替罗非班治疗 48 小时 [平均时间（71.3±20.0）小时]，结果：试验组与对照组相比显著降低病后 7 天（12.9% 比 17.8%，P=0.004）、30 天（18.5% 比 22.5%，P=0.03）和 6 个月（27.7% 比 32.1%，P==0.02）的死亡率、心梗发生率及顽固性心绞痛发生率；亚组分析提示试验组均降低 PCI 治疗和药物保守治疗患者的病后 30 天的死亡、心梗和顽固性心绞痛的发生率（8.8% 比 15.3%，相对危险度 0.55；14.8% 比 16.8%，相对危险度 0.87），显示试验组中替罗非班的治疗使 PCI 或药物保守治疗的非 ST 段抬高的 ACS 患者均获益。在 TACTICS 研究中对非 ST 段抬高的 ACS 患者首先使用血小板 GP Ⅱb/Ⅲa 受体阻滞剂后再行早期的 PCI 介入治疗，结果表明其死亡和心肌梗死的发生率很低（仅 4.7%），因而支持介入治疗前给予抗血栓治疗，这种治疗方式的效果在 CAPTURE 试验中亦得到支持。

3. 肝素治疗　肝素在 ACS 治疗中的应用由来已久，根据分子质量的大小时分为普通肝素和低分子肝素二大类，普通肝素在 ACS 患者中的治疗作用已经肯定，但由于其使用不方便、副作用较多、需要监测凝血时间等缺点，在临床上的使用逐渐减少；近几年来大量的循证医学研究表明，低分子肝素较普通肝素相比具有使用方便、不需要监测凝血时间、尤血小板减少的副作用、无肝素抵抗现象和主要出血并发症明显减少等优点，在临床上广泛使用。著名的 A to Z 的 A 期是一项随机开放性大型研究，共入选 3987 例非 ST 段抬高的 ACS 患者，随机接受低分子肝素（伊诺肝素 1mg/kg 皮下注射，12 小时 1 次）治疗，或普通肝素持续静脉给药（维持 APT：在 50 ～ 70 秒），两组都合用替罗非班和阿司匹林。结果 7 天后死亡、心梗或顽固心肌缺血伊诺肝素组比普通肝素组为 8.4% 比 9.4%（P＞0.05）。这种趋势保持到 30 天，出血发生率伊诺肝素组比普通肝素为 3.0% 比 2.2%（P＞0.05）；严重出血伊诺肝素组比普通肝素组为 0.9% 比 0.4%（P=0.05）。结论是：伊诺肝素比普通肝素减少为的危险，虽然优势未达到统计学差异，但结果并不比普通肝素差。TIMI 11B 和 ESSENCE 研究的荟萃分析显示，伊诺肝素比普通肝素减少非 ST 段抬高的 ACS 患者病后 1 ～ 14 天的死亡和心脏缺血事件发生率的 20%，治疗后 48 小时开始获益，持续至 43 天，未发现急性期严重出血事件增加。NICE-1 和 NICE-4 是两项多中心、随机、对照临床试验，旨在评价单独静脉用伊诺肝素或联合静脉用阿昔单抗辅助 PCI 治疗非 ST 段抬高的 ACS 患者的疗效和安全性，结果显不该治疗方法抗凝作用有效、安全，伊诺肝素和阿皆单抗两药合用使患者住院期和 PCI 术后 30 天的缺血事件下降。

4. 他汀类药物　他汀类药物即 3 羟基 -3 甲基 - 戊二酰辅酶 A（HMG-CoA）还原酶抑制剂，其主要的病理生理机制概况为：（1）降低低密度脂蛋白，升高高密度脂蛋白，减少脂质核，稳定脆性斑块；（2）早期改善内皮功能，保护冠状动脉血管；（3）显著抑制炎症反应，加固斑块纤维帽，防止斑块破裂；（4）改善血小板功能，抑制血小板血栓形成。目前已有大量的临床试验证明他汀类药物在治疗和预防冠心病方面的巨大作用，并给予其很高的评价。Cannon 等研究共纳入 4162 例 ACS 住院患者，在 ACS 患者发病 10 天内开始积极降脂治疗，分为强化治疗组（阿托伐他汀 80mg/d）和标准治疗组（普伐他汀 40mg/d），主要的终点事件包括：任何原因导致的死亡、心梗、因不稳定心绞痛再住院、再血管化治疗和脑卒中等，随访 18 ～ 36 个月（平均 24 个月），结果提示二组均降低主要的终点事件，其中强化治疗组降低的幅度较标准治疗组更低（16% 比 22.4%，P＜0.01）。MTRACL 试验在非 ST 段抬高的 ACS 患者入院 24 ～ 96 小时内给予口服阿托伐他汀 80mg/d，持续 16 周，结果表明死亡、非致死性心肌梗死和因心绞痛恶化住院的联合终点危险性降低 16%（17.4% 与 14.8%，P＜0.05）。

总之，非 ST 段抬高的 ACS 患者行早期 PCI 治疗的有效性与 TIMI 危险评分高度相关，在低危组早期 PCI 并未显示出其明显优越性，但在中危和高危组早期 PCI 同时用血小板 GP Ⅱ/Ⅲa 受体拮抗剂及常规药物治疗的效果优于药物保守治疗。对心肌肌钙蛋白升高的亚组分析表明，接受早期 PCI 的患者第 6 个月心血管事件发生率比未接受 PCI 者下降 40%，而心肌肌钙蛋白土常的亚组患者早期行 PCI 治疗并未明显获益。因此，患者入院时行早期危险评估对制订最优化的治疗方案非常重要。同时临床研究充分表明，对中危和高危患者，作充分的抗血小板治疗后应尽早行血管介入治疗。故治疗非 ST 段抬高的 ACS，应对其中易于发生心脏事件的高危患者识别并早期行冠状动脉造影检查和 PCI 治疗，同时对这些高危患者在 PCI 术前或术后还要加用抗血栓和稳定粥样斑块的药物治疗（如低分子肝素、血小板 GP Ⅱ b/Ⅲ a 受体拮抗剂、他汀类药物）。

（赵志丹）

第三节　急性 ST 抬高的心肌梗死的 PCI 治疗

急性 ST 段抬高型心肌梗死（STEMI）的主要病理生理机制为冠状动脉粥样硬化斑块的破裂或内皮侵蚀合并闭塞性血栓形成，导致冠状动脉前向血流的完全中断。因此，STEMI 治疗的重点是尽快恢复闭塞冠状动脉的前向血流，目前主要的治疗手段有静脉溶栓、PCI 和 CABG 等方法，以期达到尽快开通闭塞的相关冠状动脉，挽救濒死心肌细胞，缩小心肌梗死的面积，对于降低 STEMI 的病死率等主要心血管事件是至关重要的。本节主要叙述 PCI 技术在 STEMI 治疗中的运用。PCI 技术在心肌血流重建术中具有创伤性小、并发沚较少、患者恢复快、住院时间短、可反复操作、效果确切且患者乐于接受等优点，临床最早应用的是单纯 PTCA 术，随着术者经验的积累、介入器材和科技的进步，随后出现了经皮冠状动脉内旋切术、旋磨术、激光成形术、冠状动脉内支架（包括金属裸支架和药物洗脱支架）置入术。STEMI 患者的发病时间和就诊时间及其他临床和非临床的因素的差异，临床上实施 PC1 的时机也不同，根据 PCI 治疗的时间和时机大致可分为直接 PCI、易化 PCI、转运 PCI、延迟 PCI、补救性 PCI、择期 PCI 等。大量的循证医学研究表明直接 PCI 和补救性 PCI 的疗效现已明确，而转运 PCI 和易化 PCI 对 STEMI 的确切疗效目前仍未有定论。下面对各种 PCI 的治疗情况做一说明。

一、急性 ST 段抬高的肌硬死的危险分层

危险分层是 ACS 治疗中的一个重要组成部分，它贯穿了从最初疑诊、收治入住 CCU 病房及出院后的随访等全过程。STEMI 患者进行危险分展不仅对于制定治疗方案而且对于预后的评估等有重要的意义。对于急性胸痛患者的最初疑诊，根据临床表现及辅助检丧（主要是心电图）等进行危险评分，可尽快判断是否发生急性心肌梗死，表 8-8 列出了急诊胸痛患者的心电圈的特征及可能患急性心肌梗死的比率。

表 8-8　心电图特征增加急性胸痛患者发生 AMI 的可能性

心电图特征	可能性的比率（95%CI）	心电图特征	可能性的比率（95%CI）
新出现的 ST 段抬高 ≥ 1mm	5.7 ～ 53.9	任何导联 ST 段压低	3.2（2.5 ～ 4.1）
新出现的 Q 波	5.3 ～ 24.8	新的 T 波倒置	2.4 ～ 2.8
任何导联 ST 段抬高	11.2（7.1 ～ 17.8）	T 波峰倒段和（或）倒置 ≥ 1mm	3.1
新出现的 ST 段压低	3.0 ～ 5.2	新传导障碍	6.3（2.5 ～ 15.7）
任何导联出现 Q 波	3.9（2.7 ～ 5.7）	任何传导障碍	2.7（1.4 ～ 5.4）

　　而对于已经确诊的 STEM1 患者进行积极的危险评分可决定是否行 PCI 治疗及采取 PC1 治疗的具体方式，ACC/AHA 和 ESC 的指南中建议根据下列特点决定是否行血运重建治疗：①是否在治疗时间窗内，一般情况下 PCI 应在症状出现 12h 内尽早进行；②患者是否仍有缺血症状；③患者有无心衰的临床表现；④患者有无血流动力学不稳定或电不稳定的临床表现，如心源性休克、持续性室速等；⑤综合评估血运重建治疗的风险。对于未接受冠状动脉造影和血运重建的患者需要进一步危险分层，选择高危的患者接受冠状动脉造影检查，对于合适的病变进行 PCI 或 C：ABG。其中通过对左室射血分数（LVEF）进行危险分层很重要，ACC/AHA 指南建议所有 LVEF ＜ 40%（ESC 指南为 35%）的患者，均应接受冠状动脉造影。LVEF ＞ 40% 的患者，则需要进一步进行危险分层，高危的患者需要接受冠状动脉造影。对于已行血运重建治疗的 STEMI 患者，进行积极的危险分层有待于评价患者术后住院期间和出院后一段时间内并发症的发生率、死亡率及患者生存质量的评估。TIMI 危险积分将不同的危险因素设为不同的得分值，总分 14 分且得分值与死亡率呈正相关，可准确预测死亡风险，它能很好预测接受再灌注治疗（PCI 或溶栓）患者的预后，但对于没有接受灌注治疗的患者，该评分则低估了死亡率（详见表 8-9）。

表 8-9　STEMI 的 TLMI 评分

临床危险因素	得分（总分 14）	临床危险因素	得分（总分 14）
年龄＞ 75 岁	3	Killip 分级 II ～ III 级	2
65 ～ 74 岁	2	体重＜ 67kg	1
有糖尿病、高血压、心绞痛病史	1	前壁 ST 抬高或左束支传导阻滞	1
收缩压＜ 100mmHg	3	再灌溉时间＞ 4 小时	1
心室率＞ 100 次 / 分	2		

　　另外，临床上还有其他使用较少的危险分层方法，如 GUSTO 危险分层方法加用了左室射血分数这个相对客观的指标，但因其各项评分的计算较复杂，不易应用于临床。CCP 评分主要研究对象是≥ 65 岁（平均 76.8 岁）的患者，CCP 评分应用于老年人的 STEMI 患者是有一定意义，但是其应用于总体人群的普遍意义相对较差。Zwolle 危险评分是针对 STEMI 病人介入治疗后的预后而制定的，该研究显示评分≤ 3 分者为低危患者，其 2 ～ 10 天的死亡率仅为 0.20%，而且接受介入治疗的 STEMI 患者有 73.4% 为低危患者，同时该研究也指出接受介入治疗的 STEMI 患者可以安全的更早出院，从而减少住院费用。2004 年发表的 PAMI 积分方法来自于大规模临床试验，也是针对于接受 PCI 治疗的 STEM1 患者制定的不同的危险因素（分值不同），其中年龄、Killip 分级、心率＞ 100 次 / 分、糖尿病、前壁心肌梗死及完全性左束支传导阻滞为独立预测因素，PAMI 积分值对出院前、1 个月、6 个月和 1 年的死亡率均有较好的预测价值。因此，该积分方法可用于早期确定为高危患者并选择介入治疗，且可对出院前的患者进行危险评价，高危的患者干预其危险因素；特别需要说明的是，低危的患者并不一定冠状动脉病变不重，而只是在此次发病过程中导致的临床表现不严重。因此，对于这一部分患者需要进行（运动或药物）负荷试验，评价冠状动脉病变导致的缺血严重程度。ESC 指南建议如负荷试验提示大范围心肌缺血（超过存活心肌的 50%），则需要接受进 - 步冠状动脉造影评价。对于范围较小的缺血心肌（不超过存活心肌的 20%，特

别是在梗死区域内的）可选择药物治疗。对于缺血范围介于二者之间的患者，是否需要冠状动脉造影检查则取决于患者的症状。经充分的药物治疗不能控制心绞痛症状者，需要接受冠状动脉造影检查，并对导致症状的血管进行介入治疗。CADILLAC 评分也是针对于接受 PC1 治疗的 STEMI 患者制定的，研究终点为发病后 1 年的死亡率，评分指标将临床症状 4 冠状动脉造影结果相结合，而且也加入了对左室功能的评价，得到了预期的有意义的结果。

另外，对 STEMI 患者还应评估因恶性心律失常导致猝死的风险，猝死高危的患者需植入埋藏式自动除颤器（1CI)）。ACC/AHA 2004 年 STEMI 指南建议：如果患者有自发的心室颤动或发病 48 小时后与短暂缺血无关的导致血流动力学不稳定的持续性室速，则是植入 ICD 的 I 类适应证（证据等级 A）。

二、急性 ST 段抬高的肌梗死的治疗策略

（一）直接 PCI 治疗

直接 PCI 是指在 STEMI 患者发病、出现胸痛或其他症状的 12 小时内对梗死相关血管进行干预的 PC1 治疗方法。若 STEMI 患者发病已超过 12 小时，但仍有胸痛症状者亦可进行直接 PCI 治疗。目前，溶栓治疗虽简单易行，但这种方法的再灌注不够充分，再梗死率高，脑出血的发生率高且患者难以接受。而 PCI 弥补了溶栓的上述缺限，即刻闭塞相关血管的开通率在 95% 以上，且冠状动脉再闭塞率低，使缺血的心肌组织得到了充分的血流灌注。对溶栓有禁忌证的 STEMI 患者则更应该行直接 PCI 治疗。临床实验证明直接 PCI 患者与药物静脉溶栓患者相比，出院时或者 30 天时死亡相对危险性降低 34%、绝对危险性降低 21%。一项包括 7739 例 23 个随机对照研究的荟萃分析显示，直接 PCI 能更显著降低总体短期死亡率（7% 比 9%，P=0.0002），非致死性再发心肌梗死（3% 比 7%，P＜0.0001）和脑卒中（1% 比 2%，P=0.0004），死亡、再梗死和脑卒中的复合终点事件分别为 8% 比 14%（P＜0.0001）。长期随访结果直接 PCI 依然显著优于溶栓治疗，且其结果小，受溶栓剂种类的影响。虽然直接 PCI 是 STEM1 首选的治疗方法，然而目前直接 PCI 的实施并不是很容易的，受患者的情况及患者就诊地的医疗情况（医疗技术及医疗设施等）的多种因素的影响，这些因素影响了直接 PCI 的实施及其疗效。Zijlsra 等分析了在不同时间延误下直接 PCI 与溶栓治疗的效果，结果表明，溶栓治疗效果呈时间依赖性，2 小时以后其效果减弱并有较高的病死率；而直接 PCI 的治疗时间延误效应仅在不超过 60 分钟情况下才出现；如果症状发作后 2 ～ 3 小时行 PCI，则时间延误不再影响死亡率。急性心肌梗死合并心源性休克最主要的原因是患者大面积的心肌坏死所致的急性左心室功能障碍，急诊应用直接 PCI 疗效较佳，可明显降低患者住院期间的病死率。

在目前的药物洗脱支架时代，直接 PCI 在降低主要心血管事件方面仍然起着重要的作用，大位的研究结果显示了药物洗脱支架用于 STEMI 的安全性和有效性。96 例 STEMI 行 PCI 并置入雷帕霉素支架，术后 TIMI 血流 3 级者为 93.3%，住院病死率为 6.2%96 个月时，70% 造影随沥尤早期或晚期血栓形成、无造影再狭窄。研究表明药物洗脱支架不增加 STEM1 行直接 PCI 患者的支架内血栓的危险，同时能够有效减少远期不良事件的发生率。Cheneau 等的试验研究提不药物洗脱支架主要通过，减少再次血管重建改善长期结果。

（二）易化 PCI 治疗

时间是选择再灌注治疗方式的极为重要的因素，直接 PCI 使闭塞的冠状动脉血流恢复更加完全和可靠，但并不是每个医院均有条件进行，即使在美国也仅有 20% 的医院具有心导管室设条，大规模注册研究显示，仅有 8% 的患者能在发病 2 小时内接受直接 PCI 的治疗，从而降低了这种方法的时效性。此外，直接 PCI 术中梗死相关血管的无复流现象亦不同程度地降低了这种方法的益处。为了发挥溶栓和直接 PCI 两种方法的优势并克服各自的局限性，有人提出了易化 PCI 的概念，希望联合药物和机械的方式使梗死相关血管再通以获得更大的益处。易化 PCI 是指首先有计划地给予减量的溶栓治疗和血小板 GP Ⅱ b/ Ⅲ a 受体抑制剂等抗栓治疗，然后再行 PCI。根据是否联合血小板 GP Ⅱ b/ Ⅲ a 受体抑制剂可细分为：①溶栓易化 PCI；②血小板 GP Ⅱ b/ Ⅲ a 受体抑制剂易化 PCI；③溶栓联合血小板 GP Ⅱ b/ Ⅲ a 受体抑制剂易化 PCI。需要说明的是，不论是哪种易化 PCI，PCI 治疗不受溶栓时间的限制。

目前对易化 PCI 的研究较多，但所得出的结果却不同。早期的试验研究表明，如果直接 PCI 在时间上延误 2 小时，直接 PCI 的益处几乎被抵消，所以认为联合使用溶栓药物之后再进行 PCI 治疗可能有以下的益处：①更优的价格 - 效应比；②患者到导管室后可能病情更稳定；③减少不必要的导管室操作；④更好的心肌梗死溶栓后血流分级及微循环的灌注率。也有研究表明立即介入组较延迟治疗组和保守治疗组有更高的 CABG 率，在立即介入治疗组中累计 PTCA 操作的比例更高，因此认为保守治疗方案是一个很好的选择。然而随着新一代的抗血小板制剂的使用，以及 PCI 技术的不断完善、介入器材的逐步改进，溶栓联合 PCI 治疗情况又是如何呢？ROSS 等研究结果表明溶栓联合 PCI 治疗可以有更高的早期（在到达导管室之前）血管开通率，是保护左室功能的重要因素，并且没有增加不良反应。SPEED 研究则对比评价了小剂量溶栓治疗、阿昔单抗及早期介入治疗的三联治疗对于 STEMI 患者的疗效和安全性，结论：联合溶栓、阿昔单抗及 PC1 治疗组的结果均优于单用 r-tPA 治疗组，而以半量 r-tPA+ 阿昔单抗 +PCI 组的疗效为最佳，J1 这种药物再灌注和机械再灌注的联合治疗不增加出血并发症的发生机会，这一试验奠定了易化或联合 PCI 在 STEMI 再灌注治疗中的优势地位。然而，下面的几个重要试验则得出了不同甚至相反的结论：Svensson 等研究了使用阿昔单抗进行易化 PCI 的研究，在 30 天的死亡、脑卒中、再梗死等联合终点的发生率在溶栓组和介入治疗组无显著性差异，甚至 PCI 后梗死相关血管的血流通畅程度更好。Keeley 等对直接 PCI 和易化 PCI 疗效的 17 项临床试验进行了荟萃分析，结果显示，虽然易化 PCI 组冠状动脉血流在术后立即达到 TIMI 血流 3 级者多于直接 PCI 组，但两组最终冠状动脉血流达到 TIMI 血流 3 级者的比例相似；与直接 PCI 组相比，易化 PCI 组的近期死亡率较高（5% 比 3%），非致死性心肌梗死率较高（3% 比 2%），梗死相关血管的紧急血运重建率较高（4% 比 1%），大出血率也较高（7% 比 5%）。提前终止的 AS-SENT-4PCI 研究是比利时 Gasthuisberg 大学医院 van deWerf 等发起，拟入选 4000 例患者，因提前结束实际入选人数只有 1667 人，试验的阶段性结果显示：替奈替普酶和 PCI 治疗组 30 天内患者的死亡率明显高于单纯 PCI 治疗组，住院病死率（6% 比 3%，P=0.0105）和主要终点（90 天死亡、充血性心力衰竭或休克 19% 比 13%，P=0.0045）均显著增加，住院期间脑卒中显著增加。似是进一步分析发现：ASSENT-4PCI 临床试验在去除了患者年龄、性别等干扰因素后，两组患者的死亡率并无统计学差异，因此易化 PCI 治疗组患者死亡率相对较高的原因可能与该组患者中女性和老年患者较多有关，无论如何，ASSENT-4 PCI 试验至少说明易化 PCI 与单纯 PCI 相比并没有取得更好的临床效果。

总之，易化 PCI 的临床疗效目前倾向于不如直接 PCI，STEMI 易化 PCI 的荟萃分析提示易化 PCI 增加初始 TIMI 血流 3 级的 2 倍，但远期随访易化 PCI 组的死亡率、再梗死发生率以及紧急靶血管重建率显著增加，不良事件的增加主要见于溶栓治疗基础上的 PCI。易化 PCI 对于 STEMI 并无额外的益处，应避免使用，特别是溶栓易化 PCI。

（三）转运 PCI

转运 PCI 是指将 STEMI 患者从不具备施行 PCI 条件的初诊医院转往具备施行 PCI 条件的民院立即行 PCI 治疗的一种措施。目前的荟萃分析表明，转运 PC1 优于溶栓治疗，但转运的最佳时机的把握还有待进一步的探讨，一般来说，在 STEMI 患者发病的 3～12 小时行转运 PCI 较为合适，转运过程中时间也不应太长，2 小时内为宜。多数文献报道显示，STEMI 患者行转运 PCI 的临床疗效仍优于溶栓治疗的疗效，表现为病死率和脑卒中的发生率降低，心肌梗死面积减少，但在 STEMI 发病 3 小时以内，若无溶栓禁忌证，则不主张行转运 PCI。因为，此时行溶栓治疗的血管再通率也较高，其临床疗效与行直接 PC1 疗效相当。PRAGUE 试验比较了无 PCI 设备的医疗中心 3 种再灌注策略对发生在 6 小时内的 STEMI 患者近期预后的影响，结果发现，30 天的死亡、再梗死、脑卒中等联合终点事件发生率在就地药物溶栓组、转运过程中给予药物溶栓治疗和随后的 PCI 组、仅单纯转运行 PCI 治疗组分别为 23%、15% 和 8%（P < 0.02）；再梗死发生率则分别为 10%、7% 和 1%（P < 0.03）0DANAMI-2 试验结果显示，转运 PCI 组的死亡、再梗死、脑卒中等联合终点事件发生率较单纯药物溶栓组下降 40%（P=0.0003）；同时药物溶栓组 30 天时的再次血运重建率（16.6%）也明显高于直接 PCI 组（59%，P < 0.001）。这两个研究表明，对于 STEMI 病人进行转运 PCI 治疗，即使转运途中可能延迟治疗时间，其预后仍比溶栓治疗明显较优。在 PRAGUE 研究中病人入院到球襄扩张的时间为 245 分钟，入院到溶栓药的时间 183 分钟，而 DANAMI-2 研究中二者分别为 185 分钟和 162 分钟，转运 PCI 虽然优于溶栓治疗，似延缓可能会在一定程度上削弱转运 PCI 的益处。PRAGUE-2 研究的结论进一步说明将 STEMI 患者长途转运到能做 PCI 的中心行 PCI 是安全的，有降低 30 天死亡率的趋势，尤其对于症状发作 3 小时以上者转运治疗可以明显降低 30 天死亡率。Dudek 等研究提示，联合阿昔单抗和半量的阿替普酶是保护梗死相关血管的血流，争取为血管再灌注创造有利条件。这种药物治疗可用于远程转院 PCI 病人。Dalby 等报告显示，转院的时间小于 3 小时，同就地溶栓治疗相比，转院 PCI 治疗的复合事件终点（死亡、再梗死、脑卒中）减少 42%（P < 0.001），再梗死减少 68%（P < 0.001），脑卒中减少 56%（P = 0.015），全因死亡率下降 19%（P = 0,08）。所以当 STCMI 的患者存在溶栓禁忌证，症状发作时间尽管大于 2～3 小时以及预计延迟时间小于 60 分钟等情况，指南建议行转院 PCI。

（四）延迟 PCI

STEMI 患者发病 12 小时内未接受再灌注治疗，且患者血流动力学稳定、无缺血症状者行 PCI 治疗称为延迟 PCI。目前对延迟 PCI 治疗的效果评说不一，PRAGUE-2、PLAT 等研究提示延迟 PCI 可能有益于改善预后；也有报道心肌梗死后延迟 PCI 可改善左心室重构和收缩功能，提示延迟 PCI 虽然错过了挽救心肌的最佳时机，亦可使患者获益。然而也有一些研究报道得出了相反的结论，DECOPI 临床研究中 109 例 STEM1 患者于发病 2～15 天行延迟 PCI，尽管 6 个月随访时左心室射血分数及闭塞血管开通率均著高于药物治疗组，但平均近 3 年的随访结果表明，延迟 PCI 组和药物治疗组一级终点事件（心因性死亡、再梗死或室性心动过速）发生率并无显著差异。BRAVE-2 研究中 182 例 STEMI 患者于发病 12～24 小时内行延迟 PC1，30 天随访结果表明，虽然 PCI 组梗死面积显著小于药物治疗组，但两组死亡、再梗死和脑卒中的复合终点发生率并无差别。上述两项研究的样本量较小，随访时间较短，而且 DECOPI 研究中延迟 PCI 组再狭窄发生率尚达 49.4%，这些因素是否影响评判延迟 PCI 的治疗效果还需要大规模临床随机对照试验研究进一步证实。

（五）补救性 PCI 治疗

补救性 PC1 是指溶栓治疗失败后，患者仍有持续性心肌缺血症状而在 12 小时内实施的 PCI 治疗方法。对溶栓失败患者，行补救性 PCI 以开通溶栓后仍然闭塞的梗死相关血管，成功补救后可以使患者的临床和左室功能均有较好的改善。补救性 PCI 的临床价值已在美国 Cleveland 临床研究中得以证实，补救性 PCI 组病人的病死率与严重心力衰竭的发生率由保守治疗组的 17% 下降到 6%，说明补救性 PCI 的临床疗效优于再次的溶栓或保守治疗。早期 RESCUE 研究结果也表明，对溶栓失败后的患者行补救 PCI 与药物治疗相比可使一级终点事件（死亡、心功能Ⅲ/Ⅳ级）从 16.6% 降至 6.4%，且左心室射血分数改善更明显。Eillis 荟萃分析了 9 个随机对照研究和 4 个当时的 PCI 注册资料以及其他相关研究，结果显示，对溶栓失败后行 PCI 可减少早期严重心力衰竭；对于中、大面积心肌梗死的患者，改善 1 年的存活率，并可能减少早期再梗死。近年发表的 REACT 研究入选 427 例溶栓失败的 STEMI 患者，随机接受补救 PCI、药物保守或再次溶栓治疗，6 个月随访结果表明补救 PCI 组无事件存活率显著高于其他两组（84.6%，70.1% 和 68.7%，P ＜ 0.01），且再次血运重建率有降低趋势。2006 年，Patel 等发表的另一项荟萃分析则显示，补救性 PC1 组与保守治疗相比，死亡等主要终点的混合危险比减少 36%（P=0.048）；心力衰竭等次要终点减少 28%（P=0.06），而血栓栓塞性脑卒中比率增加（P=0.07），表明补救性 PCI 可减少死亡率，但有增加脑卒中的趋势。

总之，目前临床研究结果表明，补救性 PCI 治疗优于药物保守治疗和再次溶栓治疗，对 STEMI 患者溶栓 45～60 分钟内仍无再通征象者，应尽快行急诊冠状造影，如 TIMI 血流 0～1 级应行补救 PCI。即使溶栓成功者，由于机械性狭窄因素仍然存在，约 30% 可发生再闭塞，故对溶栓成功者，无论有无缺血症状，均应在 24 小时内行冠状动脉造影，必要时行补救性 PCI，以进一步改善预后。对于溶栓失败后发生心源性休克（年龄≤75 岁）或肺水肿的患者，AHA/ACC 指南推荐补救性 PCI 为较好的指征（Ⅰb），对于年龄≥75 岁的心源性休克的患者或血流动力学或电活动不稳定或有持续性心肌缺血的患者，溶栓治疗失败后，指南建议补救性 PCI 为Ⅱa/b 类适应证。

（六）择期 PCI

择期 PCI 是指对 STEMI 发病数日后，溶栓治疗后已再通，但有残余狭窄的梗死相关血管或溶栓失败及未行溶栓治疗的闭塞梗死相关血管行 PCI 治疗，其目的在于预防缺血复发，挽救存活心肌，改善左室结构及功能，改善急性心肌梗死患者梗死区或梗死节段的微循环，并提高患者的生存率。急性 ST 段抬高心肌梗死的患者出现左心功能不全，常提示梗死面积大，且多为多支冠状动脉病变、左主干病变等，是再梗死、心源性休克及死亡率增加的重要危险因子。择期 PCI 治疗的最佳时机目前有不同的看法，也研究认为在 STEMI 发病数日内行择期 PCI 的效果并不佳，原因可能在于发病早期梗死相关血管血液流变学尚不理想、血栓未机化、梗死区瘢痕尚未形成、组织脆弱，术中易造成反复再次血栓形成及心脏破裂等并发症；而在 S1TMI 发病 7 ～ 14 天行择期 PCI 的时机比较理想，此时患者梗死相关血管血流动力学比较稳定，且患者多已从心肌梗死打击中恢复，精神及体力状态较好，对介入治疗的配合和耐受能力提高，手术成功率高、心脏破裂等并发症发生率降低，且血栓已开始机化或自溶，术中发生无复流现象的比例相对降低。DANAMI 临床试验表明，对溶栓治疗后仍梗死后心绞痛及运动试验阳性的患者行择期 PCI（平均时间为心梗后 18 天）可减少临床终点事件可减少抗心肌缺血药物的应用，减少不稳定心绞痛及再梗死的发生，但长期随访（平均 2.4 年）病死率在两组间无统计学意义。Caspi 等报道择期 PCI 较药物治疗时以降低 50% 的中、长期病死率。

总之，择期 PCI 治疗能改善 STEMI 患者的预后，减少死亡率和再梗死率，但对于具体病人选择 PCI 的时间应该灵活掌握，根据患者临床症状（活动性心肌缺血）及冠状动脉造影的结果等综合评价，其基本原则为：①对于溶栓治疗失败或未行溶栓治疗患者梗死相关血管仍闭塞虽无临床症状的患者，择期 PCI 亦有助于促进梗死区心肌的愈合、改善左心室射血分数、提高生存率；②对于 STEMI 患者恢复期有活动性缺血症状或持续性血流动力学不稳定者，成尽早行 PCI 治疗；③对于左心室射血分数小于40%，有充血性心力衰竭或严重室性心律失常且经冠状动脉造影证实病变适宜 PCI 者应考虑行择期 PCI；④梗死相关血管完全闭塞但左室壁运动尚时或临床检查（心肌显像等检查）证实梗死区有较多存活心肌者，应行择期 PCI 以改善左室功能提高生存率；⑤在急性期曾发生左心衰竭，但恢复期显示左心功能代偿良好者（左心室射血分数大于 40%）也应行冠状动脉造影及择期 PCI，完全的血管重建术后可保护心功能、避免再梗死发生；⑥对于无症状的患者若有心电图 ST 段抬高及 Q 波形成梗死史、TIMI 血流≤ 2 级、多支血管病变及侧支循环中供血支狭窄大于 90% 者，亦应考虑择期 PCI 以改善患者的心功能和生存率。

（七）无复流现象与远段保护装置

无复流现象（NR）足指解除梗死血管的堵塞后，组织灌注并无改善的现象。最早在 1967 年通过研究兔子脑缺血实验发现该现象，1974 年在犬的心脏实验中亦观察到心肌组织的无复流现象。无复流现象是 PCI 术中严重并发症之一，在 STEMI 的 PCI 术中发生率可高达对冠状动脉中存在的无复流现象的判断可以通过不同的技术来确定，包括冠状动脉造影、心肌灌注扫描（SPECT）和心肌声学造影等，目前临床应用最多的是冠状动脉造影，基本标准是梗死相关血管的堵塞已完全解除，但前向血流小于 TIMI 血流 2 级，心肌细胞血液灌注无法恢复正常，通过冠状动脉造影显示无复流的发生率约 0.6% ～ 14%。如果采用灵敏度较高的心肌声学造影检测，显示无复流现象发生率为11% ～ 30%。无复流现象的发生机制非常复杂，目前尚不十分清楚，可能与微循环障碍、再灌注损伤、内皮细受损和机械爪边、化学因子的相互作用、血栓或斑块碎片阻塞远端血管等有关。还有研究报道血糖增高是 STEMI 术中 PCI 术中出现无复流的独立危险因素,是否可通过降低血糖水平以达到减少无复流发生的目的,这需要进一步的临床研究中进行证实。无复流现象的防治措施有两种方法即通过药物和机械的手段消除无复流现象,药物的使用包括钾通道开放剂(如尼吋地尔)、血小板 GP Ⅱ b/ Ⅲ a 受体拮抗剂、钙拮抗剂、腺甘、硝普纳和 α 受体阻滞剂等;机械的方法如使用远端保护装置,主动脉球囊反搏必要时可以提高冠状动脉灌注,逆转无复流现象。临床上由于患者个体差异,对不同的药物敏感性不一样,实际操作中难以预测使用何种药物更有效,故药物的作用在临床上十分有限,而随着科学技术的进步医疗器械也不断发展,人们把更多的希望寄托于机械装置(即远端保护装置)逆转无复流现象。目前使用的远端保护装置分两种,一种为抽吸类,另一种为微孔滤网类,不同远端保护装置在使用中可以有细微的区别,但二者的原理均为预防或治疗因血栓、粥样斑块破碎脱落引起的靶血管远端小血管栓塞,防止因栓塞而引起的冠状动脉无复流现象,改善心肌灌注,缩小心肌梗死范围。早期 Grube 等临床研究中共 r 选 26 例患者(其中急性心肌梗死仅 2 例,占 7.7%),证实在冠状动脉病变和静脉桥血管病变中行 PCI 时,血栓保护系统可使微血管阻塞及无复流的发生明显减少。但近期 Stone 等研究发现,虽然远端保护装置能有效抽出血栓碎片,似并不能进一步改善微循环血流、提高再灌注成功率、减少梗死面积以及提高心脏事件的存活率。故使用机械方式减少无复流或达到彻底解决无复流现象还有待进一步的研究。因无复流现象的产生机制复杂,不论是药物还是机械的手段,都不能从根本上解决无复流现象。因此临床上应根据患者的实际情况,针对无复流现象的临床特征进行分析,找出可控、可治的危险因素加以治疗以降低无复流现象的发生率。

··(赵志丹)

第四节　特殊人群急性冠状动脉综合征的 PCI 治疗

一、老年人患 ACS 的 PCI 治疗策略

(一)概述

1. 流行病学　不同的时期以及不同的_家对老年人划宠的界限不同,1982 年联合国老龄问题世界大会上提出 60 岁为老年期的开始年龄,最近世界生组织提出了新的划分标准:60 ～ 74 岁的人群为老年前期或准老年期,75 岁以上人群称为老年人,90 岁以下的人群称为长寿老人;我国将 45 ～ 59 岁为老年前期,60 ～ 89 岁为老年期,90 岁以上为长寿期。20 世纪 90 年代美国调查发现,全国 12.6% 的人数年龄为大于 65 岁,6.1% 的人数年龄大于 75 岁;我国也已经进入老年社会。流行病上调查研究表明,冠心病的患病率随着年龄的增加而增加,老年人大约占所有 ACS 患者的 10%,占所有心肌梗死患者的 60%,尽管老年人占 ACS 患者的比例逐步增加,但临床上缺乏对 ACS 老年患者的系统研究,大规模的随机注册研究常将老年患者排除在外或仅把老年患者当作一个亚组来分析。

2. 病理改变及临床表现　老年人和老年 ACS 患者有一些独特的病理生理特征,归纳起来包括:(1)血管弹性下降使心脏舒张充盈障碍,致心室舒张功能不全增多,同时心肌缺血会进一步损害心室舒张功能,增加心室舒张压;(2)血管内皮功能的改变

减少冠状动脉血流，其在急性冠状动脉综合征中起重要作用；（3）老年人交感神经系统对急性心肌损伤的代偿能力下降；（4）老年人丧失了梗死前心肌缺血的保护作用；（5）增龄伴随着心肌细胞凋亡增加，进一步减少心脏储备，而且老年人血管再生功能下降，侧支血管形成不良等。另外，老年 ACS 患者往往同时合并有慢性肺病、肾功能不全及脑血管疾病等，使老年 ACS 患者的临床表现非常不典型，如呼吸困难、意识障碍、乏力、消化道症状及精神状态异常等多见，而无典型的心绞痛临床表现，致老年 ACS 患者往往不能及时就医。另外老年 ACS 患者基线心电图多有异常，如束支阻滞、心室肥厚 / 扩大、伴缓慢和快速的心律失常等对 ST 段的影响可能延误早期的诊断，丧失了最佳的再灌注治疗时间窗，这些改变使老年 ACS 患者有较多的并发症和死亡率及更差的预后。早期的 TIMI Ⅲ注册研究表明，与年轻患者相比，老年 ACS 患者的死亡风险增加 3.76 倍，再发心肌梗死增加 2.02 倍。荟萃分析表明，对于 ACS 患者，年龄是近期死亡率的最强预测因子，是死亡和心肌梗死复合终点的强烈预测因子。

（二）PCI 治疗策略

目前关于冠状动脉血运重建（包括 PCI 治疗）的临床随机试验一般将 75 岁以上的老年人群排除在外，尽管冠状动脉造影和 PCI 治疗在老年人中的使用较少以及这些操作带来的风险较高，但从大型的临床随机试验的亚组分析初步表明大于 75 岁以上的老年人仍可从 PCI 治疗中获益。对非 ST 段抬高的 ACS 患者的 PCI 治疗前面已经提到，中高危者行早期 PCI 治疗患者获益大于药物保守治疗，但低危者并不能从早期的 PCI 治疗中获得更多的益处，考虑到老年非 ST 段抬高的 ACS 患者往往合并多种疾病，其危险因素较多，危险性高，理论上行早期 PCI 治疗能获得更多的益处。最近的二个人规模随机对照试验情况在严格抗血小板治疗的背景下对早期 PCI 治疗和有创治疗进行了比较。FRISC Ⅱ试验的亚组分析结果表明，在大于 65 岁老年患者中（1490 例），早期 PCI 治疗与药物保守治疗比较，1 年的死亡和心肌梗死的相对危险率为 0.63，且优于小于 65 岁患者（相对危险率 0.93），说明老年非 ST 段抬高的 ACS 患者能从早期的 PCI 治疗中获益更多。TACTICS 试验结果的亚组分析也表明大于 65 岁的患者早期 FCI 治疗和药物保守治疗的比值比点估计优于 65 岁以下的患者。上述二个试验的结果初步表明，对老年患者早期 PCI 治疗同样获益甚至更多于年轻患者。根据目前大量的循证医学证据，ACC/AHA 对非 ST 段抬高 ACS 的处理指南中强调对待老年 ACS 患者提出了如下建议：①应当像对待年轻患者一样，评估 ACS 老年患者的即刻和长期治疗干预（证据级别：A）。②有关老年 ACS 患者的治疗决策不仅要考虑年龄，还要以患者为中心，考虑患者的一般状况、功能和认知状态、并发性疾病、预期寿命和患者的意愿与目标（证据级别：B）。③应当注意合理调整老年 ACS 患者所用药物的剂量（证据级别：B）。④与年轻患者相比，ACS 老年患者面临的血管重建治疗早期手术风险增加，但是有创治疗策略的总体获益相当或更大，因此建议施行（证据级别：B）。⑤在 ACS 老年患者，应当考虑患者和家属的意愿、生活质量、生命终结方式和社会文化差异等问题（证据级别：C）。

急性心肌梗死中老年人的比率很高，据统计，在全部急性心肌梗死患者中，年龄 ≥ 75 岁者几乎占 1/3。由于老年急性心肌梗死患者的症状不典型，并存病多，就诊迟等原因，使老年急性心肌梗死患者接受再灌注疗法的比例随年龄增长反而降：65 ～ 69 岁者 64.8%，70 ～ 74 岁者 60.1%，75 ～ 79 岁者 50.4%，80 ～ 84 岁者 35.4%，≥ 85

岁者 20%。与常规再灌注治疗一样，对 STEMI 老年患者的再灌注治疗包括静脉溶栓和有创血运重建二种方法，大量的研究结果表明，直接 PCI 较早期溶栓能使老年 STEMI 患者获益更大，并对无溶栓指针的老年患者首选 PCI 尽快开通梗死相关血管。较早的 PAMI-1 研究中亚组分析显示，PTCAU 溶栓治疗比较，前者的死亡或缺血复发率虽无统计学意义似有下降趋势，而得梗死率及病死率显著降低（P＜0.01）。GUSTO-Ⅱb 也证实≥70 岁 STEMI 患者直接 PCI 术后 30 大的病死率低于溶栓治疗。Zijlstra 等进行的临床上 Meta 分析显示，与溶栓疗法比较，直接 PCI 在减少 33 天病死率方面，在≥70 岁者比＜70 岁者更有效。Nallamothu 等认为，在能迅速、熟练进行 PCI 的大型医院，PCI 疗效超过溶栓疗法。Zeymer 等分析 AOCS 方案中 154 个医院＞75 岁的 2045 例 STEMI 患者，直接 PCI 使住院及老年死亡率明显降低，而溶栓能改善出院死亡率。因此对高龄者的早期血管重建，应优先考虑直接 PCI。CASILLAC 是迄今为止研究老年心肌梗死患者机械性再灌注治疗结局的规模最大的随机对照试验，共入选 9 个国家 76 个医学中心的 2681 例急性心肌梗死患者（除外合并心源性休克患者），结果表明，老年急性心肌梗死患者 PCI 成功率与年轻者相似；按年龄分析临床结局时发现，老年组（＞65 岁）30 天和 1 年病死率、卒中或大出血率明显高于较年青组；而 PCI 后 30 天及 1 年再狭窄、再梗死、亚急性血栓形成、梗死相关血管血运重建率等与年龄无关，总的说，老年人可明显从常规置入支架中受益，另外常规给予阿昔单抗，虽然安全，却无明显益处。虽然直接 PCI 使老年人急性心肌梗死病死率下降，但年龄＞75 岁者住院病死率仍为＜75 岁者的 7 倍。

总之，无论溶栓治疗还是急诊 PCI，均已成为提高老年急性心肌梗死患者存活率的重要手段，选择何种再灌注治疗方案应根据患者病情和就诊条件充分权衡利弊后决定，以便最大程度地挽救存活心肌。溶栓时辅助应用血小板 GPⅡb/Ⅲa 受体拮抗剂在老年人 STEMI 的疗效尚未得到证实。

二、女性的 ACS 的 PCI 治疗策略

（一）概述

女性冠心病发病率较男性偏低，45 岁以前女性冠心病患病率显著低于男性，45 岁以后女性患病率逐年增高，至 60 岁时男女患病率之比已无明显差别。据研究统计女性初发冠心病时间较男性平均晚 10 年，出现 STEMI 或猝死等严重心血管事件较男性晚 20 年。这种保护机制尚不十分明确，一般归因于生理性雌激素对女性冠心病的预防作用，但对绝经女性雌激素替代治疗预防冠心病已明确其无效甚至有害女性健康。和男性相比下女性的一些重要的危险因素在逐步增加（如高血压、肥胖、糖尿病、吸烟及喜静的生活方式等），部分危险因素与 ACS 的相关性较男性更高，糖尿病使女性的冠心病的风险增加 3 ～ 7 倍，而在男性为 2 ～ 3 倍。在脂代谢方面，女性的 HDL 降低比 HDL 升高有更强的危险因素，高三酰甘油血症也是女性冠心病的独立危险因素，绝经后女性冠心病的发病率是绝经前同龄女性的 2 ～ 3 倍。女性吸烟也是一个值得特别关注的因素，它与口服避孕药物之间有不利的相互作用。上述种种因素可能与女性高龄患者 ACS 发病率高、病变重、预后差等有关，也可能与目前女性 ACS 的死亡率仍相对稳定有关。

临床表现上，女性 ACS 患者比男性 ACS 患者更加不典型，无心绞痛发作而代之

亦不典型颈部、背部或其他部位的疼痛或放射痛，恶心、呕吐、乏力和呼吸困难也是女性 ACS 患者常见的临床表现。在合并高龄、糖尿病等危险因素的女性中，较男性更易出现无症状性心肌梗死、易发生再梗死且部分患者以心力衰竭为首发临床表现。女性 ACS 患者的不典型症状往往导致其就医较晚，常规心电图的表现上女性患者往往有更多的 ST 段和 T 波的不典型改变，运动负荷试验有更多的假阳性，这些因素致女性 ACS 患者较少且较晚接受洱灌注治疗。研究表明对非 ST 抬高的 ACS 患者女性比男性预后要好，而对于 STEMI 女性患者则较男性 STEMI 患者预后更差，可能与 STEMI 女性患者往往合并高龄、糖尿病及高血压病等危险因素，易出现心力衰竭、出血及恶性室性心律失常甚至心室壁破裂等并发症有关。故女性 STEMI 患者短期及长期预后均较差。有报道提出：小于 50 岁的女性患者心肌梗死后早期病死率是同龄男性的 2.1 倍，这种性别差异随年龄递增而递减，至 74 岁以后差异基本消失。冠状动脉造影资料显示：女性冠状动脉较细，病变累及前降支或其他单支病变较男性多，也有报道示女性中无明显冠状动脉狭窄较多。

（二）PCI 治疗策略

循证医学已经证实 PCI 比溶栓治疗能更有效地降低 STEMI 患者的死亡率及再梗死率，但这种益处在女性急性心血管事件发生后并没有被充分利用，约比男性少 55%。女性再灌注比例少，与女性发病时年龄较大、心梗后就诊时间延迟、缺乏典型的临床表现及心电图 ST 段抬高不明显等有关。导致经 PCI 治疗后女性患者住院的死亡率高于男性患者，存在这种差异的因素是女性患者本身，还是另有其他的因素，有待进一步的研究证实。女性 ACS 患者往往同时并发糖尿病、高血压、年龄大、动脉相对细小、并发症较多及较晚和较少行 PCI 治疗等因素。Adamian 等研究共纳入 2360 例病人，其中男性 2113 例，女性 247 例，结果表明，住院期间、1 个月、6 个月的主要心血管事件男性分别为 0.9%、1.3% 和 4.7%，而女性分别为 3.6%、4.8% 和 9.8%，女性患者明显高于男性患者。Kelsey 的研究也支持上述结论。Carevo 研究提示虽然女性患者住院死亡率高于男性，但总生存率及无事件生存率和男件相似，在校正行 PCI 的女性患者的部分临床因素后，研究发现性别对 PCI 治疗的临床结果影响较小或无影响。TACTICS 试验将男性患者（n=1463 例）和女性患者（n=757 例）随机分配到早期有创治疗组或药物保守治疗组，有创治疗组和药物保守组相比较，6 个月的主要心血管举件在男性（15.3% 比 19.4%）和女性相似（17.1% 比 19.6%），表明有创治疗无明显性别差异。上述试验的矛盾结米促使研究者进一步的设计大规模、随机临床对照试验，已趋达到一致的结果。支架的广泛使用和辅助药物治疗的不断进步，已经改善了现在 PCI 患＃地预后，特别是药物洗脱支架地问世，以及药物洗脱支架在小血管中的使用显示，男性和女性的长期结果良好，这在女性患者中尤其重要。在 ACS 患者的支架治疗中，死亡率的性别差异始终存在，期望支架完全消除性别带来的差异，还有漫长的路要走。无论如何，目前大量的临床研究证明 PCI 治疗使 ACS 女性患者明显受益，故目前的 ACC/AHA 又于 ACS 治疗建议强调指出，若无禁忌证，应该同等地对男女患者进行治疗。

三、糖尿病患者 ACS 的 PCI 治疗策略

（一）概述

糖尿病是一种常见病、多发病，目前在全球范围内其患病率不断增加，临床上分

为 1 型糖尿病和 2 型糖尿病，前者多侵犯患微血管和大血管，后者主要侵犯大血管。糖尿病是一种复杂的代谢性疾病，其中 50% 的患者并发冠心病，20%～35% 患者并发 ACS，糖尿病使形成冠心病的风险增加 2～6 倍，糖尿病已成为是冠心病的独立危险因素，又称为冠心病的等危症。Mak 等研究证实，在排除年龄等多项危险因素影响后，糖尿病患者发生 ACS 的风险比非糖尿病患者高 2 倍。21 世纪，随着糖尿病患者的不断增加，连同其伴随的心血管事件成为全球性的健康危机。糖尿病患者易并发冠心病的机制复杂，目前认为可能与血小板作用紊乱、内皮细胞功能障碍、纤维蛋白溶解系统紊乱、脂代谢紊乱以及过度的炎症反应等有关，上述因素引发冠心病甚至 ACS。而并发 ACS 的糖尿病患者易出现慢性心力衰竭和再发心肌梗死，这是导致患者死亡的两大主要原因。

糖尿病患者心脏主要的病理改变为：微血管病变，内皮细胞增生、变性、基底膜增厚；心肌肥大，弥漫性心肌纤维化和心肌细胞局灶性坏死；心肌间质、冠状动脉粥样硬化。冠状动脉的病理改变经尸检和冠状动脉造影证实：多存在左主干病变、多支血管病变、小血管病变及弥漫长病变。这些改变导致心肌僵硬，心室顺应性减退，另外由于广泛的心肌细胞坏死、心肌淀粉样变、冠状动脉广泛病变致心肌的血流储备受损，心脏的收缩和舒张功能均降低，诱发心力衰竭，同时广泛的冠状动脉粥样硬化、冠状动脉内斑块的更加不稳定性使冠状动脉弥漫病变，导致缺血事件和复发性缺血事件的发生。这些心脏缺血性事件的其临床预后较非糖尿病差。糖尿病患者的心肌梗死的急性期和恢复期死亡率、再梗死率、心衰发生率等心血管事件明显增高，研究表明糖尿病并发冠心病患者 5 年死亡率超过非糖尿病的冠心病患者 2 倍以上。而且糖尿病常常与女性、老年等因素密切关联，老年女性糖尿病患者并发 ACS 属于高危冠心病范畴，其危险性更高、并发症更多，而治疗方案棘手且效果差、预后不良。

（二）PCI 治疗策略

介入治疗早期即单纯的 PTCA 时期，由于 PCI 治疗的并发症、死亡率及再狭窄率明显增高，糖尿病合并多支血管病变、小血管病变等均是 PTCA 的禁忌证。大量的临床研究提示与非糖尿病冠心病患者相比，糖尿病冠心病患者的死亡率、再血运重建率、再发心梗、心力衰竭发生率均高于前者，糖尿病冠心病患者冠状动脉的再狭窄率、晚期管腔丢失和晚期血管闭塞率亦均高于非糖尿病冠心病患者。糖尿病冠心病患者行单纯 PTCA 治疗其主要的心血管事件发生率尚于药物保守治疗和 CABG 治疗患者。金属裸支架和血小板 GP Ⅱ b/Ⅲ a 受体拮抗剂的使用降低了 PCI 的并发症，提高了操作的安全性，尤其是降低了再狭窄率，但糖尿病患者并发 ACS 的早期血运重建术后的靶血管重建率、支架内再狭窄率、心脏事件的发生率仍高于非糖尿病患者。FRISCU 研究中，非糖尿病患者早期行 PCI 治疗和约物保守治疗相比，患者的心脏事件发生率（7% 比 12%，F=0.0018）和死亡率（2% 比 3.5%，P=0.027）明显低于保守治疗组，但糖尿病患者早期 PCI 治疗组和保守治疗组的心脏事件发生率分别为 17% 和 28%（P=0.06），死亡率分别为 7% 和 11%（P ＞ 0.05），糖尿病患者甲期行 PCI 治疗并没有获得更大的益处，但对于 65 岁以上的患者以及心肌坏死的血清标志物升高的高危患者，早期的介入方案似乎更有利。PRESTO 大规模临床随机对照试验（2694 例糖尿病患者比 8798 例非糖尿病患者）研究表明，糖尿病是支架术后 9 个月病死率的独立危险因素。上述试验表明在冠状动脉支架时期，糖尿病仍然是决定冠状动脉介入治疗后疗效的重要因素之一。STEMI 的糖尿病患者因易于发生急性左心衰竭向倾向于优先使用直接 PCI，与静脉溶栓相比，直接 PCI 显著降低了 STEMI 的糖尿病患者的死亡率和再次心梗发生率。Villareal 研究比较了糖尿病患者行支架置入（n=468 例）和 CABG（n=762 例）血运重建的疗效，结果提示：住院死亡率和心肌梗死的发生率 CABG 组高于支架组（P ＜ 0.05），分别为 5.5% 比 0.4% 和 5% 比 1.5%，但靶病变重建率低于支架组（0.4% 比 3.2%）。Pereira 等进行的随机对照试验纳入病例数较少（支架组 44 例、CABG 组 46 例），随访 1 年，结果提示支架组发生的主要心血管事件和 CABG 组无统计学差异（22.7% 比 19.5%）。ACC/AHA 指南中建议 CABG 用于 PCI 失败或有机械性并发症的糖尿病 ACS 患者，对于左主干病变、三支血管病变等复杂冠状动脉病变，建议行 CABG 治疗。

　　药物洗脱支架的使用被称为介入治疗的第三次里程碑，已经有大量的临床试验证实药物洗脱支架在降低支架内再狭窄方面优于金属裸支架。在口服降糖药或饮食控制的糖尿病患者，其心血管事件发生率较非糖尿病患者下降更多（63% 比 61%），而对于使用胰岛素治疗的糖尿病患者合并冠心病时行药物洗脱支架（雷帕霉素）治疗后，支架内再狭窄下降 77%。DIABETES 是一个多中心、随机、对照临床试验，比较药物洗脱支架（雷帕霉素）和金属裸支架在糖尿病患者的冠状动脉病变 PCI 后的疗效，两组均进行有效的药物治疗（59% 以上的患者使用血小板 GP Ⅱ b/ Ⅲ a 受体拮抗剂的使用），随访 9 个月，结果表明：支架内管腔丢失，药物支架组明显低于金属裸支架组 [（0.06±0.4）mm 比（0.47±0.5）mm]，靶血管和主要的心血管事件，药物洗脱支架组也明显低于金属裸支架组（7.3% 和 11.3% 比 31.3% 和 36.3%），而药物洗脱支架组未出现支架内血栓发生，金属裸支架组有 2 例出现了支架内血栓，说明在糖尿病合并冠状动脉病变的患者中使用雷帕霉素药物洗脱支架能有效降低支架内再狭窄，其使用也是安全有效的。对紫杉醇药物洗脱支架的研究，Dawkins 等综合分析了 TAXUS Ⅱ、Ⅳ、Ⅴ、Ⅵ系列研究，在糖尿病患者中使用 TAXUS 支架与金属裸支架相比，靶血管重建率在口服降糖药组和胰岛素治疗组分别降低 59% 和 66%，支架内再狭窄下降 65%，这些结果也说明使用 TAXUS 支架是安全有效的。RESEARCH 注册研究结果显示个月的再次血运重建药物洗脱支架和裸支架分别为 2.7% 和 7.1%。荟萃分析发现 6 个月和 1 年的死亡率和 MI 发生率药物支架与裸支架无显著差异。

　　在糖尿病患者的冠状动脉中，单支原位病变（de novo）的 PCI 治疗，药物支架已经显示出其安全性和有效性，而对于糖尿病患者的冠状动脉中多支血管病变的使用药物支架的情况又是如何？ARTS Ⅱ试验研究目的是评价雷帕霉素支架在糖尿病患者多支冠状动脉血管病变中的安全性以及该药物洗脱支架与 ARTSI 试验中金属裸支架和 CABG 疗效的比较，治疗 30 天的主要心血管事件药物洗脱支架组显著低于金属裸支架组（4.4% 比 12.5%，P=0.02），1 年的死亡率三组无明显差异，心肌梗死的发生率药物洗脱支架组与 CABG 组无差异但显著低于金属裸支架组（0.6% 比 6.3%，P=0.01），需再次血运重建率药物治疗组显著高于 CABG 组（12.6% 比 4.2%，P=0.027），无主要心血管事件生存率药物支架组与 CABG 组相似（84.3% 比 85.4%，P ＞ 0.05），但显著高于金属裸支架组（84.3% 比 63.4%，P ＜ 0.01）。ERACI Ⅲ的试验研究结论与 ARTSH 相似，糖尿病多支血管病变患者药物支架置入组 1 年无主要心血管事件高于 CABG 组和金属裸支架组（分别为 88%、80.5%、78%，P ＜ 0.05），再次血运重建率与 CABG 组相似但低于金属裸支架组。上述结果表明，在药物洗脱支架时代，由于药物洗脱支架在糖尿病患者并发冠状动脉病变中的使用的安全性和有效性，将大大拓宽 PCI 治疗的适应证，而有些特殊人群中更复杂的病变如无保护左主干病变、三支血管病变合并左心功能不全时等，药物洗脱支架能否适用还有待进一步的临床研究。

总之，总结目前的文献，支持运用与总人群相似的临床方法处理合并有糖尿病的 ACS 患者，对于大多数 ACS 的循证医学证据表明，糖尿病患者比非糖尿病患者获得更大的益处。虽然药物洗脱支架的应用和抗血小板药物的应用能明显改善糖尿病病患者 PCI 的效果，但合并糖尿病的 ACS 患者病人的预后取决于血糖的控制情况，糖基化血红蛋白的水平每升高 1%，缺血性心脏病的危险增加 10%，同糖尿病协会建议治疗得目标是将糖基化血红蛋白控制在 7% 以下，尤其对 2 型糖尿病患者。另外，生活方式的改变，积极控制多种心血管疾病危险因素，强化降职、积极控制血压等 ACS 的二级预防也将影响着治疗的远期效果。

·····························（赵志丹）

第九章　神经系统常见疾病

第一节　特发性面神经麻痹

特发性面神经麻痹又称面神经炎或 Bell 麻痹，是因茎乳孔内面神经非特异性炎症所致的周围性面瘫。

一、病因病理

病因及发病机理尚未完全阐明。因骨性面神经管仅能容纳面神经通过，面神经一旦发生缺血、水肿，必然导致面神经受压。激发因素可能系风寒、病毒感染（如带状疱疹）和自主神经功能不稳等引起局部的神经营养血管痉挛，导致神经的缺血水肿。面神经炎的早期病理改变为神经的水肿和脱髓鞘，严重者可有轴突变性。

二、临床表现

（一）起病形式

任何年龄均可发病，男性略多。通常急性起病，病初可伴有麻痹侧耳后乳突区、耳内或下颌角疼痛，症状可于数小时或 1 ～ 3 天内达到高峰。

（二）临床特点

特发性面神经炎多为单侧性，偶见双侧。表现为一侧表情肌完全性瘫痪，额纹消失，不能皱额蹙眉，眼裂变大，眼睑不能闭合或闭合不全，闭眼时瘫痪侧眼球向上外方转动，显露白色巩膜，称 Bell 征；患侧鼻唇沟变浅，口角下垂，示齿时口角歪向健侧；口轮匝肌瘫痪使鼓气和吹口哨时漏气；颊肌瘫痪使食物易滞留于病侧齿颊之间。部分患者体检时发现患侧舌前 2/3 味觉丧失和听觉过敏，外耳道疼痛和疱疹，称 Hunt 综合征。2 ～ 3 周后开始恢复，1 ～ 2 个月明显好转或痊愈。少数恢复不全者多伴有面肌痉挛及连带运动等合并症。

三、诊断

根据本病的起病形式和临床特点，不难作出诊断，但应与其他疾病引起的面神经麻痹相鉴别。

四、鉴别诊断

（1）中枢性面瘫：见表 9-1。

（2）Guillian-Barre 综合征：可有周围性面瘫，多为双侧性，并伴有对称性肢体瘫痪和脑脊液蛋白 - 细胞分离现象。

（3）其他：中耳炎、迷路炎、乳突炎等并发的耳源性面神经麻痹以及腮腺炎、肿瘤、下颌化脓性淋巴结炎等所致者多有原发病的特殊症状及病史。

表 9-1　中枢性面瘫与周围性面瘫的鉴别

	周围性面瘫	中枢性面瘫
神经元部位	同侧下运动神经元	对侧上运动神经元
面瘫范围	全面肌瘫	眼裂以下面肌瘫
蹙额皱眉	不能完成	正常
眼闭合不全	明显	正常或轻
角膜反射	减退或消失	正常
偏瘫及其他神经症	无	常有

五、治疗

治疗原则：改善局部血液循环，减轻面神经水肿，缓解神经受压，促进功能恢复。

（一）药物治疗

1. 肾上腺皮质激素

目前多主张急性期尽早使用皮质类固醇激素治疗。可用地塞米松 10～15 mg/d，7～10 天；或泼尼松（强地松），初剂量 1 mg/（kg·d），顿服或分 2 次口服，连续 5 天，7～10 日逐渐减量。

2. 促神经功能恢复的药物

维生素 B 族药物可促进神经髓鞘的恢复。可选用维生素 B_1 100 mg、维生素 B_{12} 0.25 mg，每天肌注 1 次。

3. 抗病毒药

如因带状疱疹感染引起，可口服无环鸟苷 200 mg，每天 4 次，连服 7～10 天。

（二）理疗

急性期在茎乳孔附近行超短波透热疗法、红外线照射或局部热敷等有助于改善局部血液循环，消除神经水肿。恢复期可做碘离子透入疗法、针刺或电针治疗。

（三）康复治疗

尽早进行自我功能训练，可对镜做皱眉、举额、闭眼、露齿、鼓腮和吹口哨等动作，每日数次，每次数分钟，并配合面部肌肉按摩。

（四）手术疗法

1 年以上未恢复者，可考虑手术治疗。

（五）预防眼部合并症

用眼罩、眼药水和眼药膏等保护角膜，防止结膜炎。

（张　静）

第二节　急性脊髓炎

一、概述

急性脊髓炎亦称急性横贯性脊髓炎，是指一组病因不明的局灶性脊髓炎性疾病，呈急性发病,临床表现为运动、感觉和自主神经功能障碍。病因明确的脊髓炎如系统性红斑狼疮、抗磷脂综合征、结核、梅毒等脊髓损害均为特异性骨髓炎,不属本节范畴。迟发型放射性脊髓病、脊髓梗死等称脊髓病。

二、临床表现

临床多为急性,症状在数小时或数日内进展至高峰;或呈亚急性,症状在 1 ~ 2 周内达高峰。本病可发生于任何年龄,以青壮年多见。男女发病无明显差异,全年散在发病,以冬末春初或秋末冬初较为常见。

(一)先驱症状

病前 1 ~ 4 周常有发热、全身不适等上呼吸道或消化道感染病史,或有外伤、疲劳受凉等诱因。部分患者先有腰背痛、束带感或根性疼痛、下肢麻木、无力等先驱症状。

(二)脊髓症状

因脊髓病变累及的节段和范围不同,其症状和体征各异。脊髓全长的任何节段均可受累,以胸段最常见(74.5%),其次为颈段(12.7%)和腰段(11.7%)。胸段尤其 $T_{3\sim5}$ 节段最易受损,因其处于血管供应末端。病变范围多侵犯脊髓几个节段的全部结构,称为横贯性脊髓炎;亦可为局灶性,病损只累及部分脊髓结构,呈半侧脊髓分布,出现脊髓半侧综合征(Brown-Sequard 综合征)、脊髓前动脉分布或脊髓后柱分布。病变逐步向上发展者称为上升性脊髓炎。以胸段损伤为例,急性脊髓炎的常见症状有以下几点。

1. 运动障碍

起病初期为两下肢无力,行走困难,迅速发展成完全性截瘫,两下肢弛缓性瘫痪,肌张力降低,腱反射减弱或消失,腹壁反射、提睾反射、足跖反射消失,病理反射阴性。此现象称为脊髓休克。脊髓休克的发生机制尚不十分清楚。脊髓休克期的长短取决于脊髓损害的程度、速度和有否并发症。尿路和肺部感染、压疮以及营养不良等并发症可使脊髓休克期延长。休克期一般持续3 ~ 4周,随着脊髓休克期的消失,腱反射、肌张力和肌力逐渐恢复;痉挛状态也随之出现,表现为肌张力增高、腱反射亢进、浅反射消失(腹壁和提睾反射)和出现病理反射。严重脊髓全横断患者于外界或内在(如膀胱充盈)受刺激时可出现屈曲反射,或称脊髓总体反射。长期的脊髓休克状态,常常提示预后不良。

2. 感觉障碍

常是急性脊髓炎的首发症状,或与运动障碍同时发生,表现为病变水平以下所有深、浅感觉减退或消失,以痛觉障碍最为明显,部分患者在感觉缺失区上缘 1 ~ 2 个节段皮肤有感觉过敏区,在病变节段皮肤有束带样感觉异常。少数脊髓损害较轻者,感觉障碍水平可不明显。脊髓损害限于半侧者可表现为脊髓半切综合征,即病灶水平以下同侧深感觉障碍和锥体束征以及对侧浅感觉障碍。

3. 自主神经功能障碍

(1)膀胱功能障碍:在脊髓休克期,一切反射均消失,膀胱无充盈感,逼尿肌松弛,表现为无张力性膀胱和尿潴留,此时膀胱充盈可达 1000 ml 以上仍无尿意,但当膀胱继续过度充盈,将出现充盈性尿失禁,又称假性尿失禁。随着脊髓休克期消失,逐渐出现反射性膀胱,其膀胱容量小和膀胱张力亢进,临床表现为反射性和周期性排尿,但无尿意，尿急但残余尿少。

（2）肠道功能障碍：脊髓休克期常出现便秘或大便潴留，也可因肛门括约肌松弛而出现大便失禁；此外，肠道蠕动功能减弱或消失还可出现腹胀等肠麻痹现象。恢复期患者排便功能可逐渐恢复正常，但病情严重的痉挛性屈曲性截瘫患者还常有便秘；长期弛缓性瘫痪者括约肌松弛，肠蠕动减少而无排便反射和排便能力。

（3）其他：脊髓自主神经系统受损，可引起病变平面以下皮肤干燥、菲薄、无汗，热天可因无汗影响散热而出现体温升高，瘫痪肢体还可出现浮肿、水疱形成、趾甲脆裂以及性功能障碍。

（三）临床表现

不同脊髓节段的临床表现各有特点。

1. 颈段脊髓炎

颈上段（颈4以上）病变，运动障碍表现为四肢上运动神经元瘫痪，伴有呼吸肌和膈肌麻痹，出现呼吸困难。颈膨大病变表现为两上肢弛缓性瘫痪和两下肢上运动神经元性瘫痪，也可伴有颈8～胸1侧角细胞受损的 Horner 综合征，表现为同侧瞳孔缩小、眼球内陷、眼裂变小和同侧面部少汗。

2. 腰段脊髓炎

两下肢弛缓性瘫痪、腱反射消失、肌肉萎缩和两下肢感觉障碍，而胸腹部正常。

3. 骶段脊髓炎

马鞍区（会阴部）感觉障碍，肛门及提睾反射消失，无肢体运动功能障碍和锥体束征。

4. 上升性脊髓炎

病变由脊髓低节段向上迅速发展至颈段及延髓，瘫痪和感觉障碍亦从足向上扩展，出现颈以下感觉障碍、四肢瘫痪、呼吸肌麻痹、吞咽困难和发声障碍。

三、诊断要点

（一）诊断

急性起病，迅速出现脊髓横贯性损害症状，病变平面以下深、浅感觉障碍、运动瘫痪和自主神经功能障碍。

（二）脑脊液检查

大多数患者脊髓腔通畅，脑脊液无色、透明，白细胞数正常或轻度增高 [（10～100）×10^6/L）]，以淋巴细胞为主；蛋白含量正常或轻度增高（0.5～1.0 g/L），糖及氯化物正常。

（三）脊髓 MRI

正常或病变脊髓节段水肿、略增粗，脊髓内显示斑片状长 T_1、长 T_2 异常信号，T_1 加权像呈不太清晰的长 T_1（低）信号，T_2 加权像呈清晰的长 T_2 信号（高），信号比较均匀，GD-DTPA 增强扫描呈斑片状强化。

（四）诊断标准和排除标准

1. 诊断标准

（1）急性发病的脊髓运动、感觉和自主神经功能障碍。

（2）症状和体征累及双侧，但不一定对称。

（3）有明确的感觉平面。

（4）能排除脊髓外压迫疾病。

（5）脊髓内炎症的证据，包括脑脊液白细胞增高或 IgG 指数增高以及 MRI 的脊髓内钆增强影像。

（6）若发病早期无炎性证据，必要时可于病后 2～7 天内复查腰椎穿刺和 MRI。

（7）发病后病情进展在 4 小时到 7 天达到顶峰。

2. 排除标准

（1）10 年内有脊髓放射治疗史。

（2）临床表现呈脊髓前动脉血栓形成。

（3）MRI 于脊髓表面显示异常的流空现象，符合动静脉畸形。

（4）有结缔组织疾病的血清学或临床证据（类肉瘤病、Behcet 病、Sjögren 综合征、系统性红斑狼疮、混合性结缔组织病等）。

（5）有感染性疾病的神经系统表现：梅毒、Lyme 病、HIV、人 T- 细胞亲淋巴病毒 -1（HTLV-1）、支原体感染以及病毒感染如单纯单纯疱疹病毒 -1、单纯疱疹病毒 -2、水痘 - 带状疱疹病毒、Epstein-Barr 病毒、巨细胞病毒、人疱疹病毒 -6 和肠道病毒。

（6）脑 MRI 异常，提示多发性硬化。

（7）临床视神经炎的历史。

（五）鉴别诊断

本病应与急性硬脊膜外脓肿、脊髓出血、急性脊髓压迫症、吉兰 - 巴雷综合征及其他原因的脊髓病或脊髓炎相鉴别（见排除标准）。

四、治疗方案及原则

本病尚无病因治疗，治疗原则为减轻脊髓损害，防治继发感染和并发症，早期康复训练。

（1）调整免疫功能，减轻脊髓水肿和炎性反应，可用皮质类固醇激素（甲强龙或地塞米松）静脉滴注，或应用静脉注射 IgG 治疗。

（2）抗感染：预防呼吸道、泌尿系感染和压疮的发生。

（3）康复和物理治疗：应早期进行，针刺、推拿均可应用。

（张　静）

第三节　短暂性脑缺血发作

短暂性脑缺血发作（transient ischemic attack，简称 TIA）是指某一区域脑组织因一时血液供应不足导致其功能发生短暂的障碍，表现为突然发作的局灶性症状和短暂的脑血液循环障碍体征，大多持续数分钟至数十分钟，最多 24 小时内完全恢复，可反复发作。有人将 TIA 比喻为"大脑间歇性跛行"，被公认为缺血性卒中患者最重要的危险因素，近期频繁发作的 TIA 是脑梗死的特级警报，4%～8% 完全性卒中患者发生于 TIA 之后。有人认为颈内动脉系统 TIA 和表现为一过性黑蒙的椎 - 基底动脉系统 TIA 最易发生脑梗死，心房纤颤合并的 TIA 易发生栓塞性脑梗死。

一、病因及发病机制

TIA 的病因尚不完全清楚。本病的病因与动脉粥样硬化、动脉狭窄、心脏病、血液成分改变及血流动力学变化等多种因素及多种途径有关。

（1）微血栓：颈内动脉和椎－基底动脉系统动脉硬化狭窄处的附壁血栓、硬化斑块及其中的血液分解物、血小板聚集物等游离脱落后，阻塞了脑部动脉，当栓子碎裂或向远端移动时，缺血症状消失。

（2）脑血管痉挛：颈内动脉或椎－基底动脉系统动脉硬化斑块使血管腔狭窄，该处产生血流旋涡流，当涡流加速时，刺激血管壁导致血管痉挛，出现短暂性脑缺血发作，旋涡减速时，症状消失。

（3）脑血液动力学、血液成分改变：颈动脉和椎－基底动脉系统闭塞或狭窄时，如病人突然发生一过性血压过低，由于脑血流量减少，而导致本病发作；血压回升后，症状消失。本病多见于血压波动时易出现本病发作。此外，心律不齐、房室传导阻滞、心肌损害亦可使脑局部血流量突然减少而发病。某些血液系统疾病如真性红细胞增多症、血小板增多症、白血病、异常蛋白血症和贫血等亦可引起 TIA。

（4）其他：如脑实质内的血管炎或小灶出血、脑外盗血综合征和颈部动脉扭曲、过长、打结或椎动脉受颈椎骨质增生骨刺压迫，当转头时都叫引起本病发作。

二、临床表现

短暂性脑缺血发作好发于 50～70 岁老年人，男多于女。临床表现多种多样，发作的频度与形式个体差异很大。多在体位改变、活动过度、颈部突然转动或届伸等情况下发病。本病临床表现具有突发性、反复性、短暂性和恢复完全等特点。常有高血压、糖尿病、心脏病和高脂血症病史。须与其他急性脑血管病和其他病因引起的眩晕、昏厥等鉴别。

（一）颈动脉系统的 TIA

较椎－基底动脉系统 TIA 发作较少，但持续时间较久，且易引起完全性卒中。最常见的症状为对侧单肢无力或轻偏瘫、可伴有对侧面部轻瘫、偏身感觉障碍和 Homer 征交叉瘫（病变侧 Homer 征、对侧偏瘫），主侧半球受累可出现失语症。可能出现的症状有：①对侧单肢或半身感觉异常，如偏身麻木或感觉减退，为大脑中动脉供血区缺血的表现；②对侧同向性偏盲，较少见；为大脑中动脉与大脑后动脉皮层支或大脑前动脉、中动脉、后动脉皮层分水岭区缺血而使顶、枕、颞交界所致。由于病变侧眼动脉缺血而出现同侧单眼一时性黑矇，为颈内动脉系统 TIA 所特有。

（二）椎基底动脉系统 TIA

较颈动脉系统 TIA 多见，且发作次数也多，但时间较短。主要表现为脑干、小脑、枕叶、颞叶及脊髓近端缺血。神经缺损症状，常见为眩晕、眼震、站立或行走不稳、视物模糊或变形、视野缺损、复视、恶心或呕吐、听力下降、球麻痹、交叉性瘫痪、轻偏瘫和双侧轻度瘫痪等。

（1）特征性症状有：①跌倒发作：表现患者转头或仰头时，下肢突然失去张力而跌倒，无意识丧失，常可很快自行站起，系下部脑干网状结构缺血所致；②短暂性全面性遗忘症：发作时出现短时间记忆丧失，病人对此有自知力，持续数分钟至数十分钟；发作时对时间、地点定向障碍，但谈话、书写和计算能力保持；是大脑后动脉颞支缺血累及边缘系统的颞叶海马、海马旁回和穹窿所致；③双眼视力障碍发作：因双侧大脑后动脉距状支缺血而致枕叶视皮层受累，引起暂时性皮质盲。

（2）可能出现的症状：①吞咽障碍、构音不清：是脑干缺血所致球麻痹或假性球麻痹的表现；②共济失调：因椎动脉及基底动脉小脑分支缺血导致小脑功能障碍；③意识障碍伴或不伴瞳孔缩小：是高位脑干网状结构缺血累及网状激活系统及交感神经下行纤维所致；④一侧或双侧面、口周麻木或交叉性感觉障碍：是三叉神经脊束核及同侧脊髓丘脑束缺血的表现；⑤眼外肌麻痹和复视：为中脑或脑桥缺血的表现；⑥交叉性瘫痪：是一侧脑干缺血的典型表现，可因脑干缺血的部位不同而出现不同的综合征，表现为一侧动眼神经、外展神经或面神经麻痹，对侧肢体瘫痪。

（3）辅助检查：CT、MRI 检查大多正常，部分病例可见脑内有小梗死灶或缺血灶。神经心理学检查可能发现轻微的脑功能损害。

三、诊断与鉴别诊断

大多数 TIA 病人就诊时症状已消失，故其诊断主要依靠病史。有典型临床表现者诊断不难，但确定病因十分重要，应当进行某些辅助检查，有助于选择适当的治疗方法。TIA 的临床表现最常见的是运动障碍，如只出现肢体一部分或一侧面部感觉障碍、视觉丧失或失语发作，诊断必须慎重；有些症状如麻木、头昏也很常见，但不一定表明是 TIA。需与以下疾病鉴别。

（1）部分性癫痫：特别是单纯部分发作，常表现为持续数秒至数分钟的肢体抽搐，从躯体的一处开始，并向周围扩展，多有脑电图异常，CT 及 MRI 检查可发现脑内局灶病变。

（2）梅尼埃病：发作性眩晕、恶心呕吐与椎-基动脉 TIA 相似，但每次发作持续时间往往超过 24 小时，伴有耳鸣、耳阻塞感、听力减退等症状，除眼球震颤外，无其他神经系统定位体征，且无意识障碍。发病年龄多在 50 岁以下。

（3）心脏疾病：阿-斯综合征，严重心律失常如室上性心动过速、室性心动过速、心房扑动、多源性室性早搏、病态窦房结综合征等，可因阵发性全脑供血不足，出现头昏、晕倒和意识丧失，但常无神经系统局灶症状和体征，心电图、超声心动图和 X 线检查常有异常发现。

（4）其他：颅内肿瘤、脓肿、慢性硬膜下血肿、脑内寄生虫等亦可出现类 TIA 发作症状，原发或继发性自主神经功能不全亦可因血压或心律的急剧变化出现短暂性全脑供血不足，出现发作性意识障碍，应加以鉴别。

四、治疗

治疗的目的是消除病因、减少及预防复发、保护脑功能。

（一）首先去除危险因素

如治疗高血压、戒烟、禁止过度饮酒，治疗冠心病、心律失常、心衰等；有效地控制糖尿病、高脂血症、血液系统疾病等。对颈动脉有明显动脉粥样硬化斑、狭窄或血栓形成，影响了脑供血并有反复 TIA 者，可行颈动脉内膜剥离术、血栓内膜切除术、颅内外动脉吻合术或血管介入治疗等。

（二）预防性药物治疗

（1）抗血小板聚集药物：首选阿司匹林，急性发作时可用 300 mg/d，晚餐后服用；

2 周后改为 30 ～ 75 mg/d。

（2）抗凝血药物：当 TIA 发作频繁，特别是颈内动脉系统 TIA 较抗血小板药物效果好；对渐进性、反复发作和一过性黑矇的 TIA 可起到预防卒中的作用。可用低分子肝素 4 000 U 皮下注射，每日 1 ～ 2 次。

（3）其他：包括中医中药，如丹参、川芎、红花等。

（4）脑保护治疗：对频繁发作的 TIA，神经影像学检查显示有缺血或脑梗死病灶者，可给予钙拮抗剂脑保护治疗。

（5）颈椎病患者，可用颈托，使椎体的活动受限，或作颈头部牵引治疗。

五、预防

（1）一级预防（指未发生卒中前预防发生动脉粥样硬化和小动脉硬化）。

（2）预防高血压和动脉硬化。戒烟，戒酒，有中风家族史和其他血管危险因素的人定查血小板聚集功能。

（3）二级预防（指发生卒中后预防复发）。主要服用抗血小板聚集药物，同时仔细寻找病人中风的危险因素。

（4）适当控制脂肪的摄入，饮食忌过咸，过甜。

··（张　静）

第四节　结核性脑膜炎

结核性脑膜炎（TBM）是由结核杆菌引起的脑膜和脊髓膜的非化脓性炎症，是最常见的神经系统结核病。

一、病因和发病机制

TBM 是由结核分枝杆菌感染所致，TBM 发病通常有两个过程，首先是细菌经血播散后在脑膜和软脑膜下种植，形成结核结节；其后结节破溃，大量结核菌进入蛛网膜下隙，引起 TBM 发病。

二、临床表现

（1）急性或亚急性起病，由于疾病的慢性过程使病程持续时间较长；发热、头痛、呕吐及脑膜刺激征是一组 TBM 早期最常见的临床表现，通常持续 1 ～ 2 周；检查可有颈强直及 Kernig 征。

（2）颅内压增高在早期由于脑膜、脉络丛和室管膜炎性反应，脑脊液生成增多，蛛网膜颗粒吸收下降，形成交通性脑积水，颅内压多为轻、中度增高；晚期蛛网膜、脉络丛粘连。呈完全或不完全性梗阻性脑积水，颅内压多明显增高，表现头痛、呕吐和视乳头粘连。呈完全或不完全性梗阻性脑积水，颅内压多明显增高，表现头痛、呕吐和视乳头水肿。严重时出现去脑强直发作或去皮质状态。

（3）如早期未能及时除当治疗，发病 4 ～ 8 周时常出现脑实质损害的症状：①精神症状如委靡、淡漠、谵妄或妄想；②部分性、全身性痫性发作或癫痫持续状态；③

嗜睡、昏迷等意识障碍；④肢体瘫痪分两型：卒中样瘫痪多因结核性动脉炎所致，出现偏瘫、交叉瘫、四肢瘫和截瘫等；慢性瘫痪的临床表现类似肿瘤，由结核瘤或脑脊髓蛛网膜炎引起。

（4）脑神经损害较常见，颅底炎性渗出物的刺激、粘连、压迫，可致脑神经损害，以动眼、外展、面和视神经最易受累，表现视力减退、复视和面神经麻痹等。

（5）老年人 TBM 的特点是头痛、呕吐较少，颅内压增高的发生率低，约半数病人脑脊液改变不典型，但在动脉硬化基础上发生结核性动脉内膜炎而引起脑梗死的较多。

三、辅助检查

CSF 压力增高，可达 3.9kPa（400mmH$_2$O）或以上，外观呈黄色，静置后可有薄膜形成；淋巴细胞显著增多，但一般不超过 500×10^6/L，蛋白中度升高，通常为 1～2g/L，糖及氯化物下降，以上典型的 CSF 改变虽无特异性，但可高度提示诊断。抗酸杆菌染色可鉴定细菌，结核菌培养是诊断结核性感染的金标准，但阳性率均较低。

四、诊断要点

根据结核病病史或接触史，以往患有肺结核或身体其他部位的结核病，出现头痛、呕吐等症状，检查有脑膜刺激征及 CSF 特征性改变，典型病例诊断不难。但须与隐球菌等亚急性脑膜炎鉴别，因两者的临床过程和 CSF 改变极为相似，应尽量寻找结核菌和新型隐球菌的旁证或实验室证据。

五、治疗

（1）本病的治疗应遵循早期给药、合理选药、联合用药及系统治疗的原则。目前认为异烟肼（INH）、利福平（RFP）、吡嗪酰胺（PZA）或乙胺丁醇（EMB）、链霉素（SM）是治疗 TBM 最有效的联合用药方案，儿童因乙胺丁醇的视神经毒性作用、孕妇因链霉素对听神经的影响而尽量不选用。只要病人的临床症状、体征及实验室检查高度提示本病，即使 CSF 抗酸染色阴性，亦应立即进行抗结核治疗。

（2）根据 WHO 的建议，应至少选择三种药联合治疗，常用异烟肼、利福平和吡嗪酰胺，轻症病人治疗 3 个月后可停用吡嗪酰胺，再继续用异烟肼和利福平 7 个月。如系耐药菌株引起，则加用第四种药，链霉素或乙胺丁醇。若致病菌对利福平不耐药，则总疗程 9 个月已够；若对利福平耐药菌株引起，则需要连续治疗 18～24 个月。由于中国人对异烟肼为快速代谢型，有人主张对成年病人加大每日剂量至 600～1200mg，但应注意保肝治疗，防止肝损害。

（3）对病情严重、颅内压增高或已有脑疝形成、椎管阻塞、抗结核治疗后病情加重及合并结核瘤者，均宜加用糖皮质激素治疗。成人可用泼尼松 1m/（kg·d）或地塞米松 10～20mg；儿童每日剂量为泼尼松 1～4mg/kg 或地塞米松 8mg（0.3～0.6mg/kg）；上述剂量维持 3～6 周，再减量 2～3 周后停药。

（4）重症病人采用全身药物治疗的同时可辅以鞘内注射，可提高疗效，用地塞米松 5～10mg、α- 糜蛋白酶 4000U、透明质酸酶 1 500 U；每隔 2～3d 一次，注药宜缓慢；症状消失后每周 2 次，体征消失后 1.2 周 1 次，直至 CSF 检查正常，但脑脊液压力较高的病人慎用此法。

（5）如有颅内压增高可选用渗透性利尿剂，如 20% 甘露醇、甘油果糖或甘油盐水等，同时需及时补充丢失的液体和电解质，保护肾脏和监测血浆渗透压。

·· （张　静）

第五节　脑出血

脑出血是指原发性非外伤性脑实质内出血。脑出血好发于 50～70 岁的中老年人，发病率为 60/10 万～80/10 万人，占急性脑血管病的 30% 左右，急性期病死率为 30%～40%。

一、病因和发病机制

常见的病因是高血压和动脉硬化，还可由先天性脑动脉瘤、脑血管畸形、脑瘤、血液病、感染、药物、外伤及中毒等所致。当具备上述改变的患者，一旦在情绪激动、体力过度等诱因下，出现血压急剧升高超过其血管壁所能承受的压力时，血管就会破裂出血，形成脑内大小不同的出血灶。

二、病理

脑出血发生于大脑半球者占 80%，在脑干或小脑者约占 20%。豆纹动脉自大脑中动脉近端呈直角分支，受高压血流冲击最大，是脑出血最好发部位，故出血多在基底节、内囊和丘脑附近。病理检查可见，出血侧半球肿胀、充血，血液流入蛛网膜下隙或破入脑室；出血灶形成不规则空腔，中心充满血液或紫色葡萄浆状血块，周围是坏死脑组织、淤点状出血性软化带和明显的炎细胞浸润。血肿周围脑组织受压，水肿明显，较大血肿可引起脑组织和脑室移位、变形和脑疝形成，脑疝是脑出血最常见的直接致死原因。急性期后血块溶解，巨噬细胞清除含铁血黄素和坏死脑组织，胶质增生，小出血灶形成胶质瘢痕，大出血灶形成中风囊。

三、临床表现

多在活动或用力、激动状态下突然起病，数分钟内出现头痛、头晕、恶心、呕吐、偏瘫、抽搐、失语、意识障碍、大小便失禁等症状，症状、体征特点与出血部位及出血量有关。

（一）基底节区出血

病灶对侧肢体偏瘫、偏身感觉障碍、同向偏盲；出血在左半球者常有不同类型的失语；出血量大或出血靠近丘脑者常有高热、瞳孔小、昏迷及颞叶沟回疝表现。

（二）脑叶出血

常由脑动静脉畸形、Moyamoya 病、血管淀粉样变性和肿瘤等所致，出现额叶、顶叶、颞叶、枕叶相应的功能损害症状。其中顶叶出血最常见，可见偏身感觉障碍、空间构象障碍；额叶可见偏瘫、Broca 失语、抽搐等；颞叶可见 Wernicke 失语、精神症状；枕叶出现对侧偏盲。

（三）脑桥出血

小量出血可无意识障碍，表现为交叉性瘫痪，头和眼转向非出血侧，呈"凝视瘫肢"

状；大量出血常破入第四脑室，患者于数秒至数分钟内陷入昏迷、双侧瞳孔缩小呈针尖样、呕吐咖啡样胃内容物、中枢性高热、中枢性呼吸障碍，病情常迅速恶化，多数在 48 h 内死亡。

（四）小脑出血

常表现为枕区剧烈头痛、眩晕、频繁呕吐和平衡障碍，但无肢体瘫痪。出血量大者可在 12 ～ 24 h 内陷入昏迷和脑干受压征象。

（五）脑室出血

多数为小量出血，表现颅高压症状及脑膜刺激征阳性，常无局灶定位体征；重症可迅速出现昏迷、频繁呕吐、针尖样瞳孔、四肢弛缓性瘫痪及去大脑强直，预后不良，多迅速死亡。

四、实验室和其他检查

（一）CT 检查

是临床疑诊脑出血的首选检查，早期呈高密度出血影，可准确显示出脑出血灶的部位、范围，并可据此计算出血量及判断其预后，1 周后呈现低密度或囊性变。根据 CT 影像，可采用简便易行的多田氏公式对血量进行估计：出血量 =0.5× 最大面积长轴（cm）× 最大面积短轴（cm）× 层面数。

（二）MRI 检查

对急性期脑出血的诊断 CT 优于 MRI，但 MRI 检查能更准确地显示血肿演变过程，对某些脑出血患者的病因探讨有所帮助。

（三）脑脊液检查

在没有条件或不能进行 CT 扫描者，可进行腰穿检查协助诊断，可见血性脑脊液，阳性率约为 60%。在大量的脑出血或脑疝早期应慎重，以免诱发脑疝。

五、诊断和鉴别诊断

典型病例诊断一般不难。对于 50 岁以上的患者，既往有高血压病史，在体力活动或情绪激动时突然发病，进展迅速，出现意识障碍及头痛、呕吐等颅内压增高症状，并有脑膜刺激征及偏瘫、失语、血压明显升高（收缩压可达 26.67 kPa）等神经系统局灶的症状和体征，应首先考虑脑出血。结合头颅 CT 检查，即可确诊。需与以下疾病相鉴别。

（一）脑血栓形成

患者多有 TIA 或心脏病史；常在安静休息时发病；进展缓慢，在 1 ～ 2 d 后逐渐加重；发作时血压多较正常，亦无头痛、呕吐等症状；神志清醒，脑脊液压力不高，清晰无色；中枢性呼吸障碍少见，瞳孔两侧对称，眼球少见偏斜、浮动。另 CT、MRI 检查可明确识别病变。

（二）外伤性脑出血

有明确的闭合性头部外伤史，多发生于受冲击颅骨下或对冲部位，常见于额叶和颞极，CT 检查可显示血肿。

六、高压氧治疗

对出血性脑血管病的高压氧治疗目前仍存在争议，只要掌握好治疗指征和治疗方法多数人还是赞同尽早开始高压氧治疗。

（一）治疗指征

（1）发病在 6 h 以上及次日头颅 CT 显示血肿无增大。

（2）试验性高压氧治疗 1 ～ 2 次后症状未加重及 CT 复查血肿未见增大。

（3）意识障碍轻，出血量小。

（4）出血量大经血肿清除术后，病情稳定，CT 证实无继发出血。

（5）脑出血恢复期有神经功能障碍。

（二）治疗方法及注意事项

（1）治疗压力宜偏低（≤ 0.2 MPa），升压和减压速率适当减慢，治疗期间避免压力波动过大。也可采用从低压力（如 0.5 MPa 或 0.6 MPa）开始逐次升高治疗压力的方法，观察患者的治疗反应，选择合适的治疗压力。

（2）吸氧 60 ～ 80 min，每日 1 次，治疗次数一般不少于 10 次（1 个疗程），以 2 ～ 3 个疗程较好。重症患者应采用连续供氧（1 级供氧）方式给氧，以保证患者有氧治疗。

（3）脑出血急性期应做好高压氧舱内治疗全程生命体征监护，备有抢救设施和药物。

（4）重症患者首次治疗时最好采用单独开舱，有医护人员陪同。

（5）昏迷病人应保持呼吸道通畅，气管切开病人采用吸氧头罩或特殊的设备。

七、常规治疗

（一）急性期治疗

急性期治疗原则为适当调整血压，防止出血加重或再出血，降低颅内压，控制脑水肿，维持生命功能，预防脑疝发生和防治并发症。

1. 一般治疗

急性期患者应安静卧床休息 2 ～ 4 周，床头抬高，保持呼吸道通畅，防止肺炎、压疮。对烦躁不安者或癫痫者，应用镇静、止痉和镇痛药。头部物理降温，利于减轻脑水肿及颅内高压。

2. 降低颅内压

脑出血后常有脑水肿，其中约有 2/3 发生颅内压增高。可选用甘露醇 125 ～ 250 ml 快速静脉滴注（30 min 内），6 ～ 8 h 1 次；或甘油果糖、甘油氯化钠等，注意尿量、血钾及心肾功能，也可酌情选用呋塞米、清蛋白，应用脱水药时要注意水及电解质平衡。

3. 调整血压

脑出血后的高血压与颅内压增高有关，是脑血管自动调节的结果，随着颅内医的下降，血压也随之降低，一般在发病 1 周后逐渐降至正常。所以，在急性期通常不使用降压药物。如果收缩压超过 26.67 kPa（200 mmHg），舒张压超过 16 kPa（120 mmHg），须进行降压治疗，但不宜使血压过低，以免引起脑供血不足而加重病情。常用的降压药物有利血平 0.5 ～ 1 mg，肌内注射；25% 硫酸镁 10 ml 深部肌内注射或卡托普利口服等。如果急性期血压过低，应将血压调至正常，必要时给予升压药物，以维持正常的脑灌注。

4. 注意热量补充和水、电解质及酸碱平衡

每日液体输入量按尿量 +500 ml 计算，高热、多汗、呕吐及腹泻应适当增加入量。

5. 防治并发症

预防感染、应激性溃疡、稀释性低钠血症、痫性发作、中枢性高热、下肢深静脉血栓形成等并发症。

6. 手术治疗

手术目的是消除血肿，解除脑组织受压，有效地降低颅内压，改善脑血液循环以求挽救患者生命，并有助于神经功能的恢复。下列情况可考虑手术治疗：小脑出血易形成脑疝，如果诊断成立，应立即进行手术；壳核出血不少于 30 ml，或有颅内压增高，出现脑疝可能者；丘脑出血不少于 15 ml，病情继续恶化者。

（二）康复治疗

病情稳定后应及早进行，可促进瘫痪肢体和语言障碍的功能恢复，改善脑功能，减少后遗症以及预防复发。

八、转诊

（一）转诊指征

脑出血原则上就地治疗，如病情重或治疗过程中病情加重，治疗条件有限者应及时转上级医院治疗。

（二）转诊注意事项

首先处理高血压和颅内高压；转运途中避免颠簸，以防出血加重或再出血。

九、健康指导

（1）向患者和家属介绍疾病的基本知识，告知积极治疗原发病的重要性。

（2）保持乐观精神，坚持适当的体育锻炼，注意劳逸结合。

（3）饮食清淡，忌烟酒，避免过度用力排便，防寒避暑，改变体位时，动作必须缓慢。

（4）遵医嘱执行诊疗计划，并定期复查。

十、预后

脑出血通常在短时间内停止，一般不复发。预后与出血量、部位、病因及全身状况有关，脑干、丘脑及大量脑室出血预后差。血肿与周围脑水肿联合占位效应可导致脑疝和致命性预后。脑出血病死率较高，约 50% 病例死于病后 2 d 内；部分患者可生活自理或恢复工作。

（张 静）

第六节 脑梗死

脑梗死是脑血液供应障碍引起缺血、缺氧，导致局限性脑组织缺血性坏死或脑软化，包括脑血栓形成、腔隙性梗死和脑栓塞等。

一、脑血栓形成

（一）发病机制

脑血栓形成是指供应脑的动脉因粥样硬化使管腔缩窄甚至闭塞，并在此基础上形成血栓，导致局灶性急性脑供血不足而发病，是脑梗死最常见的类型，占 40% ～ 60%；腔隙性脑梗死系高血压小动脉硬化引起的脑部动脉深穿支闭塞形成的微梗死，占脑梗死的 20% ～ 30%；因异物沿血液循环进入脑动脉或供应脑血液循环的颈区动脉，造成血流阻断或血流量骤减而产生相应支配区域脑组织软化坏死者，称为脑栓塞，占脑梗死的 15% ～ 20%。脑梗死发病率为 110/10 万人，约占全部脑卒中的 70%，病死率平均 10% ～ 15%，致残率极高，且极易复发。

（二）病因和病理

最常见的病因是动脉硬化，其次是高血压、糖尿病、真性红细胞增多症、高凝状态、高脂血症，再次是血管壁病变如结核性、化脓性病变及钩端螺旋体感染、结缔组织病、变态反应性动脉炎等。动脉粥样硬化好发于大血管的分叉处及弯曲处，故脑梗死多发于大脑中动脉和大脑前动脉的主要分支以及颈内动脉的虹吸部及起始部、椎动脉及基底动脉中下段。病理方面：脑动脉闭塞 6 h 以内脑组织改变不明显；8 ～ 48 h 缺血的中心部位软化、组织肿胀、坏死，镜检见组织结构混浊，神经细胞及胶质细胞变性、坏死、毛细血管轻度扩张，周围可见液体或红细胞渗出；2 ～ 3 d 后，周围水肿明显；7 ～ 14 d，病变区明显变软，神经细胞消失，脑组织液化，巨噬细胞大量出现，星形细胞增生；21 ～ 28 d，胶质细胞及毛细血管增生，小病灶形成胶质瘢痕，大病灶形成中风囊，此期持续数月至 2 年。

（三）临床表现

脑血栓形成常在安静或睡眠中发病，部分患者有 TIA 前驱症状，局灶性体征多在发病后 10 余小时或 1 ～ 2 d 达到高峰，临床症状的复杂性多与脑损害的部位、脑缺血性血管大小、缺血的严重程度、发病前有无其他疾病，以及有无合并其他重要脏器疾病等有关。

1. 颈内动脉闭塞综合征

颈内动脉闭塞可无症状，有症状的闭塞可引起类似于大脑中动脉闭塞的表现如病灶对侧偏瘫、偏身感觉减退、同向偏盲，优势半球受累可产生失语。近 15% 的病例有先兆，包括 TIA 和同侧视网膜动脉缺血引起的单眼盲。也可伴有一过性失明和 Horner 征。

2. 大脑中动脉闭塞综合征

主干闭塞发生在大脑中动脉发出豆纹动脉的近端，为该动脉闭塞发生脑血管病中最为严重的一种，可引起病灶对侧偏瘫、偏身感觉障碍和偏盲，优势半球侧动脉主干闭塞可有失语、失写、失读；深支或豆纹动脉闭塞可引起病灶对侧偏瘫，一般无感觉障碍或同向偏盲，优势半球受损出现失语；皮质支闭塞可引起以面部及上肢为重的病灶对侧偏瘫，优势半球可引起运动性失语、感觉性失语、失读、失写、失用，非优势半球可引起体象障碍。

3. 大脑前动脉闭塞综合征

不多见。一侧大脑前动脉近端闭塞时，如前交通动脉循环良好，可无症状。前交通动脉后闭塞导致对侧中枢性面舌瘫与下肢瘫、尿潴留或尿急、淡漠、反应迟钝、欣快、强握及吸吮反射、优势半球病变可出现 Broca 失语和上肢失用；皮质支闭塞导致对侧下肢的感觉及运动障碍，伴有尿潴留；深穿支闭塞可致对侧中枢性面瘫、舌肌瘫及上肢瘫痪，亦可产生情感淡漠、欣快等精神障碍及强握反射。

4. 大脑后动脉闭塞综合征

大脑后动脉闭塞引起影响对侧视野的同向偏盲，但黄斑视觉保留，因大脑中、后动脉供应支配黄斑的皮质，同大脑中动脉区域的梗死引起的视觉缺损不同，大脑后动脉引起的更加严重；深穿支闭塞出现典型的红核丘脑综合征，病灶对侧半身感觉减退伴丘脑性疼痛，对侧肢体舞蹈样徐动症等。

5. 椎－基底动脉闭塞综合征

基底动脉主干闭塞则出现四肢瘫痪、眼肌麻痹、瞳孔缩小，常伴有面神经、展神经、三叉神经、迷走神经及舌下神经的麻痹及小脑症状等，严重者可迅速昏迷、中枢性高热、去脑强直、消化道出血，甚至死亡。椎－基底动脉部分阻塞引起闭锁综合征，表现为患者四肢瘫痪，面无表情，缄默无声，不能讲话，但神志清楚，能听懂人们的讲话，并以眼球活动示意理解。脑桥支闭塞出现 Millard-Gubler 综合征、Foville 综合征。

6. 小脑后下动脉或椎动脉闭塞综合征

表现为眩晕、恶心、呕吐、眼震、同侧面部感觉缺失、同侧 Hornet 征、吞咽困难、声音嘶哑、同侧肢体共济失调、对侧面部以下痛及温度觉缺失。

（四）临床类型

1. 依症状体征的演进过程

（1）完全性卒中：神经功能缺失症状、体征较重，进展迅速，6 h 内达高峰。

（2）进展性卒中：神经功能缺失症状、体征轻微，但在 48 h 内不断进展。

（3）可逆性缺血性神经功能缺失：神经功能缺失症状、体征较轻，于 3 周内恢复。

2. 依临床表现及影像学检查证据

（1）大面积脑梗死：常为颈内动脉主干、大脑中动脉主干或皮质支完全性卒中。

（2）分水岭脑梗死：多因血流动力学障碍所致，典型发生于颈内动脉严重狭窄或闭塞伴全身血压降低时，亦可源于心源性或动脉源性栓塞。

（3）出血性脑梗死：是脑梗死的动脉坏死使血液漏出或继发出血，常见于大面积脑梗死后。

（4）多发性脑梗死：由反复发生脑梗死所致 2 个或 2 个以上不同供血系统脑血管闭塞引起的梗死。

3. 牛津郡社区卒中研究分型

不依赖影像学结果，常规 CT、MRI 尚未能发现病灶时就可根据临床表现迅速分型，并提示闭塞血管和梗死灶的大小和部位，临床简单易行，对指导治疗、评估预后有重要价值。

（1）完全前循环梗死：表现为三联症，即完全大脑中动脉闭塞综合征的表现。

（2）部分前循环梗死：有以上三联症中的两个，或只有高级神经活动障碍，或感觉运动缺损较完全前循环梗死局限。

（3）后循环梗死：表现为各种不同程度的椎－基动脉闭塞综合征。

（4）腔隙性梗死：表现为腔隙综合征，大多是基底节或脑桥小穿通支病变引起的小腔隙灶。

（五）实验室和其他检查

1. 血尿便常规及生化检查

主要与脑血管病危险因素如高血压、糖尿病、高血脂、心脏病、动脉粥样硬化等相关。

2. 脑 CT

（1）病灶的低密度：脑组织缺血性水肿所致，是脑梗死重要的特征性表现。

（2）局部脑组织肿胀：发病后 4～6 h 观察到脑沟消失，脑池、脑室受压变形，中线结构向对侧移位。

（3）致密动脉影：血栓或栓子较对侧或周围脑组织密度高而衬托出脑动脉密度增高影，常见于大脑中动脉。部分患者在缺血 24 h 内可出现。头颅 CT 平扫是最常用的检查，但有时不能显示脑干、小脑较小梗死灶。

3. 脑 MRI 检查

梗死后数小时即出现 T_1 低信号、T_2 高信号病灶，出血性梗死显示其中混杂 T_1 高信号，在缺血性脑梗死早期诊断和鉴别诊断的评价中已显示出优势。

4. 其他

腰穿检查只在不能做 CT 检查、临床又难以区别脑梗死与脑出血时进行，通常脑压及 CSF 常规正常；经颅多普勒超声检查价格便宜、方便，能够及早发现较大的血管的异常；脑 MRA 检查简单、方便，可以排除较大动脉的血管病变，帮助了解血管闭塞的部位及程度；DSA 能够发现较小的血管病变，且可以及时应用介入治疗。

（六）诊断和鉴别诊断

中老年人既往有高血压、糖尿病、心脏病史等，一至数日于安静休息时出现神经系统定位体征或其他脑局灶性症状，需及时做脑 CT 扫描或脑 MRI 检查，有助于确诊。需与以下疾病做鉴别。

1. 脑出血

一般活动中起病、发病急、进展快，常有头痛、呕吐等颅内压增高症状和不同程度意识障碍，血压明显增高，CT 检查可以确诊。

2. 脑栓塞

起病急，局灶性体征在数秒至数分钟达到高峰，有心脏病史、感染或外伤病史，常见大脑中动脉栓塞引起大面积脑梗死，导致脑水肿及颅内压增高，常伴痫性发作。

3. 颅内占位病变

病程长、进展慢，可呈卒中样发病，出现偏瘫等局灶性体征，CT 或 MRI 检查可以确诊。

（七）治疗

急性期治疗原则：针对不同病情、病因采取有针对性的综合治疗和个体化治疗措施；尽快恢复缺血区的脑灌注，阻止血栓扩展，缩小梗死范围；控制脑水肿，防治脑疝形成，降低病死率；改善脑血流动力学及微循环，促进侧支循环的建立；脑保护治疗，减轻再灌注损伤防止细胞凋亡；加强护理和防治并发症，消除致病因素，预防脑梗死再发；积极进行早期规范的康复治疗，以降低致残率。

1. 一般及对症治疗

急性期应尽量卧床休息，加强皮肤、口腔、呼吸道及大小便的护理。注意水、电解质的平衡，如起病 48～72 h 仍不能自行进食者，应给予鼻饲流质饮食以保障营养供应。病后收缩压大于 29.33 kPa（220 mmHg）、舒张压大于 16 kPa（120 mmHg），已知原高血压水平的，应缓慢地降低血压，一般降至略高于平时的水平，如不清楚平时血压情况则降压幅度不应大于 20%。病后 2～5 d 为脑水肿高发期，可根据临床观察选用20% 甘露醇 125～250 ml，快速静脉注射，6～8 h 1 次。

2. 急性期溶栓治疗

（1）适应证：①尽早开始溶栓治疗，在发病后 6 h 以内进行，若是进展性卒中可以延长到 12 h 以内进行；②年龄小于 75 岁；③无意识障碍；④脑 CT 扫描排除脑出血，且无神经功能缺损相对应的低密度区；⑤患者或家属同意。

（2）禁忌证：①单纯性共济失调或感觉障碍；②神经功能缺损很快恢复；③活动性内出血，或出血性素质和出血性疾病，凝血障碍性疾病，低凝状态；④口服抗凝药物及凝血酶原时间超过 15 s 者，或 48 h 内用过肝素，且部分凝血活酶时间延长，低蛋白血症；⑤颅内动脉瘤、动静脉畸形、颅内肿瘤、蛛网膜下隙出血、脑出血；⑥6 周内做过大手术或有严重创伤；⑦治疗前血压明显增高，收缩压超过 24 kPa（180 mmHg），或者舒张压超过 14.67 kPa（110 mmHg）；⑧其他：曾发生过脑出血或出血性脑梗死者；3 周内有胃肠道及泌尿系出血，或活动性肺结核者；月经期、妊娠期、产后 10 d 以内；严重的肝、肾功能障碍者；溶栓药物过敏者；急性、亚急性细菌性心内膜炎患者。

（3）常用的药物：①尿激酶（UK）：25 万～100 万 U 加入生理盐水 100 ml 中静脉滴注。②蛇毒治疗：有安克洛酶、巴曲酶、蝮蛇抗栓酶、去纤酶等。本类药物不良反应甚微，使用相对安全。常用去纤酶注射剂首次 10 U 加生理盐水 250 ml，静脉滴注90 min 以上，以后隔天静脉滴注 1 次，5 U/d，连用 2 次，1 个疗程 5 d。

3. 抗凝治疗

抗凝药对早期的脑梗死具有一定的治疗作用，可用于不完全性缺血性卒中，尤其是椎-基底动脉血栓。常用药有：低分子肝素，皮下注射，1～2/d；双香豆素，前 2 d 与肝素合用，第 1 天用 100～200 mg，分 2～3 次口服，以后维持量为 25～75 mg/d；肠溶阿司匹林 50～75 mg，1/d。其他药物尚有华法林、醋硝香豆素等。凡有出血倾向、溃疡病史、严重高血压、肝肾疾患及年龄过大者忌用。

4. 神经保护药

钙离子拮抗药能阻止过多的钙流入胞质和线粒体，能减轻超载状态防止细胞死亡，可以减轻脑血管平滑肌的痉挛，改善脑微循环，增加脑血流供应。常用的药物如尼莫地平，发病 12～18 h 内开始应用，4～8 mg 加入 5% 葡萄糖 500 ml 中静脉滴注，1/d。氟桂利嗪 5～10 mg，每晚 1 次口服。低血压、颅内压增高者慎用。其他尚有 γ-氨酪酸受体激动药、自由基清除药、神经营养因子等均可有效对抗脑缺血损伤。

5. 脑梗死和颈内动脉狭窄的介入疗法

对于闭塞性脑血管病，如急性脑梗死引起的偏瘫、颈动脉或椎-基底动脉狭窄所致短暂性脑缺血发作及可逆性神经功能障碍、视网膜中央动脉或中央静脉闭塞引起的视力减退、静脉窦血栓性形成引起的颅内压增高等，均可通过血管内的溶栓、血管成形术或支架置入等介入方法得以改善。

6. 康复治疗

宜早期开始，病情稳定后，鼓励患者树立恢复生活自理的信心，积极进行康复知识和一般训练方法的教育。注意患肢体位，辅以针灸、按摩、理疗等，以减轻病残率提高生存质量。关于康复锻炼的实施，可以在医生的指导下尽早适度进行神经功能缺损的康复锻炼。

（八）转诊

1. 转诊指征

凡患者病情严重，或进行性加重，治疗效果不佳者，应转上级医院。

2. 转诊注意事项

血压下降或升高者应给予纠正；有颅内压增高者应先脱水治疗；注意保持呼吸道通畅。

（九）健康指导

（1）保持乐观心态，稳定情绪，减轻精神压力。

（2）以低脂、低盐、低胆固醇、高维生素饮食为宜，忌烟、酒，伴有糖尿病时定时定量进餐，勿过饱过饥，保持理想体重。

（3）积极防治高血压、糖尿病、心脏病及血脂异常等疾病，定期测血压、血糖、血脂、血液黏度。

（4）指导患者早期进行肢体功能锻炼，经常按摩患侧肢体，进行肢体功能康复训练，从日常生活的必需动作开始，循序渐进，以提高肌力，恢复肢体功能；指导患者加强语言表达能力，鼓励其从简短话说起，逐步加长句子，促进语言恢复。

（十）预后

脑血栓形成急性期病死率为 5% ～ 15%。存活的患者中约有 1/3 可部分或完全恢复工作。

二、脑栓塞

脑栓塞是指因各种栓子（气体、液体或固体）随血液循环流入脑动脉系统使其突然阻塞，从而引起相应供血区的脑组织缺血坏死和脑功能障碍。脑栓塞占脑梗死的 15% ～ 20%。

（一）病因和发病机制

1. 心源性

最常见，尤其是风湿性心脏病二尖瓣缩窄合并心房颤动时，左心房附壁血栓脱落是最常见的原因，约占 50% 以上。感染性心内膜炎时瓣膜上的炎性赘生物脱落、心肌梗死或心肌病的附壁血栓、二尖瓣脱垂、心脏黏液瘤和心脏外科手术的合并症等亦常引起栓塞。

2. 非心源性

来源于主动脉弓及其发出的大血管动脉粥样硬化斑块和附着物脱落，也是引起脑栓塞的常见病因。其他有：败血症的炎症性栓子，股骨骨折的脂肪栓子，人工气胸、气腹或减压病时的气体栓子，癌细胞栓子，寄生虫虫卵栓子，异物栓子等。

3. 来源不明

少数病例虽经反复检查仍未能发现栓子来源。

脑栓塞多见于颈内动脉系，尤其是左侧大脑中动脉的供血范围，其临床症状的严重程度，主要取决于侧支循环建立的情况和是否合并脑动脉硬化等。由于栓子突然堵塞动脉，侧支循环常难以迅速建立，引起该动脉供血区产生急性缺血，常伴有脑血管痉挛，所以发病时脑缺血的范围较广，临床症状较严重。当血管痉挛减轻，栓子碎裂、溶解移向动脉远端，以及侧支循环建立后，脑缺血范围缩小，临床症状减轻，也可只表现为短暂性脑缺血发作。

（二）临床表现

任何年龄均可发病，但以青壮年最多见。风湿性心脏病引起者年龄较轻，动脉粥样硬化、心肌梗死引起者多见于老年人。多在活动中发病，无前驱症状，突然起病是其主要特征，常于数秒或数分钟内症状发展到高峰，是所有脑血管疾病中发病最快者。多表现为完全性卒中，常有不同程度的意识障碍，但持续时间比脑出血短，可有头痛、抽搐等，神经系统局灶症状常因栓塞的血管不同而表现不一，大脑中动脉的栓塞最多见，常表现为偏瘫、失语、偏身感觉障碍、偏盲等；椎－基底动脉系统出现栓塞时，表现为眩晕、复视、吞咽困难、共济失调、交叉性瘫痪等。

（三）实验室和其他检查

1. 头颅 CT 和 MRI 检查

在发病 24 ～ 48 h 后即可见低密度梗死区，如果为出血性梗死，则在低密度区内出现高密度出血影，呈混杂密度改变。因多数脑栓塞患者易发生出血性梗死，所以，应定期复查头颅CT，尤其是在发病3 d内，以早期发现梗死灶内出血，及时调整治疗方案。

2. 脑脊液检查

可完全正常，亦可有压力增高。出血性梗死者脑脊液中红细胞增高，感染性梗死者脑脊液中白细胞增高，脂肪栓塞时脑脊液中可有脂肪球。

（四）诊断

诊断依据：①突然起病、病情在数秒至数分钟内达高峰，迅速出现神经系统的局灶症状等；②有栓子来源的原发病如心脏病、心房纤颤等；③ CT 或 MRI 有助于确诊。

（五）治疗

脑栓塞的治疗包括两方面，即对脑部病变的治疗和对引起栓塞的原发病治疗，治疗原则与脑血栓形成相同。

（六）预防

脑栓塞的预防主要在于治疗原发病，防止栓子形成。对于慢性心房纤颤患者，可长期服用抗凝药如阿司匹林、华法林等。

···（张　静）

第七节　蛛网膜下隙出血

颅内血管破裂出血流入蛛网膜和软脑膜之间的蛛网膜下隙，称为蛛网膜下隙出血（subarachnoid hemorrhage，SAH）。由颅脑损伤引起者称为外伤性蛛网膜下隙出血，非外伤引起者称为自发性蛛网膜下隙出血。后者分为原发性和继发性，出血部位开始就在脑底或脑表面的血管破裂，血液直接流入蛛网膜下隙者为原发性蛛网膜下隙出血；因脑实质出血，血流穿破脑组织流入脑室或蛛网膜下隙者为继发性蛛网膜下隙出血。蛛网膜下隙出血为一综合征，而不是原发病，约占急性脑卒中的 10%。本节所讨论的是原发性蛛网膜下隙出血。

一、流行病学

美国、芬兰和日本蛛网膜下隙出血的发病率较高，新西兰和中东的发病率较低。芬兰每年的发病率是 14.9/10 万～ 19.6/10 万，日本为 11/10 万～ 18.3/10 万，新西兰为 14.3/10 万，中东为 5.1/10 万。我国属发病率较低的国家，为 4/10 万。蛛网膜下隙出血发病随着年龄的增长而增加，但不如其他类型脑血管病增加的明显，平均发病年龄是 50 岁，65 ～ 74 岁的年发病率为 30/10 万。女性发病率稍高于男性，北美黑种人蛛网膜下隙出血的发病率是白种人的 2.1 倍。

二、病因

（一）动脉瘤

颅内动脉瘤是蛛网膜下隙出血最常见的原因，占 50% ～ 60%。患病率有随年龄增加的倾向，女性发病率高于男性，患常染色体显性遗传的多囊肾、动脉粥样硬化症和有家族史者发生率明显增高。

1. 先天性动脉瘤

在各种颅内动脉瘤中，以先天性动脉瘤最多，占 90% 以上。

2. 动脉粥样硬化性动脉瘤

常发生在动脉粥样硬化基础上，以颈内动脉和椎 - 基底动脉主干分叉处多见，动脉管腔呈梭形膨大，内壁凹凸不平，动脉瘤局部可呈念珠状。

3. 感染性动脉瘤

又称粟粒状动脉瘤，为直径小于 0.5 cm 的动脉瘤。细菌、真菌和螺旋体等感染均可为病原。由于感染性栓子或脓毒血症进入脑循环内，停留在脑的小动脉，引起该动脉的局部炎症，使局部动脉壁薄弱，而形成动脉瘤。

4. 外伤性动脉瘤

多由于颅底骨折所致。由于这种动脉瘤没有血管壁成分，又称为假性动脉瘤。

5. 夹层动脉瘤

动脉内膜受损，并与肌层分离，在血流作用下形成假通道。

（二）高血压动脉硬化

占蛛网膜下隙出血原因的 15% 左右，老年人蛛网膜下隙出血多与此有关。

（三）脑血管畸形

占蛛网膜下隙出血的 5% ～ 6%，可与脑动脉瘤在同一患者中发生。包括脑动 - 静脉畸形、毛细血管扩张瘤、海绵状血管瘤及脑静脉畸形。

（四）颅内肿瘤

原发性和继发性颅内肿瘤均可合并蛛网膜下隙出血，占 1% ～ 2%。

（五）血液病

白血病特别是急性白血病常见，凝血因子和血小板缺乏、纤维蛋白原减少、肝脏疾病等也可引起。

（六）药物

抗凝剂、肾上腺素、激素、麻黄碱和可卡因等。

（七）颅内静脉系统血栓

（八）感染性疾病

很多感染性疾病可直接侵犯血管，引起蛛网膜下隙出血。

（九）其他

结缔组织病、颅底异常血管网、血管发育缺陷、中毒及过敏等。

（十）危险因素

颅内动脉瘤破裂出血的主要危险因素包括吸烟、高血压、过量饮酒、既往有动脉瘤破裂史、动脉瘤体积较大、多发性动脉瘤等。吸烟者与不吸烟者相比其动脉瘤更大，且更常出现多发性动脉瘤。

三、发病机制

动脉瘤可能由动脉壁先天性肌层缺陷或后天获得性内弹力层变性或二者的联合作用所致。随着年龄增长，动脉壁弹性逐渐减弱，薄弱的管壁在血流冲击等因素影响下向外突出形成囊状动脉瘤，其好发于脑底 Willis 环的分支部位。梭形动脉瘤好发于脑底部较大的动脉主干，当脑动脉硬化时，动脉壁肌层由纤维组织代替，内弹力层变性、断裂，胆固醇沉积于内膜，管壁受损，在血流冲击下，逐渐扩张形成与血管纵轴平行的梭形动脉瘤。脑动静脉畸形是发育异常形成的畸形血管团，血管壁薄弱易破。过去认为，动静脉畸形破裂是蛛网膜下隙出血的第二常见原因，近年来的研究发现，动静脉畸形破裂多导致脑内血肿，仅极少数（＜5%）出现蛛网膜下隙出血而不伴脑内血肿。

病变血管可自发破裂，或因血压突然增高或其他不明显的诱因而导致血管破裂，血液进入蛛网膜下隙，通过围绕在脑和脊髓周围的脑脊液迅速播散，刺激脑膜引起脑膜刺激征。颅内容量增加引起颅内压增高，甚至脑疝。在脑室和脑底凝固的血液可阻塞脑脊液循环通路，使其吸收和回流受阻引起梗阻性脑积水，或引起蛛网膜粘连。后交通动脉瘤的扩张或破裂出血可压迫邻近的动眼神经，产生不同程度的动眼神经麻痹。血细胞释放的血管活性物质可引起血管痉挛，严重者发生脑梗死。血液刺激下丘脑可引起血糖升高、发热等内分泌和自主神经功能紊乱等。

四、病理

动脉瘤好发于 Willis 环的血管及附近的分支。动脉瘤破裂最常发生在以下部位：后交通动脉和颈内动脉交界处，约为 40%；前交通动脉和大脑前动脉约 30%；大脑中动脉在外侧裂的第一个主要分支处，约 20%；后循环动脉瘤多发生在基底动脉尖或椎动脉与小脑后下动脉连接处，约为 10%。约 20% 的患者有 2 个或 2 个以上的动脉瘤，多位于对侧相同动脉，称为"镜像"动脉瘤。动脉瘤形状通常不规则，管壁可薄如纸张，较大的动脉瘤可有凝血块填充。破裂处多在瘤顶部，流入蛛网膜下隙的血液多沉积在脑底部各脑池中。大量出血时，血液可形成一层凝块将颅底的脑组织、血管及神经覆盖。有时血液可进入动脉瘤附近的脑实质而形成脑内血肿，多见于额颞叶。在出血较多处可能发现破裂的动脉瘤。出血量大时血液充填各脑室，导致脑脊液回流障碍而出现急性梗阻性脑积水、脑室扩大，脑膜可表现为无菌性炎症反应。

蛛网膜下隙的脑脊液中有血凝块及血液，新鲜出血脑表面为红色，陈旧性出血为棕色或暗红色，沉积在脑池、脑沟中，距出血越近积血越多，仰卧位时由于重力影响，血液积聚在后颅凹。出血量少限于出血局部，量大时可达整个脑表面，脑表面有薄层血凝块覆盖，还可流至脊髓蛛网膜下隙，甚至逆流进入第四脑室和侧脑室。随时间的推移，红细胞溶解，释放含铁血黄素，使脑皮质黄染。部分血吸收，未吸收的血可机化，使蛛网膜及软脑膜增厚，色素沉着，在脑膜、血管和神经之间引起粘连。脑实质可见广泛白质水肿，皮质有多发的斑块状缺血灶，以动脉瘤的血供区明显；还可发现引起蛛网膜下隙出血的原发疾病。如动脉瘤和动－静脉畸形，因白血病引起者在软脑膜、脑实质及血管周围见大量幼稚白细胞浸润，由肿瘤引起者，可找到癌细胞。

显微镜下由于血液进入蛛网膜下隙引起的炎症反应，在脑膜和蛛网膜上可见到含血红蛋白的巨噬细胞，出血后 1～32 小时可见软脑膜血管周围有白细胞聚集，出血后第 3 日，多形核细胞反应达到顶峰，淋巴细胞和吞噬细胞急剧增加，在巨噬细胞内可见完整的红细胞、含铁血黄素及完整的白细胞。7 日以后淋巴细胞浸润显著，吞噬细胞最活跃，完整的红细胞明显减少。10 日后，有不同程度的纤维化，有些病例可见到脑积水。

如果蛛网膜下隙出血后出现脑血管痉挛，在早期有血管内膜的水肿，肌层变性坏死、内弹力层肿胀、排列紊乱、外膜水肿和炎症细胞浸润。晚期内膜增厚、纤维变性、内弹力层和肌层萎缩、外膜结缔组织增生等。

五、病理生理

蛛网膜下隙出血后会出现一系列病理过程，如颅内压增加、阻塞性脑积水、化学性脑膜炎、下丘脑功能紊乱和自主神经功能紊乱等。

（一）脑血管痉挛

蛛网膜下隙出血会出现脑血管痉挛，其机制可能与血液直接刺激和血细胞破坏后释放的肾上腺素、去甲肾上腺素、5-羟色胺、血管紧张素和氧合血红蛋白等血管活性物质有关。脑血管痉挛可引起血管自动调节功能障碍，严重者脑血流量下降，引起脑缺血，甚至形成脑梗死。一般发生在蛛网膜下隙出血后的 4～12 日内。

（二）颅内压升高

由于出血直接压迫或者积血对脑脊液循环和吸收的影响，蛛网膜下隙出血患者均有不同程度的颅内压升高。尽管出现颅内压升高对患者是不利的，但急性期颅内压升高有减少动脉瘤再出血的可能。

（三）脑血流动力学变化

因脑血管痉挛和颅内压升高，蛛网膜下隙出血可引起脑血流的下降，局部脑耗氧量和脑灌注压降低，局部脑血容量增加，大脑新陈代谢的能力下降，这些变化提示有小动脉的收缩和微循环扩张。

六、临床表现

临床主要表现是突然发生的剧烈头痛、呕吐、脑膜刺激征及血性脑脊液。

（一）先兆和诱发因素

尽管经典的蛛网膜下隙出血是突然发生，但由于部分动脉瘤或动－静脉畸形并非突然破裂出血，而是不断磨损发生的渗血，因此在这部分患者会出现由于血管扩张、渗血或畸形血管反复小量出血引起的先兆，先兆根据病损的部位不同而出现相应的症状，最常见的是头痛和眼肌麻痹等，称为"警告性渗漏"症状。

60%～70% 患者在发病前有一定的诱因，如用力排便、剧烈咳嗽、情绪激动、体力劳动、剧烈运动、颅脑外伤、饮酒和性生活等。

（二）蛛网膜下隙出血发病时的表现

1. 头痛

68% ～ 100% 患者首发症状为头痛，多为活动中或活动后出现爆裂样局限性或全头部剧痛，并可延及颈、肩、背、腰及双腿，而后变为钝痛或搏动性疼痛，持续 1 ～ 2 周以后逐渐减轻或消失。发病开始的局限性头痛有一定定位意义，头痛侧常为出血侧，是由于病变处扭转变形及破裂出血所致。

2. 恶心和呕吐

多由颅内压增高引起，发生率 70% ～ 83%，多与头痛同时出现，有时呈喷射性呕吐，伴有面色苍白、出冷汗等，有些患者可反复呕吐。

3. 意识障碍

有 48% ～ 81% 患者出现不同程度的意识障碍，其程度和持续时间及恢复的可能性与出血量大小、出血部位、有无再出血、脑血管痉挛、脑水肿、颅内压增高和有无脑实质出血等因素有关。可表现为嗜睡、昏睡、意识模糊和昏迷，年龄大者意识障碍多见，且较重，一般在发病后立即或病后 1 日内出现。如果意识恢复后，又再次突然出现昏迷，往往提示再出血，或有严重的脑血管痉挛、脑梗死、脑水肿，甚至脑疝形成。

4. 精神症状

有些患者以精神症状开始，或伴有精神症状，如欣快、淡漠、谵妄、木僵、定向力障碍、遗忘和痴呆等，一般经过数周恢复。有人认为，精神症状是由大脑前动脉或前交通动脉附近的动脉瘤破裂引起。

5. 癫痫发作

其发生率 10% ～ 25%，通常发生在发病后几分钟，可为大发作或局灶性发作，系由于颅内压突然升高或天幕上出血对皮质的直接刺激。

6. 自主神经和内脏功能障碍

由于蛛网膜下隙出血累及丘脑下部或由于血管痉挛引起丘脑下部缺血，因此常有自主神经和内脏功能障碍。

（1）体温：发热在老年患者多见，多在发病后 2 ～ 3 日开始发热，体温可达 38 ～ 39 ℃，超过 39 ℃者少见，也有人认为属于吸收热。如果体温正常后再上升，多提示再出血或合并感染。

（2）血压：多在出血初期增高，收缩压通常不超过 26.67 kPa（200 mmHg），常在数日后恢复正常。

（3）呼吸：重症患者呼吸不规则，呼吸频率增快，如有颅内压增高，呼吸频率变慢。

（4）胃肠道：少数患者有应激性溃疡。

7. 其他症状

部分患者开始有头昏，多与头痛同时发生，一般很少单独出现。可有小便失禁或尿潴留，尿失禁多与意识障碍有关，而尿潴留与血液进入脊髓蛛网膜下隙影响腰骶部神经有关。

8. 蛛网膜下隙出血的体征

（1）脑膜刺激征：是蛛网膜下隙出血的基本特征性体征，颈项强直最明显，发生率也最高，可达 66% ～ 100%，其次是克氏征和布氏征。在发病后数小时即出现，少数患者出现较晚，但老年患者常不明显，但意识障碍较重。如出血直接进入脑室，有时可无脑膜刺激征，脑膜刺激征多在发病后 3 ～ 4 周内消失。

（2）眼底变化：主要变化为视网膜出血和视盘水肿，可发生在一侧或双侧。前者出现较早，发生率在 12.5% ～ 25%，是诊断蛛网膜下隙出血的重要依据之一。视盘水肿通常在发病后几天内出现，如出现提示颅内有占位性病变。另外，部分患者可见玻璃体膜下片状出血，是颅内高压和眼静脉回流所致，有诊断的特异性。

（3）脑神经损害：以一侧动眼神经麻痹最常见，可表现为完全或不完全性麻痹，提示该侧颅底动脉环有病变。展神经和面神经损害也可出现，三叉神经和听神经麻痹较少见，舌咽和迷走神经一般不受影响。由于上述脑神经损害，患者常表现为眼睑下垂、眼球活动受限、复视、耳鸣、听觉过敏或眩晕等症状。

（4）运动和感觉障碍：有 7% ～ 35% 的患者可发生短暂或持久的肢体偏瘫、单瘫、截瘫、四肢瘫及偏侧深感觉障碍。但瘫痪程度较轻，有些患者可引出病理反射。其原因与出血引起的脑水肿、出血进入脑实质形成血肿或出血后脑血管痉挛导致的脑缺血等因素有关。

（三）老年人蛛网膜下隙出血的特点

老年人因动脉瘤和动 - 静脉畸形引起蛛网膜下隙出血的比例较青壮年少，对头痛反应迟钝，脑萎缩造成的对颅内压增高缓冲余地较大等原因，临床表现常不典型，其特点有：起病较慢，头痛较轻甚至仅有头昏而无头痛的症状；恶心、呕吐的频度较中青年低；意识障碍和脑实质损害症状较重，容易出现精神症状；脑膜刺激征不显著；常伴有高血压等慢性疾病。

（四）常见并发症

1. 脑血管痉挛

脑血管痉挛是蛛网膜下隙出血常见且危险的并发症，与再出血和急性梗阻性脑积水并列为近期的三大致死原因。血管造影证实，血管痉挛的发生率为 30% ～ 70%，在这些患者中有 20% 会出现症状，血管痉挛发生的确切机制不明，现认为是由厚的蛛网膜血凝块诱发，氧合血红蛋白是假定的引起血管痉挛物质。蛛网膜下隙出血后的脑血管痉挛，常发生在出血后的 4 ～ 14 日，6 ～ 8 日为高峰，2 周后逐渐减少，可继发脑梗死。如果蛛网膜下隙出血是首次发生者，脑血管痉挛出现的时间较晚，而再次发生者，出现时间较早，尽管如此，50% 的血管痉挛发生在高峰时间内。表现为病情稳定后又出现新的定位体征和意识障碍或原有的病情加重。多数患者病情发展缓慢，开始只有轻微的体征，并在半小时或数天逐渐加重，可持续数日至数周，约半数逐渐缓解，少数发展迅速。主要的临床特点有：蛛网膜下隙出血经治疗好转后，又出现进行性加重；出现意识变化，患者由清醒转为嗜睡或昏迷，或者由昏迷转为清醒后再昏迷，这种意识变化为脑血管痉挛的特点；出现偏瘫、偏身感觉障碍、失语等局灶体征，但这些体征对原发的动脉瘤出血部位无定位意义；出现头痛、呕吐等颅内压增高症状；腰穿脑脊液无再出血改变。

2. 再出血

与颅内出血相比，蛛网膜下隙出血容易再发出血，再出血是蛛网膜下隙出血致命的并发症，发生率 18.6% ～ 38.6%，病死率 41% ～ 46%，远高于第 1 次出血。再出血可发生在第 1 次出血后的任何时间，首次出血后 1 个月内最多见，尤其是前 2 周内（占再发出血病例的 45.5% ～ 74%），1 个月后再出血明显减少。再出血的原因与病因有关，囊状动脉瘤最容易再出血，在第 1 次出血后 10 ～ 14 日多见，脑血管畸形再出血的机会较动脉瘤少，且出血的间隔时间也较长；另一个再出血的原因是首次出血后 7 ～ 14 日为纤维蛋白溶解酶活性的高峰，易使首次出血部位封闭破裂处的血块溶解，而在此时破裂处动脉壁的修复尚未完成，在焦虑不安、咳嗽、打喷嚏、用力排便、癫痫发作、情绪激动和血压骤增等诱因下容易再出血。再出血的次数越多，预后越差。

再出血的临床表现较复杂，绝大部分表现为在病情平稳或好转的情况下，突然发生剧烈头痛、频繁呕吐、烦躁不安或意识障碍加重，抽搐，脑膜刺激征，眼底出血加重，原有的神经体征加重或出现新的症状和体征。另外，再出血并发的脑内或脑室出血、脑血管痉挛和脑积水均较首次出血的概率增加。

3. 脑积水

（1）蛛网膜下隙出血后急性脑积水：是指蛛网膜下隙出血后数小时至 1 周内发生的急性或亚急性脑室扩大所致脑积水，发生率 9% ～ 27%，发生的主要机制是脑室积血和脑池血量增加，使血液沉积在基底池和脑室诸孔附近，使脑脊液正常循环阻塞，脑脊液的产生和吸收不受影响。蛛网膜下隙出血后急性脑积水无特异的临床症状和体征，通常表现为剧烈头痛、呕吐、脑膜刺激征和意识障碍等，与蛛网膜下隙出血很难鉴别，确切的诊断只能依靠 CT。老年、出现脑血管痉挛和应用抗纤维蛋白溶酶药物，也是引起急性阻塞性脑积水的原因。

（2）蛛网膜下隙出血后正常颅内压脑积水：是蛛网膜下隙出血的远期并发症，发生率 10% ～ 30%，发生机制是由于出血后在脑基底池、大脑凸面和小脑天幕切迹等处形成的粘连及蛛网膜颗粒闭塞，使脑脊液回吸收障碍所致，与再出血的次数和出血量大小有关。临床主要表现为精神症状、步态异常和尿失禁三主症，腰穿脑脊液压力正常或稍低，细胞数、蛋白和糖含量正常，大多数病例腰穿后症状有改善，CT 显示脑室扩大。

4. 迟发性脑缺血

由于外科手术的进展，使得再出血率下降，迟发性脑缺血在蛛网膜下隙出血所引起的并发症中越来越引起重视，估计动脉瘤引起的蛛网膜下隙出血时发生率在 10% ～ 20%，占蛛网膜下隙出血终身残疾和病死的 14% ～ 32%。

5. 颅内出血

由蛛网膜下隙的血肿继发破入脑实质所引起，大多出现在大脑中动脉的动脉瘤。

6. 脑室出血

容易导致脑积水，预后不良，病死率达 64%。

7. 硬膜下血肿

较少见，发生率 1.3% ～ 2.8%，发生机制与蛛网膜撕裂有关。

8. 癫痫发作

蛛网膜下隙出血除了急性期有癫痫发作外，在发病后数月甚至数年仍有少部分患者会有癫痫发作。

七、辅助检查

（一）头颅 CT

诊断 SAH 的首选方法，CT 平扫最常表现为基底池弥散性高密度影像。严重时血液可延伸到外侧裂、前、后纵裂池、脑室系统或大脑凸面。血液的分布情况可提示破裂动脉瘤的位置：如动脉瘤位于颈内动脉段常表现为鞍上池不对称积血；位于大脑中动脉段多见外侧裂积血；位于前交通动脉段则是前纵裂基底部积血；而脚间池和环池的积血，一般无动脉瘤，可考虑为原发性中脑周围出血。CT 还可显示局部脑实质出血或硬膜下出血、脑室扩大、较大而有血栓形成的动脉瘤和血管痉挛引起的脑梗死。动态 CT 检查还有助于了解出血的吸收情况，有无再出血等。CT 对蛛网膜下隙出血诊断的敏感性在 24 小时内为 90%～95%，3 天为 80%，1 周为 50%。

（二）头颅 MRI

当病后数天 CT 的敏感性降低时，MRI 可发挥较大作用。由于血红蛋白分解产物如氧合血红蛋白和正铁血红蛋白的顺磁效应，4 天后，T_1 相能清楚地显示外渗的血液。T_2 相血液的高信号表现可持续至少 2 周，在 FLAIR 相则持续更长时间。因此，当病后 1～2 周，CT 不能提供蛛网膜下隙出血的证据时，MRI 可作为诊断蛛网膜下隙出血和了解破裂动脉瘤部位的一种重要方法。

（三）脑血管造影

是确诊 SAH 病因特别是颅内动脉瘤最有价值的方法。数字减影血管造影（DSA）效果最好，可清楚显示动脉瘤的位置、大小、与载瘤动脉的关系、有无血管痉挛等血管畸形和烟雾病也能清楚显示。关于造影的最佳时机，尚有争议，多数认为在条件具备、病情容许时应争取尽早行全脑血管造影，以确定出血原因、决定治疗方法和判断预后。造影时机一般在出血 3 天内或 3～4 周后，以避开脑血管痉挛和再出血的高峰期。

（四）CT 血管成像（CTA）和 MR 血管成像（MRA）

是无创性的脑血管显影方法，但敏感性和准确性不如 DSA。主要用于有动脉瘤家族史或有动脉瘤破裂先兆者的筛查、动脉瘤患者的随访以及急性期不能耐受 DSA 检查的患者。

（五）脑脊液检查

CT 检查已确诊者，腰穿不作为常规检查。但如果出血量少或距起病时间较长，CT 检查无阳性发现时，如果临床疑为蛛网膜下隙出血而且病情允许时，则需行腰穿检查脑脊液（CSF），最好于发病 12 小时后进行腰穿，以便与穿刺误伤鉴别。脑脊液呈均匀一致的血性，压力增高；初期红、白细胞比例为 700∶1，与外周血相似，数天后白细胞数可增加；蛋白含量可增高，糖和氯化物无明显变化。出血 12 小时后 CSF 出现黄变，送检的脑脊液离心后上清液呈黄色，可与穿刺伤鉴别。穿刺伤常表现为不均匀的血性脑脊液或发病 12 小时后的脑脊液没有黄变现象。发现吞噬了红细胞、含铁血黄素或胆红素结晶的吞噬细胞时也提示 SAH。如果没有再出血，脑脊液的红细胞和黄变现象多于出血后 2～3 周消失。

（六）经颅多普勒（TCD）

可动态检测颅内主要动脉流速，发现脑血管痉挛倾向和痉挛程度。但因 10% 的患者没有合适的骨窗且其准确性极大地依赖于操作者的技术水平，结果可靠性有限。

八、诊断

根据突然发生的剧烈头痛、呕吐、脑膜刺激征阳性及头颅 CT 相应改变可诊断为蛛网膜下隙出血。如果 CT 未发现异常或没有条件进行 CT 检查时，可根据临床表现结合腰穿 CSF 呈均匀一致血性、压力增高等特点考虑蛛网膜下隙出血的诊断。

确定蛛网膜下隙出血的诊断后，应进一步进行病因诊断，例如安排脑血管造影、MRI、MRA 及血液等检查，以便进行病因治疗。

九、鉴别诊断

（一）蛛网膜下隙出血应与其他脑卒中鉴别

（二）蛛网膜下隙出血与脑膜炎相鉴别

结核性、真菌性、细菌性或病毒性脑膜炎均可出现头痛、呕吐和脑膜刺激征。尤其是 SAH 发病后 1～2 周，脑脊液黄变，白细胞增多，因吸收热体温可达 37～38 ℃，更应与脑膜炎，特别是结核性脑膜炎相鉴别。根据脑膜炎发病一般不如 SAH 急骤，病初先有发热、脑脊液有相应的感染性表现、头颅 CT 无蛛网膜下隙出血表现等特点可以鉴别。

（三）其他

某些老年患者，头痛、呕吐均不明显，主要以突然出现的精神障碍为主要症状，应注意甄别。

十、治疗

治疗目的是防治再出血、血管痉挛及脑积水等并发症，降低病死率和致残率。

（一）一般处理及对症治疗

SAH 患者应作为急诊收入医院并进行密切监护，监测生命体征和神经系统体征变化；保持气道通畅，维持稳定的呼吸、循环系统功能。安静休息，避免情绪激动和用力（如咳嗽或用力大便）。保持大便通畅。烦躁者可给予地西泮类药物镇静。镇痛、镇咳药物可给予有相应症状者。注意液体出入量平衡，纠正水、电解质紊乱。慎用阿司匹林等可能影响凝血功能的非甾体抗炎镇痛药物或吗啡、哌替啶等可能影响呼吸功能的药物。痫性发作时可以短期应用抗癫痫药物如地西泮、卡马西平或丙戊酸钠。

（二）降低颅内压

对有颅内压增高者，适当限制液体入量，防治低钠血症等有助于降低颅内压。临床常用脱水剂降颅压，可用甘露醇、呋塞米、甘油果糖，也可以酌情选用清蛋白。伴发体积较大的脑内血肿时，可手术清除血肿，降低颅内压以抢救生命。

（三）防治再出血

1. 安静休息

绝对卧床 4～6 周，减少探视，最好能保持环境安静和避光。避免用力和情绪波动。及时应用镇静、镇痛、镇吐、镇咳等药物。

2. 调控血压

去除疼痛等诱因后，如果平均动脉压超过 16 kPa（120 mmHg）或收缩压超过 24 kPa（180 mmHg），可在密切监测血压下使用短效降压药物，保持血压稳定在正常或起病前水平。可选用钙离子通道阻滞剂、β 受体阻滞剂或 ACEI 类等。避免突然将血压降得太低。

3. 抗纤溶药物

为防止动脉瘤周围的血块溶解引起再出血，可酌情选用抗纤维蛋白溶解剂。6- 氨基己酸（EACA），初次剂量 4～6 g，溶于 100 ml 生理盐水或 5% 葡萄糖液中，静脉滴注，15～30 分钟内完成。以后静滴 1 g/h，维持 12～24 小时后 12～24 g/d。持续 7～10 天，逐渐减量至 8 g/d，共用 2～3 周；氨甲苯酸，也称氨甲苯酸（PAMBA），0.1～0.2 g 加入生理盐水或 5% 葡萄糖液 100 ml 中，静脉滴注，每日 2～3 次，共用 2～3 周。应注意该类药物引起脑缺血性病变的可能性，一般与尼莫地平联合使用。

4. 外科手术

动脉瘤的消除是防止动脉瘤性 SAH 再出血最好的方法。诊断为蛛网膜下隙出血后，应请脑外科会诊，确定有无手术指征。可选择手术夹闭动脉瘤或介入栓塞动脉瘤。早期（3 天内）或晚期病情稳定后手术何者更好，尚无充分的研究证据，目前多主张早期手术。

（四）防治脑动脉痉挛及脑缺血

1. 维持正常血容量和血压

避免过度脱水。在动脉瘤处理后，血压偏低者，应首先去除诱因，如减少或停用脱水和降压药物；亦可予以胶体溶液（清蛋白、血浆等）扩容升压，必要时使用升压药物如多巴胺静滴。血压偏高者给予降压治疗。

2. 早期使用钙通道阻滞剂

常用尼莫地平口服，40～60 mg，每日 4～6 次，共服 21 天。必要时可静脉使用，应注意其低血压等不良反应。

3. 早期手术

通过去除动脉瘤，移除血凝块，避免了血凝块释放致动脉痉挛的物质，从而防止脑动脉痉挛。

（五）防治脑积水

1. 药物治疗

轻度的急、慢性脑积水可药物治疗，给予乙酰唑胺 0.25 g，每日 3 次，减少 CSF 分泌。还可选用甘露醇、呋塞米等药物。

2. 脑室穿刺 CSF 外引流术

CSF 外引流术适用于 SAH 后脑室积血扩张或形成铸型出现急性脑积水，经内科治疗后症状仍进行性加剧，伴有意识障碍者；或因年老，有心、肺、肾等内脏严重功能障碍，不能耐受开颅手术者。紧急脑室穿刺 CSF 外引流术可以降低颅内压、改善脑脊液循环、减少梗阻性脑积水和脑血管痉挛的发生，可使 50%～80% 的患者临床症状改善。

3. CSF 分流术

慢性脑积水经内科治疗多数可以逆转。如果内科治疗无效、CT 或 MRI 显示脑室明显扩大者，可行脑室 - 心房或脑室 - 腹腔分流术，以免加重脑损害。

十一、预后

约 10% 的患者在接受治疗以前死亡。30 天内病死率约为 25% 或更高。再出血的病死率约为 50%，2 周内再出血率为 20%～25%，6 个月后的年复发率为 2%～4%。影响预后最重要的因素是发病后的时间间隔及意识水平，死亡和并发症多发生在病后 2 周内；6 个月时的病死率在昏迷患者是 71%，在清醒患者是 11%。其他因素，如年老的患者较年轻者预后差；动脉瘤性 SAH 较非动脉瘤性 SAH 预后差。

（张　静）

第八节　化脓性脑膜炎

化脓性脑膜炎是指由各种化脓性细菌引起的以脑膜为主的炎症。

一、病因与发病机制

最常见的是脑膜炎球菌引起的流行性脑膜炎，其次为肺炎球菌、流感杆菌 B 型，再次为金黄色葡萄球菌、乙型溶血性链球菌、大肠杆菌、变形杆菌、绿脓杆菌、厌氧杆菌等引起的化脓性脑膜炎。

引起化脓性脑膜炎的途径有：①血循感染：发生于菌血症（如呼吸道感染）或败血症后；②直接扩散：如开放性颅脑损伤、中耳炎、乳突炎、鼻窦炎，感染从颅外扩散至颅内；③逆行感染：如继发于海绵窦血栓性静脉炎；④脑脊液通路：如通过腰椎穿刺感染等。

新生儿最常见大肠杆菌脑膜炎，多为分娩时感染；脑膜炎球菌、肺炎球菌、流感杆菌 B 型脑膜炎均易发生在儿童，原发病灶多来自呼吸道感染或中耳炎；金黄色葡萄球菌脑膜炎常继发于败血症、面部疖肿、海绵窦血栓性静脉炎。

病理：早期软脑膜及大脑浅表血管充血、扩张。脓性分泌物不断增多逐渐覆盖整个脑表面、脑沟、脑池及逆行进入脑室系统，并出现全脑充血、水肿、肿胀。后期纤维蛋白渗出增多，逐渐形成脑膜粘连，导致脑脊液吸收和循环障碍，产生梗阻性或交通性脑积水。也可形成硬膜下积液、积脓，脑脓肿等。镜检可见大量炎性细胞浸润，并可发现致病菌。

三、临床表现

任何年龄均可发病，病前可有上呼吸道感染史或在患有鼻窦炎、肺炎、败血症、中耳炎、脑外伤、脑脊液漏等基础上，急性或暴发性起病。表现为寒战、高热、全身不适、精神萎靡等感染中毒症状；头痛、呕吐、颈强直、不同程度的意识障碍等颅高压和脑膜刺激症状；严重者可迅速出现精神错乱、抽搐、昏迷、中毒性休克或脑疝形成导致死亡。查体以脑膜刺激征为主，重者呈角弓反张；部分病人可见有皮疹、皮肤黏膜淤点或淤斑。

四、辅助检查

（一）外周血象

白细胞总数增高，中性粒细胞增高。

（二）脑脊液检查

脑脊液压力增高，外观混浊或脓性。白细胞数增多至 10×10^6/L 以上，以中性粒细胞为主。蛋白含量增多，糖明显降低，氯化物减少。涂片和细菌培养可检出致病菌。

（三）CT 或 MRI

可见脑实质肿胀、局部脑软化、脑膜反应等。有神经系统并发症时可见脑室扩大、脑沟增宽、硬膜下积液。

五、诊断与鉴别诊断

一般根据发热、头痛、脑膜刺激征、脑脊液炎症变化可以诊断。需要与病毒性脑膜炎、结核性脑膜炎、真菌性脑膜炎等鉴别。

六、高压氧治疗

（一）治疗机制

（1）高压氧对多种细菌有抑制作用。多位学者的研究均证实在 0.2 ～ 0.3 MPa 压力下呼吸纯氧可以抑制脑膜炎球菌、肺炎球菌、金黄色葡萄球菌、大肠杆菌、变形杆菌、绿脓杆菌等的生长。

（2）高压氧下血脑屏障通透性增强，有利于抗菌药物通过血脑屏障进入脑组织，提高脑组织和脑脊液中抗菌药物的浓度，使感染得到有效的控制。

（3）高压氧可以加强吞噬细胞的吞噬和杀菌能力。炎症区域常处于乏氧状态，而吞噬细胞在乏氧状态下虽可吞噬细菌，但杀菌能力明显下降。在高压氧下血氧和组织氧分压均迅速提高，乏氧状态得到改善，使吞噬细胞的杀菌能力得到恢复和加强。

（4）高压氧下脑血管收缩，脑血流量下降，血管通透性减低，使颅内压降低，脑水肿减轻，防止脑疝发生。同时高压氧可迅速改善脑及全身器官、组织的缺氧状态，保护和有助于各脏器功能的恢复。

（5）高压氧可增强抗菌药物的疗效。有实验显示，在 0.2 ～ 0.3 MPa 的高压氧环境中磺胺药的抑菌能力可提高 2 ～ 5 倍。

（二）治疗方法与注意事项

（1）治疗压力：采用 0.2 ～ 0.25 MPa，吸氧（30 ～ 40 min）×2，间歇 5 ～ 10 min，每日 1 ～ 2 次。

（2）治疗时机：临床实践证实治疗越早，治愈率越高，后遗症发生率越低。多数学者主张在无禁忌征、生命体征相对平稳的情况下，应争取在发病 1 周内开始治疗。

（3）疗程：每日 1 次，10 次为 1 个疗程，在急性期应同时配合常规治疗，在恢复期可以单独应用高压氧治疗，疗程必须足够，一般不少于 2 个疗程，重症病人可连续治疗 3 个疗程，休息 7 ～ 15 d，继续治疗。多疗程治疗对神经功能恢复有较好的促进作用。

（4）对有脑水肿、脑压增高明显，全身明显缺氧，伴有休克，有神经系统功能损害（如脑神经麻痹、肢体瘫痪、精神症状等）的病人应积极给予高压氧治疗。

（5）本病治疗应以抗生素为主，高压氧为辅，高压氧与抗生素联合应用有协同作用。

（6）高热患者在体温控制基本正常后开始高压氧治疗。

（三）临床疗效及预后

高压氧治疗在促进昏迷病人清醒、改善病人全身状况方面有较好的疗效。及时有效的抗生素治疗使大部分患者可以痊愈，少数留有如脑积水、智能低下、肢体功能障碍等后遗症。

七、常规治疗

（一）病原治疗

根据感染菌和药物敏感试验选择抗生素，同时考虑药物透过血脑屏障的能力。若病原菌一时难以明确，应选择广谱高效抗生素。

1. 脑膜炎球菌性脑膜炎

首选磺胺嘧啶（SD），首次剂量 50～100 mg/kg，静脉注射，以后每次 20～40 mg/kg，一日 4 次，口服或静脉注射，同时给碳酸氢钠和足够的水分；青霉素，成人 800 万～1 200 万 U/d，儿童 20 万 U/（kg·d），分次肌注或静滴；还可选用头孢曲松或头孢噻肟静滴。

2. 肺炎球菌性脑膜炎

首选青霉素，成人 800 万～2 000 万 U/d，儿童 20 万～40 万 U/（kg·d），分次肌注或静滴，2 周为 1 个疗程。也可选用头孢呋辛或头孢噻肟治疗。

3. 流感杆菌脑膜炎

首选氨苄西林，儿童每日 0.1～1.5 g/kg，成人 6～8 g/d，分 4～6 次肌注或静滴。对青霉素过敏者可选用氯霉素 50～75 mg/（kg·d），分次静滴或口服，需注意骨髓抑制不良反应。对耐药菌株选用头孢曲松、头孢噻肟。

4. 金黄色葡萄球菌性脑膜炎

甲氧苯青霉素 12 g/kg，分次肌注或静滴，4 周为 1 个疗程。对于耐药菌株可用去甲万古霉素，也可选用头孢噻吩或头孢噻啶以及利福平等。

5. 肠道革兰阴性杆菌脑膜炎

多选用氨基糖苷类抗生素或头孢噻肟、头孢曲松等。

（二）对症治疗

包括应用脱水剂降低颅高压，应用肾上腺皮质激素减轻毒血症、颅高压和减轻颅内粘连，控制癫痫发作，维持水电平衡等。

....（张　静）

第九节　癫　痫

癫痫是一组由不同病因引起的脑部神经元高度同步化，且常具有自限性的异常放电所导致的综合征，以发作性、短暂性、重复性及通常为刻板性的中枢神经系统功能失常为特征。痫性发作为大脑神经元的一次不正常的过度放电，并包括高度同步的一些行为上的改变。急性发作是由于大脑结构出现损害或代谢障碍，或急性全身性的代谢紊乱而引起的痫性发作，例如低血糖、酒精中毒等可能引起易感个体痫性发作。

一、病因及发病机制

癫痫的病因复杂，是获得性和遗传性因素等多因素共同作用的结果。且与年龄有明显的关系。

（一）病因

1. 年龄分类

（1）新生儿期：病因主要为感染、代谢异常（如维生素 B_6 依赖、低血糖、低钙血症）、出生时缺氧、颅内出血、脑部发育异常。

（2）婴儿或年龄小的儿童：病因主要为热性惊厥、遗传代谢性或发育异常性疾病、原发性／遗传性综合征、感染、发育异常、退行性变化。

（3）儿童和青春期年轻人：主要病因为海马硬化、原发性／遗传性综合征、退行性疾病、发育异常、创伤、肿瘤。

（4）成年人：最常见的病因为创伤、肿瘤、脑血管病、先天性代谢病、酒精／药物、海马硬化、感染、多发性硬化、退行性疾病。

（5）老年人：主要病因为脑血管病、药物／酒精、肿瘤、创伤、退行性变化（如痴呆病）。

2. 病因分类

引起癫痫的病因繁多，可分为4类。

（1）特发性癫痫及癫痫综合征：病因不明，在其脑部找不到器质性病变或全身代谢障碍，可能和遗传因素关系密切。具有特征性临床及脑电图表现，诊断标准明确。

（2）症状性癫痫及癫痫综合征：指能找到病因的癫痫。常见的病因有以下几种：①先天性疾病和围生期疾病，染色体异常、Sturage-Weber综合征、脑穿通畸形、小头畸形、先天性脑积水等。②高热惊厥：其可导致神经元缺失和胶质细胞增生的脑损害，病变主要在颞叶内侧面，尤其在海马体。③脑外伤：产伤、挫裂伤及各种颅脑复合伤等。④感染：各种脑炎、脑膜炎、脑脓肿的急性期，充血、水肿、毒素、渗出物都可引起发作。脑寄生虫病、神经梅毒、脑艾滋病等均可致其发作。⑤颅内肿瘤：原发性或转移性肿瘤。⑥脑血管病：脑出血、蛛网膜下隙出血、脑梗死、脑血管畸形等。⑦变性疾病：结节性硬化、皮克（Pick）病等。⑧代谢性及中毒性疾病：低血糖、低血钙、儿童佝偻病、尿毒症、碱中毒、水潴留、有机磷及某些重金属中毒等。

（3）隐源性癫痫：临床表现提示为症状性癫痫，但未找到明确病因，也可能在特殊年龄段起病，但无特定的临床和脑电图特征。临床上这类患者占相当大比例。

（4）状态关联性癫痫发作：这类患者发作与特殊状态有关，如高热、低氧、内分泌改变、电解质失调、药物过量、长期饮酒戒断、睡眠剥夺、过度饮水等，在正常人也可导致发作。这类发作性质虽为痫性发作，但一旦去除有关状态即不再发作，故一般不诊断为癫痫。

（二）发病机制

仍不完全清楚。无论何种病因，癫痫的发病机制都牵涉到神经系统的内在性质，起因于神经元兴奋、抑制两个过程的平衡失调。

1. 痫性活动的发生及其扩布

神经元异常放电是癫痫的病变基础。异常放电的原因为离子异常跨膜运动，它的发生则与离子通道结构和功能异常有关，离子通道蛋白和神经递质多数是以DNA为模板进行代谢的基因表达产物，其异常往往与基因的表达异常有关。

痫灶细胞群的高频重复放电，使其轴突所直接联系的神经元产生较大的兴奋性突触后电位，从而连续传播。

2. 不同类型癫痫发作的可能机制

痫性活动可能仅牵涉一个区域的大脑皮质而不扩散，引起临床上的单纯部分发作。在前中央回或后中央回，皮质神经元可能通过放电后细胞外钾离子的增多，将兴奋过程传导至邻近神经元，如此缓慢地局部扩散，造成Jackson癫痫。痫性放电波及双侧脑部则出现全面性癫痫。强直-阵挛发作通过丘脑系统向各处扩散。失神发作传至丘脑网状结构即被抑制。

二、诊断

（一）临床表现

1. 部分性发作

此类发作起始时的临床表现和脑电图均提示发作起源于大脑皮质的局灶性放电，根据有无意识改变和继发全身性发作又分为以下几类。

（1）单纯部分性发作：起病于任何年龄，不伴意识障碍，异常放电限于局部皮质内，发作时的临床表现取决于异常放电的部位。①运动症状：皮质运动区病灶诱发的局灶性运动性癫痫表现为身体相应部位的强直和阵挛。痫性放电按人体运动区的分布顺序扩展时称 Jackson 发作，多起始于拇指和示指、口角或趾和足。阵挛从起始部位逐渐扩大，可以扩展至一侧肢体或半身，但不扩展至全身。神志始终清楚。发作过后可有一过性发作的肢体瘫痪，称 Todd 瘫痪，可持续数分钟至数日。病灶位于辅助运动区时，发作表现为头或躯体转向病灶的对侧、一侧上肢外展伴双眼注视外展的上肢。②体觉性发作或特殊感觉症状：不同感觉中枢的痫性病灶可诱发相应的临床表现，如针刺感、麻木感、视幻觉、听幻觉、嗅幻觉、眩晕、异味觉等。③自主神经症状：包括上腹部不适感、呕吐、面色苍白、潮红、竖毛、瞳孔散大、尿失禁等。④精神症状：表现为情感障碍、错觉、结构性幻觉、识别障碍、记忆障碍等。

（2）复杂部分性发作：起病于任何年龄，青少年更为多见。痫性放电通常起源于颞叶内侧或额叶，也可起源于其他部位。发作时有意识障碍，发作期脑电图有单侧或双侧不同步的病灶。①单纯部分性发作开始，继而意识障碍。②自动症：系在癫痫发作过程中或发作后意识朦胧状态下出现的协调的、相适应的不自主动作，事后往往不能回忆。自动症可表现为进食样自动症、模仿样自动症、手势样自动症、词语性自动症、走动性自动症、假自主运动性自动症和性自动症等。③仅有意识障碍 / 意识模糊表现，可为嗜睡状态，意识丧失较少见。④意识障碍伴有自动症，发作后常有疲惫、头昏、嗜睡，甚至定向力不全等。

（3）部分性发作进展为继发全面性发作：可表现为全身强直或阵挛，发作时脑电图为部分性发作迅速泛化成为两侧半球全面性发放。单纯部分性发作可发展为复杂部分性发作，单纯或复杂部分性发作也可进展为全面性发作。

2. 全面性发作

全面性发作的临床表现和脑电图都提示双侧大脑半球同时受累，临床表现多样，多伴有意识障碍并可能是首发症状，分为 6 类。

（1）全面性强直 - 阵挛发作：是最常见的发作类型之一，以意识丧失和全身对称性抽搐为特征，伴自主神经功能障碍。大多数发作前无先兆，部分病人可有历时极短含糊不清或难以描述的先兆。其后进入强直期，此时病人突然出现肌肉强直性收缩、喘鸣、尖叫、面色青紫，可出现舌咬伤、尿失禁，持续 10～30s 进入阵挛期。阵挛期，表现为一张一弛的阵挛惊厥性运动，呼吸深而慢，口吐白沫，全身大汗淋漓，持续 30s 至数分钟。阵挛末期出现深呼吸，所有肌肉松弛。整个发作过程持续 5～10 min。部分病人进入深睡状态。清醒后常感到头昏、头痛和疲乏无力。发作间期脑电图半数以上有多棘慢复合波、棘慢复合波或尖慢复合波。发作前瞬间脑电活动表现为波幅下降，呈抑制状态，强直期呈双侧性高波幅棘波爆发，阵挛期为双侧性棘波爆发与慢波交替出现，发作后为低波幅不规则慢波。

（2）强直性发作：多见于弥漫性脑损害的儿童，睡眠中发作较多。表现为全身或部分肌肉的强直性收缩，往往使肢体固定于某种紧张的位置，伴意识丧失、面部青紫、呼吸暂停、瞳孔散大等。发作持续数秒至数十秒。发作间期脑电图可有多棘慢复合波或棘慢复合波，发作时为广泛性快活动或 10 ～ 25 Hz 棘波，其前后可有尖慢复合波。

（3）阵挛性发作：几乎都发生于婴幼儿，以重复性阵挛性抽动伴意识丧失为特征。持续 1 至数分钟。发作间期脑电图可有多棘慢复合波或棘慢复合波，发作时为 10 ～ 15 Hz 棘波或棘慢复合波。

（4）肌阵挛发作：发生于任何年龄。表现为突发短促的震颤样肌收缩，可对称性累及全身，可突然倒地，也可能限于某个肌群，轻者仅表现为头突然前倾。单独或成簇出现，刚入睡或清晨欲醒时发作频繁。发作间期脑电图呈现双侧同步的 3 ～ 4 Hz 多棘慢复合波或棘慢复合波，发作时可见广泛性棘波或多棘慢复合波。

（5）失神发作：分为典型失神和非典型失神发作。前者儿童期起病，预后较好，有明显的自愈倾向。表现为突然发生和突然终止的意识丧失，同时中断正在进行的活动。有时也可伴有自动症或轻微阵挛，一般只有几秒钟。发作后即刻清醒，继续发作前活动。每日可发作数次至数百次。脑电图在发作期和发作间期均可在正常的背景上出现双侧同步对称的 3 Hz 棘慢复合波。后者多见于有弥漫性脑损害的患儿，常合并智力减退，预后较差。发作和终止均较典型者缓慢，肌张力改变明显。发作期和发作间期脑电图表现为不规则、双侧不对称、不同步的棘慢复合波。

（6）失张力发作：多见于发育障碍性疾病和弥漫性脑损害，儿童期发病。表现为部分或全身肌肉张力突然丧失，出现垂颈、张口、肢体下垂、跌倒发作或猝倒等。持续数秒至 1 min。可与强直性、非典型失神发作交替出现。发作间期脑电图为多棘慢复合波，发作时表现为多棘慢复合波、低电压、快活动脑电图。

3. 癫痫持续状态的临床表现与分类

（1）全面性发作持续状态：①全面性强直 - 阵挛发作持续状态：是临床最常见、最危险的癫痫状态，表现为强直 - 阵挛发作反复发生，意识障碍（昏迷）伴高热、代谢性酸中毒、低血糖、休克、电解质紊乱（低血钾、低血钙等）和肌红蛋白尿等，可发生脑、心、肝、肺等多脏器功能衰竭，自主神经和生命体征改变。脑炎、脑卒中等引起者是继发性强直 - 阵挛发作持续状态，患者先出现部分性发作，然后继发泛化为全面性强直 - 阵挛发作。②强直性发作持续状态：多见于 Lennox-Gastaut 综合征患儿，表现不同程度意识障碍（昏迷较少），间有强直性发作或其他类型发作，如非典型失神、失张力发作等，EEG 出现持续性较慢的棘 - 慢或尖 - 慢波放电。③阵挛性发作持续状态：阵挛性发作持续时间较长时可出现意识模糊甚至昏迷。④肌阵挛发作持续状态：（良性）特发性肌阵挛发作患者很少出现癫痫状态，严重器质性脑病晚期如亚急性硬化性全脑炎、家族性进行性肌阵挛癫痫等较常见。肌阵挛多为局灶或多灶性，EEG 表现泛化性放电。⑤失神发作持续状态：主要表现意识水平降低，甚至只表现反应性下降、学习成绩下降，EEG 可见持续性棘 - 慢波放电，频率较慢（＜ 3 Hz）。多由治疗不当或停药等诱发，临床要注意识别。

（2）部分性发作持续状态：①单纯部分性运动发作持续状态，病情演变取决于病变性质，部分隐源性患者治愈后可能不再发；某些非进行性器质性病变后期可伴同侧肌阵挛，但 EEG 背景正常。部分性连续性癫痫早期出现肌阵挛及其他形式发作，伴进行性弥散性神经系统损害表现。②边缘叶性癫痫持续状态：常表现意识障碍（模糊）和精神症状，又称精神运动性癫痫状态，常见于颞叶癫痫，须注意与其他原因导致的精神异常鉴别。③偏侧抽搐状态伴偏侧轻瘫：多发生于幼儿，表现一侧抽搐，伴发作后一过性或永久性同侧肢体瘫痪。

（二）脑电图检查

脑电图的痫性放电是癫痫的一个重要特征，也是诊断癫痫的主要证据之一。某些形式的电活动对癫痫的诊断具有特殊的意义。与任何其他检查一样，脑电图检查也有其局限性，对临床表现为痫性发作的患者，脑电图检查正常不能排除癫痫，脑电图出现癫痫波形，而临床无癫痫发作的患者也不能诊断癫痫，只能说明其存在危险因素。目前脑电图检查主要有：常规脑电图检查、携带式脑电图检查及视频脑电图监测。随着视频脑电图监测的临床应用，提高了癫痫诊断的阳性率。

（三）诊断要点

1. 确定是否为癫痫

癫痫有两个重要特征，即发作性和重复性。发作性是指突然发生，突然停止；重复性是指在一次发作后，间隔一定时间后会有第二次乃至更多次相同的发作。癫痫病人就诊时间多在发作间歇期，体格检查多正常，因此诊断主要根据病史。但病人发作时常有意识丧失，难以自述病情，只能依靠目睹病人发作的亲属及其他在场人员描述，经常不够准确。医生如能目睹病人的发作，对诊断有决定性的作用。

2. 明确癫痫发作的类型或癫痫综合征

不同类型的癫痫治疗方法亦不同，发作类诊断错误可能导致药物治疗的失败。应注意鉴别。癫痫综合征是一组症状和体征组成的特定癫痫现象。他所涉及的不仅是发作类型，还包括其特殊的病因、病理、预后等，治疗也与其他癫痫不同，需仔细鉴别。

3. 确定病因

如是症状性癫痫，还需确定癫痫的病因，鉴别脑部或全身性疾病。为探讨脑部疾病的性质，可考虑进行头颅 CT、MRI、脑血管造影、放射性核素脑扫描等检查。MRI 较 CT 更为敏感，因而高度怀疑继发性癫痫者，尤其是有局灶性神经系统定位体征的难治性癫痫应该首先考虑进行 MRI 检查。

三、治疗

癫痫治疗是长期的，不仅要完全控制发作，还要使患者获得较高的生活质量或回归社会。包括病因治疗、药物治疗、手术治疗。目前，癫痫治疗仍以药物治疗为主。

（一）病因治疗

有明确病因者应首先进行病因治疗，如颅内肿瘤，需要手术切除肿物；寄生虫感染，需要抗寄生虫治疗。

（二）药物治疗

没有明确病因，或虽有明确病因但不能根除者，需药物治疗。

1. 治疗原则

（1）确定是否用药：发作稀疏，一年或数年发作一次的，可不用药；有酒精或药物刺激等诱因者，不能坚持服药（如人格异常）可不用药；首次发作或半年以上发作一次者，可向患者及家属讲明药物可能的不良反应和不治疗的可能后果，根据其意愿酌情选用或不用抗癫痫药物。半年内发作两次以上者，一经诊断明确，即应用药。

（2）正确选择药物：①根据癫痫发作类型、癫痫及癫痫综合征类型选择用药。癫痫类型与药物治疗关系密切，是选药的重要依据。卡马西平、丙戊酸钠和苯妥英钠等抗癫痫谱较广泛，但不同药物治疗不同类型发作有明显差异。②药物治疗反应。不同药物抗癫痫谱可有交叉，且个体差异较大，临床需根据患者的药物反应进行调整。如一种药物达到有效血药浓度而效果不显，或因不良反应不能继续应用，则应撤下，改用次选药物。除非已发生严重不良反应，换药须有一定的重叠时间，至少一周时间。如一种药物有效但控制发作不理想，可增加第二种药，待发作被控制并稳定一段时间后可试行将第一种药逐渐减量，若减药期间再出现发作应考虑联合用药。③综合考虑患者的年龄、全身状况、耐受性及经济情况。例如，苯妥英钠对骨骼系统发育有影响，小儿要避免使用；苯巴比妥对小儿智能、行为有一定影响，儿童不要长期使用。很多药物通过肝、肾代谢，须注意患者的肝、肾功能改变。由于患者往往需要长期用药，因而所选的药物需有稳定的来源。

（3）单药或联合用药：单药治疗是应遵循的基本原则。以下情况可考虑联合用药：一种药物达到有效血药浓度而控制发作仍不理想；患者有多种发作类型；Lennox-Gastaut 综合征患者在逐一试用单药治疗无效时可联合用药。2 种或多种抗癫痫药合用不能提高疗效还可增加不良反应和患者经济负担，一般两种，最好不超过 3 种。

（4）用药方法：根据药物的性质决定服用方法。半衰期长者 1～2 次 /d，如苯妥英钠等；半衰期短者 3 次 /d 服用。为减少胃肠道刺激，可饭后服药。

（5）个体化治疗及长期用药监控：由于患者个体差异较大，有的在较低血药浓度就已经有效，有的在治疗浓度内即出现明显的毒性反应，临床应注意监控疗效及药物不良反应，及时调整剂量以达到最佳疗效和避免不良反应。

（6）严密注意药物不良反应：所有抗癫痫药均有不良反应，剂量相关性不良反应最常见。用药前需查肝肾功能、血尿常规，以后定期复查，至少持续半年。多数常见不良反应为短暂性，缓慢减量即可明显减少，严重特异反应如卡马西平、拉莫三嗪所致皮疹，丙戊酸、卡马西平导致肝损伤、血小板减少等，须考虑减药、停药或换药。

（7）坚持长期规律治疗：癫痫治疗是一个长期过程，特发性癫痫通常在控制发作1～2 年后，非特发性癫痫在控制发作 3～5 年后才考虑减量和停药，部分患者需终生服药。

（8）掌握停药时机及方法：特发性强直 - 阵挛发作、强直性发作、阵挛性发作完全控制 4～5 年后，失神发作停止半年后可考虑停药。病程越长、剂量越大、停药越应缓慢。整个过程一般不少于 1～1.5 年。若有复发，则重复给药。症状性癫病及复杂部分性发作、强直性发作、非典型失神发作或兼有多种形式发作的患者通常需长期治疗。

2. 常用抗癫痫药物

（1）传统抗癫痫药：①苯妥英：对 GTCS 和部分性发作有效，可加重失神和肌阵挛发作。本药吸收变动很大，取决于进入体内的部位。口服 4～8 h 血浓度达高峰，治疗剂量与中毒剂量接近，小儿不易发现不良反应，婴幼儿和儿童不宜服用。成人剂量200 mg/d，再加量时要慎重。半衰期在 20 h 以上，达到稳态后成人可日服 1 次。不良反应为剂量相关性，如皮疹、齿龈增厚、毛发增生和面容粗糙等，干扰叶酸代谢可发生巨红细胞性贫血，必要时可同时服用叶酸。②卡马西平：是部分性发作的首选药物，对复杂部分性发作疗效优于其他抗癫痫药，对继发性 GTCS 亦有较好的疗效，但可加重失神和肌阵挛发作。胃肠道吸收慢，口服 48 h 达峰浓度，半衰期 12 ～ 35 h。常规治疗剂量 10 ～ 20 mg/（kg·d），起始剂量应为 2 ～ 3 mg/（kg·d），1 周后渐加至治疗剂量。否则易出现头昏、共济失调等不良反应。其他不良反应包括变态反应，影响心脏传导功能等。③丙戊酸钠：是一种广谱抗癫痫药，是全面性发作，尤其 GTCS 合并典型失神发作的首选药，也用于部分性发作。口服吸收快，与血浆蛋白结合力高。强调本药的单药治疗，不仅肝毒性反应低，而且药效好。一般不良反应较短暂，轻微。常规剂量成人 600 ～ 1 500 mg/d，儿童 20 ～ 50 mg/（kg·d）。④苯巴比妥：常作为小儿癫痫的首选药物，较广谱，起效快，对 GTCS 疗效好，也用于单纯及复杂部分性发作，对发热惊厥有预防作用；可用于急性脑损害合并癫痫或癫痫持续状态。常规剂量成人 60 ～ 150 mg/d，小儿小于 3 m/（kg·d）。本病较安全，价格低廉，常见不良反应有镇静、（儿童）多动和认知障碍等。⑤扑米酮：经肝代谢成为有抗痫作用的苯巴比妥和苯乙基丙二酰胺。适用于以及单纯和复杂部分性发作。⑥乙琥胺：仅用于单纯失神发作和肌阵挛发作。吸收快，约 25% 以原型由肾脏排泄，与其他 AEDS 很少相互作用，几乎不与血浆蛋白结合。⑦氯硝西泮：直接作用于安定受体（GABA 受体亚单位），起效快，但易出现耐药使作用下降。作为辅助用药，小剂量常可取得良好疗效，成人试用 1 mg/d，必要时逐渐加量；小儿试用 0.5 mg/d。

（2）新型抗癫痫药：是最近开始在临床上应用的新药，也是治疗难治性癫痫的主要药物。①托吡酯：为单糖磺基衍生物，对难治性部分性发作、继发综合征和婴儿痉挛症等均有一定疗效。半清除期 20 ～ 30 h，常规剂量成人 75 ～ 200 mg/d，儿童 3 ～ 6 mg/（kg·d）。应从小剂量开始，缓慢增至治疗剂量。很少出现严重不良反应。②拉莫三嗪：对部分性发作、GTCS 和 Lennox-Gastaut 综合征有效，对肌阵挛发作无效。成人起始剂量 25 mg，2 次/d，之后缓慢加量，维持剂量 150 ～ 300 mg/d；儿童起始剂量 2 mg/（kg·d），维持量 515 mg/（kg·d）；与丙戊酸合用剂量减半或更低。不良反应较少，加量过快时易出现皮疹。③加巴喷：是人工合成能自由通过血脑屏障的拟 GABA 药。主要用于难治性癫痫的添加治疗，对自动症、部分继发全面性发作特别有效，对 GTCS 亦有效。不经肝代谢，以原型由肾排泄。起始剂量 300 mg，3 次/d，维持剂量 900 ～ 4 800 mg/d，分 3 次服用。④非尔氨脂：对部分性发作和 Lennox-Gastaut 综合征有效，可用行单药治疗。起始剂量 400 mg，维持剂量 1 800 ～ 3 600 mg/d。90% 以原型经肾排泄，可出现再生障碍性贫血和肝毒性。⑤氨己烯酸：对部分性发作治疗优于全身性发作，对 Lennox-Gastaut 综合征、婴儿痉挛亦有效，也可用作单药治疗。主要经肾脏排泄。起始剂量 500 mg，2 次/d，每周增加 500 mg，维持剂量 2 ～ 4 g/d，分 2 次服。

（三）手术治疗

1. 手术目的

切除致痫灶或阻断癫痫放电的传播径路。以及切除有病变的组织。

2. 手术适应证

（1）难治性癫痫，应具备以下条件：①长期系统抗癫痫药物治疗无效；②癫痫病程在 4 年以上；③癫痫发作严重频繁，每月至少发作 4 次以上者，④因癫痫而使病人不能正常生活和工作或学习者。

（2）致癫痫灶不在脑的主要功能区，且手术易于到达，经药物治疗效果不够满意，而手术后估计不致造成严重残废的部分性癫痫。

（3）脑部有器质性病变的症状性癫痫，病变可经手术切除者。

3. 手术种类

（1）颞叶切除术：适用于痫灶位于一侧颞叶的颞叶癫痫患者。手术前需进行全面检查，包括气脑造影或 CT 扫描、血管造影、脑电图描记，或采用特殊的电极（鼻咽电极、蝶骨电极）以及立体脑电图（SEEG）、脑地型图等，寻找出肯定的致痫灶，并尽可能探寻其病因。切除范围可根据手术中皮质脑电图及脑深部电极测出的放电部位来决定。切除方法有两种，一种是整块切除，一种是吸除法。手术后可能发生暂时的操作性偏瘫、永久性轻偏瘫、象限性同向偏盲等。手术后有效率可达 73% ～ 81%。精神错乱的病人术后可得到改善。

（2）脑皮质切除术：在软脑膜下切除致痫灶区的脑皮质，适用于治疗局灶性癫痫。术后并发症可有失语，偏瘫。

（3）大脑半球切除术：将致痫灶一侧的大脑半球皮质完全或次全切除，保留基底节及丘脑。适应于婴儿性偏瘫伴有严重的癫痫发作和行为失常的癫痫患者。这种手术的致残率较高，手术后可并发颅内出血、感染、脑积水、脑干移位和水电解质紊乱等。大脑半球次全切除术可减少并发症而疗效大致相等。

（4）脑立体定向手术：适应于颞叶癫痫伴有攻击行为的患者，两侧颞叶有致痫灶的病人和虽有两侧颞叶异常放电但经各种方法均不能定侧的病人，以及一侧颞叶切除后又对对侧颞叶内侧结构引起的复发性癫痫病人。这种方法较安全，并发症也少。

（5）大脑连合切开术：此手术可作为难治性癫痫的辅助治疗。适用于难治性癫痫、全身性癫痫、癫痫持续状态、多病灶性癫痫和一侧大脑半球萎缩者，可取代大脑半球切除术。这种手术控制癫痫的有效率达 80%，智力均有不同程度的提高，脑功能障碍程度有改善。但手术后仍需继续给予抗癫痫药物治疗。

（6）慢性小脑刺激术：适用于全身性癫痫发作或有两侧颞叶癫痫灶的病人。应用尚不够普遍，疗效有待更多的临床应用和更长期的观察来证实。手术安全。缺点是常有皮下接受器部位感染、头痛等。

（四）癫痫持续状态治疗

治疗原则为保持生命体征稳定，进行心肺功能支持；中止持续状态，减少发作对脑部神经元的损害；消除病因及诱因；处理并发症。防治脑水肿可用 20% 甘露醇 250ml 快速静脉滴注，或地塞米松 10 ～ 20mg 静脉滴注；高热可物理降温。

1. 发作时治疗

（1）迅速控制抽搐：①地西泮：是成人或儿童各型癫痫状态有效的首选药。成人剂量 10 ～ 20 mg；儿童 0.3 ～ 0.5 mg/kg 以 3 ～ 5 mg/min 速度静脉推注。如 15 min 后复发可重复给药，或用地西泮 100 ～ 200 mg 溶于 5% 葡萄糖盐水中，于 12 h 内缓慢静脉滴注。地西泮偶可抑制呼吸，需停药，必要时加用呼吸兴奋剂。② 10% 水合氯醛：成人 25 ～ 30 ml，小儿 0.5 ～ 0.8 ml/kg，加等量植物油保留灌肠，8 ～ 12 h 1 次，适用于肝功能受损或不宜使用苯巴比妥类药物者。③氯硝西泮：药效是地西泮的 5 倍，半衰期 22 ～ 32 h，成人首次剂量 3 mg 静脉注射，对各型癫痫状态疗效俱佳，以后 5 ～

10 mg/d，静脉滴注或过渡至口服药。须注意对呼吸及心脏抑制较强。④异戊巴比妥钠：成人 0.5 g/ 次，儿童 1～4 岁 0.1 g/ 次，5 岁以上 0.2 g/ 次，用注射用水稀释后缓慢静注，速度不超过 0.05 g/min。低血压、呼吸抑制、复苏延迟是其主要不良反应，使用中常需气管插管、机械通气来维持生命体征稳定。⑤利多卡因：对苯巴比妥治疗无效的新生儿癫痫有效。2～4 m/kg 加入 10% 葡萄糖内，以 50 mg/h 速度静脉滴注有效或复发时均可应用。心脏传导阻滞及心动过缓者慎用。

（2）减轻脑水肿：可用 20% 甘露醇、呋塞米 20～40 mg 或 10% 葡萄糖甘油利尿脱水，以减轻脑水肿。

（3）其他：维护呼吸道通畅，注意循环功能，纠正水电解质及酸碱平衡紊乱，控制高热及感染等。

2. 控制发作后

应使用长效抗癫痫药过渡和维持，早期常用苯巴比妥钠，成人 0.2 g 肌注，3～4 次 /d，儿童酌减，连续 3～4 天。同时应根据癫痫类型选择有效的口服药（早期可鼻饲），过渡到长期维持治疗。还需积极寻找癫痫状态的病因予以处理。

···（张　静）

第十节　重症肌无力

重症肌无力（myasthenia gravis，MG）是一种乙酰胆碱受体抗体（AchR-Ab）介导的，细胞免疫依赖及补体参与的神经 - 肌肉接头（NMJ）处传递障碍的获得性自身免疫性疾病。病变主要累及 NMJ 突触后膜的乙酰胆碱受体（acetylcholine receptor，AChR）。临床特征为部分或全身的骨骼肌易疲劳，呈波动性肌无力，具有活动后加重，休息后减轻和晨轻暮重的特点。

一、病因与发病机制

MG 是目前人类疾病中研究最清楚、最具有代表性的自身免疫病。本病系因体内对横纹肌上的 AChR 产生自身抗体——AchR-Ab，破坏了突触后膜上的 AChR，使功能受体数目大量减少。研究发现在患有实验性自身免疫性重症肌无力（EAMG）的动物突触后膜上 AChR 数目明显减少，也证明 MG 的发病机制可能为体内产生 AchR-Ab，在补体的参与下与 AChR 发生应答。另外在 80%～90%MG 患者外周血清中可检测到烟碱型 AchR-Ab，而其他肌无力中一般不能检出，此对 MG 的诊断有特征性意义。在许多 AchR-Ab 阴性的 MG 患者可发现抗肌肉特异性受体酪氨酸激酶抗体（MuSK），它参与了 AChR 发育中的聚集，可在成熟的 NMJ 处表达，说明这些患者也可能是由免疫介导的。

MG 患者常有胸腺异常，10%～15%MG 患者合并胸腺瘤，70%MG 患者有胸腺肥大、淋巴滤泡增生。胸腺切除后可使多数患者症状改善，MG 患者常合并其他自身免疫性疾病，如甲状腺功能亢进、系统性红斑狼疮、类风湿性关节炎等，也提示 MG 是一种自身免疫病。另外 MG 患者的 HLA（B_8、DR_3、DQB_1）基因型频率较高，提示 MG 发病可能与遗传因素有关。

二、病理

病理改变主要在 NMJ 处、肌纤维和胸腺三方面。

NMJ 处病理改变表现为突触前膜变小，突触间隙变宽，突触后膜皱褶变平、丧失或减少，AChR 数目减少，用免疫化学方法可证实残余的突触后膜皱褶中有抗体和免疫复合物存在。肌纤维本身的病理变化不明显，有时可见到肌纤维凝固、坏死、肿胀，肌纤维粗细不一，玻璃样变性，结缔组织增生。肌纤维和小血管周围可见淋巴细胞浸润，称为"淋巴溢"。慢性病变可见肌萎缩。

80% 的成人型 MG 患者胸腺不退化，可见胸腺肥大，腺体有淋巴细胞增殖。10%～20% 胸腺内含淋巴上皮细胞型的胸腺瘤，胸腺瘤好发于年龄较大的患者。

三、临床表现

MG 在任何年龄组均可发病，但有两个发病高峰：一是 20～40 岁，女性多于男性，两者之比约为 3：2；另一是 40～60 岁，男性多于女性，并多数合并胸腺瘤。如母亲患 MG，则其婴儿可从胎盘获得 AchR-Ab 而出现暂时性的 MG 症状，多于生后 6 周左右症状消失。感染、精神创伤、过度疲劳、妊娠、分娩等为常见的诱因。MG 有以下临床特征。

（一）受累的骨骼肌病态疲劳

肌肉连续收缩后出现严重肌无力甚至瘫痪，经短暂休息后症状减轻或暂时好转，肌无力症状易波动，多于下午或傍晚劳累后加重，晨起和休息后减轻，称为"晨轻暮重"。

（二）受累肌肉的分布

全身骨骼肌均可受累，但脑神经支配的肌肉较脊神经支配的肌肉更易受累。首发症状常为一侧或双侧眼外肌麻痹，如上睑下垂、眼球活动受限、复视，甚至眼球固定，瞳孔括约肌不受累。如咀嚼和咽喉肌受累时则出现咀嚼、进食和咽下困难，饮水呛咳，说话无力而带鼻音。面肌受累则表现表情缺乏，闭目无力。胸锁乳突肌和斜方肌受累则表现转头和耸肩无力。四肢肌肉受累常以近端为重，表现为抬臂、梳头、上楼梯困难，可影响日常活动，严重时被迫卧床。腱反射通常不受影响，感觉正常。如患者病情急骤加重，影响延髓支配的肌肉和呼吸肌，出现呼吸困难，以致不能维持换气功能称 MG 危象。常是 MG 死亡的主要原因。心肌偶可受累，可引起突然死亡。

（三）胆碱酯酶抑制剂治疗有效

这是 MG 一个重要的临床特征。

（四）病程

起病隐袭，整个病程有波动，缓解和复发交替，晚期病人休息后不能完全恢复，但 MG 不是持续进行性加重疾病。偶有亚急性起病，进展较快者。多数病例迁延数年至数十年，靠药物维持。

临床分型：根据疾病侵犯部位及受累程度，临床常采用 Osserman 分型。

Ⅰ 型：眼肌型占 15%～20%，病变仅限于眼外肌。

Ⅱ$_A$ 型：轻度全身型约占 30%，病情进展缓慢，可合并眼外肌受累，无危象，对药物治疗敏感。

Ⅱ$_B$ 型：中度全身型约占 25%，骨骼肌和延髓肌严重受累，无危象，药物治疗效果欠佳。

Ⅲ型：重症急进型约占 15%，病情发展迅速，在数周至数月内达高峰，可累及全身肌群，有 MG 危象，常需做气管切开或使用呼吸机辅助呼吸，死亡率高，胸腺瘤高发，药物治疗效果差。

Ⅳ型：迟发重症型约占 10%，症状同Ⅲ型，多由Ⅰ、Ⅱ型发展而来，常合并胸腺瘤，呼吸肌受累，可出现肌无力危象，预后差。

Ⅴ型：伴肌萎缩型合并肌萎缩，少见。

四、实验室检查

（一）电生理检查

约 90% 全身型 MG 患者 3～5 Hz 频率的电流对神经行重复刺激时，出现肌肉动作电位波幅的递减，眼肌型阳性率低，正常不能排除诊断。单纤维肌电图显示颤抖（jitter）增宽或阻滞。

（二）AchR-Ab 测定

约 85%～90% 的全身型、50%～60% 的眼肌型 MG 患者血清中 AchR-Ab 滴度升高，一般无假阳性。

（三）影像学检查

胸部 X 线片或胸腺 CT、MRI 检查，约 75% 的患者可发现胸腺增生，约 15% 患者具有胸腺瘤。

五、诊断

根据病变主要侵犯骨骼肌及一天内症状的波动性，晨轻暮重，活动后加重，休息后减轻的特点，结合实验室检查，诊断一般不难。如临床怀疑本病时，可做下列检查，以协助诊断。

（一）疲劳试验（Jolly）

受累肌肉重复活动后症状明显加重。如上睑下垂病人，嘱患者做反复快速睁闭眼动作，连续数十次后，出现症状加重，甚至不能睁眼。或两臂持续平举后出现上臂下垂，休息后恢复则为阳性。

（二）AchR-Ab 滴度测定

对 MG 诊断具有特征性意义。特异性可达 99%，敏感性 88%，抗体滴度与临床症状的严重程度不成比例，滴度正常不能排出诊断。

（三）重复神经电刺激（repeating nerve electric stimulation，RNES）

为常用的具有确诊价值的检查方法。应在停用新斯的明 17 小时后进行，否则可出现假阴性。典型改变为低频（3～5 Hz）和高频（10 Hz）重复刺激尺神经、面神经和腋神经等运动神经时，当出现动作电位波幅第 5 波比第 1 波递减 10% 以上（低频刺激）或 30% 以上（高频刺激）时为阳性。80% 的病例低频刺激时为阳性，且与病情轻重相关。

（四）抗胆碱酯酶药物试验

1. 新斯的明（neostigmine）试验

新斯的明 0.5～1.5 mg，肌内注射，20 分钟后症状明显减轻为阳性，可持续 2 小时。可同时注射阿托品 0.5 mg 以拮抗新斯的明的毒蕈碱样反应，如瞳孔缩小、心动过缓、流涎、多汗、腹痛、腹泻、呕吐等。

2. 腾喜龙（tensilon）试验

腾喜龙 2 ～ 10 mg，静脉注射，1 分钟后症状迅速缓解为阳性。

六、鉴别诊断

（一）Lambert-Eaton 综合征

又称肌无力综合征，为一组自身免疫性疾病，男性多见，约 2/3 病人伴发癌肿，尤其是燕麦细胞型支气管肺癌，出现类 MG 的临床表现，应注意鉴别。其主要临床特点为肢体无力近端轻远端重，下肢无力明显，颅神经支配的肌肉很少受累，可伴有泪液减少、口干、少汗、便秘、阳痿等自主神经症状。新斯的明试验可呈阳性，但不如 MG 患者症状改变得明显，肌电图低频刺激时波幅变化不大，高频（10 Hz 以上）重复刺激可出现动作电位波幅递增 1 倍以上，具有诊断意义，AchR-Ab 阴性，抗胆碱酯酶药治疗无效。

（二）肉毒杆菌中毒

肉毒杆菌作用于突触前膜，影响 NMJ 的传递功能，出现骨骼肌疼痛、瘫痪，但患者多有其中毒史可资鉴别，应及时给予盐酸胍和静脉给葡萄糖和生理盐水治疗。

（三）线粒体肌病

任何年龄均可发病，主要表现是以骨骼肌的易疲劳为特征，可有休息后减轻的特点，约 40% 患者可出现肌肉疼痛，有时心肌受累。肌电图检查对本病诊断有意义，必要时可做肌肉活检，生化检查测定线粒体呼吸链反应复合体的活性，测定载体肉毒碱的水平，或做线粒体 DNA 的检测。

（四）眼肌型肌营养不良症

易与单纯眼型 MG 混淆，但前者隐匿起病，青年男性多见，病情进行性加重无波动，疲劳试验和新斯的明试验阴性，抗胆碱酯酶治疗无效，易与 MG 鉴别。

（五）另外

应注意与多发性肌炎、肌萎缩性侧索硬化、神经症、甲亢引起的咽喉部肌肉和肢体肌肉无力进行鉴别。

七、治疗

（一）抗胆碱酯酶药

能抑制胆碱酯酶对 ACh 的降解，使 ACh 增多，暂时增强与抗 AchR-Ab 竞争 AChR 的能力，使肌力获得一过性改善，但不能影响基础疾病的病程。不良反应有恶心、呕吐、腹痛、腹泻、流涎、支气管分泌物增加、肌抽搐以及瞳孔缩小等，严重时可出现胆碱能危象。注意：本治疗法仅是一种对症治疗，在使用一段时间后，可出现耐药性，剂量需逐渐加大才出现疗效，甚至很大剂量也可能无效。所以不宜长期应用，应配合其他疗法。常用的药物有：①溴化溴吡斯的明（pyridostigmine bromide），对球部肌无力效果好。成人每次口服 60 mg ～ 120 mg，每日 3 ～ 4 次，口服 2 小时达高峰，作用时间为 6 ～ 8 小时，作用温和、平稳，不良反应少。吞咽困难的患者，服药时间可放在饭前半小时。②美斯的明（mysuran）：主要作用四肢肌群，成人每次口服 5 mg，每日 3 ～ 4 次。口服 20 ～ 30 分钟起作用，维持 4 ～ 6 小时。不良反应为低血钾。③溴化新斯的明（neostigmine bromide）：也主要作用四肢肌群，15 ～ 30 mg。每日 3 ～ 4 次。

可在进餐前 15 ～ 30 分钟服用，起效快，30 ～ 60 分钟达高峰，作用时间为 3 ～ 4 小时。④腾喜龙（tensilon）：静脉注射，仅供试验用。

（二）皮质类固醇

适用于抗胆碱酯酶药反应较差并已行胸腺切除的患者。它通过抑制 AchR-Ab 的生成，增加突触前膜 Ach 的释放量及促使运动终板再生和修复。由于用药早期肌无力可能加剧，患者最初用药时应住院治疗。①大剂量冲击疗法：可试用甲基泼尼松龙 1 000 mg/d，连用 3 ～ 5 日为一疗程。一个疗程效果欠佳时，可隔两周后给第二疗程。或口服泼尼松 100 mg，从隔日 1 次，共 10 次，症状减轻后可逐渐减少激素量，直至每日 10 ～ 20 mg 的维持量。在开始服药后，症状可暂时加重，或诱发肌无力危象，因此应做好气管切开、人工呼吸器的准备工作。②大剂量递减隔日疗法：隔日服泼尼松 60 ～ 80 mg/d，症状改善后逐渐减少剂量，直至隔日服 20 ～ 40 mg 的维持量或更小的维持量。③小剂量递增法：从隔日服泼尼松 20 mg 开始，每周递增 10 mg，直至 70 ～ 80 mg 或效果明显好转为止，以后逐渐减量至维持量。

激素治疗也可用于胸腺切除术的术前处理，维持量的剂量应因人而异，一般维持量在 10 ～ 40 mg/d，需服用 3 ～ 4 年左右才可逐渐停药。应注意肾上腺皮质激素的不良反应，如 Cushing 综合征、高血压、糖尿病、胃溃疡、白内障、骨质疏松和戒断综合征等。

（三）免疫疗法

1. 免疫抑制剂

适用于因高血压、糖尿病、溃疡病而不能用肾上腺糖皮质激素，或不能耐受，对肾上腺糖皮质激素疗效不佳者。激素治疗半年内无效，可考虑用硫唑嘌呤，成人初始量 1 ～ 3 mg/（kg·d）。也可用环磷酰胺。应注意定期检查血象，一旦白细胞小于 3×10^9/L 时，则停用。

2. 丙种球蛋白

近年有许多报道大剂量丙种球蛋白可使 AchR-Ab 的结合功能紊乱而干扰免疫反应，使大部分病人症状明显好转，方法是静点丙种球蛋白 0.4 g/（kg·d），5 日为一疗程，作为辅助治疗缓解病情。

（四）血浆置换

此方法能清除血浆中 AchR-Ab 及免疫复合物，起效快，近期疗效好，但不持久，疗效维持 1 周～ 2 月，且价格昂贵，可应用于新生儿肌无力、危象的抢救及胸腺手术前准备。

（五）胸腺切除手术

切除胸腺可去除 MG 患者自身免疫反应的始动抗原。适应证为伴有胸腺肥大和高 AchR-Ab 效价者；伴胸腺瘤的各型 MG；年轻女性全身型；对抗胆碱酯酶药治疗反应不满意者。约 80% 以上的非胸腺瘤 MG 患者术后症状可明显改善或完全缓解，儿童或年龄大于 65 岁患者手术指征应个体化。对眼肌型有胸腺瘤伴有复视的患者也可考虑手术。胸腺切除术的疗效常在数月或数年后显效，故并非是应急手段。

（六）危象的治疗

一旦发生危象，出现呼吸肌麻痹，应立即使用人工呼吸器辅助呼吸，必要时行气管切开，保持生命体征平稳，注意水、电解质平衡，控制预防感染。并应确定何种类型的危象，进行积极抢救。

1. 肌无力危象（myasthenic crisis）

为最常见的危象，多因抗胆碱酯酶药量不足引起。如注射腾喜龙或新斯的明后症状减轻，则应加大抗胆碱酯酶药的剂量。方法：立即用腾喜龙静脉注射，先推 2 ml，症状好转后再推 8 ml，也可用新斯的明 1mg，肌注，症状好转后改为口服。

2. 胆碱能危象（cholinergic crisis）

常因抗碱酯酶药过量引起，患者肌无力加重，出现肌束颤动及毒蕈碱样反应。静脉注射腾喜龙 2 mg，如症状加重，则应立即停用抗胆碱酯酶药，静脉注射阿托品 1 ～ 2 mg。待症状好转，体内抗胆碱酯酶药排出后，再重新调整剂量或改用其他疗法。

3. 反拗危象（brittle crisis）

因对抗胆碱酯酶药不敏感所致，腾喜龙试验无反应，治疗应停用抗胆碱酯酶药物而用静脉输液维持或改用其他方法。

危象是 MG 最危急状态，病死率为 15.4% ～ 50%。不管何种危象，基本的处理原则是：①保持呼吸道通畅，当自主呼吸不能维持正常通气量时应及早气管切开用人工辅助呼吸；②积极控制感染，选用有效、足量和对 NMJ 无阻滞作用的抗生素控制肺感染；③皮质类固醇激素，选用大剂量甲基泼尼松龙 500 ～ 2000 mg/d，或地塞米松 20 mg/d 静滴 3 ～ 5 日，再逐步递减；④血浆置换；⑤严格气管切开和鼻饲护理，无菌操作，保持呼吸道湿化，严防窒息和呼吸机障碍。

因 MG 是 NMJ 处的疾病，所以有些对 NMJ 传递有妨碍的药物应禁用或慎用，如链霉素、卡那霉素、新霉素、多黏菌素、万古霉素、奎尼丁、氯仿、箭毒、琥珀酰胆碱、吗啡、杜冷丁等。

（张 静）

第十一节 颅内压增高

颅内压（ICP）是指颅腔内容物对颅腔壁所产生的压力，通常以侧卧位时腰段脊髓蛛网膜下腔穿刺所测得的脑脊液压为代表。正常为 0.8 ～ 0.18kPa（80 ～ 180mmH₂O，6 ～ 13.5mmHg），儿童较低，为 0.5 ～ 1.0kPa（50 ～ 100mmH₂O，3.7 ～ 7.4mmHg）。颅内压也可经颅内压监护系统直接测得。在病理情况下，当颅内压监护测得的压力或腰椎穿刺测得的脑脊液压超过 2kPa（200mmH₂O）时，即颅内压增高。颅内压增高是神经科医生在临床工作中经常遇到的问题，如不能及时诊断、去除病因或者采取措施以缓解颅内压，病人极可能发生脑疝，继而出现生命危险。

一、病因及发病机制

在成人，当颅缝闭合后，颅腔的容积即固定不变，约为 1400 ～ 1500ml。颅腔内容物主要为脑、血液和脑脊液三种成分：其中脑体积约为 1150 ～ 1350cm³；颅内血容量约占颅腔容积的 2% ～ 11%，变动较大；脑脊液量约 150ml，45% 位于颅腔内，55% 在脊髓蛛网膜下腔中。

由于颅腔容积不变，当颅内某种内容物的体积或容量增加时，其他内容物的体积或容量即缩减或置换，以维持正常的颅内压。其中脑的体积在短期内难以压缩，或压缩性很小，因此，主要依靠脑脊液或脑容量的减少来缓冲。但是由于脑组织需要保持一定的血流量以维持其正常的功能，故在生理状态下以及颅内病变的早期颅内压的维持以脑脊液的减少为主。只要颅腔内容物体积或容量的增加不超过颅腔容积的 8% ～ 10%，就不会导致颅内压增高，然而一旦超过这一代偿容积，就可产生颅内压增高。

（一）脑体积增加

最常见的原因是脑水肿。脑水肿是由各种因素（物理性、化学性、生物性等）所致的脑组织内水分异常增多造成的脑体积增大和重量增加。水分既可聚积于细胞内（细胞内水肿），也可聚积于细胞外间隙（细胞外水肿），二者常同时存在并以其中一种为主。脑水肿的发生机制和病理生理十分复杂，主要与血脑屏障破坏和脑细胞代谢障碍有关。所以，临床上常将脑水肿分为血管源性脑水肿和细胞（毒）性脑水肿。此外，根据累及范围，脑水肿可分为局限性和弥漫性两型：前者常见于颅内肿瘤、局限性脑挫裂伤或炎症病灶周围；后者则常因全身系统性疾病、中毒、缺氧等引起。

（二）颅内脑脊液量增加

常见的原因有：①脑脊液循环障碍，如先天性导水管狭窄或闭锁；肿瘤阻塞室间孔、导水管或第 4 脑室；小脑扁桃体下疝阻塞第 4 脑室中孔和枕骨大孔区；炎症引起的脑底池粘连等。②脑脊液吸收障碍，如蛛网膜下腔出血后，红细胞阻塞蛛网膜颗粒；脑脊液蛋白含量增高；颅内静脉窦血栓形成等。③脑脊液分泌过多，见于脉络丛乳头状瘤或颅内某些炎症。

（三）颅内血容量增加

呼吸道梗阻或呼吸中枢衰竭引起的二氧化碳蓄积和高碳酸血症，或丘脑下部、脑干部位自主神经中枢和血管运动中枢遭受刺激，均可引起脑血管扩张，使脑血容量急剧增加，导致颅内压增高。

（四）颅内占位病变

为颅腔内额外增加的内容物，包括肿瘤、血肿、脓肿等。除病变本身占据一定体积外，病变周围的脑水肿，或因阻塞脑脊液循环通路所致的脑积水，又进一步使颅内压增高。

此外，狭颅症患儿，由于颅缝过早闭合，颅腔狭小，限制脑的正常发育，也可引起颅内压增高。

二、临床表现

（一）代偿期

颅腔内容虽有增加，但并未超过代偿容积，颅内压可保持正常。临床上也不会出现颅压增高的症状。代偿期的长短，取决于病变的性质、部位和发展速度等。

（二）早期

病变继续发展，颅内容增加超过颅腔代偿容积，逐渐出现颅压增高的表现，如头痛、呕吐等。此期颅压不超过体动脉压的 1/3，约在 15 ～ 35mmHg 范围内，脑组织轻度缺血缺氧。但由于脑血管自动调节功能良好，仍能保持足够的脑血流量，因此，如能及时解除病因，脑功能容易恢复，预后良好。

（三）高峰期

病变进一步发展，脑组织有较严重的缺血缺氧。病人出现明显的颅内压增高"三联症"——头痛、呕吐和视盘水肿。头痛是颅压增高最常见的症状，多出现于晚间和晨起，当咳嗽、低头、用力时加重，部位常在额部或双颞，也可位于枕下或眶部。头痛剧烈时，常伴恶心、喷射状呕吐，虽与进食无关，但比较容易发生于饭后。较长时间的颅内压增高可引起乳头水肿，表现为视盘充血，中央凹消失，边缘模糊，静脉怒张，严重者可见出血。若颅内压增高长期不缓解，则出现继发性视神经萎缩，表现为视神经乳头苍白，视力减退，甚至失明。除此以外，病人可出现不同程度的意识障碍。病情急剧发展时，常出现血压上升、脉搏缓慢有力、呼吸深慢等生命体征改变。此期的颅内压可达到平均体动脉压的一半，血流量也仅为正常的 1/2。$PaCO_2$ 多在 50mmHg 以上，脑血管自动调节反应丧失，主要依靠全身血管加压反应，即动脉压升高，并伴心搏出量增加，心律减慢和呼吸深慢。如不能及时采取有效治疗措施，往往迅速出现脑干功能衰竭。

（四）衰竭期

病情已至晚期，病人深昏迷，一切反应和生理反射均消失，双侧瞳孔散大，去大脑强直，血压下降，心律快，脉搏细速，呼吸不规则甚至停止。此时颅内压高达平均体动脉压水平，脑灌注压＜ 20mmHg，甚至等于零，脑组织几乎无血液灌流，脑细胞活动停止，脑电图呈水平线。即使抢救，预后也极为恶劣。

三、诊断

头痛的原因很多，大多并非颅内压增高所致。但它毕竟又是颅内压增高病人的主要症状，因此对有头痛主诉者，应想到颅内压增高的可能。头痛伴有呕吐者，则应高度警惕颅内压增高的存在。出现头痛、呕吐、视盘水肿，颅内压增高的诊断即可成立。

如果需要，且病情允许，可作下列辅助检查以协助诊断。

（一）头颅 X 线检查

颅内压增高的常见征象为：①颅缝分离，头颅增大，见于儿童；②脑回压迹增多；③颅骨板障静脉沟纹和蛛网膜颗粒压迹增多加深；④蝶鞍骨质吸收。以上征象多需持续 3 个月以上的颅内压增高方可出现。因此，颅骨 X 线片无异常，不能否定颅内压增高的存在。

（二）腰椎穿刺检查

可以直接测量压力，同时获取脑脊液作化验。但对颅内压明显增高的病人作腰椎穿刺有促成脑疝的危险，应尽量避免。

（三）颅内压监护

颅内压监护是将导管或微型压力传感器探头置于颅内，导管或传感器的另一端与颅内压监护仪连接，将颅内压力变化转为电信号，显示于示波屏或数字仪上，并用记录器连续描记，以随时了解颅内压的一种方法。根据颅内压高低和波形，可及时了解颅内压变化，判断病情、指导治疗、估计预后，目前已广泛应用于神经外科 ICU 病房。

需要指出的是：引起颅内压增高的病因很多。所以，对一个具体病人而言，不仅要判断其有无颅内压增高，还要鉴别颅内压增高的原因（病因诊断），有的尚需确定病变的部位（定位诊断）。为达此目的，应该仔细追寻分析病史，认真查体，并作必要的影像学检查，包括头颅 X 线检查、计算机辅助断层扫描（CT）、磁共振成像（MRI）、数字减影血管造影（DSA）、CT 血管造影（CTA）和磁共振血管造影（MRA）等。

四、治疗

（一）病因治疗

病因治疗是最根本和最有效的治疗方法，如切除颅内肿瘤、清除颅内血肿、穿刺引流或切除脑脓肿、控制颅内感染等。病因一旦解除，颅内压即可能恢复正常。

（二）对症治疗

主要的目的是降低颅内压。

1. 脱水：具体措施包括①限制液体入量：颅内压增高较明显者，摄入量应限制在每日 1500～2000ml 左右，输液速度不可过快。②渗透性脱水：静脉输入或口服高渗液体，提高血液渗透压，造成血液与脑组织和脑脊液间的渗透压差，使脑组织内的水分向血循环转移，从而使脑水肿减轻，脑体积缩小，颅内压降低。常用的渗透性脱水剂有：20% 甘露醇溶液，125～250ml，静脉快速滴注，紧急情况下可加压推注，每6～12 小时一次，甘露醇溶液性质稳定，脱水作用强，反跳现象轻，是当前最广泛的渗透性脱水剂，但大剂量应用可能对肾有损害；甘油果糖，250ml，静脉滴注，每8～12 小时一次，甘油果糖既有脱水作用，又能通过血脑屏障进入脑组织，被氧化成磷酸化基质，改善微循环，且不引起肾损害，但其起效较慢。③利尿性脱水：能抑制肾小管对钠和氯离子的再吸收而产生利尿脱水作用，但脱水作用较弱，且易引起电解质紊乱，故很少单独使用。如与渗透性脱水剂合用，则可加强其降压效果。常用的利尿性脱水剂有氢氯噻嗪（双氢克尿塞），25mg，每日 3～4 次，口服；呋喃苯胺酸（速尿），20～40mg，每8～12 小时一次，静脉或肌内注射；利尿酸钠，25～50mg，每8～12 小时一次，肌内注射。

应用脱水疗法需注意：①根据病人的具体情况选用脱水剂；②长期脱水需警惕水和电解质紊乱；③渗透性脱水剂应快速滴注或加压推注；④严重休克，心、肾功能障碍，或颅内有活动性出血而无立即手术条件者，禁用脱水剂。

2. 冬眠疗法：冬眠低温是在神经节阻滞药物的保护下，加用物理降温使机体处以低温状态以作为治疗的方法。冬眠低温能保护血脑屏障以防治脑水肿，降低脑代谢率和耗氧量，保护脑细胞膜结构，减轻内源性毒性产物对脑组织的继发性损害。按低温程度可分为轻度低温（33～35℃）、中度低温（28～32℃）、深度低温（17～27℃）和超深低温（<16℃）。临床上一般采用轻度或中度低温，统称为亚低温。

临床上常用的冬眠合剂的具体剂型以及作用特点详见表 9-2。

表9-2 常用冬眠合剂及其作用特点

	氯丙嗪	异丙嗪	哌替啶	海得琴	乙酰普吗嗪	特 点
冬眠 I 号	50mg	50mg	100mg			作用较强，易致心率较快、血压下降
冬眠 II 号		50mg	100mg	0.6mg		作用稍差，副作用小
冬眠III分		50mg	100mg			作用稍差，副作用小
冬眠 4 号		50mg	100mg		20mg	作用强，副作用小

应用冬眠低温疗法需注意：①根据病人的具体情况选用药物和用量；②注意观察病情，防止体位性休克、冻伤和褥疮；③加强呼吸道管理，保持呼吸道通畅；④儿童和老年人慎用，休克、全身衰竭或房室传导阻滞者忌用。

3. 肾上腺皮质激素：本药能改善血脑屏障通透性，减轻氧自由基介导的脂质过氧化反应，减少脑脊液生成，因此长期以来用作重型颅脑损伤等颅压增高病人的治疗。皮质激素的使用方法分常规剂量和短期大剂量冲击疗法两种。在治疗中应注意防止并发高血糖、应激性溃疡和感染。但近年来对皮质激素的疗效提出了质疑。

4. 过度换气：可以降低 $PaCO_2$，使脑血管收缩，减少脑血容量，降低颅内压。但有发生脑缺血的危险，需适度掌握。

5. 手术治疗：包括侧脑室穿刺引流、颞肌下减压术和各种脑脊液分流术等。

（张　静）

第十二节　垂体瘤

垂体瘤的临床表现分为两个部分：一个是垂体瘤分泌激素过多导致的异常，如闭经泌乳、肢端肥大、库欣综合征；另一个是肿瘤本身破坏导致的改变，如垂体功能减退、局部压迫导致视野缺损、脑脊液鼻漏等。关于促肾上腺皮质激素瘤引起的库欣综合征，另有文章论述；没有功能的垂体腺瘤将在神经外科论述，本文重点主要是由内分泌专业医师处理的垂体催乳素和生长激素瘤。

一、垂体催乳素瘤

垂体瘤中，25% ～ 30% 是催乳素瘤。大多数非催乳素的垂体瘤的患者在疾病过程中可能会出现高催乳素血症。

（一）病因

催乳素瘤真正的病因目前不明确，可能与基因异常改变有关，也可能与下丘脑调控异常有关，最终使垂体催乳素细胞发生不可逆性改变，出现肿瘤。

高催乳素血症除催乳素瘤可以引起外，最多见的还是一些其他因素导致的垂体功能性分泌催乳素过多。导致催乳素分泌增加的因素非常多（表 9-3）。

表 9-3　导致高催乳素血症的主要因素

生理因素	妊娠、产后护理
	睡眠、产后无护理
	乳头刺激、性交
	各种刺激、运动
	新生儿、精氨酸
	妇科检查
	静脉穿刺
药物因素	TRH、精神药、利培酮、酚噻嗪，丁酰苯，苯扎明
	氟哌啶醇，甲氧氯普胺（胃复安）
	匹莫其特
	甲基多巴，利血平
	阿片，啡肽，避孕药
	雌激素，5-HT
	多潘立酮

续表

	垂体瘤
	下丘脑垂体其他病变
	组织细胞增多症
病理因素	肉瘤病，异位分泌 PRL 过多
	胸部病变，甲减
	PCOS，精神病
	头外伤，月经紊乱

（二）临床表现

催乳素瘤临床确诊的人数，女性明显多于男性，女性表现为月经不正常，甚至闭经溢乳，男性早期没有临床表现，或不明显，催乳素瘤长时间分泌过多激素可引起阳痿，肿瘤向周围侵犯，导致头痛、偏盲就诊时，肿瘤的直径往往＞1cm。

主要的临床表现种类和发生概率见表表 9-4。

（三）诊断与鉴别诊断

没有其他用药等病史，同时有垂体瘤，如果催乳素的水平很高，往往＞200ng/ml时，结合临床表现，催乳素瘤的诊断就可以确定。血液中催乳素水平轻中度升高，尤其是＜100ng/ml 时，做出临床诊断需要进行功能试验，从垂体分泌催乳素的能力，判断垂体上的肿瘤是否是催乳素瘤。

表表 9-4　催乳素瘤的临床表现

女性 /%	男性 /%
闭经 91	阳痿 82.5
泌乳 91	乳房发育 22.5
不孕 65	泌乳 15
性欲减退 65	不育 12.5
流产 27	毛发稀疏 10
体重增加 14	睾丸软小 10
水肿 10	

催乳素瘤的最后诊断，是经过病理和免疫组织化学染色确立的，这些肿瘤在患者体内，不一定分泌很多的催乳素。

（四）治疗

大多数催乳素瘤对多巴胺受体激动剂反应良好，相应的多种长效制剂多年使用，在临床取得了良好的效果，现在对垂体催乳素瘤的治疗有了较多的选择，临床上用药物治疗、放射治疗还是手术治疗，也有相应的使用指征和反指征。

1. 药物治疗

溴隐亭是长效的多巴胺类似物，能够有效地减少催乳素的合成和分泌，经过 20~30年的临床应用，已经证明这一药物是治疗垂体催乳素瘤安全有效的首选药物。临床治疗观察还发现它能减小肿瘤体积，对培养的肿瘤细胞，能降低肿瘤细胞的分化速率，延缓肿瘤细胞的生长。

一般情况下，溴隐亭给药从小剂量开始。治疗微腺瘤的剂量一般＜7.5mg，而大腺瘤的治疗剂量可能＞10mg。溴隐亭给药后，能使 85%～90% 的患者泌乳素恢复正常。

对垂体催乳素大腺瘤，溴隐亭治疗能使 80% ～ 85% 患者的肿瘤缩小。

溴隐亭治疗常见的不良反应包括恶心、鼻塞、嗜睡和直立性低血压。其他还可能出现末梢循环血管痉挛、加重或促发抑郁等心理问题。

临床上还是有一部分患者对溴隐亭治疗的反应很差或不能耐受药物的不良反应，目前已经有一些其他药物可以选用，如卡麦角林和喹高利特。

2. 放射治疗

对垂体催乳素瘤，放射治疗作用有限，早期资料显示，放射治疗后仅 25% 的患者催乳素水平恢复正常，而垂体功能下降发生率随时间的延长，累积可达 12.5% ～ 80%，这还不包括视神经和神经功能方面的损伤。由于药物治疗疗效显著，现在放射治疗很少用于垂体催乳素瘤的治疗，临床上仅用于经过药物和手术治疗后，肿瘤仍迅速生长的病例。

3. 外科手术治疗

经蝶骨的垂体腺瘤切除术是垂体催乳素微腺瘤和大多数大腺瘤的首选方法，开颅手术仅用于肿瘤在蝶鞍上有广泛侵犯的病例，后者由于肿瘤本身和手术并发症，有很高的后遗症和手术死亡率。

二、垂体生长激素瘤

垂体长期过多分泌生长激素，在患者成年前引起巨人症，成人后引起肢端肥大症。

（一）病因

导致垂体生长激素细胞形成肿瘤的机制，如同其他大多数肿瘤一样，目前还不明确。从肿瘤组织细胞内研究，发现 40% 的生长激素瘤的 G 蛋白 α 亚单位基因有突变。

（二）临床表现

生长激素过多，导致患者出现比较明显的症状和（或）体征，一般需要多年的时间。往往患者主诉就诊的还是肿瘤本身引起的症状如头痛、视野缺损，多伴有皮肤比较明显的异常。肢端肥大症患者皮肤异常临床表现如下：①手和足部类似海绵样肿胀；②体毛增加；③多汗；④油性皮肤；⑤皮赘数量增加；⑥足跟下软组织垫增厚；⑦指（趾）甲变硬变厚；⑧面部特征较以往变丑；⑨可以观察到粗大的毛孔；⑩眼睑肿胀；⑪鼻子增大；⑫声音低沉有空谷回声；⑬皮肤色素加深（尤其在臀间的区域）。

体格检查：患者具有特殊的面容，称为肢端肥大症面容，典型情况下表现有头颅明显增大，头发粗黑，面容丑陋（眉弓前凸，鼻翼增厚肥大，嘴唇变厚，下颌骨前伸，形成反颌，耳朵肥大，牙列稀疏）。几乎所有的内脏都增大，由于患者身体轮廓也增大，这些增大的内脏体格检查时不一定能发现。肥大症皮肤和手足部比较特殊的临床表现如下：①面部和四肢末端皮肤有揉面团样感觉，最早可能表现在足底和手掌部位；②厚且硬的指（趾）甲；③前额与鼻唇褶沟回加深；④毛孔增大可见；⑤眼睑肿厚；⑥下唇肥大，鼻子增大呈三角架构；⑦牙间隙增宽，下颌前突；⑧回状头皮或称头皮松垂（头皮类似大脑沟回样改变）；⑨皮肤表面小的有或无蒂纤维瘤，如皮赘；⑩半数以上患者毛发增多，与多毛症不同，肢端肥大症患者前额毛发不增加；⑪皮肤为油性，但痤疮少见；⑫40% 的患者有皮肤色素沉着，一部分患者可有黑棘皮病样皮肤改变；⑬外分泌腺功能旺盛，多汗；⑭乳腺组织萎缩，少数患者可有溢乳；⑮高血压；⑯二尖瓣回流。

由于骨和软组织增生，生长激素本身对抗胰岛素等作用，生长激素瘤常导致下列并发症：① 10%～20% 的患者患糖尿病；② 19%～44% 患者有高三酰甘油血症；③患者肺活量男性增加 81%，女性增加 56%；小气道狭窄占 36%，上呼吸道狭窄占 26% 急性呼吸困难和喘鸣；④阻塞性睡眠呼吸暂停综合征；⑤高血压；⑥心肌肥厚，左室体积增大，功能障碍；⑦高钙高磷血症；⑧尿路结石；⑨尽管肌肉容量增加，患者仍感觉虚弱无力；⑩神经根受压导致神经根病变；⑪ 椎管狭窄；⑫ 腕管综合征；⑬ 结肠息肉和恶变（即结肠癌）。

（三）诊断与鉴别诊断

生长激素在体内波动很大，往往需要口服 100g 葡萄糖后 1h 采血测定生长激素。如果口服葡萄糖后生长激素不＜ 1ng/ml，结合临床表现可以明确肢端肥大症的诊断。

人体内胰岛素样生长因子 -1 随着年龄的变化在血液中的浓度有所不同，因此需要各实验室有自己的各年龄段正常值进行判别。

1. 影像学检查

由于垂体无明显临床功能的肿瘤发生率较高，影像学检查结果只在临床有关生长激素过多分泌的证据充分的情况下有指导意义。如果 MRI 未发现明显的占位，建议CT检查胸部，观察是否有可能是支气管源性分泌生长激素或生长素释放激素的类癌。

X 线检查，肢端肥大症患者，有下列征象：①下颌骨长度和厚度增加前突，导致反咬合；②颅盖骨增厚，头颅畸形；③骨边缘和肌肉附着处增大；④鼻旁窦和乳突增大；⑤由于软骨结合部增生，肋骨延长生长，可形成宽大的桶状胸；⑥椎骨骨膜下骨形成，使椎骨的关节边缘骨刺形成；⑦喉软骨增生肥大；⑧长骨骨皮质增厚。

2. 生长激素瘤的肿痛细胞的组织学改变

生长激素瘤的肿瘤细胞可以有多种组织学改变：①分泌生长激素细胞内有致密分泌颗粒的腺瘤；②分泌生长激素细胞内有稀疏分泌颗粒的腺瘤；③生长激素和催乳素混合细胞腺瘤；④嗜酸性干细胞腺瘤；⑤生长激素催乳素细胞的祖细胞腺瘤；⑥多激素分泌性垂体腺瘤；⑦生长激素细胞癌；⑧生长激素细胞增生；⑨形态学不能确定的变化。

3. 皮肤组织活检组织学改变

皮肤组织活检组织学改变如下：①表皮轻度变薄；②真皮层乳头层水肿或黏液性改变，可观察到致密的葡萄糖胺聚糖沉积；③胶原纤维分离；④纤维母细胞数量轻度增加。

4. 鉴别诊断

生长激素瘤临床诊断中，鉴别主要分两种情况：在青春发育期，主要与体质性生长过快鉴别，可以通过激素测定得到区分；成人的肢端肥大，主要与假性肢端肥大症和厚皮性骨膜病综合征相鉴别。

假性肢端肥大症的患者有一定的肢端肥大的临床表现，但体内生长激素和胰岛素样生长因子 -1 并不升高，这些患者往往有严重的胰岛抵抗。

厚皮性骨膜病综合征可以表现杵状指、四肢末端增大、皮肤增生性改变和骨膜下骨形成导致相应的临床类似肢端肥大症的表现。此病病因尚不清楚，患者体内生长激素和胰岛素样生长因子 -1 水平不增加。

（四）治疗

到目前为止，生长激素瘤仍需要进行综合治疗，任何一种治疗方法都不能解决患者所有的问题。一般推荐先进行手术治疗，然后再针对残留的肿瘤进行内科药物治疗，放射治疗现在多只用于对所有治疗没有反应的患者。针对性治疗的药物包括生长抑素、生长激素受体抑制剂和长效多巴胺类似物如溴隐亭等。

………………………………………………………………………（张　静）